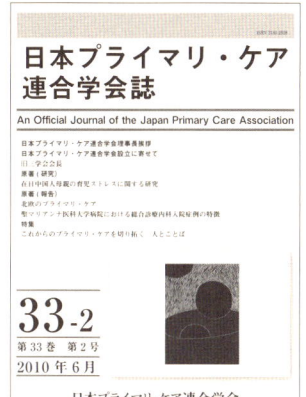

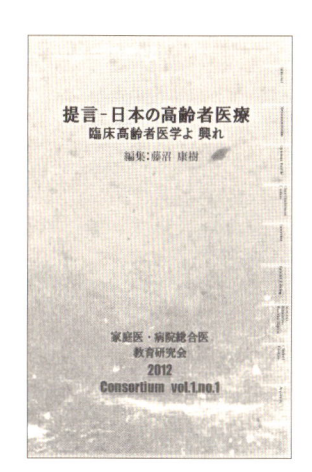

日本

- ····· ジェネラリスト教育コンソーシアム発足　D
- ··· 日本プライマリ・ケア学会，日本家庭医療学会，日本総合診療医学会の 3 学会により日本プライマリ・ケア連合学会発足　C
- ····· WONCA（世界家庭医/一般医学会）日本大会における 3 学会合同開催　3 学会が日本医師会と生涯教育共通カリキュラム策定
- ····· 総合診療研究会発足（⇒2000 年日本総合診療医学会，外来小児科研究会発足⇒日本外来小児科学会）
- ····· 日本プライマリ・ケア学会が日本を代表する家庭医/一般医の正式な加盟団体として，WONCA に正式に認められた．厚生省は「家庭医に関する懇談会」を設置
- ····· 家庭医療学セミナー発足
- ····· 第 1 回プライマリ・ケア研修アメリカ留学派遣：福井次矢氏ほか
- ····· 厚生省，アメリカでのプライマリ・ケア研修国費を予算化
- ····· 日本プライマリ・ケア学会設立，新設の佐賀医科大学に国公立大学としては最初の総合診療部，自治医科大学に地域医療学教室，川崎医科大学に総合臨床部が設置．日本医師会の武見太郎会長，アメリカでのプライマリ・ケア研修を提唱，厚生省起案

JN206025

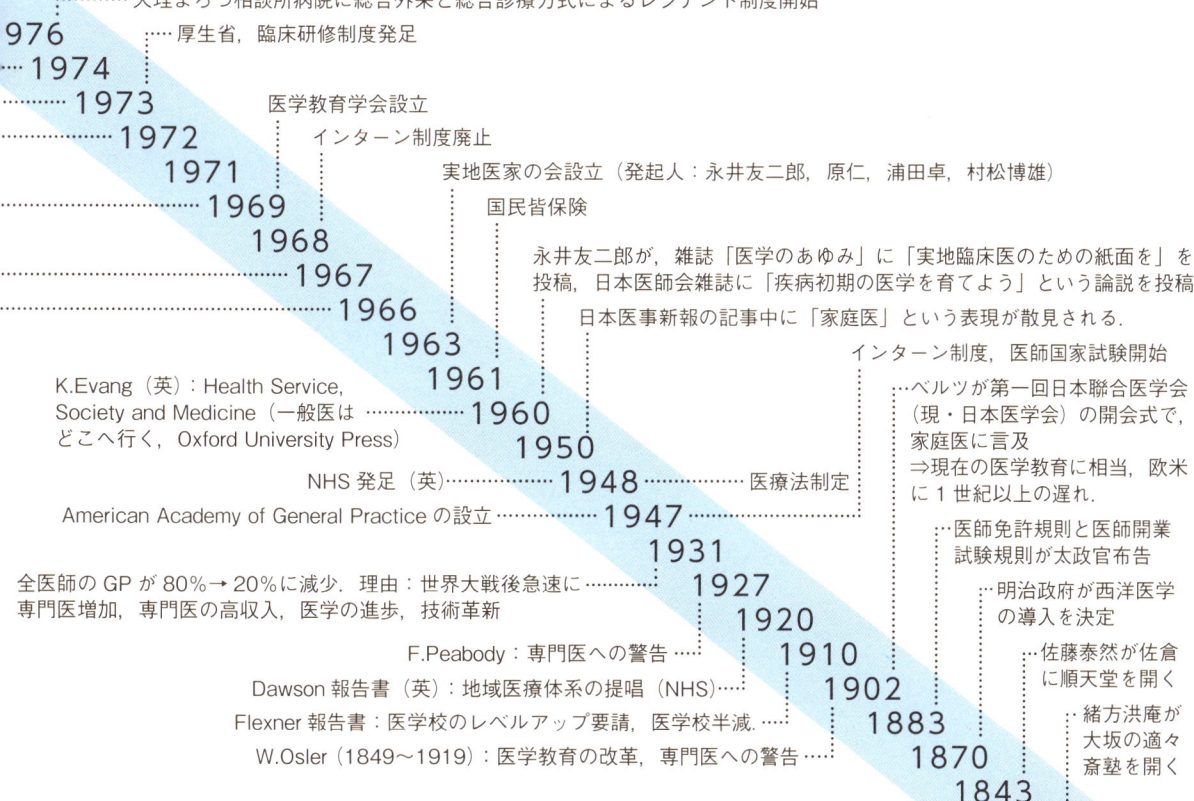

- ····· 天理よろづ相談所病院に総合外来と総合診療方式によるレジデント制度開始
- ··· 厚生省，臨床研修制度発足

976
1974
1973　医学教育学会設立
1972　インターン制度廃止
1971
1969　実地医家の会設立（発起人：永井友二郎，原仁，浦田卓，村松博雄）
1968　国民皆保険
1967　永井友二郎が，雑誌「医学のあゆみ」に「実地臨床医のための紙面を」を投稿，日本医師会雑誌に「疾病初期の医学を育てよう」という論説を投稿
1966　日本医事新報の記事中に「家庭医」という表現が散見される．
1963
1961　インターン制度，医師国家試験開始

K.Evang（英）：Health Service, Society and Medicine（一般医はどこへ行く，Oxford University Press）　1960　ベルツが第一回日本聯合医学会（現・日本医学会）の開会式で，家庭医に言及　⇒現在の医学教育に相当，欧米に 1 世紀以上の遅れ．

1950
NHS 発足（英）　1948　医療法制定
American Academy of General Practice の設立　1947
1931　医師免許規則と医師開業試験規則が太政官布告
全医師の GP が 80％→ 20％に減少．理由：世界大戦後急速に専門医増加，専門医の高収入，医学の進歩，技術革新　1927　明治政府が西洋医学の導入を決定
1920
F.Peabody：専門医への警告　1910　佐藤泰然が佐倉に順天堂を開く
Dawson 報告書（英）：地域医療体系の提唱（NHS）　1902
Flexner 報告書：医学校のレベルアップ要請，医学校半減．　1883　緒方洪庵が大坂の適々斎塾を開く
W.Osler（1849〜1919）：医学教育の改革，専門医への警告　1870
1843
1838

新・総合診療医学

病院総合診療医学編

第3版

初めて総合診療を学ぶ人のために

総監修
徳田　安春　群星沖縄臨床研修センター

編集委員

阿部　智一　順天堂大学医学部総合診療科

上原　孝紀　千葉大学大学院医学研究院 診断推論学 医学部附属病院 総合診療科

鎌田　一宏　新潟大学 ミャンマー感染症研究拠点

坂本　　壮　総合病院 国保旭中央病院 救急救命科

高橋　宏端　順天堂大学医学部総合診療科

山田　　徹　東京医科歯科大学大学院医歯学総合研究科
　　　　　　全人的医療開発学講座総合診療医学分野

和足　孝之　島根大学卒後臨床研修センター

Textbook of Generalist Medicine 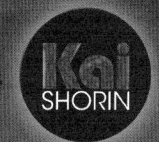 Hospital Medicine

Kai
SHORIN

改訂第 3 版の刊行にあたって

徳田　安春

　総合診療医学の教科書のうち，病院総合診療医学編（青本）の改訂第 3 版が世に出る．嬉しいことである．これも熱心な読者の応援に依るところが大きい．監修者を代表してたいへん感謝する次第である．今回の改訂では，若手総合診療医が中心となって全面改訂を行った．全体のコンセプトから，項目立て，そして各項目のフォーマットなどまで，全てについて若手医師の意見を取り入れた．本書は，医学生から研修医，総合診療専攻医，内科専攻医，コンバート医師（各科専門から病院総合診療医に転向した医師）など，比較的初学者を対象とする．若手医師の目線で改訂を行なったことにより，今回の改訂第 3 版が，読みやすく，わかりやすい，実践的な教科書になってくれていると信じる．

　さて，初期研修制度も成熟期に入り，最近では新専門医制度の正式導入が開始された．総合診療専門医を希望する専攻医の数は少なかったが，病院総合診療医を目指す医師は，内科などのその他の専攻医などからも大量に出てくることが予想されている．なぜなら，都会からへき地まで，全国のあらゆる病院に病院総合診療医のニーズがますます高まっているからだ．マルチモビディティーと複雑性の高い高齢者が増えている．一方で，医療の介入内容も高度に複雑化している．臓器別システムがさらに細分化されるトレンドの中で，オーケストラの指揮者であり自らも演奏を行うプレーイングマネージャー的な役割を果たす医師集団が求められている．入院診療のみならず，外来，救急，集中治療，術前術後ケアなどもできる集団．それが日本版ホスピタリストである．最近になり，全国の多くの病院管理者がそのような医師集団を採用したいと強く希望するようになった．多くの病院で，院長や副院長が，自ら病院総合診療医にコンバートしている．バックグラウンドは内科系だけでなく外科系専門医からも多数の転向医が出ている．

　今回も，カイ書林の編集部にはたいへんお世話になった．病院総合診療医には，ロールモデル兼メンターとして若手をリードする際には，本書を手元に置きながら病院診療の最前線で活躍してほしい．本書が日本型ホスピタリストの実践的な教科書としてその役割を果たし，全国の病院を支える医師集団の助けになれば，総監修者として至上の喜びである．

研修医になるまでに求められること
研修医になってから求められること

高橋　宏端

　日本の教育は，試験の点数で入学できる高校，大学，学部が決定される．一部推薦という仕組みを利用して，希望の高校，大学，学部に入れる人もいる．

　ざっくりと言ってしまうと，研修医になるまでに必要な能力は試験勉強で点数が取れる能力ということができる．そして，『試験勉強ができる人材＝記憶力の良い人材』というようにいうことができる．もちろん，その背景に努力があるのは間違いない．

　研修医になるまでは，決まった教科書があり，決まった答えがあり，決まった目標がある．しかし，一度研修医になると，教科書はあっても論文の発表によりどんどんリニューアルされ，患者ごとに決まった答えなどなく，目標は個人個人で作らなければいけなくなる．そして，それ以上に正しいことをしていても患者に理解してもらえなかったり，専門家同士のディスカッションによって答えを決めなければならないこともある．また，人との繋がりを持たなければ，大きな目標は達成できない．

　研修医になるまでの評価基準が試験勉強というのも疑問があるが，ある程度努力ができて，知識を身につけられるという面でのスクリーニングはできていると思う．一方で，もっと根本的な，広い意味での『コミュニケーション』という点に関してはあまり評価されていないように感じる．

　この本で学べる知識は基本中の基本である．これは教科書で学べるレベルの知識である．あなたの成長のためにさらに必要なことは，この本を読み，実践に生かすことである．教科書から得た知識を実践に応用することで得られる気づきも多いはずだ．基礎を身につけた先には，周囲との連携が待っている．医師は知識だけでなく，コミュニケーションも必要とされる．患者とのコミュニケーション，コメディカルとのコミュニケーション，医師同士のコミュニケーションなど，必要不可欠である．

　研修医になってから始まる医者の人生は 40 年程度．そして，今の時代 40 年あれば世の中の仕組みが大きく変わる．ビッグデータ，AI，IOT（Internet of Things；モノのインターネット）などの先進技術はすでに医療界での応用が始まっている．病理画像の読影は，AI が人間を超えたという報告を数年前に見た．基本をしっかりと身につけて，世の中の常識も学び，世の中とつながり，世の中の変化にも目を向けよう．

　　Life is not waiting for the storm to pass, it is about learning to dance in the rain.
（「人生は，嵐が通り過ぎるのをじっと待つためのものではない．雨の中でダンスすることを身に付けるためのものだ：辛いことは我慢するのではなく，苦しい中にも喜びを見つけて楽しんだ方がいい」（アイスランドのエルフの知恵）

アウトプットの重要性

坂本　壮

　医学は日進月歩であり，国家試験を突破した後も日々勉強しなければなりません．毎日の様に疑問が湧き，その都度，自身で調べる，指導医に相談するなどして解決していることでしょう．しかし，以前と同様の疑問で悩むことも少なくないのではないでしょうか．一度学んだことを永遠に忘れることなく知識を定着させることは困難です．新たな知識を身につけると，昔の知識は抜け落ちていく，さらには年と共に記憶力も低下し…このような経験は誰もが持っていると思います．調べた際にきちんとノートなどにまとめ（最近は Evernote やアプリを利用する人も多いでしょう），同じ疑問が生じた際には再度見返すという方法も悪くはありませんが，可能であれば頭に入れておきたいものです．

　知識を定着させるために必要なことを2つ挙げておきます．まずは「自身で調べること」です．指導医や同僚などから聞いた内容を鵜呑みにはせず，きちんと根拠を自身で検索すると，その苦労から頭に残りやすくなるでしょう．聞いた内容を必要以上に疑う必要はありませんが，「○○先生が言っていたので」ではその場は凌げるかもしれませんが，応用はできません．自身で調べた苦労や過程が，知識の定着に繋がります．

　2つ目は，「誰かに教える」ことで知識の定着をはかりましょう．" Teaching is Learning !" と言われる様に，人に教えることは，知らず知らずのうちに自身の学びとなります．人に教えると言うことはきちんと理解していなければならないだけでなく，アウトプットすることで記憶が蘇り，上辺の知識が本物の知識となるのです．また，教える相手が後輩であれば，よりわかりやすく，難しいことを簡単に教える必要があります．難しい言葉を難しく教えるのは正直簡単です．如何にわかりやすく簡単に教えるか・伝えるかを考え実践すると，より頭に残りやすくなります．

　学習者の成長モデルに RIME model（**Box 1**）というものがあります．Reporter（報告する），Interpreter（適切に判断する），Manager（実践する），Educator（教える），と4段階に分かれ，この順に成長していくといわれています．実際に，人から聞いた情報をそのまま人に伝えるのは第一段階の" R" に該当しますね．そして，その内容を自身で吟味することができるかが" I"，さらに実臨床で活かすことができれば" M"，誰かに教えることで" E" という流れです．若いうちは，この中でも I と E ができるか否かが分かれ道ではないかと考え，前述の2点を必要事項としてあげた次第です．

　これら2点を踏まえて実際にどのように実践していくか考えていきましょう．日頃の臨床の現場でなんらかの疑問がでたとしましょう．救急の現場で日頃何の気なしに行っていること，例えば，「頭部外傷患者に対する頭部CT」に対して，「本当に必要なのか？」という疑問から，「どのような患者に頭部CT が必要なのか？」という疑問（Clinical Question；CQ）が浮かんだら，その疑問をそのままにせず，ガイドラインや UpToDate，参考書などできちんと調べましょう．まずはこの一歩がなければ始まりません．「いつも○○先生は撮影しているから」というところで思考停止してはいけないのです．そして自身で結論がでるまで調べます．調べ方がわからない，結論が自身ではどうしても判断できなければ，上級医に相談すればよいでしょう．そして確固たる自身の解答を持つことができたら，次に同様の患者が来たときに実践し臨床に活か

します．しかし，同様の CQ に合致した患者が定期的に訪れるわけではありません．その間に忘れてしまってはもったいないので，そこでその間に同僚や後輩に，得た知識を伝えるのです．「頭部外傷患者の頭部 CT の適応って知ってる？」，「○○っていうルールは知ってる？」など，人に理解した内容をかみ砕き説明するのです．これを繰り返すと知識は間違いなく定着するだけでなく，そこでさらに質問を受けることもあります．また，自分の知識が不十分の場合には相手を納得させることができる返答ができず，さらに勉強する必要性を見出すことができるのです．

　インプットももちろん重要ですが，その後の臨床に活かすことができなければ時間の無駄でしょう．得た知識を自身のものにするため，アウトプットも定期的に行っていきましょう．

Educator：教える

2　Manager：実践する

3　Interpreter：適切に判断する

4　Reporter：報告する

Box1　RIME model

医師のキャリアの多様性と成功の鍵

鎌田　一宏

　キャリアの折り返しにも辿り着いていない筆者が，この項目を記すことは，若干の戸惑い，後ろめたさを生んだが，これまで国内国外で，臨床，研究，教育，行政など多岐にわたって活動してきたこともあり，これからの日本を担う医学生，研修医，シニアレジデントのために「Career Development」のヒントを以下に示す．

医師とは

　「臨床・研究・教育」．医師になって間もなくすると，この3本が我々の柱であり，あたかもそれが全てだというような意見を耳にしたことはないだろうか．確かに，1本だけで大変なところを，3本満遍なく行える医師は実に力強い．だが，そもそもこの3本柱だけが道だろうか．医師法第1条[1] には，以下のような記載がある．

　「医師は，医療及び保健指導を掌ることによって公衆衛生の向上及び増進に寄与し，もって国民の健康な生活を確保するものとする」

　すなわち少なくとも日本における医師とは，目の前の患者さんの疾病の診察・治療を行うだけでなく，その患者さんの疾病予防を行い，さらには，個人のみならず集団（地域あるいは国民）をも守ることを指している．

　筆者は，自身が将来どのような医師になるとしても，目の前の患者さんをまずはしっかり責任をもって診られるようになる必要があると思い，様々な医療現場に身を置き，診療を行ってきた．そのような時によく前述の3本柱の話を聞いたが，今思えば，それは恐らく，臨床医にとっての見方であり，医師の本分を全うしているかといえば，時に不十分ではないかと感じることもある．

　医療現場に身を置いたことのあるものなら，多かれ少なかれ，何らかのシステム・社会構造に問題を感じたことはあるはずだ（例えば長時間労働や医師の偏在など）．そういった問題があること自体は，その反面，医療界が完璧でないというだけで，何ら問題ではない．現に他の業界もまた然りである．

　問題なのは，問題をただ嘆いていることである．その時こそ，有志を募り，研究で結果を示し，それをもって国の政策を変えるなど行動に移さなければいけない．でなければ，何年，何十年も現状は変わらない．

「臨床・研究・教育」に「公衆衛生的な視点」を加える

　したがって，今は「臨床・研究・教育」に「公衆衛生的な視点」がもう少し加われば良いのではないかと感じている．

　公衆衛生的視点とは，もちろん医師が中央機関である国内の省庁や国際機関に，今以上に身を置き，医療界の様々な問題にアプローチすることや，医学生・研修医の教育カリキュラムに携わることを指す．

　しかし，公衆衛生とはそれだけでも全く十分とは言えない．

　例えば，保健所等に務める公衆衛生医師や，日本では残念なことにまだまだ世界ほどメジャー

ではないが，実地疫学（参考：FETP）[2]といった分野の専門家や，2016年に設立された厚生労働省 感染症危機管理専門家（参考：IDES）[3]は，非常に公衆衛生的視点で重要な職務でもある．

　またグローバル化が加速していく中で，国外から国内への疾病の侵入に目を向けるという観点では，検疫も医師が行うべき重要な役割である．（野口英世も世界に出る前に，現横浜検疫所で検疫業務を行っていた）さらには，故スティーブ・ジョブスが21世紀最大のビジネスチャンスとして，「健康ビジネス」を挙げていたが，こういったことに関連する多くのベンチャー企業も，国民の健康を守る重要な担い手となってくるだろう．

　多くの道があることが分かるだろう．つまり，

　何かにとらわれることを止めれば，これまで以上に医師の職業は可能性に満ちているのだ．

　自分の専門分野を決める前に，あるいは決めた後でも，多くの側面から医療と向き合える場があれば良いと思う．

　そして，どの分野に身を置くにしても1つだけ大切なことがある．

　得手不得手があることは承知しているが，医師免許証を掲げ，それを自身のスペシャリティーとして示すのなら，**臨床医として，まずは一人一人の患者さんを診ることをすすめる**．可能であれば，ある程度は診られるレベルまで修練できたらなおよい．

それは，そうでないとき，望んでいなくても，患者さんを不幸にする可能性を常にはらんでいるからだ．

キャリアを積んでいくための成功の鍵

　最後にキャリアを積んでいくための成功の鍵を2つ示す．

1　自分の「Story」を語れるか

　医師として初めてアフリカに行ったとき，今でも大切なメンターから「自分の"Story"を持つと良い」とのアドバイスをいただいた．これは自分にとって大切な言葉で，先述の「何にもとらわれない」ことにも繋がっている．

　実際，医学生や研修医の先生が，筆者のキャリアパスを知ったとき，「拠り所がない」と度々言われることもある．自身にとって，その拠り所こそが，自分自身であり，自分の「Story」となっている．

　自分は何をやりたいか，どんな医師になりたいのか．

　忙しい日々の中でも，時折，この質問を自問自答し，時に修正できれば，良い"Story"が描けるのではないか．

2　「人生のキャリア」と「医師のキャリア」

　実際の医療現場では，時に計り知れないような，肉体的・精神的ストレスを受けることもある．しかし，個々の人生の中で，医師の仕事とは，その一部に過ぎない．変に医学の世界だけに入り過ぎず，時には顔を上げ，外の世界を見ることも大切である．別の景色が見えるだろう．そしてそれは，医師という職業にも良い影響を与えるであろう．

参考文献
1）電子政府の総合窓口 e-Gov. 医師法　昭和二十三年法律第二百一号.
　　http://elaws.e-gov.go.jp/search/elawsSearch/elaws_search/lsg0500/detail?lawId=323AC0000000201
2）国立感染症研究所 FETP
　　https://www.niid.go.jp/niid/ja/fetp.html
3）厚生労働省 IDES
　　http://www.mhlw.go.jp/seisakunitsuite/bunya/kenkou_iryou/kenkou/ides/index.html

Generalist は Physician であれ

阿部　智一

　現代において国際標準的な診療・教育・研究を行うことは Physician として当然の務めである．先日，総合診療の初学者が消化器内科医から肺炎のコンサルトを受け，彼らが A-drop を知らないことを揶揄していた．しかし，彼らは A-drop を知らずとも中小病院で非常勤勤務する場合は必要に応じて患者を入院させ，広域抗生剤を用い，A-drop を知っている初学者が行った場合と同じアウトカムを出すであろう．

日本には標準的なトレーニングを受けた Generalist は少ない

　日本の Generalist の数は患者数に対して少ない．そのため，否応無しに専門科には General な仕事が押し寄せ，消化器内科も高血圧の薬を処方し，循環器内科も糖尿病の管理を行う．入院担当科決定には疾患による割り振りはあるものの，疾患構造がオーバラップする部分はより科の人数が多いところが担当している病院が多い．例えば，蜂窩織炎は皮膚科が担当するといった形だ．つまり，日本の専門科が本当の専門診療を行っている時間はごく僅かである．俯瞰すると，どの科の医師も大半の仕事はよくある疾患に当たり前の診療を行っている．一方で専門科のトレーニングは大病院で科の疾患を中心に行う．つまり，大半を占める仕事についてはトレーニングを受けず，聞きかじった知識を用いて片手間に行っていることになる．

　実際に日本には標準的なトレーニングを受けた Generalist は少ない．医師は年間約 8000 人生産され，ほとんどが初期研修を受ける．その後すぐに収入源としてのみの診療を行うものも増えているとは聞くが，後期研修も多くの医師が行うだろう．大病院での専門科研修中，もしくはそれから数年間は専門科疾患のみに対応するだけで良いかもしれない．しかし，10 年目くらいを境に大半の医師は大病院から姿を消してしまう．つまり，ほとんどが中小病院以下のサイズの病院で働くことになる．もしくは非常勤勤務となる．そこでの仕事は専門科の名前が付こうとも一般診療が多くを占める．医師は非常に優秀な人間ばかりだ．その競争を勝ち抜き，専門家として台頭するのでなければ，General のトレーニングが最も役立つと思われる．専門科がより魅力的にみえるのは General の専門家よりも単純に人数が多いため，自分の目標に見合った魅力的な医師に出会う確率が高いだけだと私は捉えている．Generalist にも多くの素晴らしい医師が存在し，医療における必要性は Generalist に勝るものはない．単純に本当の Generalist が少ないのだ．医療がビジネスであれば，専門家が少なく，患者数が多い救急や総合診療が勝ち組である．ではなぜ，循環器内科が勝ち組にいるように見えるのか．それは先に述べたように多くの医師が早々に第一線から退いてしまい，全ての科が足りないからはないだろうか．

　先日，総合診療の若いスタッフが中小病院の高齢医師が古い診療をすると揶揄していた．医療は心不全や敗血症などの当たり前の病態であっても 5 ～ 10 年のスパンで行うことのトレンドが変わる．モチベーションを維持し，アップデートを繰り返さなければ，10 年経てば今度は揶揄される側に立つかもしれない．中小病院の医師も基礎能力が高く，元々はしっかりとした研修を受けてきたはずだ．残念ながら，一度トレーニングが終了すると学びは突然，作業に変わってしまうのだ．その後，医学のアップデートを行い続けるモチベーションを維持するの

は他の若手医師と一緒に仕事をし，多くの刺激があった時と比較すれば並大抵のことではない．

　General を専門とすることは新薬を使うことでも，新しい機器を導入することでもなく，当たり前のことを当たり前に，つまり，最新の標準的なことを適切な人に適切なタイミングで提供することにある．劇的に予後を改善することはそんなに多いわけではなく，見えにくい医療の質を少し改善するだけのことがほとんどだ．医師の専門（プロフェッショナル）とは他科の医師（他のプロフェッショナル）に学びを与えられることだと思う．残念なことに General の専門家と言われる医師であっても，研修医や学生に教えられても他科の医師に学びを与える話をしているのはあまり見ない．もちろん，下向きに，教育することも重要な役割であり，立派なことではあるが，それだけでは Generalist が専門家としての地位を確保することは厳しいであろう．

次の General を創る Physician であれ

　我々の専門性は日常診療における当たり前の経験やアート，ゲシュタルト，クリニカルパールズを言語化して教育し，広く日常診療の底上げを行うこと，Clinical prediction rule やヘルスサービスリサーチを用いて，国際標準的な診療を行うこと，創っていくことではないだろうか．これらの作業は膨大なるインプットが必要である．インプットの量がアウトプットの量と質を決める．研修が終わった程度で学びを止めることはできない．もちろん，本書に書かれたことも数年で古くなるかもしれない．それでも，本書には現在における General の標準的な考え方と叡智が詰め込まれている．先人の知識はできる限り，本書のような三次資料を用いて簡単に網羅し，読者には次の General を創る Physician であってもらいたいと心から願う．

暗黙知からの言語化，そして病院総合診療医の心技体の成長へ

上原　孝紀

1 本書作成の合い言葉は『初期研修修了までに身につけていただきたい病態生理の共有』

　「患者にいかすれば良い医療が提供できるか？」その問いに対する答えの一つは，身につけるべき基本の共通言語化であると私は考えています．本書は，『初期研修修了までに身につけて頂きたい基本事項の共有』を合い言葉に若手指導医が集まり，平易な記載内容と，理解しやすさを心掛けて作成しました．本書の対象として，これからの医師人生を歩み始める研修医に，一通りの臓器別研修を終えたベテラン医師の生涯教育に，そして看護師や薬剤師など，チーム医療で患者のケア・キュアにあたる専門職の方を考えており，皆様に役立つ内容であればと願っています．以下，本 Preface では，編者の一人として，私が考える総合診療の専門性について少し触れさせて頂きます．

2 総合診療には専門性はない？

　総合診療は，「幅広く対応できるものの，どの領域も掘り下げられず専門性に欠ける」，と指摘されることがあります．臓器別専門医のように，遺伝子や分子レベル等のナノレベルも視野に入れた各論と比較すると，総合診療は掘り下げていない，と映るのかもしれません．こういった指摘に対し，総合診療的な思考は確かにナノレベルでの掘り下げはありませんが，患者の言葉や所見に対しては，detail まで掘り下げて検討しています．また，例えば一見関係の無さそうな情報でもひとまとめにして，チャンク(小さな塊)を形成することも得意としています．

　自然言語や病態生理に基づいた臓器横断的なチャンクの形成は，限られたワーキングメモリーの有効活用を可能とします．結果として，臓器別専門医とは異なる総合診療医の見方・考え方を構築し，それが総合診療の専門性に繋がると私は考えています．

3 臨床推論は天才だけのもの？

　総合診療で重視される項目の一つである臨床推論は，「個人の能力と経験が結局全てではないか？」（2002 Medical Education[1]）と疑問が投げかけられ，一握りの天才だけが大成する領域ではないかと指摘されることがよくあります．この命題に対する明確な回答はまだありません．そこで，この疑問に対する 1 つの回答，つまり一握りの天才以外にもスキルを磨けるように，基本のそして暗黙知の共通言語化を目指しました．従来の医学教育では臓器別専門医が提供することが主でした．これは医学の真理を深く掘り下げて，追求していく学問と言えます．

　一方，臨床現場で求められるのは，臓器横断的な一般化，すなわち帰納と，個々の患者への適用です．学ぶべき基本を絞り込んで共通言語に落とし込むべく，我々は本書の作成に取り組みました．そしてこの共通言語こそが臨床推論能力を向上させる背骨になりうると考えています．

1) Schuwirth L. Medical Education 2002

4 本書で共通言語を作る際のゴール

具体性のない，やみくもなトレーニングでは，限られた研修時間はどんどん過ぎてしまいます．ですから今回我々は学ぶべきゴールを絞り込みました．
・医学生に対しては，実臨床で活かせる生きた知識の学習になるように
・専攻医に対しては，理解出来ていなければ復習しておかなければならない項目になるように
・生涯教育に対しては，総合診療の基礎となる学習項目になるように

適切なトレーニングを行うための良質な土台を作って頂きたい，その土台となる共通言語を明示した書籍を作りたい，というのが著者・編者の共通した思いです．

5 適切なトレーニングを行うために最も重要なこと：逐次の言語化と一般化

本書で掲げているゴールをクリアできれば，病歴や身体診察の一つ一つに対して，病態生理に基づいた説明を付すことが可能になります．患者が訴える症候を臓器横断的な病態生理や解剖を用いて言語化すること，可能であれば正しい回答に毎回たどり着いて一般化すること．この繰り返しこそが，総合診療医のスキルを向上させるために最も重要なことであると私は考えています．ここをおろそかにしたり妥協したりすると自身の成長する推進力を削いでしまうでしょう．

6 psycho-social を理解する

総合診療は上記2でも触れたように，一つの disease を掘り下げていく専門性ではなく，患者の illness を bio-psycho-social モデルで解決していく専門性です．患者の訴える症候は，bio5割，psycho2割，social3割の様に，一つの要因では説明できない状況が少なからず起こりえます．psycho と social の理解ができないと，患者の病態の事前確率を算出することができません．

総合診療医にとって psycho-social の理解は，診断，治療，マネージメント全てに欠かすことができない必須のスキルであると私は考えています．本書では psycho-social に関しても押さえていただきたい基本もまとめましたので，ぜひ参考にしていただければ幸いです．

最後に

総合診療を学ぶと限られた側面からだけでなく，様々な問題に多様な切り口から取り組むことが可能になります．「専門外」がない総合診療の特性は一見すると逃げ場がないように見えますが，実際は，現代の激しい変化への対応が可能な応用力の素地となりえます．ゆえに総合診療は，21世紀の医療界においても欠かすことができない，今後に継続しうる専門性であると私は確信しています．本書を通じて正しい基礎を身につけた若手医師が，次世代のリーダーに育ってくれたらこの上ない喜びです．

大変な研修医時代を乗り切るために
—Boss management をしよう—

山田　徹

　今回，本書のメインターゲットである初期〜後期研修医の先生方に向けた序文を書いて欲しいという依頼を受け，私に何が伝えられるかを考えてみた．しかし残念ながら私程度のキャリアの医師が，何かオリジナリティのあるメッセージをお伝えすることは難しい．だから今回は私が研修医のときに指導医の先生から教えていただいた，忙しくて大変な研修医時代を乗り切るための「Boss management」という考え方を，この場を借りてご紹介させていただく．

　研修医の生活は過酷である．最初の頃は社会人として求められる意識の，学生とのギャップに戸惑うことも多い．努力して国家試験をパスしても，現場に出れば知らないことだらけ，職場では周囲は皆先輩で，医学部 6 年生という最上級生の立場だったのに，社会人 1 年生・医師 1 年生という最下級生として再出発である．おそらく結婚や子供が生まれるのと同じくらい，大きな人生の変化の一つであろう．研修医時代は日々押し寄せる症例やカンファレンスで求められるものに対して相対的に知識・経験が不足しがちなため，それに応えるだけでも精一杯である．そのうえ自分で判断・決定できることが少ないため，指導医など相手のペースに合わせて行動しなくてはならないことも大きなストレスの原因になる．相手のペースをいかにして自分のペースに振り替えていくかは，研修医時代の大きなテーマの一つである．その方法の一つとして指導医（Boss）とどうやって上手くやっていくか，Boss management という考え方をご紹介したい．Boss management はビジネスの世界で生まれた考え方で，MBA（Master of Business Administration）のカリキュラムでも取り入れられており，医療の世界にも通じる．ここでは詳細な紹介は避けるが，ご興味がある方は成書を参照していただきたい．

Boss management—チームの中での自分の役割を理解し，指導医を動かす

　一人の患者さんに対してやるべきことは，医学的なことや社会的なことなど多岐にわたる．それに対して我々は，医師・看護師・薬剤師やソーシャルワーカーなど，複数名でチームとして診療にあたっている．医師には医師の役割があり，他のメンバーとお互いにアドバイスし合いながら，患者にとって最良のゴールを目指す．医師の役割を果たすためには多様な知識と経験が求められるため，研修医だけでその役割を満足に果たすのは難しい．できるときもあるが，知識・経験の不足は否めないため，通常は指導医が必要になる．ここでポイントとなるのは，研修医は指導医とセットで医師の役割を果たせばよいという点である．

　　×：医師の役割＝指導医の役割
　　×：医師の役割＝研修医の役割
　　○：医師の役割＝指導医＋研修医の役割

　一見当たり前のように感じるが，指導医側もそれぞれ得意分野や指導のスタイルは違う．いつも一緒にいて手厚く指導してくれる指導医もいれば，忙しくて一緒にいられない指導医もいるだろう．つまり組むチームによって，ペアになる指導医によって，研修医の役割は変わってくるの

である．「指導医の A 先生はこんなことをしてくれたが，B 先生はしてくれなかった」という話はよく聞くが，それはある程度はやむなしとして受け入れよう．全ての指導医が模範的な指導医であればよいが，そんなことは現実的にはあり得ない．逆にそれぞれの指導医が動きやすいように研修医がリードすれば（サポートすれば），必ず患者へのメリットを生み，おそらく研修医側もよりよい指導を受ける機会に恵まれるだろう．

「教えてもらう」から「自ら学ぶ」研修医を目指そう

　では研修医として具体的にはどんなことをしたらよいだろうか．Boss management の観点から，以下に 3 つ例を挙げる．

① 判断に必要な材料を理解し，集められるようになろう

　研修医時代は，何かしらの重要な判断は指導医と一緒に行うのが通常である．指導医が判断をするのに必要な情報は何か，を常に意識しよう．病気の診断なら，診断の定義の確認，退院の判断なら治療終了の基準，家族のサポート体制なども含まれる．これらの情報がそろっているか，不足しているならどうやったら集められるか，わからない場合は「○○のやり方がわからないので教えてください」など，具体的な質問に置き換えよう．これは指導医の思考過程をなぞることであり，非常によいトレーニングになる．逆にここが抜けていると，患者がデメリットを被ったり，コメディカルが困ったり，指導医から質問攻めにあって炎上したりする．

② 相談する場合の緊急度を具体的に伝えよう

　指導医は多くの仕事を抱えており，研修医が相談したいと思って連絡してもすぐには動けないときも多い．よくあるのが指導医の外来中に電話すると，用件を伝える前に「外来中だからかけ直す」といわれ，夕方に報告すると「そんな大事なことを何でもっと早く言わなかった」といわれるパターンである．そんなときは「○○さんの件で緊急の報告です」「××さんの件で，～時までに相談したいのですが」など，相手が判断できる材料を最初に伝える意識をしよう．これは相手のペースに合わせなくてはならないことの多い研修医にとって，必須のスキルである．

③ 患者・家族やコメディカルの声に耳を傾けよう

　研修医は，基本的には指導医よりも担当患者と接する時間が長く，コメディカルとコミュニケーションをとる機会も多い．そして指導医は，患者やコメディカルからその研修医の評判を聞くものである．「研修医の A 先生は話をよく聞いてくれる」，「A 先生は相談しやすい」という評判はその研修医の信頼度を高め，指導医も研修医からの提案をより聞いてくれるようになるだろう．

　もちろん上記が全てではないが，3 つとも必要条件には含まれるだろう．研修医は基本自分だけの判断で何かを動かすのは難しい立場であり，指導医の判断・承認が必要になる．患者が最大のメリットを享受できるかどうかは，その担当研修医の指導医へのプレゼン次第といっても過言ではない．プレゼンは contents と delivery に分けられるが，しっかり勉強する（contents を充実させる）だけでは十分ではない．指導医にどう伝えるか (delivery) もぜひ意識していただきたい．

　これからの研修は「教えてもらう」から「自ら学ぶ」，passive から active learning への変換が必要になる．ぜひ自ら積極的に動き，指導医と上手く付き合い，多くのものを吸収して楽しい研修生活を送っていただきたい．

「異なる何か」との対峙

和足　孝之

　この書を手に取った読者は，恐らくはジェネラルマインドを持って成長をしていきたいと考えてくださっている，希望に満ちた将来の宝であると思う（老若男女問わず）．

　私はこれまで，自分の診療科やスタイルについてあまり考えてきたことがなかったためか，専門医という言葉やその資格にあまり興味がない（大学教員として赴任した当初とても周囲に驚かれた）．強いていえば，その目の前の患者さんのための専門医である，という自負を持つように洗脳されてきた（？）ようで（いい意味で），なんでも忌み嫌うことなく学ぶ姿勢を持つことができたように感じている．昨今では，総合診療医，総合内科，救急総合診療科，家庭医，いろいろなグルーピングと住み分けが行われ，再編が進んでいるようであるが，どうか読者の皆様は，そのような住み分けやセクショナリズムはいったん置いておいて，ジェネラリストとして学ぶべき最低限の範疇として，ぜひ多くの方にこの書を手に取とり読破していただきたい．

　この序文では，僭越ながら私の短い医師人生の中で「異なる何か」に最も驚き，そしてそこから学んだことをシェアさせていただくことで挨拶に代えたい．

「患者を絶対に断らずに受け続ける」当直業務で学んだこと

　私は，ある期間に約1年間，関東一帯の救急告示病院を回り，患者の利益になりその施設の迷惑にならない限り，「患者を絶対に断らずに受け続ける」当直業務（別名：戦国無双）をしていた．救急搬送が年間13,000件ほどあり，患者の受け入れを断らない大病院で初期後期と研修した自分は，それが当たり前であると考えていたからである．

　医師として初めて育った環境が夜間のMRIやCT，緊急内視鏡や手術，技師による心エコーだけでなく，他科のコンサルトさえも24時間当たり前であったために，つまりは，まるでそれがどの病院でも同じように機能していると勘違いしていた．そして研修医の時代は他の病院や施設からの紹介状を見ては，診療が十分なされていないと溜息をつきながら嘆いていたこともあった．極めて恥ずかしい，勘違い研修医であった．

　ある病院では看護師と2人だけでX線を含む全ての検査を行いながら来院患者を診察しなければならず，ある場所ではCBCと血糖と血ガスのみで勝負し，ある施設ではCT捜査もマニュアルを読みながら自分で行わなければならない，全く未知の「異なる何か」の世界であった．

「異なる何か」と対峙することで謙虚に学ぶ

　非常勤医師として各病院を連戦・転戦し，医療資源が限られた環境に身を置くことで初めて自覚したことがある．

　それは，今まで「自分の臨床能力」だと思っていたものが，全く自分の自身の力などではなく，実は各科の医師の協力，検査の体制，コメディカルスタッフの献身的な姿勢，入院施設の充実等，数多くの他の要素で単に護られていただけに過ぎないという事実であった．若き日の自惚れにも程があった．今更ながら極めて恥ずかしい．日本のERの父 寺澤秀一先生はよく講演で，「ハンディキャップがある環境の方が医者として鍛えられ，そして知恵がつく」とおっ

しゃられている．1人で診療を行う環境では，自分の五感を研ぎ澄まし，患者さんにとってベターな判断をするために，病歴聴取と身体所見をフル活用しなければならない．もしかしたら，そういう環境こそが真の臨床能力を身につけるには絶好の場所なのかもしれない．読者のクリニカルセッティングは様々であると思うが，大病院で研鑽する医師も，診療所で研鑽する医師も，「異なる何か」と対峙することで謙虚に学ぶ姿勢を持ち続けることができるような気がしている．

海外から日本産ジェネラリストを見直そう

　次に，私がバンコクの大学で学んでいた時に一番悔しかった経験を述べる．日本の医学部を出た医師よりも，インドやフィリピン，シンガポールなどで学んだ医師のほうが，世界的に評価が高く，また実際に通用する知識と高い臨床能力を持っていることであった．私に取ってのバンコクでの「異なる何か」は全く予想していなかった寝耳に水の出来事であった．日本の方が優れていると心の何処かで自惚れていた．返すがえす恥ずかしい人間である．何より他国の医師達に感覚としてそう思われていることが，日本人として辛かった．日本産ジェネラリストの端くれとして，私は思う．勤勉性とモラルに長けている日本のジェネラリストが今後世界の舞台で活躍するためには，高名な黒川清先生や我が師徳田安春先生が幾度も発言しているように，理由は何であれとにかく一回外に出て空気を吸って，外から自己を，そして日本という国家やシステムを自分の目で見つめなおすことなのかもしれない．「異なる何か」に対峙した時に初めて，自分自身の強みや弱みだけではなく，日本の医療制度や，研究スタイル，臨床技術など，それらを明確に認識することができる．それこそが長所を活かし，短所を改善することにつながるのではないかと強く考えている．

執筆者一覧（五十音順）

青木 信也	塩田病院総合診療科
青柳 有紀	Internal Medicine Department, Dunedin Hospital, New Zealand
阿部 智一	順天堂大学医学部総合診療科
伊東 直哉	静岡県立静岡がんセンター 感染症内科
井手 一彦	厚生労働省 健康局 結核感染症課
稲葉 崇	筑波大学医学医療系地域総合診療医学
今岡 大輔	奥出雲コスモ病院精神科
上原 孝紀	千葉大学大学院医学研究院 診断推論学 医学部附属病院 総合診療科
上原 由紀	順天堂大学医学部総合診療科・聖路加国際病院臨床検査科 / 感染症科
鵜木 友都	飯塚病院総合診療科
江本 賢	飯塚病院総合診療科
遠藤 健史	雲南市立病院 内科
遠藤 慶太	東京ベイ・浦安市川医療センター 総合内科
太田 龍一	雲南市立病院 地域ケア科
岡田 優基	パナソニック健康保険組合 松下記念病院総合診療科 / 糖尿病内分泌内科
織田錬太郎	東京ベイ・浦安市川医療センター 感染症内科
戒能多佳子	筑波大学附属病院 救急集中治療科
片岡 祐俊	島根県立中央病院 消化器科
鎌田 一宏	新潟大学 ミャンマー感染症研究拠点
亀井悠一郎	西伊豆健育会病院内科
亀田 俊明	亀田総合病院 副院長，医療管理本部 副本部長，糖尿病内分泌内科
木島 庸貴	島根大学医学部総合医療学講座
木下 芳一	島根大学医学部 第 2 内科
木村 真大	飯塚病院総合診療科
北 和也	やわらぎクリニック
北野 夕佳	聖マリアンナ医科大学横浜市西部病院救命救急センター
工藤 仁隆	飯塚病院総合診療科
小杉 俊介	飯塚病院総合診療科
児玉 泰介	筑波大学附属水戸地域医療教育センター / 総合病院水戸協同病院 総合診療科
小松 孝行	順天堂大学医学部附属練馬病院 救急・集中治療科
近藤 猛	名古屋大学医学部附属病院 総合診療科 / 卒後臨床研修・キャリア形成支援センター
坂本 壮	総合病院 国保旭中央病院 救急救命科
笹木 晋	高槻病院 総合内科
佐々木陽典	東邦大学医療センター大森病院 総合診療・急病センター
重富 雄哉	医療法人輝光会 理事長

執筆者一覧（五十音順）

鈴木健太郎	松江生協病院 内科・循環器科
鈴木　智晴	順天堂大学医学部総合診療科
関根　一朗	湘南鎌倉総合病院救急総合診療科
高橋　宏端	順天堂大学医学部総合診療科
髙橋　雄一	順天堂大学医学部総合診療科
種井　実佳	順天堂大学医学部総合診療科
徳田　安春	群星沖縄臨床研修センター
十倉　満	湘南鎌倉総合病院総合内科
内藤　俊夫	順天堂大学医学部総合診療科
西口　翔	葉山ハートセンター 内科
橋本　法修	飯塚病院緩和ケア科
服部　修三	雲南市立病院 内科
原田　拓	昭和大学江東豊洲病院総合診療科
廣瀬　裕太	船橋二和病院 内科
福井由希子	順天堂大学医学部総合診療科
藤田　浩二	津山中央病院 総合内科・感染症内科
松尾裕一郎	東京ベイ・浦安市川医療センター総合内科
松本　真一	独立行政法人地域医療機能推進機構 東京城東病院 総合診療科
水野　篤	聖路加国際病院循環器内科
三戸　勉	千葉大学大学院医学研究院診断推論学 / 医学部附属病院総合診療科
宮﨑　岳大	山内診療所総合内科 / 消化器内科
宮上　泰樹	順天堂大学医学部総合診療科
宮本　雄気	京都府立医科大学 救急医療学教室，東京大学大学院医学系研究科公共健康医学専攻
本橋　伊織	川崎市立多摩病院総合診療内科
森川　暢	市立奈良病院総合診療科
山田　浩平	防衛医科大学校病院救急部
山田　徹	東京医科歯科大学大学院医歯学総合研究科 全人的医療開発学講座総合診療医学分野
横川　大樹	千葉大学大学院医学研究院診断推論学医学部附属病院 総合診療科
吉井　肇	あおぞら在宅診療所城南
吉田　徹	聖マリアンナ医科大学横浜市西部病院救命救急センター
吉田　英人	西伊豆健育会病院 内科
吉田　稔	聖マリアンナ医科大学横浜市西部病院救命救急センター
吉野　俊平	飯塚病院総合診療科
笠　芳紀	雲南市立病院 地域ケア科
和足　孝之	島根大学卒後臨床研修センター

I 総合診療医のパーソナリティー
Introduction

徳田　安春

　本章ではまず，総合診療医を目指す研修医やシニアレジデントの臨床と勉強における心構えについて，総監修者の個人的な見解を中心に述べた．

　次に，多職種との関わりについて，東京の下町での中小病院総合内科を率いる若手リーダーが担当した．多職種との関わりがなければ現代の医療は遂行できない．例えば，誤嚥性肺炎の患者をケアする場合，グラム染色の所見の解釈で細菌検査技師の助けを借りるとよいし，嚥下リハビリでは言語療法士の助けを借りるとよい．

　感染対策については，大学病院での感染予防に関係するリーダーが担当した．標準予防策の方法に加えて，個別の疾患に対する対策について解説されている．

　医療の価値を高めるためのチュージング・ワイズリー活動については，この問題に真正面から格闘している若手開業医が担当した．

　学会と論文での発表と医療の質については，世界的な学術活動を活発に展開している救急医が担当した．

　医療経済については，マクロとミクロの両方の視点での基本的事項について専門家医師が記載を担当した．

　最後に，ジェネラリストの未来については総監修者の個人的な見解を歴史的な切り口で述べた．

1　心構え―成長する研修医，成長しない研修医

自分自身の診療にフィードバックを与える

> Topics:
> ・　自己フィードバックによる診療内容の改善に努める．
> ・　自分自身に対するたゆまぬ監視の目を注ぎ，臨床医学だけでなく基礎医学項目まで復習する．
> ・　知識や技術が増えたとしても，謙遜の徳を忘れない．

Introduction

　「研修先の病院はどのような病院が良いですか」という質問をよく医学生から聞かれる．そのときに筆者は，いつもこう答えるようにしている．研修医が中心となって救急患者を診療している病院．研修が呼吸数を診療録に記載している病院．研修医の診療録の中の身体所見において頸静脈の所見が記載されている病院．研修医が自らグラム染色を行っている病院．しかしながら，最も重要なのは研修医自身の心構えである．いくら良い研修病院にマッチしたとしても，研修医に心構えがなくモラトリアム的に過ごしていたのでは，貴重の初期研修を将来に活かすことができないことになる．ここでは，どのような心構えが良いかについてお伝えしたい．

1.　自己フィードバック

1）　診療の質

　質の高い診療とはなんだろうか．まず，診療内容がエビデンスに基づいていることが重要である．その次に，患者満足度が高いことである．最後に，患者の安全性が高いこと，すなわち診療でのエラーが低いことである．研修医もそれぞれ診療をスタートさせている．診療の質を高める努力を研修医1年目から行うべきであろう．

2）　診断エラー

　初診外来などの臨床現場での診断エラーは，5 〜 10%程度と言われている．意外に多いのだ，と驚かれるかもしれない．診療エラーの原因としては知識不足によって鑑別診断が想起されなかった場合も多いが，認知バイアスが絡んでいることもある．診断推論で問題となる代表的な認知バイアスについて Box 1 に示す．

3）　診療に対する自己フィードバック

　カナダの救急医である P. Croskerry 氏は救急外来における診療に対して自分自身にフィードバックをかけることを勧めている．フィードバック・サンクションと呼んでいる（Box 2）．具体的には，自分自身が初期診療行った患者の ID，年齢，性別，初期診断などを記載しておき，

- ■ アベイラビリティー・バイアス（availability bias）
  よく見る病気をすぐに考える（想起する）
- ■ オーバーコンフィデンス・バイアス（over-confidence bias）
  前医や先輩医師の意見に盲目的に従う
- ■ アンカーリング・バイアス（anchoring bias）
  当初考えた仮説に固執する
- ■ コンファーメーション・バイアス（confirmation bias）
  自分の仮説に不適合なデータを無視する
- ■ ハッスル・バイアス（hassle bias）
  精神的・肉体的に「楽」に処理できるような仮説を考える
- ■ ルール・バイアス（rule bias）
  完全に正しいわけではない一般ルールに盲目的に従う

Box1　診断エラーにおける主要な認知バイアス

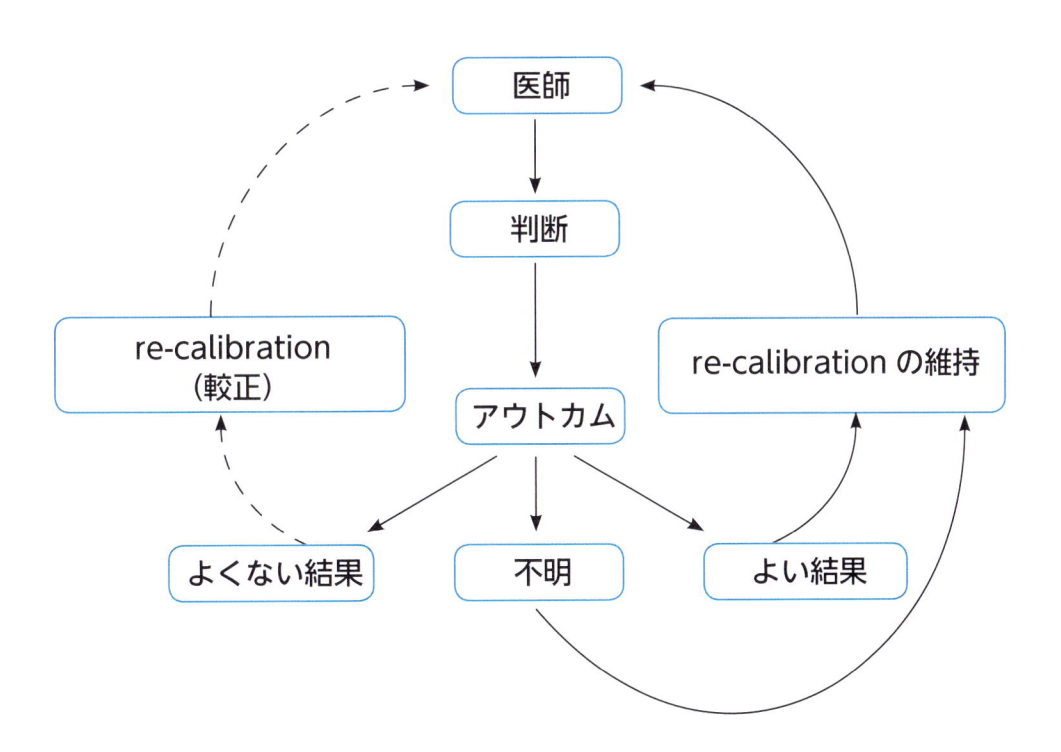

Box2　Re-calibration（比較サイクル）または
feedback sanction（フィードバック制裁）

後からその患者さんの最終診断をフォローアップして記載していくものである．初期診断と最終診断が一致してなければフィードバックを自分自身にかけることができる．これによって自分自身の診療の質がアップしているかどうかを自身でモニタリングすることができる．

ここで差がつく

　フォローアップができなかったケースをどうするか．例えば，原因不明の胸痛ケースで，急性冠症候群をほぼ除外できたと考えて，帰宅可とした患者が数日後の予約外来に受診しなかった場合などである．もしそのケースが気になるようであれば，自宅に電話をかけてでもその後の病状について確認すべきであろう．

Teaching Point

　初診外来や救急外来での研修医がファーストタッチのケースでは，ぜひケースノートをつけることを勧める．これはポートフォリオにもなる．

2. たゆまぬ監視の眼

1）ヤブ化のリスク

　自らの診療内容をアップデートせず，科学的エビデンスに基づいていないようであれば，ヤブと呼ばれざるを得ない．誰もヤブにはなりたくないが，誰にでもヤブ化のリスクはあるのだ．まず，再診外来などで機械的な検査データのフォロー外来のみを行って，初診外来を全く行わないような診療では，ヤブ化のリスクが高い．また，医学部の学生でも知っているような基本的な基礎医学的な内容も忘れ去り，病態生理を全く気にかけなくなったときもヤブと呼ばれることになるだろう．

2）徹底の術

　ヤブ化を避けるための心構えとして，W．Osler 先生は徹底の術を挙げた（Box 3）．これは「平静の心」という講演集に記載されている．徹底の術とは，医学を学習する際に，根本的な要素まで理解しながら学習を進める方法である．例えば，ビタミン B1 欠乏による脚気ではしばしば乳酸アシドーシスが認められるが，ビタミン B1 欠乏で，どうして乳酸アシドーシスが起こるかどうかについて思いだせない場合に，生化学の教科書を開いて糖代謝の図を見直すような勉強のしかたである．

3）たゆまぬ監視の眼を自分自身に向ける

　自分自身がヤブになってないかどうか．これは自分自身に監視の眼（Incessant Watch）を向ける必要がある．自身が日々体験する症例の疾患概念について自分がきちんと知っているのかどうか，自分自身の脳内に監視の眼を向けるのである．満足のいく知識が自身にはない，と判断すればその知識をリフレッシュするための学習を必要とすることがわかる．

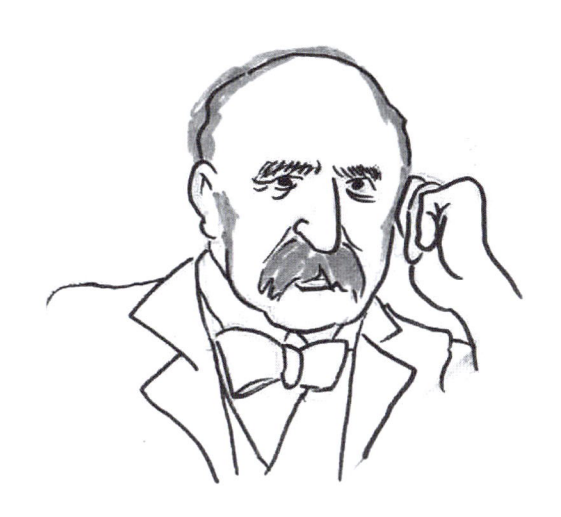

Box3　W . Osler 先生

ここで差がつく

　基礎医学の代表的な教科書は自分自身のライブラリーに必ず置いておくことをお勧めする．解剖学，発生学，生理学，生化学，薬理学，病理学，などは必須であろう．ちなみに，私自身は Kindle のアプリを利用して，このような教科書類についてはスマートフォンやパソコンから常に参照できるようにしている．

Teaching Point

　自分自身が担当する患者さんの疾患についての知識が自分自身にあるかどうか，自分自身に対して監視の眼を向けさせる．これにより自分自身の脳内の医学ワールドを完成させることになる．

3. 謙遜の徳

1）不確実性の科学

臨床医学は不確実性の科学である．認知バイアスによって結論に飛びつくような場合に早期閉鎖となり，診断エラーのリスクが高くなる．早期閉鎖とはプレマチュア・クロージャーのことであり，重要な鑑別診断についてのワークアップを途中で中断してしまうことである．

2）武闘派によるパワーハラスメント

武闘派の先輩医師が，おとなしそうな後輩の医師に対して，診療上の過ちを追求したり，怒鳴ったり，カンファレンスなどで皆の前でつるし上げにしたりする光景を見かけることがある．しかしながら，臨床医学はまだまだ未知の分野が多い学問分野である．例えば，ピロリ菌が潰瘍の原因であること，たこつぼ型心筋症がこんなに多いこと，そのような事実は筆者の研修医時代は誰も知らなかった．だがその当時，周りの先輩医師たちには，潰瘍について，あるいは心不全に対して，自らが全能者のよう知り尽くしているかのように振る舞っていた医師たちがいた．

3）謙遜の徳を持ち続ける

不確実性の科学でありまだまだ未熟な臨床医学を学習する立場として重要なことは，謙遜の徳を持ち続けることであろう．数年間の臨床経験のみで自分自身の知識と技術を過信してはならない．臨床医学に畏怖の念を持ち，病院の仲間の内では，先輩後輩にかかわらず，お互いに教え合える学び合う姿勢が大切なのだ．

ここで差がつく

謙遜の徳は媚びを売ることとは違う．媚びを売る人間は自分のためにやっている．お互い同士が皆「師」であり，「学徒」であるとみなすのが謙遜の徳である．

Teaching Point

明らかな誤りに対しては正直にそれを指摘するべきである．しかしながら，ネガティブ・フィードバックは，大衆の面前ではなく，個人的に行い，人格を否定しないように行う．フィードバックとはもともとロケット工学用語であり，ロケットが目的とする星に到達できるように，少しずつソフトに方向を変えてあげるプロセスである．

文献

1）ウィリアム・オスラー,日野原重明訳．平静の心,医学書院,2003

2）Croskerry P. The feedback sanction. Academic Emergency Medicine. 2000;7:1232.

3）Dhaliwal G. Diagnostic excellence starts with an incessant watch. Annals of Internal Medicine. 2017; 167: HO2.

（徳田 安春）

2　多職種とのかかわり

医師は多職種連携の指揮者であり，それ以上でもそれ以下でもない

> Topics:
> ・ 多職種のスキルを活かすために医師は存在している．
> ・ 多職種を尊重する姿勢が医師には求められる．
> ・ しかし重要な決定は責任を持って医師がすべきであり，決して多職種に責任を丸投げすべきではない．
> ・ 誤嚥性肺炎のマネージメントのコツは多職種連携に尽きると言える．

Introduction

　医師は多職種連携においてリーダー的な役割を果たす．しかし，それはピラミッド的なヒエラルキーの頂点に医師があるわけでは決してない．例えるのであれば，医師はオーケストラの指揮者であると言える．オーケストラの指揮者がすべての楽器を演奏できる必要があるだろうか．おそらくその必要はない．それと同じように，医師が多職種よりも知識も経験も上であるべきというのは幻想である．むしろ，**多職種をより良く生かすために医師は存在している**と考えるべきである．これは，病院で働く総合診療医の基本的な心構えである．もちろん医師は医学的な問題に関しては専門家でありチームのリーダーであるので，重要な決定は医師が責任をもってすべき局面もある．その判断を多職種に丸投げしてはいけない．今回は，多職種連携が非常に重要になる誤嚥性肺炎を題材に，読者に向けて，多職種連携の重要性について考察する．

1．誤嚥性肺炎の患者が入院してきた．あなたはどのようにマネージメントするだろう？

1）臨床検査技士とのかかわり方

　誤嚥性肺炎の診断に喀痰グラム染色は必須である．グラム染色を適切に行えば，高い特異度で起因菌が推定できるだけではなく，エンピリックセラピーに比べて副作用が軽減できる可能性が示唆されている[1]．あなたがグラム染色に自信がないのであれば，必ず臨床検査技士に教えを乞うべきである．自分がグラム染色をした場合も臨床検査技士からのフィードバックが必要である．喀痰が培養検査に適した検体かどうか，培養結果が判明した際の，培養結果の解釈に関しても臨床検査技士の助けが必要になる．また誤嚥性肺炎に併存する脱水や電解質異常の評価において速やかな採血検体の評価も必須であるが，言うまでもなく臨床検査技師との速やかな連携が必要である．

2）薬剤師とのかかわり方

　抗菌薬選択において，薬剤師との連携が重要になる．特にバンコマイシンなどの血中濃度の測定が必須の抗菌薬では薬剤師との連携が不可欠である．また，誤嚥性肺炎の背景に薬剤性の嚥下機能低下が隠れていることも経験される．メジャートランキライザー，ベンゾジアゼピン，バルプロ酸，抗コリン薬，スルピリドなどの抗うつ薬が代表的である．薬剤の種類が増えればその分，有害事象や薬剤相互作用は多くなる．救急外来を受診した高齢者の 10%で薬剤の有害事象が確認されたという報告もある[2]．高齢者は自分の内服薬を把握していないことも多く，薬剤師と密接な連携を取り，薬剤の把握および必要であれば減薬を考慮する必要がある．

3）放射線技師とのかかわり方

　肺炎の診断において画像診断は必須である．画像検査のオーダーひとつとっても，胸部 X 線は立位にするのか，座位にするのかなどの撮像方法の使い分けは放射線技師との連携が必須である．また胸部 CT を撮像した場合の解釈の仕方に関しても，時に優秀な技師からのコメントが有用となる場合もある．ただし最終的な画像診断の責任は医師が取るべきである．

4）歯科医・歯科衛生士とのかかわり方

　誤嚥性肺炎の治療および再発予防において，口腔ケアは非常に重要である．口腔ケアを徹底することで，咳嗽反射が亢進し，口腔内の細菌量が減少することで，肺炎による死亡リスクが軽減すると言われている[3]．また齲歯や，義歯の不良は誤嚥性肺炎のリスクとされている．歯科医・歯科衛生士はそのような口腔のトラブルにおいて不可欠な存在であり，積極的に介入を依頼すべきである．

5）看護師とのかかわり方

　口腔ケアにおいても，看護師は中心的な役割を果たす．看護師の口腔ケアへの意識が誤嚥性肺炎の予後を改善すると言っても過言ではない．さらに，医師同様に総合的な視点を持っている看護師は多職種連携をよりスムーズに進めるための要となる．また医師よりも患者の生活を意識し，患者に近い距離にいる看護師の意見に耳を傾けることは，患者の希望を汲み取るという点でも非常に有用である．誤嚥性肺炎において倫理的な問題も必発するが，看護師はそのような問題において最も身近な相談者となってくれる．看護師との密接な連携は多職種連携の要と言っても過言ではない．

6）リハビリセラピストとのかかわり方

　誤嚥性肺炎のマネージメントにおいて，リハビリは中核的な役割を担う．誤嚥性肺炎において，理学療法の入院 3 日以内の開始で有意に生命予後が改善するという報告がある[4]．しかし，漫然とリハビリ処方を出してはいないだろうか？リハビリに関してはセラピストを尊重すべきだが，丸投げすべきではない．そもそも，PT，OT，ST の違いを明確に分かっている医師がどれほどいるのだろうか？少なくとも，リハビリのゴール設定と中止基準の設定に関して，責任を持って行うのは医師の仕事である．難しい症例では，リハビリ処方を出す際に，ゴール設定と中止基準に関してセラピストと直接ディスカッションすることだけでも，意識するとよい．

　ST とのかかわり方は誤嚥性肺炎では特に重要である．安易な禁食は後述する医原性サルコ

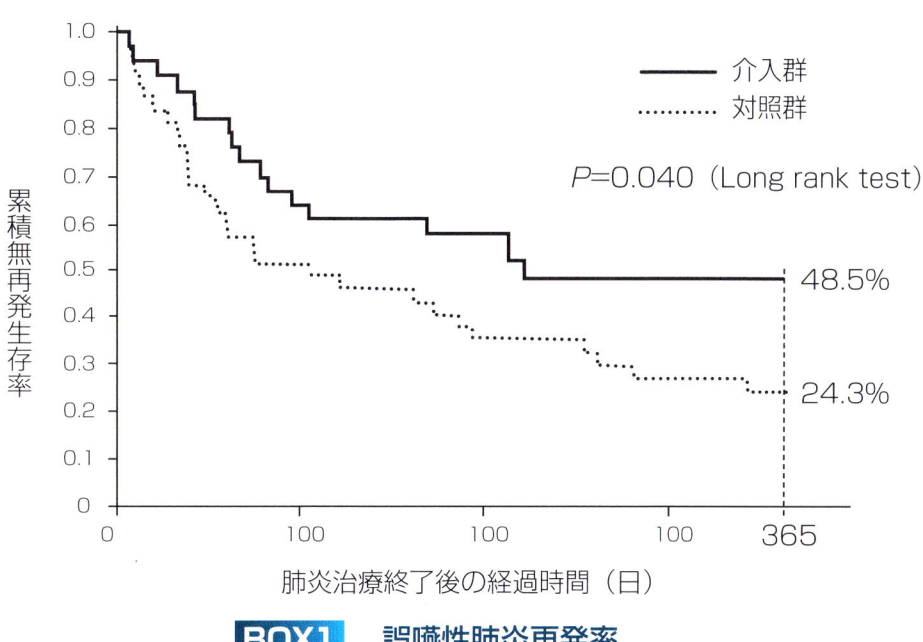

BOX1　誤嚥性肺炎再発率

ペニアのリスクである．より早期に，しかしより安全に嚥下できるように，食事形態や食事の
ポジショニングをSTと協働し決定することは極めて重要である．実際に早期にSTを介入し
経口摂取を開始するほうが，治療期間の短縮と嚥下機能の維持が期待できる[5]．

7) 栄養士とのかかわり方

　最近は，フレイルやサルコペニアという概念が広がっている．フレイルは加齢で身体機能を
支える恒常性維持機構が低下し不備をきたす状態であり，サルコペニアは筋肉量が減少した状
態であり骨粗鬆症の筋肉版と考えればわかりやすい．安易な禁食と低カロリー輸液により医原
性サルコペニアが入院中に発生することが問題となっている．また低栄養状態でリハビリを
行っても筋肉量の増加は期待できず，リハビリと栄養を有機的に行うリハビリ栄養の概念も提
唱されている[6]．栄養士と密に連携を取り，必要なカロリー計算および栄養補助食の決定を行
うことが重要である．またNST委員会などでリハビリセラピストと栄養士と共同作業を行う
ことで，より効率的な連携を行うことが可能である．

8) メディカルソーシャルワーカー (MSW) とのかかわり方

　誤嚥性肺炎診療では，治療開始時よりどこに退院するかを意識することが大切である．そこ
で重要になってくるのがMSWである．MSWは社会福祉の立場から，患者や家族の抱える心
理的・社会的な問題の解決・調整を援助し，社会復帰の促進を図る専門職である．MSWと密
に連携することで，患者の家族背景や生活環境のみならず思いもよらない患者自身の感情や思
いを聞き出すことも可能である．食事形態やADLなどのゴール設定は，どこに退院するかあ
るいは転院するかによって規定されるため，MSWとの連携は極めて重要である．

ここで差がつく

　誤嚥性肺炎における多職種連携の有用性.

　最後に誤嚥性肺炎における多職種連携のエビデンスを紹介する. 上記の多職種で包括的介入を行うことで誤嚥性肺炎再発率が改善されるという報告がある（Box1　文献7より）.

Teaching Point

　多職種との有機的な連携は，患者予後すら改善することを肝に銘じるべきである.

文献

1) Fukuyama H, Yamashiro S, Kinjo K, et al. Validation of sputum Gram stain for treatment of community-acquired pneumonia and healthcare-associated pneumonia: a prospective observational study. BMC Infect Dis. 2014 Oct 18;14:534. doi: 10.1186/1471-2334-14-534.
https://www.ncbi.nlm.nih.gov/pubmed/?term=25326650

2) Hohl CM, Dankoff J, Colacone A, et al. Polypharmacy, adverse drug-related events, and potential adverse drug interactions in elderly patients presenting to an emergency department. Ann Emerg Med. 2001 Dec;38(6):666-71.
https://www.ncbi.nlm.nih.gov/pubmed/11719747

3) van der Maarel-Wierink CD, Vanobbergen JN, Bronkhorst EM, et al. Oral health care and aspiration pneumonia in frail older people: a systematic literature review. Gerodontology. 2013 Mar;30(1):3-9.
https://www.ncbi.nlm.nih.gov/pubmed/22390255

4) Momosaki R, Yasunaga H, Matsui H, et al. Effect of early rehabilitation by physical therapists on in-hospital mortality after aspiration pneumonia in the elderly. Phys Med Rehabil. 2015 Feb;96(2):205-9.
https://www.ncbi.nlm.nih.gov/pubmed/25301440

5) Maeda K, Koga T, Akagi J. Tentative nil per os leads to poor outcomes in older adults with aspiration pneumonia. Clin Nutr. 2016 Oct;35(5):1147-52. doi: 10.1016/j.clnu.2015.09.011. Epub 2015 Oct 9.
https://www.ncbi.nlm.nih.gov/pubmed/26481947

6) Wakabayashi H1, Sakuma K. Rehabilitation nutrition for sarcopenia with disability: a combination of both rehabilitation and nutrition care management. J Cachexia Sarcopenia Muscle. 2014 Dec; 5(4): 269–277.
https://www.ncbi.nlm.nih.gov/pmc/articles/PMC4248414/

7) 荒幡 昌久，栗山 政人，米山 宏，他. 高齢者嚥下性肺炎に対する包括的診療チーム介入試験. 日本老年医学会雑誌. 2011；48：63-70.
https://ci.nii.ac.jp/naid/10031073251/

（森川 暢）

3　感染対策

アルコールゲルを使う5つのタイミング知っていますか？

> Topics:
> ・　標準予防策（Standard precaution）とは？
> ・　手指衛生を行う5つの場面とアルコールが無効な病原体.
> ・　陰圧室を使用するのはどんなとき？―空気感染する3つの病原体.

Introduction

　病院で働くスタッフが，感染対策について十分な知識を持ち，それを実践しているかどうかは，病院の質に大きく影響を与える．特に，患者に最初に接触する確率が高い初期研修医や医学生の方々は，患者を守るためにも自分たちを守るためにも，感染対策の知識を身につけておいたほうがよい．現在の日本の医療施設における感染対策は，1996 年にアメリカ疾病管理予防センター（CDC :Centers for Disease Control and Prevention）により公表された「病院における隔離予防策のためのガイドライン」（2007 年改訂）[1] がベースになっており，「標準予防策」と「感染経路別予防策」とで成り立っている．そもそも標準予防策（Standard precaution）とはどんなものなのか？アルコールゲルはいつ使うべきなのか？そのアルコールが無効な病原体は何か？どんな患者を診察するとき，最初から陰圧室を使用した方が良いのか？どんな患者を個室に入院させなければならないのか？また部屋の前にはマスクや手袋，エプロンを設置したほうが良いのか？など，この項では一般診療ですぐに活かせる感染対策についての基本的な知識について整理する．

1．標準予防策（Standard precautions）

目的

　標準予防策（Standard precautions）とは，すべての患者の血液，体液，分泌物，排泄物，粘膜，傷のある皮膚は感染性があるものとして対応することで，病原体が感染・伝播するリスクを軽減させることが目的である．標準予防策は，もともとは医療従事者を HIV 感染から守るために提唱された普遍的予防策（Universal precautions）の考えを受け継ぎ，すべての患者に適応すべき感染対策として確立された．標準予防策（Standard precautions）が，医療従事者の保護と同時に，多くの病原体の伝播を予防し，医療関連感染の減少に大きく貢献していることは世界中で広く認められている．

概要

標準予防策（Standard precautions）には以下の内容が含まれる：

・手指衛生
・個人防護具（Personal Protective Equipment: PPE）
・呼吸器衛生／咳エチケット
・患者配置
・患者に使用した器具の取り扱い
・環境整備
・リネンの取り扱い
・安全な注射手技
・腰痛穿刺手技での特別な感染対策
・鋭利な物品の適切な取り扱いを含む職員安全の推進

1）手指衛生

標準予防策の中で最も頻繁に行われる対策である．病原微生物が医療スタッフの手指を介して伝播することは広く知られており，手指衛生は感染防止のための最も重要な方法のひとつである．

WHO では，以下の5つの場面での手指衛生の必要性を唱えている[2]．（**Box 1**）

(1)患者への接触前，(2)清潔操作前，(3)血液・体液に曝露された恐れのあるとき，
(4) 患者への接触後，(5) 患者周辺環境への接触後

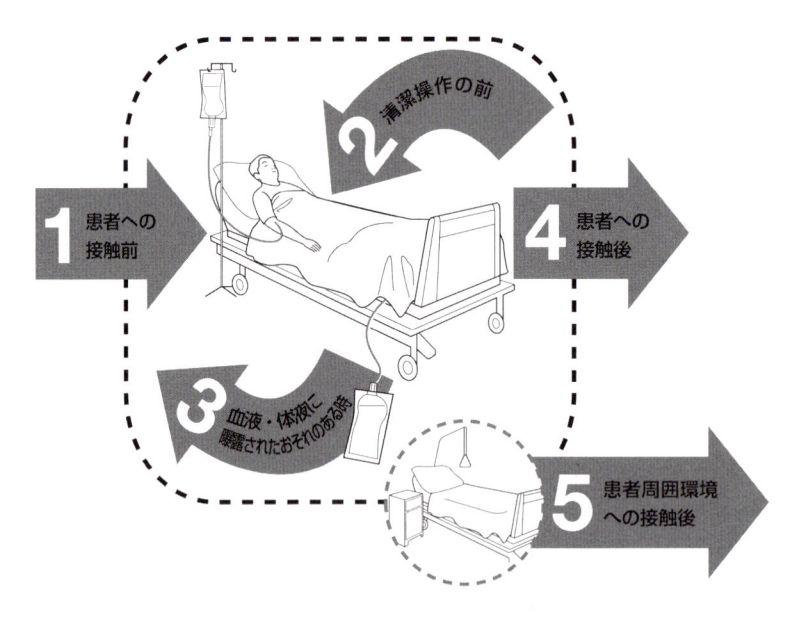

Box1　WHO の手指衛生を行う5つのタイミング

http://www.who.int/infection-prevention/publications/hand-hygiene-2009/en/ downloads：
WHO Guidelines on Hand Hygiene in Health Care;p123 をもとに一部改変

Ⅰ

手指衛生の2つの方法（**Box 2a,b**）：
- 　　石鹸と流水
- 　　アルコールゲル

　目に見える汚れがある場合は石鹸と流水，目に見える汚れがない場合はアルコールゲルでの手指衛生でよい．アルコールは有機物を変性・固着させるために除去がより困難になるため，目に見える汚染がある場合には石鹸と流水による手指洗浄が必要になる．

全工程時間：40〜60秒

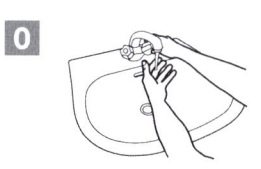

水で手を濡らす

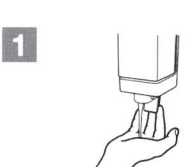

手の表面全体を覆うのに十分な石けんを取る

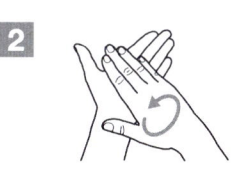

手のひら同士をすり合わせる

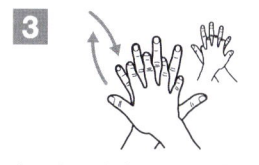

右の手のひらを左の甲に重ねて指の間をこする．逆も同様に行う

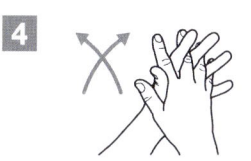

手のひらを合わせて指の間をこする

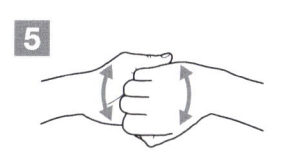

両手の指を連結し，指の背をもう片方の手のひらでこする

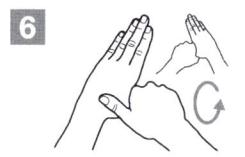

左手の親指を右の手のひらで包み，ねじりながらこする．逆も同様に行う

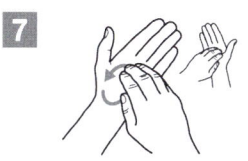

右手の指先を丸め，左の手のひらの上で回しながら前後にこする．逆も同様に行う

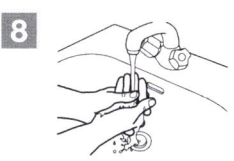

水で手をすすぐ

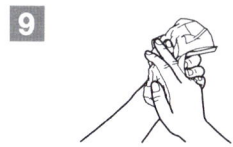

単回使用の紙タオルで完全に手を乾燥させる

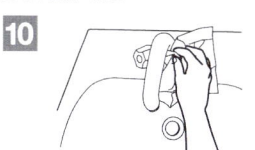

紙タオルを使って蛇口を止める

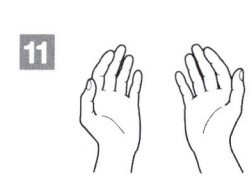

その手は安全です

Box2a　石けんと流水での手指衛生

http://www.who.int/infection-prevention/publications/hand-hygiene-2009/en/ downloads：
WHO Guidelines on Hand Hygiene in Health Care:p155 をもとに一部改変

全行程時間：20-30 秒

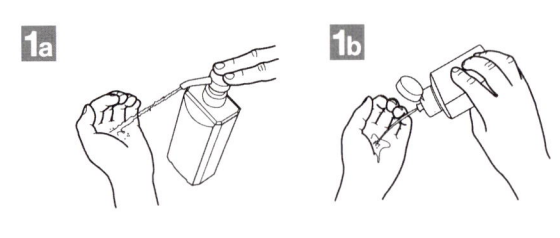

お椀型にした手にアルコールゲルを手のひら一杯に取る

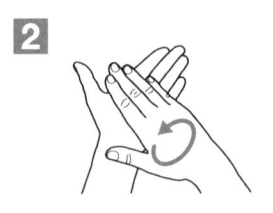

手のひら同士をすり合わせる

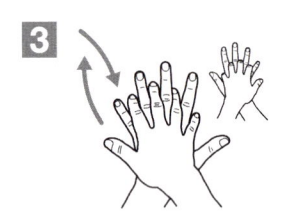

右の手のひらを左の甲に重ねて指の間をこする．逆も同様に行う

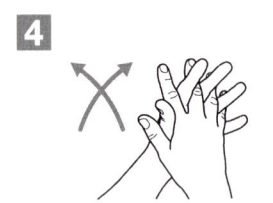

手のひらを合わせて指の間をこする

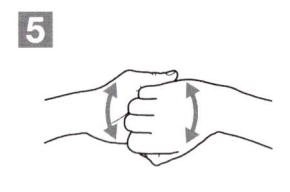

両手の指を連結し，指の背をもう片方の手のひらでこする

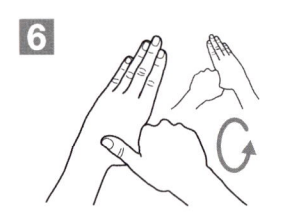

左手の親指を右の手のひらで包み，ねじりながらこする．逆も同様に行う

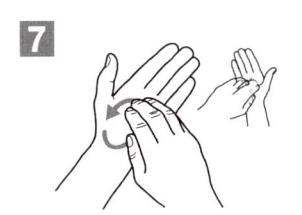

右手の指先を丸め，左の手のひらの上で回しながら前後にこする．逆も同様に行う

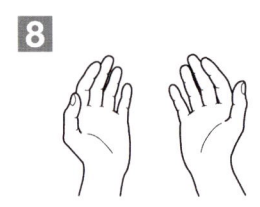

乾いた後，その手は安全です

Box2b　アルコールゲルでの手指衛星

http://www.who.int/infection-prevention/publications/hand-hygiene-2009/en/ downloads：
WHO Guidelines on Hand Hygiene in Health Care;p155 をもとに一部改変

ここで差がつく

　アルコールゲルが無効な病原体：
・芽胞形成する細菌：クロストリジウム・ディフィシル，ウェルシュ菌，破傷風菌，ボツリヌス菌，セレウス菌，炭疽菌など
・ノンエンベロープウイルス：ノロウイルス，ロタウイルス，ポリオウイルス，コックサッキーウイルス，アデノウイルスなど
＊これらに対しては，石鹸と流水による手洗いが必要となるほか，500 ～ 1000ppm 次亜塩素酸ナトリウム液での消毒が必要になる．

2）個人防護具（Personal Protective Equipment: PPE）

　特別な予防策のように思われる傾向にあるが，PPE の使用は標準予防策の一環である．手袋，ビニールエプロン・ガウン，サージカルマスク，ゴーグル・フェイスシールドを指す．血液や体液，分泌物，排泄物，粘膜，傷ついた皮膚に接触する可能性がある際に，状況に応じて上記を選択して使用する．

・手袋：血液，体液，または損傷のある皮膚や汚染器材に接触する可能性がある時は，手袋を装着する．また，医療従事者の手指に創傷や手荒れがあるときは，手袋を装着する．（例：採血，末梢ルート確保，インフルエンザ迅速検査，検体輸送など）
・ビニールエプロン・ガウン：スタッフの衣服が血液や体液に接触することが予測される時に着用する．（例：褥瘡処置，吐血や外傷患者の診察）
・サージカルマスク，ゴーグル・フェイスシールド：分泌物や排泄物の飛散，または飛沫の発生が予測される時はサージカルマスク，ゴーグルやフェイスシールドを着用する．（例：気管内挿管，喀痰吸引，インフルエンザ迅速検査，分娩や外科的処置など）

ここで差がつく

PPE の着用順序と着脱順序：
・着用順序：手袋を最後に着用し，できる限り清潔な手袋で処置を行うようにする．
　　エプロン・ガウン→サージカルマスク→ゴーグル・フェイスシールド→手袋
・着脱順序：最も汚染していると考えられる手袋から外す．手袋を外す際に手指が汚染した場合は，手指衛生を追加して次の防護具を外す．
　　手袋→ゴーグル・フェイスシールド→エプロン・ガウン→サージカルマスク

Teaching Point

手袋の交換のタイミングは？　外した後も手指衛生は必要？
　　交換のタイミングは別の患者の診察や処置に移る前，また，同じ患者でも汚染された部位の処置から清潔な部位の処置に移る場合は交換する．手袋をしていても，手袋には針穴サイズの微小な穴が開いており，汚染は完全には防げない．外す際にもまた，手首などの汚染は起こりえる．手袋を外した後も手指衛生は必要である．

3）呼吸器衛生／咳エチケット

　この項目は 2003 年に SARS がアウトブレイクした際の経験から，2007 年の改訂の際に追加された．呼吸器症状がある場合，患者，面会者だけでなく，医師，看護師，その他の職員，訪問業者など，病院内に立ち入るすべての人に以下のことを実施してもらう．（外来や病院入口などにポスターを掲示して啓発）

- ・咳やくしゃみの時はティッシュペーパーで口と鼻を覆う．
- ・使用したティッシュペーパーはすぐに捨てる．
- ・気道分泌物に触れた後は手指衛生を行う．
- ・患者や面会者も使用できるような手指衛生のための擦式アルコール手指消毒薬を設置する．
- ・可能な限りサージカルマスクを着用する．
- ・一般待合室では呼吸器感染のある患者から空間的距離（理想的には約 1 m 以上）を空ける．

4）患者配置

　以下の患者については，個室収容，コホーティング（同一微生物に感染している患者の集団隔離）の必要性を検討する．

- ・大量の感染性物質を拡散する患者
- ・強い病原性微生物に感染した可能性のある患者
- ・易感染者で感染リスクが高い患者
- ・耐性菌の拡散リスクが高い患者
- ・病院感染対策への協力が得られない患者（乳児，小児，病的心理状態の患者など）

　個室収容が難しい場合は，コホーティング（集団隔離）する．

　個室がなく，コホーティングも難しい場合は専門家 (Infection Control Team: ICT) に相談する．

5）患者に使用した器具の取り扱い

- ・血液や体液で汚染した器材・器具・機器は，皮膚や衣服，環境を汚染しないように取り扱う．
- ・再使用する器材類は，他の患者ケアに安全に使用できるように，適切な洗浄・消毒・滅菌を選択し再処理してから使用する．

6）環境整備

- ・患者周辺の環境表面は，汚染や埃がないように清掃する．
- ・手がよく触れる環境表面は，その他の表面よりも頻繁に清掃する．

7）リネンの取り扱い

- ・リネン類は空気，環境表面，人の汚染を最小限にするように取り扱う．

8）安全な注射手技

　米国の外来医療施設の患者で HBV，HCV の集団感染が報告され，調査の結果，複数の患者への同じ針や注射器の使用や，複数回量バイアルなどに使用済み針の再挿入が判明したため，2007 年の改訂の際に無菌的手技の遵守が改めて強く求められた．

- ・注射針，注射器などは単回使用とし，他の患者への再使用はしない．
- ・単回量バイアルを用いることが推奨され，単回量のバイアルやアンプルから複数の患者への投与

はしない.
- 複数回量バイアルに使用する針はすべて滅菌されたものを用いる.
- 注射器具が汚染しないように無菌操作を行う.

9）腰椎穿刺手技での特別な感染対策

2004 年に CDC がミエログラフィー後に発生した 8 件の髄膜炎について調査を行ったところ，全症例において血液や髄液から口腔咽頭細菌叢に一致した連鎖球菌属が検出され，処置を行った医師がマスクをしていなかったことから，2007 年の改訂の際にこの勧告が出された.
- ミエログラム，腰椎穿刺，脊髄麻酔または硬膜外麻酔を行う際には，サージカルマスクを装着する.

10）鋭利な物品の適切な取り扱いを含む職員安全の推進
- 使用済の全ての鋭利な物品は直ちに針廃棄専用容器に処分する.
- 注射針にリキャップしない.
- 可能な限り安全装置がついた器材を使用する.
- 鋭利器材を取り扱う際には，手袋をつける.
- 必要に応じて，個人防護用具を着用する.

2.　感染経路別対策

目的

感染経路別対策は，標準予防策に加えて感染性の強い病原体や疫学的に重要な病原体が疑われる患者に対して適用される.

概要
- 空気予防策
- 飛沫予防策
- 接触予防策

1）空気予防策

空気感染は，感染性微生物を含み空中を長時間漂う飛沫核（通常 5μm 未満）を吸入することで起きるとされており，対象微生物は，結核菌，麻疹ウイルス，水痘帯状疱疹ウイルスの 3 つである.これらの感染症（帯状疱疹は播種性帯状疱疹のみ）を疑った際注意すべきことは，陰圧室など空調設備のある個室に隔離することと，医療従事者は N95 マスクを着用して診察することである.なお，2002 年に SARS，2003 年の鳥インフルエンザ，また 2012 年には中東呼吸器症候群（middle east respiratory syndrome: MERS）など，21 世紀に入り複数の新規高病原性微生物の出現があった.SARS ウイルスは主に接触感染や飛沫感染により伝播すると考えられているが，限定された距離（室内など）においては空気感染が示唆されており，インフルエンザやノロウイルスなどに関しても，状況によっては空気感染が示唆されているため，各施設で可能な対策をあらかじめ考えておく必要がある[1),3),4),5)].

2）飛沫予防策

　患者の咳，くしゃみ，会話，または気管内吸引，気管支鏡などの処置によってできる大飛沫粒子（直径5μm 以上の大きさ）によって伝播される微生物に感染している患者またその疑いがある患者に適用する．

　対象微生物としては，インフルエンザウイルスをはじめとする気道系ウイルス（風疹，ムンプス，パルボウイルスB19，RS ウイルスなど），A 群溶連菌，髄膜炎菌，マイコプラズマ，百日咳菌，レジオネラなどが挙げられる．飛沫を発生する恐れのある患者にはサージカルマスクを着用させ，また接触する医療従事者もサージカルマスクを着用する．個室隔離が推奨されるが，飛沫粒子は1〜2 m 飛ぶとされているため，個室が利用できない場合は患者同士を1 m 以上離す必要がある．

3）接触予防策

　直接接触，間接接触によって伝播しうる疫学的に重要な病原体に感染あるいは保菌している患者またはその疑いがある患者に適用する．

対象微生物および疾患を以下に提示する．
①クロストリディウム・ディフィシル
②多剤耐性菌の感染あるいは保菌
　（メチシリン耐性黄色ブドウ球菌：MRSA，バンコマイシン耐性腸球菌：VRE，バンコマイシン耐性黄色ブドウ球菌：VISA/VRSA，多剤耐性肺炎球菌，多剤耐性緑膿菌，ESBL 産生菌，カルバペネム耐性腸内細菌科など）
③ロタウイルス
④アデノウイルス（咽頭結膜熱，流行性角結膜炎）
⑤水痘，播種性帯状疱疹，免疫不全者の限局性帯状疱疹
⑥疥癬
⑦その他，以下の疾患
・おむつ着用または失禁している感染性胃腸炎
　（キャンピロバクター，クリプトスポリジウム，コレラ，サルモネラ属，赤痢菌，腸管出血性大腸菌 O157，腸炎ビブリオ，ノロウイルスなど）
・広範囲な創感染，褥瘡，排膿のある膿瘍
・乳幼児の急性呼吸器感染症
　（RS ウイルスなど）

　汚染表面との接触や患者ケアの過程で受けた汚染を拡大しないよう厳重に注意する．汚染拡散を予防するために手袋やビニールエプロンを着用し，手洗いをさらに徹底する必要がある．また，間接接触予防策として，聴診器，血圧計，体温計は専用化する．

Teaching Point

　接触感染予防の目的で，手袋やビニールエプロンなどのPPE を使用する場合，どこで着用し，どこで着脱する？
　病室カーテン内に入る前に着用し，汚染を病室外に拡散させないために病室カーテン外に出る前に着脱する．

おわりに

感染対策は、CDC や WHO のガイドラインなどをもとに、各施設の状況に合わせて院内マニュアルが作成されており、併せて自施設のマニュアルを確認することが大切である（Box 3）。

Box3　標準予防策と感染経路別予防策のまとめ

	標準予防策（全患者共通）	空気予防策	飛沫予防策	接触予防策
手指衛生	手袋着用の有無にかかわらず、血液、体液、分泌物、汚染物に触れた際には手洗いを行う。患者と接触する直前や手袋を外した直後にも手洗いを行う。WHO の 5 つのタイミングに沿って手指衛生を行う。	・標準予防策に準じる	・標準予防策に準じる	・標準予防策に準じる
手袋	・血液、体液、分泌物や汚染物に触れる際や粘膜・傷のある皮膚に触れる前に着用する。汚染が強い部分に接触した際は、同じ患者であっても処置毎に交換する。	・標準予防策に準じる	・標準予防策に準じる	・患者や患者の周辺環境に接触する場合は着用する。
個人防護具：PPE　ビニールエプロン	・血液、体液、分泌物が飛散し、飛沫が発生する恐れがある処置を行う際に着用する。廃棄時は汚染面に触れないよう注意する。	・標準予防策に準じる	・標準予防策に準じる	・患者や患者の周辺環境に接触する場合は着用する。
マスク	・血液、体液、分泌物が飛散し、飛沫が発生する恐れがある処置を行う場合に着用する。廃棄時は汚染面に触れないよう注意する。	・N95 マスクを着用する。	・サージカルマスクを着用する。	・標準予防策に準じる。
リネン	・血液、体液、分泌物で汚染された場合は、手袋・ビニールエプロンを着用して取り扱い、上記による汚染があることをビニール袋に明記する。	・標準予防策に準じる。	・標準予防策に準じる。	・標準予防策に準じる。
器具	・血液、体液、粘膜、損傷した皮膚と接触のあった器具は感染性があるものとして取り扱い、適切な処理を行う。	・標準予防策に準じる。	・標準予防策に準じる。	・原則として血圧計、聴診器、体温計は患者専用にする。共用する場合は、標準予防策に準じる。
患者配置	・環境を汚染させるおそれのある患者は個室隔離。	・陰圧に設定された個室隔離。	・個室隔離。個室管理が困難な場合は、同じ微生物を検出している患者と同室とする。	・個室隔離。
患者移送	・規定なし	・原則的に出棟は不可。止むを得ず出棟による検査などが必要な場合、患者はサージカルマスクを着用し、医療従事者は N95 マスクを着用する。	・原則的に出棟は不可。止むを得ず出棟による検査などが必要な場合、患者はサージカルマスクを着用し、医療従事者はサージカルマスクを着用する。	・原則的に出棟は不可。止むを得ず出棟による検査が必要な場合、創部はドレープで閉鎖、呼吸器症状がある場合はサージカルマスクを着用し、医療従事者は手袋、ビニールエプロンを着用し、手袋着脱後は手指衛生を必ず行う。

文献

1) Siegel JD, Rhinehart E, Jackson M, et al. The Healthcare Infection Control Practices Advisory Committee: 2007 Guideline for Isolation Precautions: Preventing Transmission of Infectious Agents in Health Care Settings. Am J Infect Control. 2007 Dec;35（10 Suppl 2）:S65-164.

2) World Health Organization: WHO Guidelines on Hand Hygiene in Health Care
（http://www.who.int/infection-prevention/publications/hand-hygiene-2009/en/）

3) Roy CJ, Milton DK. Airborne transmission of communicable infection-the elusive pathway. N Engl J Med. 2004; 350:1710-1712.

4) Cowling BJ, Ip DKM, Fang VJ, et al. Aerosol transmission is an important mode of influenza A virus spread. Nature Communications. 2013; Article number: 1935.

5) Sawyer LA, Murphy JJ, Kaplan JE,et al. 25-to 30nm virus particle associated with hospital outbreak of acute gastroenteritis with evidence for airborne transmission. Am J Epidemiol. 1988; 127:1261-1271.

（福井 由希子，上原 由紀）

4　Choosing Wisely, High value care, Low value care

I

Choosing Wisely は，医療者と患者の対話を促し，患者が過不足の無い医療を選択するためのツールである

Topics:
- キーワードは，"対話" と "プロフェッショナリズム" である．
- 過少医療とともに過剰医療にも留意し，過不足のない医療を模索しよう．
- 医療者のプラクティスに制限をかけることが Choosing Wisely の主たる目的ではない．Low value care をみつけたからといって，いたずらにプラクティスを否定しない．
- 目の前の患者にベストを尽くすと同時に，広い視野を持ち，未来を見据え，持続可能な医療を模索しよう．

Introduction

　医療における Choosing Wisely（賢明な選択）とは，いったいどのようなものを指すのだろう？ その時点で最も質の高いエビデンスに基づいた医療を実践することや，最新のテクノロジーを駆使した医療を行うことだろうか？ "賢明な選択" とは何なのか，あらためて考えつつご一読いただければ幸いである．

1．Choosing Wisely キャンペーンについて

　Choosing Wisely は，医療者と患者が対話を通じて，過不足のない医療を選択しようという国際的なキャンペーン活動である．科学的根拠（エビデンス）があり，副作用が少なく，かつ患者にとって真に必要な医療（検査，治療，処置）を，対話を通じて "賢明に選択" することを目的としている．これまでの医療では，たとえば見逃しを減らすため，あるいは訴訟回避のための防衛医療 defensive medicine が，過少医療とともに注目を集めてきたが，このキャンペーンは過剰医療についてスポットライトをあてて医療の質とコストについて見直すという趣きがある．

　2012 年に米国で始まったキャンペーンであり，米国内科専門医機構 American Board of Internal Medicine（ABIM）の声かけにより，各専門学会に『自身の専門領域においてよく見られる過剰医療に対する推奨』を 5 項目以上ずつ "自主的に" 挙げてもらい，医療者向けと患者（一般）向けのリストを作成している[1]．現在（2018 年 4 月），米国の約 80 学会が参加し，540 項目の医療者向けレコメンデーションと 150 の患者向けリソースがホームページ上で内容を無料で閲覧できる．米国のみならず，カナダ，その他欧米諸国を中心にこのムーブメントは広がりをみせており，今日（2018 年 4 月）では 20 か国が参加[2]．日本でも Choosing Wisely Japan が発足している[3]．

　各専門学会によるリスト作成が"自主的に"行われていることがポイントである．プロフェッショナリズムの観点から，医療者の自律性 autonomy は欠かせない．Choosing Wisely は，プロフェッショナリズムについて考えるための非常に良い題材でもある．

2.　Choosing Wisely の推奨リストについて

　米国の Choosing Wisely キャンペーンでは，CT などの画像検査や，抗菌薬をはじめとした処方などにおける過剰医療に取って代わる医療行為（代替案）について，具体的推奨を掲載している（Box 1）．多剤耐性（AMR：Antimicrobial Resistance）やポリファーマシー問題は今や世界各地の共通のトピックであり，これらについても多くのレコメンデーションが掲載されている．

　情報が氾濫した今，信頼に足る情報を拾い上げるのは医療者も一般市民も容易ではないだろう．その中でこのような信頼性の高いエビデンスを元に作成されたリソースは非常にありがたい．

3.　Choosing Wisely の実践

　米国 Choosing Wisely における CT に関する推奨例をいくつか抜粋する（Box 2）[1) 4)]．推奨はいずれも「問診・身体診察などから検査前確率が低く，検査のベネフィットが低い場合，被ばく等のリスクやコストがつきまとう CT 検査はお勧めできない．むしろ他に優れた代替法がある」という根拠に概ね基づいている．

　さて，このレコメンデーションをいかに臨床現場で活用するか．いくら科学的根拠のあるプラクティスであったとしても，患者の思い・価値観からずれたものであれば，患者にとって最適な医療を提供し得ない（むしろ患者を不幸にしてしまうことすらある）．よって，医療者と患者との対話が重要なのである．対話を重ねることで，方針決定のプロセスを共有していくこと（＝ Shared decision making, Box 3）が重要である．エビデンスに裏付けられた情報を患者に分かりやすく提供し，患者の思い・価値観を色濃く反映した意思決定が実現できるようサポートする．そのためのコミュニケーションスキルを身に付けようとすることがプロフェッショナルとして大切な姿勢であろう．

　元来 EBM の実践には，患者の価値観を反映させることは必須であるが，そう一筋縄にはいかないだろう[5)]．EBM の実践には患者中心のコミュニケーションスキルが求められる．

Ⅰ

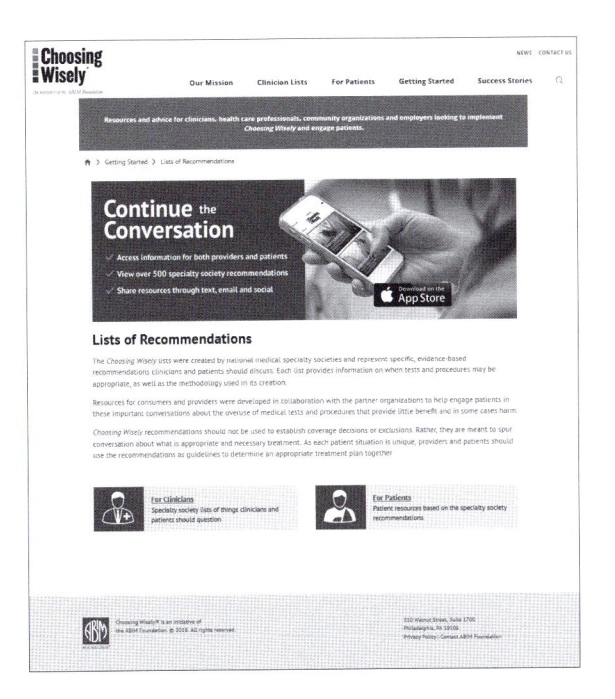

図の左下から医療者向けリストへ，右下から一般向けリストが閲覧できる．

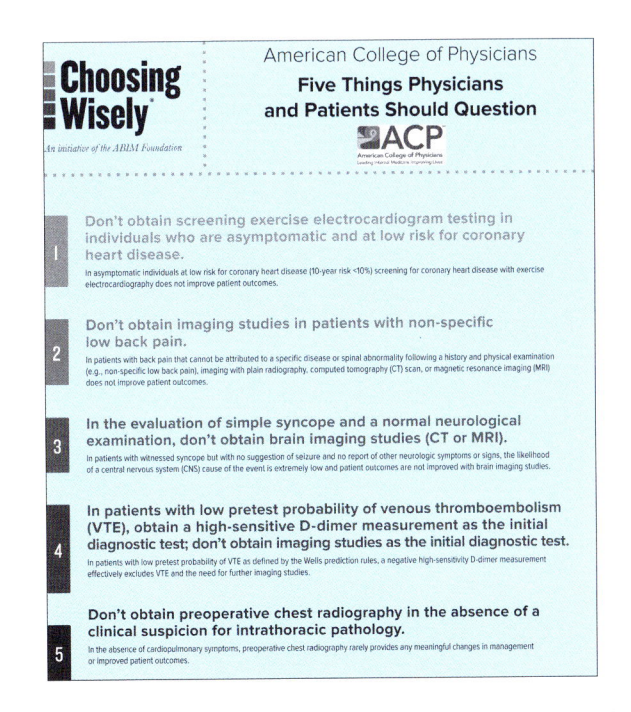

図は American College of Physicians による5つの推奨であり，医療者向け推奨リストから閲覧できる．推奨の理由も記載があり，また元になったエビデンスも掲載されている．（参考文献1，付表1）

Box1　Choosing Wisely による推奨リスト例

推奨	根拠
①適切なルールで低リスク群であると評価された軽症頭部外傷では，救急外来で頭部CTを撮影しない（米国救急医学会）	軽症頭部外傷は救急外来を受診するコモンな理由である．しかしそのほとんどがCTを必要とするような頭蓋内出血や頭蓋骨骨折には至らない．放射線被ばく，発がんリスクの問題があるため，重大な外傷のリスクがある患者に限りCTは施行すべきである．臨床医は，エビデンスに基づいた診療ガイドラインに従い問診や身体診察を行うことで，即座に頭部CTを撮影することなく安全に軽症頭部外傷を同定することができる．この方法により，安全かつ効果的にCT撮影を減らせることが大規模臨床試験で示されている．小児ではCTを撮るかどうか決定する前に救急外来で経過観察することを親御さんに勧めるよう推奨されている．
②単純な失神で診察上の神経学的異常所見がない人への脳画像検査（CT・MRI）は行わない（米国内科学会）	目撃のある失神で，けいれんや神経学的異常を示唆する症状や所見がない場合，中枢神経系が原因である可能性は非常に低く，脳画像検査で患者の予後は改善しない．
③単純な熱性けいれんに頭部CTは必要ない（米国小児科学会）	CTにより被ばくし，将来の発がんリスクを上昇させる．MRIは鎮静と高額医療費を要する．文献上，小児の熱性けいれんにおいて頭蓋骨の画像検査の有用性は示されていない．単純な熱性けいれん後の小児の評価では，発熱の原因同定に注意を向けるべきである．
④レッドフラグサインのない急性腰痛に対し画像検査（単純X線，CT，MRI，その他高度な画像検査）をしない（米国神経外科学会）	発症早期の腰痛患者への脊椎画像検査は不要である．早期の画像検査が必要なレッドフラッグサインというのは，筋力低下やしびれのような神経学的異常所見や腸管運動や排尿の障害，発熱，がんの既往，違法ドラッグ使用歴，免疫不全，ステロイド使用，骨粗鬆症の既往，症状増悪傾向などである．
⑤合併症のない急性副鼻腔炎に対し，副鼻腔CTを撮影しない・無差別に抗菌薬を処方しない（米国アレルギー・喘息・免疫学会）	急性副鼻腔炎はほとんどがウイルス性であり，0.5〜2%が細菌性へと進行する．ほとんどの急性副鼻腔炎が2週間で自然軽快する．合併症のない急性副鼻腔炎は，一般的に臨床的に診断でき，画像は不要である．症状が軽くフォローアップできる患者では，合併症のない急性副鼻腔炎に対し抗菌薬は不要である．治療が必要な場合は，たいていの急性副鼻腔炎には第一選択はアモキシシリンにすべきである．

※　それぞれの推奨根拠の元となった参考文献についてもホームページの推奨List上に記載されている．

Box2　Choosing Wisely の推奨とその根拠 [1) 4)]

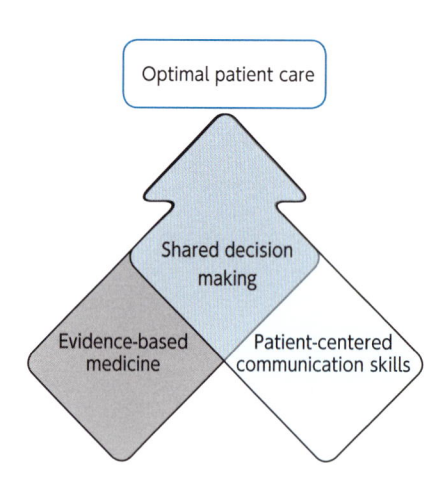

Box3　Shared decision making [5)]

4.　Value − High value care, Low value care

　対話（言語・非言語コミュニケーション）を通して人の多様な価値観を推し量ることの重要性，意思決定の軸は常に患者のコンテクスト上にあることについては先に述べたが，では，そもそも医療における "Value（価値）" とは一体何だろうか．

　米国の経営学者であるマイケル・ポーターは医療の価値について次のように述べている．"医療が目標とすべきは，患者にとっての価値，つまり支出あたりの患者にとってのアウトカムの質を高めることである[6]"．すなわち，

Value（価値）= Health outcomes（アウトカム）÷ Costs of delivering the outcome（コスト）

　として表現される．アウトカムやコストに加えて，リスク・副作用なども含んで表現されることもある．費用やリスクと効用（アウトカム）とのバランス，すなわち，価値（Value）を中心に医療を論じることは，医療政策論，医療技術評価論，医療経済学，医療の質改善，医療安全など，社会科学的あるいは医療倫理に関する学術的議論の中では以前から行われていた[7]．価値 Value に基づいたプラクティスは Value-Based Practice（VBP）とよばれ，多様な患者の，多様な価値観への対応が求められている．

　価値観は多様であるとはいえ，患者の要求のままに検査や処方を行うのは問題である．なぜなら，患者がコストに見合ったアウトカムをトレードオフできていないことがあるからである[8]．常にプロフェッショナルとして scientific な姿勢を崩さないことを前提に，患者の価値観に思いを馳せ，患者のコンテクストに沿ったプラクティスを実践する必要がある（言われるがままに処方・検査する医師は患者からは評判が良いが，それを "気の良いヤブ医者" と呼ぶと先輩医師から教わったことがある）．

　High value care および Low value care を学ぶには上述の Choosing Wisely の List が良い教材であり，あらためて一読をお勧めする．ただし，国や地域，時代や文化などでも価値は変化しうることにも気をつけたい．

[Teaching Point]

　Box 4 は日本の臨床現場で Low value care として頻繁に話題になるプラクティスである．個々の患者に対し Low value かどうかのみならず，医療経済的にはどうか，数十年先にも継続可能な医療かどうか，あるいは AMR など周囲に悪影響を及ぼすようなことはないか等，多角的な視点から value を検討する必要がある．われわれは患者個人にベストを尽くすと同時に，広い視野を併せ持つ必要がある．

Low Value Care
① 内視鏡検査前のルーチン凝固検査
② 内視鏡検査前や入院時・施設入所時の，肝炎ウイルス・梅毒のルーチン検査
③ 血管拡張薬と利尿薬で治療可能な軽症心不全に対するハンプ®使用
④ 脳梗塞におけるエダラボン（ラジカット®）療法
⑤ 急性呼吸促迫症候群（ARDS）に対するシベレスタット・ナトリウム（エラスポール®）
⑥ ARDS に対する慣用的ステロイド投与
⑦ 高齢者の不眠にベンゾジアゼピン系薬の長期投与
⑧ 高齢者の認知症周辺症状における向精神薬の漫然とした長期投与
⑨ 解熱目的の NSAIDs 使用
⑩ ジギタリスの漫然処方
⑪ 経口第三世代セフェム

Box4 Low Value Care 例 [9] を参考に著者作成

※ 上記のプラクティスをみつけたからといって，ただちに中止したり，非難するという姿勢は避けるべきである

5. Choosing Wisely のピットフォールについて

さて，Box 2（Choosing Wisely の推奨とその根拠）の推奨は，「軽めの頭部外傷，失神，熱性けいれん，急性腰痛，副鼻腔炎には画像は要らない」などという短絡的な推奨では決してない．全ての推奨は，問診・身体診察・CPR（clinical prediction rule）などから，CT 撮影の検査前確率が著しく低いことを前提条件としている．短絡的な思考をそのまま実践することで，過剰医療対策ではなく過小医療に陥ってしまう可能性については，常々注意が必要である．

また，推奨リストについて「かくあるべし」と機械的に実行してはならない．Choosing Wisely は，患者のみならず医療者のプラクティスを縛るためのツールではない．あくまでも，医療者と患者の対話を促すことで，科学的根拠と患者の価値観という両側面から，過不足のない医療を紡ぎだし，患者さんの幸せに貢献するためのツールなのである．

引用文献

1) Choosing Wisely の推奨リスト　http://www.choosingwisely.org/doctor-patient-lists/

2) Levinson W, et al. Choosing Wisely Campaigns: A Work in Progress. JAMA. 2018 Apr 19. doi: 10.1001/jama.2018.2202.（PMID: 29710232）

3) Choosing Wisely Japan ホームページ　http://choosingwisely.jp

4) 北和也．Choosing Wisely で考える習慣的プラクティスのナゾ．レジデントノート 2017；19

5) Hoffmann TC et al. The connection between evidence-based medicine and shared decision making. JAMA. 2014 Oct 1;312(13):1295-6. doi: 10.1001/jama.2014.10186.(PMID: 25268434)

6) マイケル.E. ポーター他 医療戦略の本質 価値を向上させる競争，日経 BP 社，2009

7) 小泉俊三 Choosing Wisely キャンペーンについて．日内会誌．2016；105:2441- 49.

8) Gawande AA et al. Avoiding low-value care. N Engl J Med. 2014;370:e21. (PMID: 24693918)

9) 徳田安春．日本の高価値医療 High Value Care in Japan，カイ書林，2016

1	**無症状かつ冠動脈疾患の低リスク患者に運動負荷心電図をスクリーニング検査として行うべきではない.** 　冠動脈疾患低リスク（10年間での発症リスク10％未満）の無症状患者に運動負荷心電図でスクリーニングをかけても患者のアウトカムは改善しない.
2	**非特異的な腰痛を訴える患者に画像検査を行うべきではない.** 　病歴や身体診察から特定の疾患や脊椎の異常を想起できない背部痛の患者（例えば非特異的腰痛の患者）に単純Ｘ線，ＣＴ，ＭＲＩを行っても患者のアウトカムは改善しない.
3	**単純な失神で神経学的診察上正常な場合の評価に，脳の画像検査（ＣＴ，ＭＲＩ）を行うべきではない.** 　けいれんを示唆する情報がなく，その他の神経学的な症状・徴候もない，目撃のある失神患者において，失神が中枢神経系の異常で生じている可能性は極めて低く，脳の画像検査で患者のアウトカムは改善しない.
4	**静脈血栓塞栓症（ＶＴＥ）の検査前確率が低い患者には，初期検査として画像検査ではなく，高感度D -dimer を測定せよ.** 　Wells 予測ルールでＶＴＥの検査前確率が低い患者では，高感度D -dimer が陰性であれば，ＶＴＥを効率よく除外でき，更なる画像検査の必要がなくなる.
5	**胸腔内疾患の疑いがない場合に，術前検査として胸部Ｘ線検査を行う必要はない.** 心肺症状のない場合に，術前胸部Ｘ線検査を行っても周術期管理にほとんど変化はなく，患者のアウトカムを改善するわけでもない.

付表1 米国内科学会 American College of Physicians の5つの提言

参考文献

1) 米国内科学会 American College of Physicians の提言―わが国の現状と著者の考える推奨案. Choosing Wisely in Japan. ジェネラリスト教育コンソーシアム vol5, カイ書林, 2014
2) 徳田 安春（監修）日本の高価値医療シリーズ
　①本永 英治. 職人としての家庭医―筋力検査と運動療法, カイ書林, 2017
　②稲福 徹也. 頭痛外来チャレンジケース, カイ書林, 2017
　③仲里 信彦. 薬剤投与のメリット・デメリット, カイ書林, 2018
　④大久保雅通. 糖尿病外来診療のハイバリューケア, カイ書林, 2018
　⑤杉本 俊郎. 総合外来初診外来のハイバリューケア, カイ書林, 2018

（北 和也）

5　学会発表と論文発表

学会発表と論文はまったく違う

> Topics:
> ・　学会発表は論文発表して初めてゴールとなる．

Introduction

　患者の診察・治療をする能力，学会発表をする能力，統計解析をする能力，論文を書く能力のトレーニングは全く別である．逆説的であるが，実はそれらの能力は繋がっている．別と捉えなければならない理由は現在，日本において患者の診察・治療をする能力以外は，トレーニングをする場所があまりないからである．実際に臨床経験が5年目の医師であっても学会発表の能力は初期研修医レベル，統計解析は医学生6年生レベル，論文を書く能力は医学生1年生レベルとバランスが悪いことをよく目にする．つまり，臨床の能力が相対的に高すぎるため，それを中心に考えるアンバランスが生じている．すべてが同じくらいのレベルでできるようになるとそれぞれがまた成長する．論文が正確に読めるようになり，研究を臨床応用できる．つまり，臨床に深みを持たせることができる．

1．学会発表

　学会発表は気楽なカラオケ大会やお祭りと捉えるとよい．発表することも大事であるが，発表した症例の議論を行うこと，志を同じくする医師と交流を深めることも目的としている．それらがその後の診療や教育，研究を行うモチベーションを保つ非常に良い機会となる．現在，国内の総合診療系の学会において，演題投稿して却下されることはほとんどないと考えて間違いない．ありがたいことであるが，問題は間違ったことを投稿しても指摘されないという点である．投稿時には自己を律し，必ず共著者の査読を受け，専門家としてのプライドを持って発表しなければならない．一方で，当日の発表は質問に答えられなくても黙祷していれば，時間が過ぎ去るくらい一瞬の出来事である．想定質問に対する回答を用意し，答えられなかったものは後に答えを用意し，連絡するのがマナーである．つまり，学会発表とはどこまでいっても不完全なものなのだ．よく考えてみてほしい．こんな症例診たことがあるという経験を語る医師は，その専門家でなくとも多数いる．それを学会報告する医師もそれなりにいる．しかし，それを誌面にまで残せる医師は数少ない．誌面に残して初めてその専門家と呼ばれる．

学会発表の分類（基礎研究者を除く）	
Case（症例）：	ケースレポート・ケースシリーズ
Narrative（ナラティブ）：	事象や経験について，自分の意見を Letter のごとく語る
Descriptive（記述統計）：	基本，実数と％．因果関係は言えない．
Analytical（統計解析）：	いわゆる臨床研究．

学会発表の Abstract の書き方

症例報告	
Introduction 背景：	1行
症例：	初療，経過，診断，治療
考察，結語：	1〜2行 (take home message を含む)

臨床研究	
IMRAD（Introduction, Methods, Results, And Discussion）を基本とする	
Introduction（背景）：	1行
Aim（目的）：	1行
Methods（方法）：	いつ，どこで，対象者，比較するものとその方法，アウトカム
Results（結果）：	客観的事実のみ
Conclusion（結語）：	1行

　この型通りにできている場合，評価しているポイントは以下の4つしかない．

・目的が結語で果たされているか？

・結果が結語をサポートしているか？

・自然摂理の真を得ているか（臨床家として納得できる結果か）？

・研究の真を得ているか（研究として正確か）？

2. 論文

　本書もそうならないことを願うが，日本には質の一定しない商業医学書や商業誌が溢れかえるようになった．定型がなく，査読もない商業書籍は単純に他の誰かが他の商業誌に書いたものの焼き直し，少し角度を変えただけもの，少しわかりやすい表現にしただけものが多く，残念ながら，専門家が読んでもその量の割に新しい知識が入ることがほとんどない．一方，原著論文を考えてみると定型があり，同じトピックであれば，おおよそ誰が書いても同じ形に帰着し，査読システムのおかげで質も保たれ，新しい知見も得られる．つまり，商業誌は初学者や素人向けの教育書の範疇の中にある．それはそれで重要であるが，Generalist は安易に自由気ままに商業誌を書くだけでなく，もう一度，General の専門家として原著論文の重要性を考えて欲しい．

　臨床家である以上，最も大切なのは症例報告である．症例への対応は通常，教科書を読み，病態を理解し，実際の症例への対応はマニュアル等で行っているであろう．その症例がそれらの法則を逸脱するようであれば症例報告とするとよい．その経験が重なれば，ケースシリーズとなる．そこで一定の法則を見つけられると臨床研究とするとよい．観察研究でよいと思われるが，どうしても比較する必要があれば，RCT とする．それらの英知を集め，エキスパートオピニオンを加えて，ガイドラインができる．そのままでは自施設で目の前の患者さんにすべて適応できないため，国や施設によってマニュアルが作られる．そして，また個々の症例に戻っていく．

> **症例報告（Case report）の３大重要項目**
> ① 　初療を含め正確な所見が取れていること
> ② 　アセスメントが正しく，正確な診断を得ていること
> ③ 　生存していること

　所見とアセスメントが不正確ものはその症例が難解なのではなく，単純に担当医が難しくしただけである．また，診断できても生存していなければ意味がない．よほど良い経験となる症例なら，もしくは病理があれば，死亡症例もある程度許容される．最終的に大切なことは臨床と全く同じである．結語に結びつけるロジックが重要となる．

> **悪い例**
> 意識障害とショックで来院したが，集中治療を用いてなんとか救命できた一例

　どんなに大変でがんばった症例でも，診断がついていないものは症例報告にはならない．一例報告でしか伝えられないものもある．特殊中毒などの外因性疾患やまれな疾患はその蓄積でしか医学の発展はない．皆，苦労した症例を報告したいことは理解できる．しかし，症例に向かう努力，姿勢は臨床家としては認められるが，はっきりとした確定診断や根拠が見あたらないものは症例報告としては認められない．

ここで差がつく

　学会発表も論文も take home message が必要である．

Teaching Point

　Write，Write，Write
書かなければ，何も始まらず，何も残らない．

参考文献

1) 徳田安春. 燃えるフィジカルアセスメント https://blog.goo.ne.jp/yasuharutokuda

2) 水野篤. 臨床医なら CASE REPORT を書きなさい https://www.igaku-shoin.co.jp/paperSeriesDetail.do?id=164

3) 中室牧子，津川友介.「原因と結果」の経済学—データから真実を見抜く思考法，ダイヤモンド社，2017

4) 西内啓. 統計学が最強の学問である，ダイヤモンド社，2013

5) 康永 秀生. 必ずアクセプトされる医学英語論文 完全攻略 50 の鉄則，金原出版，2016

6) 田宮菜奈子，小林 廉毅. ヘルスサービスリサーチ入門：生活と調和した医療のために，東京大学出版会，2017

（阿部 智一）

I

6　医療経済の常識

日本の医療の特徴は国民皆保険制度にある

> Topics:
> ・ 日本の医療費は増大を続けており，所得に占める医療費の割合も上昇している．
> ・ 医療環境の課題の解決に政策誘導のツールとして診療報酬改定が利用される．
> ・ 医療の効率化を図らなければ，医療保険制度が崩壊しかねない．

Introduction

　日本は第二次大戦後，医療サービスの量的拡大が図られ，1961年にはいわゆる国民皆保険制度を確立し，高度経済成長のもと医療に対する予算は大幅に拡大されていった．2000年のWHO報告書において総合的な医療システム達成度でみたランキングが世界1位に位置づけられるなど，これまで極めて高い評価を得てきたところである．しかし，今日の急速な少子高齢化社会の到来，経済成長の鈍化などの構造変化により，医療費への予算など資源の配分がこれまでの拡大路線のようには行かなくなってきており，時代の変化に対応した持続可能な医療システムの構築が大きな課題となっている．

　持続可能な医療システムの構築を考える上において，経済的な視点で見れば，まずは医療サービスの費用は誰がどのように負担しているのか，医療保険制度や診療報酬制度はどのように運営されているのかを理解する必要がある．また，社会保障の対象としての医療に対する政府の関わり方など，日本の医療費に関する構造について概要を解説していく．

1．医療費

1）日本の医療費

　医療費の水準を示すデータとしてよく用いられるのが「国民医療費」である．厚生労働省が毎年公表するもので，医療機関等における保険診療の対象となり得る傷病の治療に要した費用を推計したものである．

　2016（平成28）年度の国民医療費は42兆1,381億円，人口一人あたりでは33万2,000円である．国民医療費の国内総生産(GDP)に対する比率は7.81%，国民所得(NI)に対する比率は10.76%となっている．国民医療費の対国民所得比率は，バブル経済が崩壊した1991（平成3）年頃は6%程度で推移していたが，その後2009（平成21）年には10%台に突入した．高度経済成長が終わり，バブル経済崩壊後の経済不振の中でも医療費の増大は続いており，結果的に所得に占める医療費の割合が上昇してきている．

　国民医療費の年齢階級別内訳を見ると，65 歳未満が 40.3%，65 歳以上が 59.7% となっており，6 割近くが高齢者の医療費で，75 歳以上だけでも 36.5% と医療費全体の 3 分の 1 を超えている．75 歳以上の一人あたりの医療費は 91.0 万円で，65 歳未満の一人あたりの医療費 18.4 万円の実に 5 倍にもなる．

2）医療費の国際比較

　OECD は加盟各国の医療費（正確には保健医療支出）の対 GDP 比率を毎年発表している（**Box 1** 参照）．OECD の医療費には，厚生労働省が推計している「国民医療費」には含まれない非処方薬，公衆衛生費，施設管理運営費，介護費などが含まれるので留意する必要がある．

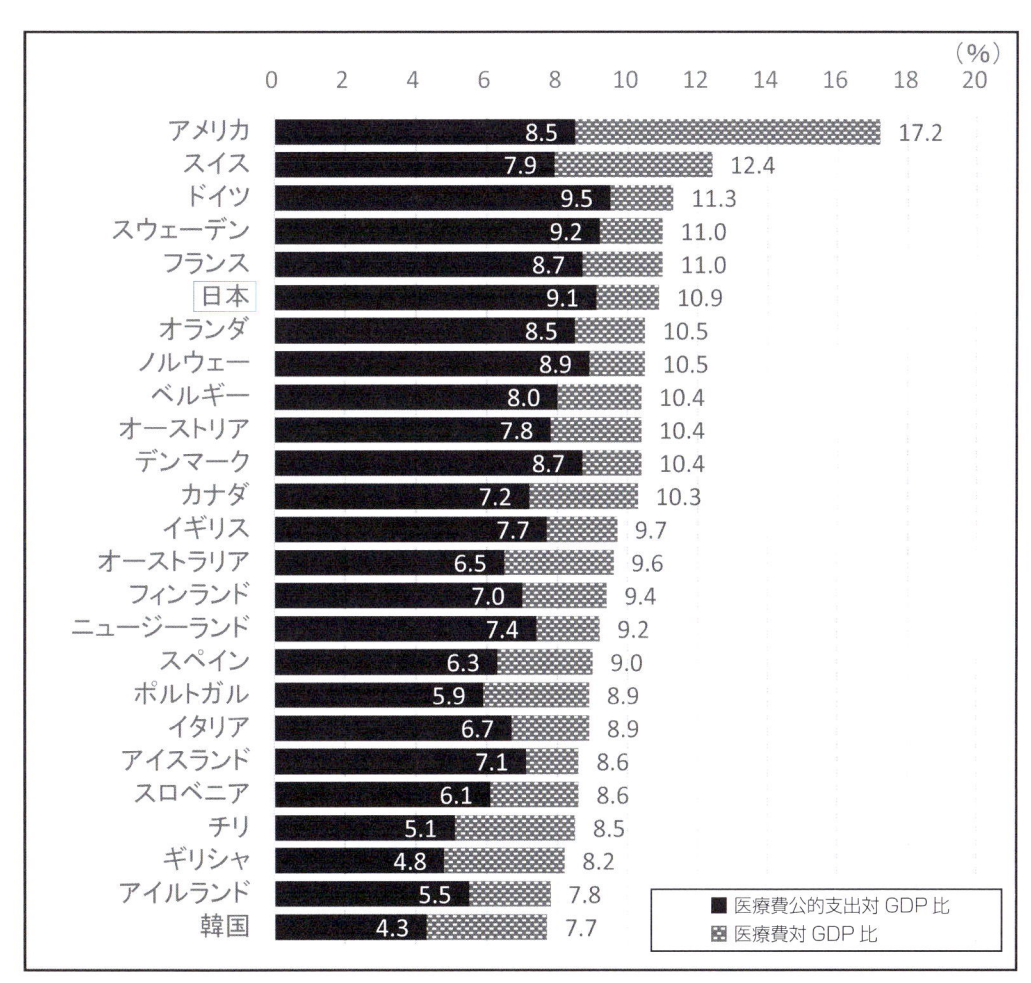

（資料）OECD Health Data 2017 より OECD 諸国 比率上位 25 カ国を抜粋

Box1　OECD 諸国の医療費（保険医療支出）の対 GDP 比率（2016 年）

　OECD の国際比較で見ると，アメリカの保険医療支出の対 GDP 比率は 17.2％と突出している．一方で日本は 10.9％と OECD35 カ国中 6 位である．日本の平均寿命は世界一であり，その意味においてはアメリカよりも効率的な医療が行われていると一般に見なされている．なお，日本の場合，対 GDP 比率 10.9％のうち公的支出（公的保険や財政負担）の比率が 9.1％であり，医療費のうち約 8 割が公的負担である．一方アメリカは対 GDP 比率 17.2％のうち公的支出の比率が 8.5％と，公的負担は約 5 割であり，私的負担の割合が多いのが特徴である．

> **ここで差がつく**
>
> 　国際比較をする場合には各国の特性や保険・制度の違いなど多方面から見る事が大事である．一方向から見た高い低い等の比較で惑わされないように．

2. 診療報酬

1）公定価格

　公的医療保険制度のもとでは，保険医療機関及び保険医は「保険医療機関及び保険療養担当規則」，また，保険薬局および保険薬剤師は「保険薬局及び保険薬剤師療養担当規則」の定めるルールに従って被保険者等に対し保険診療を提供する．保険医療機関等が提供した医療サービスの対価は，厚生労働大臣が定める公定価格に基づき保険者から支払われる．この公定価格が診療報酬である．診療報酬は，個々の技術・サービスを点数化して定めており，1 点 10 円で算定する．

2）診療報酬改定

　診療報酬は原則として 2 年に 1 回改定される．厚生労働大臣が中医協（中央社会保険医療審議会）に諮問し，中医協総会からの答申を得て，大臣告示，関係通知の交付が行われる．医療機関等の平均的な収支状況，物価・賃金の動向等のマクロ的な経済指標，保険財政の状況を反映するとともに，新規の医療技術の評価や医療を取り巻く環境の緊急・重点課題の解決を図ることなどを目的にしている．

3）診療報酬による政策誘導

　診療報酬には医療提供を政策的に誘導する側面もある．例えば，一般病棟の入院基本料は，いわゆる急性期型の看護配置が手厚い病棟ほど入院料が高く，平均在院日数の施設基準が短く設定されている．反対に，看護職員の配置が手薄なほど入院料が安く，平均在院日数の基準も長く設定されている（Box 2）．また，入院期間によっても診療報酬は変わる．入院期間が長くなるほど段階的に点数は下がり（Box 3），病院にとっては早期退院へのインセンティブが働く．

I

		入院料7	入院料6	入院料5	入院料4	入院料3	入院料2	入院料1
看護職員		10対1以上（7割以上が看護師）						7対1以上（7割以上が看護師）
患者割合[ ]内は200床未満の経過措置	重症度,医療・看護必要度I	測定していること	15%以上	21%以上	27%以上	−[26%以上]	−[27%以上]	30%以上
	重症度,医療・看護必要度II	測定していること	12%以上	17%以上	22%以上	23%以上[21%以上]	24%以上[22%以上]	25%以上
平均在院日数		21日以内						18日以内
在宅復帰・病床機能連携率		−						8割以上
その他		−				・入院医療等に関する調査への適切な参加 ・届出にあたり入院料1の届出実績が必要		医師の員数が入院患者数の100分の10以上
データ提出加算								
点数		1,332点	1,357点	1,377点	1,387点	1,491点	1,561点	1,591点

Box2　急性期一般病棟入院基本料（7対1，10対1）

入院期間	基本料	加算	合計
14日以内	1,591点	450点	2,041点
15日以上30日以内	1,591点	192点	1,783点
31日以上	1,591点	なし	1,591点

Box3　一般病棟の一日あたりの入院基本料点数（7対1看護体制の場合）

　団塊の世代がすべて75歳以上になる2025年を見据えて，増大する国民医療費をいかに抑えるかが課題となっている．患者の急増で入院中心では受け皿が足りなくなる恐れもある．国は，病院の機能分化や集約化，連携強化，効率化を推進するため，診療報酬改定を通じて政策的な誘導を行っている．

　例えば，在宅医療については，医療ニーズが高い患者が病棟から在宅に移行し，在宅療養が継続できるよう，医療者が体制を整えなければならない．今後の診療報酬改定では，医療者が在宅医療の体制を強化することによって行う診療について評価する方向で検討されている．また，効率的な医療提供への誘導として，遠隔診療についても評価される方向で検討されている．パソコンやスマートフォンを利用した画面を通じた診療は既に一部で行われているが，今後はそのような遠隔診療について，保険の対象を拡大していく方向が示されている．

4）診療報酬に関する消費税問題

　医療は政策的に消費税非課税とされている．正確に言うと，自由診療部分に消費税を転嫁することはできるが，保険診療に関しては非課税であり，医療機関が患者に請求する際には消費税を転嫁することはできない．国は診療報酬には消費税分を加味して点数をつけているとしているが，論拠は不明な部分が多い．

　本来，消費税による費用の増加分がほぼ100%補填されるよう診療報酬が上乗せされる．消費税率8%への引き上げ対応があった2014年度診療報酬改定の補填について，厚生労働省は従前から「補填率は病院全体で102%，一般病院が101%，高度医療を担う特定機能病院は98%」と説明してきた．しかし，2018年7月に厚生労働省は，補填率を精査したところ「病院全体で83%，一般病院も83%，特定機能病院は61%」と大幅な補填不足があったことを明らかにしており，医療界から怒りの声が上がった．

　消費税は本来，売上に係る消費税から仕入に係る消費税を控除し，税が事業者に累積しない仕組みになっている．しかし，収入の9割近くが保険診療という多くの医療機関では，材料の購入や医療設備への投資などの際に支払った消費税は患者に転嫁できず，医療機関の負担として残ってしまう．高額な医療機器を頻繁に購入する医療機関と大きな投資をしない医療機関とでは，支払う消費税に大きな差がある．しかし，診療報酬は全国一律の公定価格であるため，診療報酬での消費税分の補填が公平にできているとは言えない状況にある．特に医療設備に多額の投資を必要とする高度急性期を担う病院などの消費税負担は非常に大きく，経営に悪影響を及ぼしている．

　診療報酬制度の中で画一的に消費税分を補填するという方法では，個々の医療機関の特性や事情に応じた消費税負担に対し適正に補填することは極めて難しく不可能に近い．医療界だけでなく厚生労働省もこの医療の消費税問題について税制上の新たな措置の実現を求めている．

> **ここで差がつく**
>
> 　診療報酬制度は，公的医療保険制度を運用する中で，医療費の管理，医療提供の政策誘導，の機能を有している．2年に1回の診療報酬改定は通常1月から2月に中医協の諮問，答申が行われる．ここで議論されている改定の狙いや特徴を理解しよう．

3. 医療費負担

1）国民皆保険制度

　日本の医療保険制度の特徴は，国民皆保険であることにある．大別すれば，被用者（サラリーマン）のための被用者保険制度と，退職者や自営業者等の地域住民を対象とする市町村国民健康保険制度および75歳以上の高齢者を対象とする後期高齢者医療制度に分けられる．これにより，国民は基本的に医療費総額の1割～3割程度の負担で医療を受けることができる．

2）高騰する医療費

　医療技術の進歩により，効果の高い抗がん剤の新薬が相次いで開発され，がん患者にとっては大きな希望になっている．一方でそれらの新薬は価格も高く，保険適用された抗がん剤によっては，年間3,000万円くらいかかるものもある．それでも患者の負担額は保険適用により自己負担は数万から数十万円であり，残りは健康保険から支払われる．

Ⅰ

　HIV 治療薬は 1 か月の治療費が約 20 万円必要となる．これも保険適用されており，健康保険の自己負担割合が 3 割の場合，患者は約 6 万円の医療費を自分で支払うことになる．HIV に感染した方の余命が 40 年程度と仮定した場合，生涯に係る医療費は「月 20 万円×12 か月×40 年＝9,600 万円」と約 1 億円にものぼる．

　高齢化で医療費支出が増大する中，高額な新薬の続出により医療費の高騰に拍車がかかり，財源が追いつかず，医療保険制度が崩壊しかねないという危機感も広がっている．

3）医療費の無駄

　出来高払いの医療サービスでは，検査をすればするほど病院の利益が上がるようになる．これでは過剰な検査を病院が行うことを助長しかねない．その改善策として DPC などの包括払い制度が導入されている．包括払いの場合は，病院にとっては，検査などの医療資源の投入を減らすことにより利益が大きくなるというインセンティブが働く．

　日本は CT と MRI の台数において，国際比較すると人口あたりの台数は断トツで世界一である（Box 4）．がんの早期発見につながるなどメリットがある一方で，CT や MRI を使用した検査は医療の中でも高額な部類になり（Box 5），医療費の膨張につながっているとの見方もある．CT，MRI とも 1 台数千万円から数億円はする高額な医療機器であり，導入の費用は健康保険料や税金，政府の補助金などが原資に含まれる．地域の拠点病院に集約化して効率化を図るべきとの指摘もある．

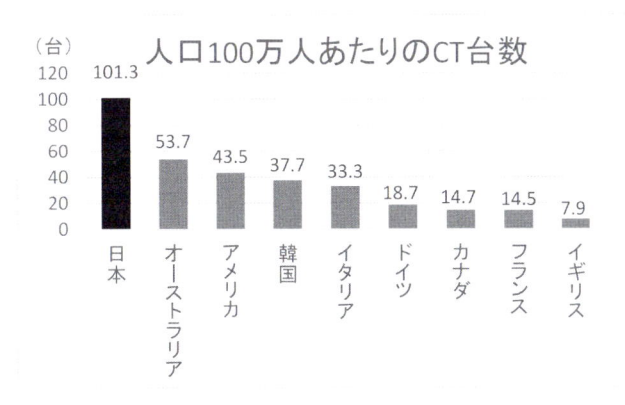

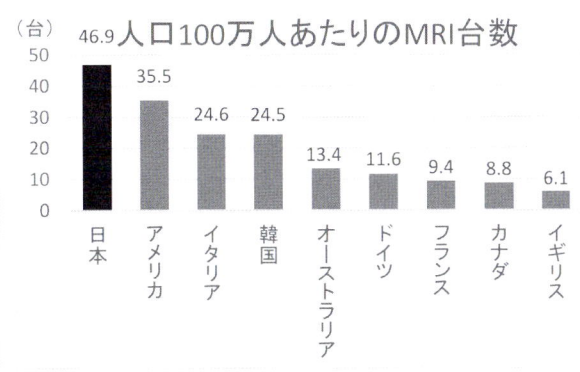

（資料）OECD Health Statistics 2015 より抜粋

Box4　主要国の人口 100 万人あたりの CT 及び MRI 台数の比較

機器	性能	診療報酬			患者負担 （3 割負担）
		撮影料	コンピューター 断層診断料	合計	
CT	64 列以上	単純 10,000 円	4,500 円	14,500 円	4,350 円
	16 列以上 64 列未満	単純 9,000 円	4,500 円	13,500 円	4,050 円
	4 列以上 16 列未満	単純 7,500 円	4,500 円	12,000 円	3,600 円
	上記以外	単純 5,600 円	4,500 円	10,100 円	3,030 円
MRI	3T 以上	単純 16,000 円	4,500 円	20,500 円	6,150 円
	1.5T 以上 3T 未満	単純 13,300 円	4,500 円	17,800 円	5,340 円
	上記以外	単純 9,000 円	4,500 円	13,500 円	4,050 円

Box5　CT・MRI の検査費用

おわりに

　医療経済の観点から，日本の医療の優れている点であり特徴的と言えるのは，やはり「国民皆保険制度」である．簡単に言えば，すべての国民から少しずつお金（保険料）を徴収して，その集めたお金を，医療を必要としている人に再配分するという仕組みである．この皆保険制度のおかげで，日本では「誰でも・どこでも・いつでも医療機関にかかることができる社会」を実現している．国民の負担を抑えながら，医療の質の高さと，アクセスのしやすさを両立した仕組みを持っていることは，国際的にも誇れるものだと言える．

　しかし，少子高齢化が進んでいる日本では，医療費を支える人が減り，使う人が増えるのは明らかである．このまま行けば，医療財政が限界を超え皆保険制度が崩壊しかねない．日本の医療をどうやったら持続可能なものとしていくことができるかを改めて考えていかなければならない．

[Teaching Point]

　開業するか，それなりの立場になるまで考える機会がない先生方が多いかと思われるが，まずは少しでも興味が出るように自分のしている診療行為の値段や，そこにかかる費用などを話す機会を作ることが重要である．医療費が有限であることを若い医師たちに認識してもらうことが，持続可能な医療を作るのに不可欠である．

参考文献

1）貝塚啓明編著．医療制度改革の研究．中央経済社，2010
2）大内講一．やさしい医療経済学第 2 版．勁草書房，2010
3）岩渕　豊．日本の医療 その仕組みと新たな展開．中央法規，2015
4）尾形裕也．日本の医療政策と地域医療システム．日本医療企画，2016
5）井上貴裕編著．診療報酬制度と請求事務．日本医療企画，2010

（亀田 俊明）

7　医療政策と医療専門家

保健医療分野における現状を改善し，将来の対策を準備する

> Topics:
> ・　様々な医療政策．日々の業務に関係していないようで関係している．
> ・　働く場所は様々．日本のために．世界のために．
> ・　医師免許を持った医療専門家．

Introduction

　医療や保健に関わる問題に対処するための医療政策であるが，その対応範囲は非常に広く，また多くの事象が複雑に絡み合っているため課題が山積している．しかしながら学生や若手医師の方々からは医療の現場とかけ離れた世界として見られているのが現状である．すでにアカデミアの公衆衛生学で総論，各論を学ばれていると思うので，ここでは少し違う視点で，「お役所業務」がどのように行われているか，ほんの一部を皆様に御覧いただきながら，まずは『政策』を身近に感じていただきたいと思う．また，臨床医以外の職として，医師免許をもった医療専門家がどのように日本と世界に貢献できるのかを考えてもらえたら幸いである．

1．国内医療政策

1）増加する課題

　高齢者医療，医療アクセス，医療経済，保険といった制度そのものや，がん，感染症のような疾患単位，Universal Health Coverage（UHC），Sustainable Development Goals（SDGs）のような国際的問題というように，政策課題は幅広いフィールドにまたがっており，それらが複雑に絡み合って存在する．そして，医療を受ける（国民），医療を提供する（医療従事者，医療機関），制度を管理する（国）3者の有する意見，問題点を鑑み，時に国際社会の変化に左右されながら，対策や方針を作り上げていく．しかしながら，どの業界にも共通することであるが，物事は簡単には話が進まない．立場によって意見は異なる．利害関係や過去の経緯もある．経済状況によって税収は変わるし，配分される予算にも限度がある．その中で現状改善に結びつける策を練りつつ，将来予測される課題の準備を進めていく．

2）政策決定に必要なもの

　いろいろなプロセスがあり全ては記せないが，いくつか並べてみよう．お役所業務なんて遠い存在と思っているかもしれないが，皆さんが今後学会発表を経験した後に研究を始めたり，論文を書いたりするかと思う．そうなると関係者になる可能性もある．

■ 審議会，小委員会，作業部会等

　ニュースでたまに耳にするこれらの会には，読者の皆さんが所属する講座の教授や，師事している有名な臨床家の先生方が結構参加されていて，それらの方々が貴重な情報や最新の科学的データを惜しげもなく提示してくれる．もちろん法律の専門家，患者団体の代表者といった方も加わったうえで，合議制で審議され，政策の土台作りが行われる．政策課題が多い分，この審議会は多くの階層に分かれているが，皆さんの講義や研修内容に近いものとして感染症領域の薬剤耐性を選んでみた（**Box 1**）．

・審議会は分野ごとに複数の部会で構成されている．
・部会の下に，より専門的な検討を行う小委員会などが設置される．
・報告や答申をもとに政策案がたてられる．

　厚生労働省のサイトに審議会の報告書や資料が並んでいる．学生の方で各課題の詳細な情報を調べたい方は，一度覗いてみてはどうだろうか．

■ 科学的根拠

　行政サイドからすれば，課題に対し，科学的根拠に基づいた政策を行うため，研究活動はなくてはならないものである．逆に研究サイドからすると，科学研究を進めるうえで予算はどうしても乗り越えなければならない課題である．これは研究所と名の付くような特殊な組織の話ではなく，皆さんが大学院等で研究をするときにもついて回る話である．

　この両サイドをつなぐ働きをしているのが，厚生労働科学研究費（補助金）である．ただし2015（平成27）年4月1日に国立研究開発法人日本医療研究開発機構（AMED）が設立され，一部研究事業がAMEDに移管されている．

　皆さんからもたらされる最新のデータが先の審議会や委員会で提示されたり，iPS細胞のように時に新たな政策を突き動かす原動力になったりする．

3）医療行政職

　医療という専門的な分野の政策においては，法令の専門家と医療の専門家の共同作業が必要となるため，医師または歯科医師免許を有する技術系行政官（医系技官）が存在する．施策に関する知識，医学的知識と科学的判断能力をもとに，2）で提供された情報やデータを政策案へと結び付けていく．具体的には審議会や委員会メンバーの先生方と直接言葉を交わすこともあれば，国会議員の先生との面談もあり，医師会をはじめとする医療業界，患者団体，製薬業界といった様々なステークホルダーの方々と意見を交換し，集約していく．

　ちなみに本章の医療政策とは直接関係はないが，医系技官の仕事，職場をいくつかご紹介しよう．

・災害時には現地対策本部に医療専門職として参加し，現地の医療者の方々や自治体の方々と
　対策や方針を立てる．
・緊急対策としては災害の他に感染症アウトブレイクやテロなども業務範囲内である．
・医療専門職として他省庁へ出向することもあれば
・大使館，国連政府代表部，世界保健機関（WHO）などの国外勤務もある．
　なお医系技官として勤務するにあたっては，最近は複数の窓口がある．

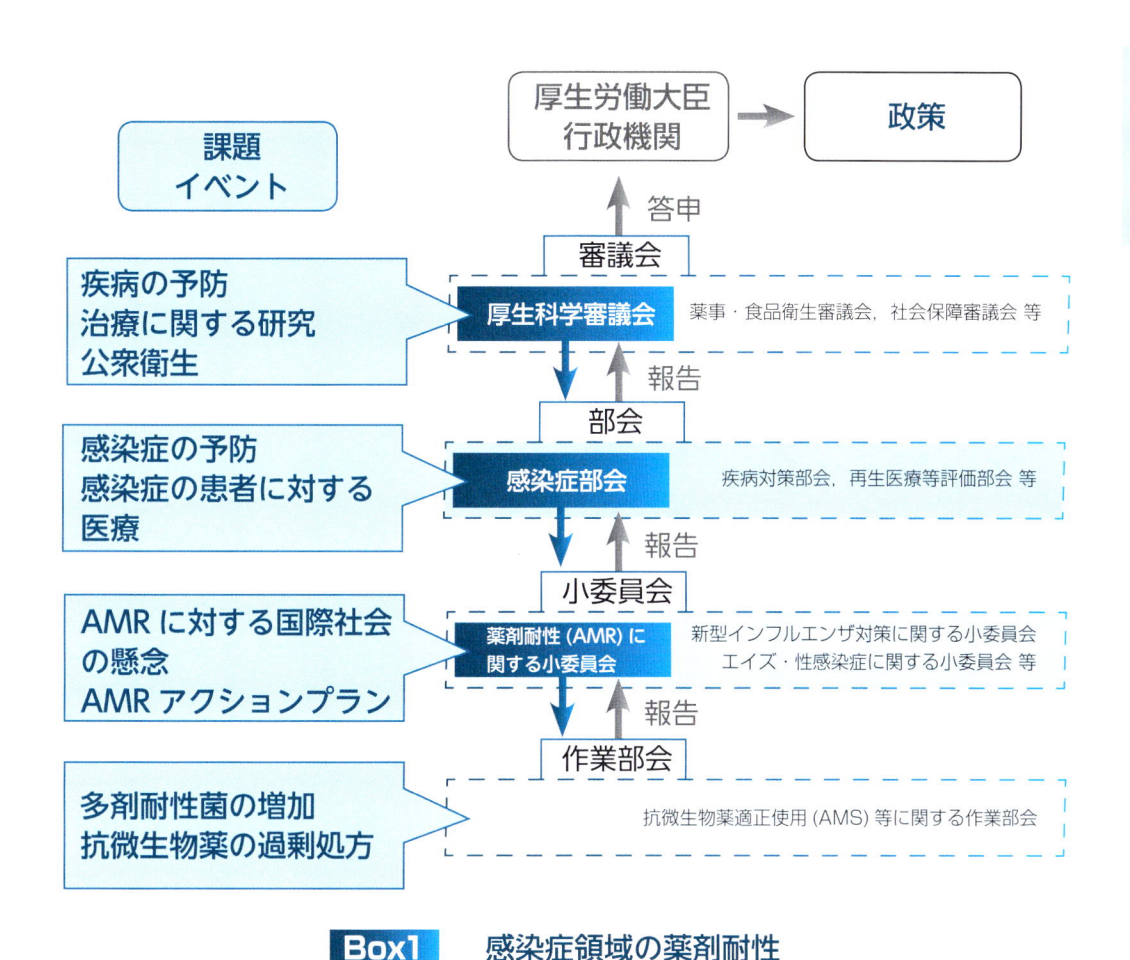

Box1　感染症領域の薬剤耐性

・まずは王道．年2回開催される採用試験を受けて入省．
・学会などの推薦による人事交流．臨床現場でキャリアを積んだ方が2〜3年勤務されたのち，現場に戻られることもあれば，そのまま医系技官となることも．
・感染症危機管理専門家．2015年から始まったプログラムで感染症危機管理を実施するための能力を身に付けた専門家を養成するのが目的．2〜3年間のうちに医系技官として国内外の機関の業務に従事．

2. 国際医療政策

1）国際保健と世界保健機関

　国際保健の課題はと問われたら，その答えは枚挙に遑（いとま）がない．長い間対策が講じられているポリオ根絶，エイズ・結核・マラリア，医療アクセス，母子保健などは皆さんもよくご存知かと思う．近年では，国際社会が 2030 年までに貧困を撲滅し，持続可能な社会を実現するための重要な指針として，17 のゴールが持続可能な開発目標（SDGs）として設定され，その目標の 1 つとして，すべての人が生涯を通じて必要なときに基礎的な保健サービスを負担可能な費用で受けられる UHC の推進が図られている．また，日本国内においても，2016 年には「国際的に脅威となる感染症対策の強化に関する基本計画」が策定され，人材育成も含めて各府省庁で取り組みが進んでいる．

　もちろん各案件の現場での対応，対策は非政府組織や企業の活躍に頼るところが多くある．一方でこれらの多くは，政治的，外交的問題をはらむことがあり，紛争，経済活動など医療以外の影響を多大に受け，多くのステークホルダーが存在することから，国単位の枠組みでは対策を講じることが難しい場合もある．そのため平時からのガイドライン作成，緊急案件に向けた準備，当該国を含めた政府間調整（交渉），などを含めた幅広い作業を行うのが，国際連合の保健分野の専門機関である世界保健機関（World Health Organization: WHO）である．

2）アウトブレイク対応

　WHO が行う対策はあまりにも幅広い分野にまたがるので，ここでは感染症のアウトブレイクを例に概要をお話ししよう．2014 年から拡大した西アフリカにおけるエボラウイルスの流行を覚えているだろうか．このときは 3 万人弱の感染者と 1 万人以上の死亡者が報告された．この経験から，WHO 組織改変が行われ，ヒトの健康に多大な影響を与えるような感染症，病原体による健康危機対応を専門に行う部門として，2016 年 WHO Health Emergencies Programme（WHE）が新たなクラスターとして創設された．WHE の基本構想は，1. 危機に対する準備，2. 脅威となる感染症，病原体の予防と管理，3. 早期警告，リスク評価，緊急対応である．

・WHE に関わる『規則』の代表的なものとしては 2005 年に改正された国際保健規則（International Health Regulation）がある．これは「国際交通に与える影響を最小限に抑えつつ，疾病の国際的伝播を最大限防止する」ことを目的に制定されている．この規則に則り，加盟国は健康危機対応の体制整備を行っている．またその体制が機能しているか評価するために Joint External Evaluation（JEE）とよばれる国外の専門家による評価システムも存在する．

・WHE に関わる『組織』の代表的なものとしては 2000 年に設立された Global Outbreak Alert and Response Network（GOARN）がある．アウトブレイクに対応するため，国際機関，アカデミア，研究機関等が参加する国際的ネットワークである．案件発生時には GOARN のネットワークを使い，専門家の派遣が行われている．

　実際に対応では，他職種の専門家が必要とされる．皆さんが病院でともに働かれる職種の方だけでは，アウトブレイクのコントロールは不可能である．疫学，実験室診断技術，臨床管理，感染制御，環境保健，衛生教育，民俗学または文化人類学，危機管理コミュニケーション，ロジスティックなどがうまくコーディネートされて初めて機能する．

3）Medical Officer, Technical Officer

　WHO の中には医師免許をもった専門家が Medical Officer，Technical Officer という肩書きで勤務している．所属するチームによって業務内容もばらばらだが，いくつか挙げてみよう．

- ポリオや蚊媒介感染症のように疾患単位でガイドライン作成から現場派遣までをこなす．
- 調査，リスク評価を行い，WHO の活動開始，変更の指示を行う．
- 平時から感染予防，感染制御対策を加盟国に広げる活動
- 世界中の加盟国の保健省またはパートナー機関との協業，調整
  WHO を含めた国連機関を目指す場合は以下のような方法がある．
- Junior Professional Officer（JPO）：JPO 派遣制度は若手人材を国際機関に送り込むために多くの国が実施する制度で，日本では外務省が担当している．基本 2 年間 JPO で勤務した後，正規雇用を目指す
- Young Professional program（YPP）：同じ若手人材でも，国連が直接募集するのが YPP である．こちらも基本 2 年間となる．
- 感染症危機管理専門家：1－3）に記載したプログラムにおいても毎年 WHO への派遣が行われている．
- ポジションごとの採用：ポストに空きが出た場合，公募が行われるのが基本であるので，すでに専門経験を持っている方の場合には，ポストを指定して応募することも可能である．登録しておけば，興味のある部門の空席が出た場合にメール連絡を貰うことも可能である．
- その他：コラボレーションセンターとして登録されている大学や機関から派遣される方や政府からの出向などもある．

ここで差がつく

　国内，海外いずれにおいても医療政策の分野では医師の活躍が求められている．短期，長期含めて挑戦する方法もどんどん増えている．

Teaching Point

　医療政策を実行していくには，医師としての専門性と視野の広さや調整力といったマネジメント能力も必要である．
　政策には保険のような制度そのものを扱う場合と，感染症やがんといった疾病単位の対策を行う場合とある．

参考文献

1) 厚生労働省．平成 29 年版 厚生労働白書，2017
2) 厚生労働省．感染症危機管理専門家（IDES）養成プログラム．http://www.mhlw.go.jp/seisakunitsuite/bunya/kenkou_iryou/kenkou/ides/index.html
3) 国際的に脅威となる感染症対策関係閣僚会議．国際的に脅威となる感染症対策の強化に関する基本計画，2016
4) WHO. Ebola virus disease Fact Sheet. Updated January 2018.
5) John S et al. The Global Outbreak Alert and Response Network. Glob Public Health. 2014; 9（9）

（井手 一彦）

8　医療の質とは

医療の質は見えにくい

Topics:
・　医療の提供方法「Health Services」
・　無形の医療技術「Medical Arts」
・　医療の質「Quality Indicators」

Introduction

　日本の医療はフリーアクセスだとされ，いつでも，誰でも希望する病院を受診することができる．それは国民皆保険により低価格で提供されている．これらは世界に誇るシステムだとされてきた．また，日本の先進医療も世界のトップクラスだと言われる．しかし，現実に患者側の視点に立ってみれば，高品質の医療提供を受けている実感はない．また，ほとんどの病院は国際的な医療の質の認証を受けているわけではない．

　質の高い医療の提供，革新的な医薬品・医療機器の真の実用化，すなわち医療現場への導入には，今までのような医薬品・医療機器の開発のみでは十分ではないことがわかってきた．適切な人に適切なものを適切なタイミングで提供することが重要である．
・　医療の提供方法「Health Services」
・　提供する人やもの，タイミングを見出す無形の医療技術「Medical Arts」
・　提供するサービスやプロセスの標準化と医療の質の評価「Quality Indicators」
について考えなければならない．

1．医療の実践頻度と質の高さ

　医療の実践頻度と質の高さを **Box 1** に示す．青ラインが現在の日本の医療，灰色ラインが国際標準的な診療，点線が未来の診療である．現在の日本の医療に黒ラインのように医療過誤と考えられるような逸脱したものはほとんどない．しかし，青ラインのように国際標準診療より少し実践頻度にばらつきがあり，山が低く後ろに位置し，ピークが低いとされている．つまり，悪いことはしていないが，オレ流の医療が多く，病院ごと，個人ごとに行っている医療が少しずつ違う．つまり，国際的なガイドラインや標準的な医療よりもその病院，上級医の指示に従う方向にあるということだ．この問題は医療の質だけでなく，研修医教育や交代制勤務の実践にも大きく関わっている．青ラインをできる限り灰色ラインに近づける（②）のがHealth Services，Medical Arts の研究，実践であり，その評価が Quality Indicators である．灰色ラインのようにばらつきを少なく，全体を前に進めなければならない．誰が行っても，誰が来ても，適切な量の同じ医療を適切なタイミングで提供することが求められている．日本が

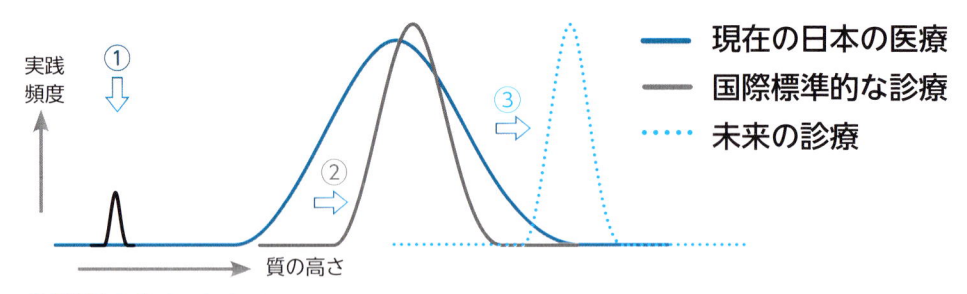

①過誤を少なくする
　個人の注意力の問題から組織の問題へ

②質を高くする（＝バラツキを少なく，平均値を上げる）
　EBM の実践：診療ガイドライン，QI 測定・PCDA サイクル

③パラダイムシフト（＝医療のイノベーション）
　基礎研究，トランスレーショナル・リサーチ，臨床研究

Box1　　医療の実践頻度と質の高さ

得意とする iPS 細胞などは③にあたり，医療現場に劇的な変化を起こす可能性を秘めているが，実用化は遠い．

　具体的に考えてみよう．集中治療の標準的診療を教育する FCCS（Fundamental Critical Care Support）では，細菌性肺炎には NPPV (Noninvasive positive pressure ventilation) は不適当だと教えている．しかし，呼吸器内科医はしばしば細菌性肺炎に NPPV を用いるため，研修医が簡単に真似しているのを目にする．この乖離はどこからくるのであろうか？細菌性肺炎に NPPV が禁忌である理由は喀痰が多いからである．NPPV 使用中に喀痰が排出困難になるとそれで窒息する可能性が高い．挿管し，喀痰排出を補助するほうがより良い予後を望める．しかし，挿管やより高い侵襲を希望しない場合などは NPPV で代用することもやぶさかではない．ICU などの患者観察の優れた場所でそれらのメリットとデメリットをよく理解し，注意して喀痰の排出補助を行う，もしくはミニトラックなど別の喀痰排出路があれば，NPPV は使用可能となる．このよく考えられた診療は青ラインの山のピークより少し前と判断され，質の高い診療と位置付けることもできる．一方で研修医が呼吸器の専門家が行なっているように，見よう見まねで細菌性肺炎に NPPV を用いるのは青ラインの山のピークより少し後ろ側に当たる質の低い診療と評価することができる．質の低い診療を繰り返せば徐々に診療がこの青ラインの山から逸脱し，事故が起こる（黒ライン）のは必然である．同じ診療でもどのような知識と意図を持って行うかによって随分と違う．専門科が自らの得意分野の最先端を自らの視点で教え，全体の教育が完成する現在の日本の医学教育制度ではこの違いが明らかになりにくい．現代の医療は優れ，一見，生死の予後にも変わりはないため，見えにくくなってきているとも言える．日本では専門科が専門診療を行う部分では標準診療より高いものを実践，提供し，片手間に行なっている非専門診療は標準診療より質の低いものを提供していると捉えて間違いはない．専門科が常に専門診療のみを行う環境があれば，それは許容される．しかし，現在，医療のニーズは専門科の診療でさえ，一般診療側にある．

　我々自身も含め，患者のほとんどは当たり前の疾患になり，当たり前の治療を受け，当たり前に治って帰っていく．iPS 細胞，ロボット手術のダビンチなど，日本の医学は常に世界の最先端に位置しているが，我々一般医がそれを用いることが今，どれだけあるだろうか？どのくらいの患者が今，その恩恵にあずかれるのであろうか？基礎医学に偏重し，高度化した医療のみが神格化される現在の日本の医学の中で，我々が提供する個々の医療サービスの質を考えていかなければならない．薬や医療機器が発展しようとも提供するサービスが改善しなければ，更なる患者の予後の改善は望めない．

[ここで差がつく]

国際標準的な治療を知る．

[Teaching Point]

誰が行っても，いつ引き継いでも，同じ診療が継続できる診療を行う．

文献

1)　田宮菜奈子．ヘルスサービスリサーチ－連載開始にあたって．日本公衆衛生学会雑誌．2010; 57: 1-2.

2)　福井次矢．Quality Indicator 2017，インターメディカ，2017

3)　阿部智一．Toxicovigilance 〜毒を診る，レジデント．2016; 9:103-105.

（阿部 智一）

9　ジェネラリストの未来

診療ニーズに対応できるジェネラリストの未来

Topics:
- 昔の医師は，皆ジェネラリストだった.
- 1980 年代から，サブスペシャリストが台頭してきた.
- 日本型ホスピタリストの役割としては，内科系入院患者診療，初診外来，救急外来，集中治療などに加えて，サブスペシャリティー分野も持ってもよい.

Introduction

　新専門医制度が導入されつつある．初年度の第一次募集では総合診療専門医を専攻するコースを希望する人は，全国合わせても 160 人程度しかいなかった．それではジェネラリストに未来はないのか．そうではない，と筆者は考える．それは現代と将来の患者にはジェネラリストが必要だからだ．総合診療専門医コース希望者のみが将来のジェネラリストになるわけではない．1 階建ての部分と言われているこれらの様々な専門医コースから，今後はジェネラリスト希望者が多数出現するだろうと筆者はみている.

1．過去のジェネラリスト医師

1）　赤ひげ

　江戸時代から 1970 年代までの医師は，すべてジェネラリストだった，と言っても過言ではない．ロールモデルとしては，赤ひげである．江戸時代後期に江戸の近くの療養所でジェネラリスト医師がいた．それが赤ひげであった．黒澤明監督作品では，三船敏郎が赤ひげ役を演じ，当時は話題となった.

2）　外国人医師による医学部創設

　長崎大学，鹿児島大学，佐賀大学，東京大学などの医学部に臨床医学系の正式な教員として外国人はほとんどいないと思われる．いたとしても医学教育を教える語学教員的な立場だ．しかしながら，これらの大学の医学部を最初に作る時に重要な貢献をしたのは外国人医師だった．このような外国人医師の残した書物や言い伝えなどを今から振り返って見てみると，これらの外国人医師たちにはジェネラリストのベースがあったことが理解できる.

3）　ゴールト先生と東アジアの医学教育

　第二次世界大戦までの東アジアの医学教育はドイツ式であった．日本が旧ドイツ式を取り入れていたことと，朝鮮半島と台湾そして中国大陸の一部を日本が支配していたからだ．その旧

ドイツ式は権威主義的なもので，上司の教えに対して質問をするなどの行為は見られなかった．
　第二次世界大戦が終わり，日本が撤退した後，アメリカ政府の要請に応じてミネソタ大学の NL Gault 先生が韓国のソウル大学に赴任した（**Box1**）．そこでミネソタ・プロジェクトと呼ばれる現代的な医学教育をスタートさせた．教育目標は初期研修において総合的診療能力を身につけることである．

　その後，Gault 先生は台湾に移動し，台湾でも同様に現代的な医学教育をスタートさせた．最後に，Gault 先生は沖縄に移動し，沖縄県立中部病院で東アジア最後の拠点を作って作り，その役割を終えて，米国に帰った．

　Gault 先生がミネソタ大学に帰り，そこで医学部長となった後，韓国と台湾は世界標準の医学教育を展開し，現在の世界をリードする医学教育を行っている．沖縄県立中部病院では独自のプログラムを継続させ，日本本土からいくつかの病院が沖縄に訪れて，そのプログラムの方法を学び，日本本土に持ち帰ってゴールト式医学教育をスタートさせた．

ここで差がつく

　医学生や研修医には，ぜひ映画「赤ひげ」を視てほしい．これは医学教育の映画なのである．終末期医療，緊急医療，医療面接，などのシーンで，赤ひげがどう行動したかに注目するとよい．研修医役の加山雄三の心境の変化を共感できる．

Teaching Point

　医学史を勉強しその中からロールモデルを探し，研修医教育に活用する．数多くの医師たちがロールモデルとなり得る．例えば，Osler 先生が遺した様々な言葉は今も語り継がれている．

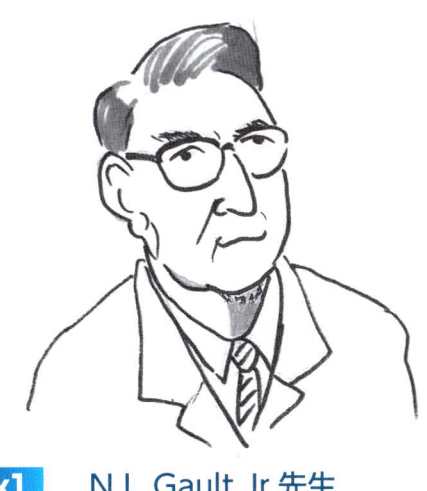

Box1　　N L Gault Jr 先生

引用元：http://blog.goo.ne.jp/idconsult/e/c73d84791424945b51474bb85cf6d14f

2. 現代のジェネラリスト医師

1）初期臨床研修導入前の卒後医学教育

　1980 年代以降，日本の大学医学部の医局と講座が臓器別に分かれて以降，新臨床研修制度が導入されるまでの間は，サブスペシャリティー教育中心の医学教育が展開した．学部卒業後はストレート方式で入局し専門分野の分のみを研修するスタイルが続いた．そのため医師が地域の病院のアルバイトなどで救急外来を勤務する際に医療事故が多発し，研修制度が見直されることになった．

2）初期臨床研修制度の導入

　21 世紀に入り日本では初期研修制度が導入された．目標は基本的臨床能力の習得である．この制度が導入されるに当たっては，沖縄県立中部病院のプログラムなどがモデルとなっていた．すなわち Gault 先生のプログラムがやっと日本でも採用されることになったのだ．一部の大学病院のプログラムを除いては，基本的臨床能力の習得を目標とするプログラムが実行された．

3）新専門医制度の導入

　2018 年度から新専門医制度が導入される．1 次募集の段階で，内科専門医コースを希望する人数は，従来の学会認定試験希望者数のベースラインデータより減った．また，総合診療専門医コースの希望者は，全国で 160 人程度であった．一方で，特殊診療科の希望者は増加しており，欧米などで見られるライフスタイル重視の傾向が日本でも認められるようになった．

ここで差がつく

　欧米だけでなく，アジアの医療から学ぶ点も多い．シンガポールや韓国，台湾などでは，世界最先端の医療を提供している．そのベースとなるのは優れた医学教育システムである．若い時期にアジア各国に訪問して，教育システムもみてきてほしい．

Teaching Point

　厚生労働省のホームページにある初期臨床研修の目標をみて，初期研修医の指導に活用するとよい．どのようなことを指導すべきかがリストアップされている．

3. 未来のジェネラリスト医師

1）世界におけるホスピタリストの台頭

　1995年頃にアメリカでホスピタリストと呼ばれる医師集団が登場した．Wachter氏とGoldman氏が提唱した医師の専門分野で，入院患者を総合的に診療する医師たちである．複雑化する診療ニーズに対応するために登場したのである．彼らは，術前術後のケアも行っている．サージカル・コマネージメントと呼ばれるスタイルである．このスタイルの医師集団のあり方が世界的に広がってきている．東アジアでは台湾も導入しており，国立台湾大学病院などでは病院全体がホスピタリスト部門を応援している．

2）ホスピタリストの役割

　アメリカのホスピタリストは入院患者診療のみを行う．それは大病院中心のシステムなので，医師の数も多く，分業が可能となっているからだ．一方で，日本の場合は，中小病院の割合が多く医師不足も重なり，ホスピタリストには守備範囲の広い役割が必要とされる．それが，日本での診療ニーズだ．救急外来や初診外来，集中治療も担当する能力を有するホスピタリストが理想型である．

3）日本型ホスピタリスト

　最後に，診療ニーズから求められる日本型ホスピタリストを提唱する．内科系の入院患者診療だけでなく，初診外来，救急外来，集中治療なども担当できる医師集団だ．さらには，サブスペシャリティー分野を持ってもよい．台湾のホスピタリストはサブスペシャリティー分野もそれぞれ持って診療している．

　もともと，日本の病院総合内科医は，感染症や救急医学，緩和ケアなどのサブスペシャリティーを持っている医師が多い．これに加えて，臓器別サブスペシャリティーを得意分野として持つホスピタリストの存在も望まれる．日本型ホスピタリストは，卒前卒後の医学教育での中心的存在となる．また財政が厳しい中での，価値の高い診療を実行することができる．いわゆるハイバリューケアである．

　日本型ホスピタリストを養成するためには，様々なパスウェイのバックグラウンドを持つ医師をトレーニングする必要がある．専門医機構が管理している総合診療専門医の1階部分を終えた医師だけでなく，内科専門医や救急専門医を取得した医師，外科系などを含めた全ての診療科の医師からのコンバート医師などだ．サブスペシャリティーからプライマリ・ケア医への転向を希望する医師に対してのトレーニングの機会ともする．そのような医師が，開業した後も定期的に当直や外来業務などに参加することになれば，ヤブ化を防ぐ手段となりうる．

ここで差がつく

　50 〜 60 歳代になるとと病院の管理職になるかもしれない．管理職になったとしても外来診療は継続したほうがよい．外来診療を継続していると，定年退職した後，プライマリ・ケアなどの診療現場に復帰しやすい．

Teaching Point

　コンバート医師は，臨床研究の経験が豊富で，モチベーションが高いため，ホスピタリストトレーニングがスムーズに行くことが多い．これからのホスピタリスト養成プログラムでは，コンバート医師をいかに増やすかがその成功の鍵となるだろう．

文献

1）　Tokuda Y, Aoki M, Machi J. Dr. NL Gault, Jr.(1920 ‐ 2008) and history of medical education in South Korea and Okinawa. Journal of General and Family Medicine. 2017 ; 18 : 100.

2）　Wachter RM, Goldman L. The emerging role of "hospitalists" in the American health care system. NEJM 1996 ; 335 : 514-7.

3）　López L, Hicks LS, Cohen AP, McKean S, Weissman JS. Hospitalists and the quality of care in hospitals. Arch Intern Med. 2009 ; 169 : 1389-94.

（徳田 安春）

II 学べ！総合診療医学の基礎 Introduction

鎌田　一宏

　大学サッカー部を引退するまで，長いことサッカーをやっていた．幸いなことに卒業後もプロサッカー選手を間近で見る機会にも恵まれた．小学生でも，中学，高校，大学生でも，そしてプロ選手であっても，レベルの差はあれ，ボールを使った練習でまず始めるものがある．それが「基礎練」である．

　よく基礎と基本の違いというが，辞書的には，基礎とは，「物事が成立する際に基本となるもの.」（例：基礎を固める）　基本とは，「物事が成り立つための拠り所となるおおもと.」（例：政策の基礎）と記載がある[大辞林].

　細かい解釈は他著書に譲るが，基礎が成り立たなければ，基本はならず，応用は疎か，Standard（標準）にも辿り着けないと筆者は考える．

　本章では，総合診療医のみならず，すべての臨床医にとって"礎"となる項目を抽出した．各項目には，場所を問わず，専門を問わず，幅広くトレーニングされてきた著者に執筆していただいた．彼らからのメッセージを個人で噛み砕き，ときには読み返し，明日の診療に繋がればと願う．

1　診断プロセスを考えて見逃しを減らそう

「プロブレムリスト→鑑別疾患→プラン」の過程を省略せずに行うこと

> Topics:
> ・ 診断のスピードにとらわれすぎない．Anchoring（投錨），Premature Closure に気を付けよう．
> ・ 鑑別疾患は「よくある疾患（Common）」かつ「見逃してはいけないもの（Critical）」から挙げる．
> ・ プロブレム，鑑別疾患，プランのリストは常に更新する．

Introduction

　「日光過敏の患者さんが来ました」と言われると，我々は「SLE だね」と判断して他の鑑別が挙がらなくなってしまう．診断のプロセスの初期段階でこのように紐づけられてしまうことを Anchoring（投錨）といい，これによって十分な推論を行う前に診断を決めつけてしまうことを Premature Closure という．これらは誤診や安易な検査を増やす原因になるため避けるべきである．

　診断プロセスで大切なことは，プロブレムリスト，鑑別疾患，プランの 3 つのカテゴリーを作成し，それらすべてが関連付いていることである．すべてのプロブレムリストは鑑別疾患に関連し，すべての鑑別疾患はプランにつながる．逆に，すべてのプランはプロブレムまで遡れるべきである．実際の臨床では，この 3 つのカテゴリーを行ったり来たりすることになる．

　総合診療医は多彩な疾患の診断・治療に携わっているが，思考の過程はこのように比較的シンプルである．繰り返しトレーニングをして身に付けていただきたい．

1.　問診の基本

　問診するときに，「これはプロブレムリストに挙げるべきか？」という視点を持つことが重要である．疼痛に関しては，Box 1 のように O → W の順に項目別に問診することにより，正確に評価することができる．

O	Onset Other symptoms	5日前から 発熱，浮腫
P	Pain-making better or worse	前屈
Q	Quality	鈍い
R	Region, Radiation	両手
S	Severity	6/10
T	Timing	一日中
U	Unchanged chronic disease	糖尿病
W	Work and daily home activities	毎日散歩をしている

Box1　　　疼痛記載の O → W の例
(フロリダ大学 Gerald Stein 先生のご協力で作成)

2. 生活歴

　たばこを何本，アルコールをどの程度飲んだら，プロブレムとするべきなのか基準があるわけではない．ただ，最初のうちは迷ったときはプロブレムに挙げておくのが良い．

　「看護師」は，常にプロブレムリストに挙げるべき職業かもしれない．「保母さん」は通常はプロブレムリストに挙げなくて良いが，主訴が発熱と皮疹であったらプロブレムリストに挙げるべき職業となる．

　患者さんに「ペットは？」と聞くと，「公園で鳩と遊んでいる」ことは答えてくれない．「ペット飼育歴」より「動物接触歴」と記載するのが良いだろう．それでも「うちのポチは動物じゃありません！家族です！」とか言う人もいるので困ってしまうが…．

　海外渡航歴はプロブレムリストに挙げられることが多い．

3. 家族歴

　例えば「父親が大腸癌で死亡」や「母親が心臓病で死亡」という家族歴は，診断の絞り込みには役立たず，プレゼンする意味もない．しかし，「父親が 37 歳で大腸癌のため死亡」や「母親が 28 歳で不整脈のため死亡」というのは，大変重要な診断の手掛かりになる．家族歴では，その年齢が大切なファクターなのである．

4. アレルギー

　アレルギーの欄にはアレルギーを記載する．当たり前のようだが，これが守られていないカルテも多い．「抗菌薬で下痢」は，誰でも起きることである．「抗菌薬で肝機能障害」はアレルギーでなく，いわゆる薬剤副作用である．「薬剤副作用歴」の項目を作るのが良い．同様に，「バンコマイシン点滴で顔が赤くなった」のもアレルギーでない可能性がある（Red Man 症候群）．アレルギーと書くなら，少なくてもどんな症状が出たのかを記載するべきである．軽い気持ちでカルテに記載した「アレルギーあり」が，薬剤の選択肢を生涯にわたって狭めることに注意する．

5. 検診歴

現在の日本の医療において，検診歴は非常に有用であるにもかかわらず，既往歴や家族歴に比較して軽んじられている傾向がある．3か月前に上部消化管内視鏡検査をしているのであれば，進行胃癌を鑑別に挙げる必要がなくなり，無駄な検査を避けることができる．白血球減少や腎機能障害について，回診でプレゼンするとき，「その異常がいつからあるか」は大変重要な情報である．最初の回診の前に人間ドックの結果を持参してもらったり，かかりつけ医から採血結果を入手しておくのは最低限の仕事である．

6. ワクチン接種歴

皮疹のある患者の麻疹ワクチン，高齢者や脾摘患者の肺炎球菌ワクチンなど，診断のための情報は多い．インフルエンザワクチンの接種歴などから，医療に対する日頃の考え方や診療へのアクセスのしやすさも推定できる．

7. Review of Systems

次に Review of Systems を記載しよう．大切なことは，陰性の所見も記載しておくことである．例えば，排尿時痛について記載がないと，「排尿時痛がなかった」のか「排尿時痛について問診をしていない」のかが不明となる．少なくても診察時にはその症状がなかったことをカルテに残すのは，その後の診断において大変重要となる．

ここで差がつく

関節痛と関節炎を混同してはいけない．関節「炎」は炎症であり，炎症の5大徴候（疼痛・熱感・腫脹・発赤・機能障害）を認める状態である．例えばインフルエンザで認めるのは関節痛であり，もし腫脹や発赤を認めたら，それはインフルエンザという診断が誤っているということである．

8. プロブレムリスト

プロブレムリストの作成のコツは，見落としがないよう「やや多すぎるかな」と思うぐらい挙げることである．症状，身体所見，検査所見だけでなく，生活歴や家族歴もリストに入れると鑑別に役立つ[1]．「ヘビースモーカー」や「若年性乳癌の家族歴」，「アフリカ旅行から帰国」は見落としてはいけないプロブレムである．それに比べ，「倦怠感」や「祖父が前立腺癌で死亡」は，疾患の絞り込みにあまり役立たないプロブレムであり，リストに挙げる意味はない．

Teaching Point

できる研修医は，毎日プロブレムリストが変化する．

9. 鑑別疾患

さて，プロブレムリストが完成したら，鑑別疾患を考えてみよう．鑑別疾患をいくつ挙げるかは，議論があるところである．カルテ上は見逃しがないようになるべく多くを挙げ，回診のプレゼンでは特に重要な3つを挙げるのをお勧めする．鑑別疾患は，「よくある疾患(Common)」で「見逃してはいけないもの（Critical）」から挙げる必要がある．また，「治療可能な疾患（Curable）」から想起することも重要であり，これらの「3C」を意識して鑑別疾患リストを作成する．

プロブレムリストから瞬時に診断を下せる名人は存在する．しかし，その域に達していない我々は，他の医師の意見，教科書やネットを駆使して，見逃しなく適切な鑑別疾患を考えなくてはならない．原因と推定される解剖部位に VINDICATE（**Box 3**）を当てはめる方法は有名である．例えば，「腎臓」を原因臓器と推定して，「V：腎梗塞，I：腎膿瘍，N：腎癌，」と網羅していくのである．時間がかかるのが欠点ではあるが，得意でない疾患も想起されるので，可用性バイアス（availability bias：慣れている疾患をつい想起してしまう）を減らすことができる．

例えば WebMD の symptoms checker（http://symptoms.webmd.com/）を使用すると，症状から考えられる鑑別疾患が自動的に作成される．このような方法を用いるのを非難する指導医もいるかもしれないが，ネット検索もせずに患者に接する医師は怠慢だと思う．

我々がこの症例のプロブレムリストから考えた鑑別疾患は下記の通りである（**Box 2**）．
① 菌血症
② 心内膜炎
③ 化膿性脊椎炎
④ 硬膜外膿瘍
⑤ 脊椎カリエス
⑥ 転移性脊椎腫瘍
⑦ 膵臓癌

Teaching Point

「発熱」というプロブレムだけ見ても鑑別疾患は多岐にわたってしまうので，「発熱＋結核の既往」や「発熱＋鍼治療中」などと組み合わせて考えることが重要である．

細菌感染症は，「緊急に治療が必要」という点で悪性腫瘍より先に挙げるべきである．すべての発熱患者の鑑別には，菌血症が挙げられる．「何だかよくわからない症例」を診たら，感染性心内膜炎を鑑別に挙げておくという手もある．

「風邪」の患者で，抗菌薬の治療歴がありながら発熱が遷延する場合，扁桃周囲膿瘍や咽後膿瘍を鑑別する．特に外傷や魚の骨を喉に刺した後の咽頭痛では，咽後膿瘍の可能性を想起する．咽頭後壁粘膜の後ろには横隔膜に続く「Danger space」があり，後縦隔膿瘍から膿胸を来すことがある．また，感染が後方に及んで化膿性脊椎炎や硬膜外膿瘍を起こし，四肢麻痺と

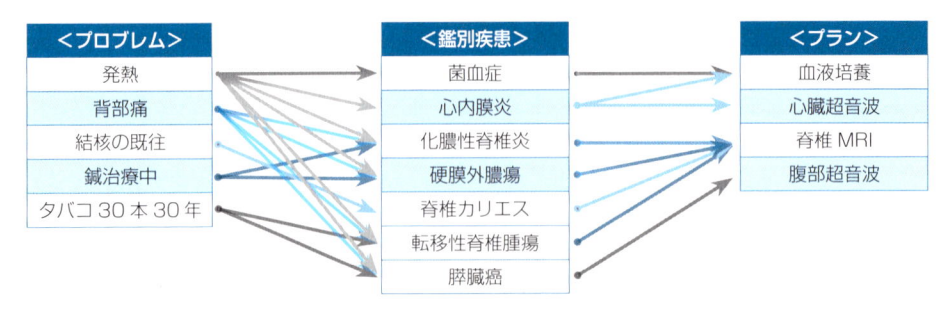

<プロブレム>	<鑑別疾患>	<プラン>
発熱	菌血症	血液培養
背部痛	心内膜炎	心臓超音波
結核の既往	化膿性脊椎炎	脊椎 MRI
鍼治療中	硬膜外膿瘍	腹部超音波
タバコ 30 本 30 年	脊椎カリエス	
	転移性脊椎腫瘍	
	膵臓癌	

Box2 診断プロセスにおけるプロブレム，鑑別疾患，プランのリスト

V	Vascular	血管系
I	Infection	感染症
N	Neoplasm	良性・悪性新生物
D	Degenerative	変性疾患
I	Intoxication Idiopathic Iatrogenic Inheritance	薬物・毒物中毒 特発性 医原性 遺伝性
C	Congenital	先天性
A	Auto-immune	自己免疫性
T	Trauma	外傷
E	Endocrinopathy	内分泌系
P	Psychogenic	精神・心因性

Box3 鑑別疾患の VINDCATE-P

なることもある．「風邪」の患者で考えられる最悪のコースの一つである．

　鑑別疾患に挙げるべき疾患は地域や時代によっても変化する．例えば高齢化が進んでいる本邦の古典的不明熱患者では，リウマチ性多発筋痛症を原因とする症例が最も多い[2]．

ここで差がつく

　カンファレンスで指名されて鑑別疾患に悩んだときのために，どのような症状でも当てはまる疾患を覚えておくとよい．例えば，HIV，結核，梅毒，悪性リンパ腫，薬剤性がこれに当てはまる．実際の臨床でも薬剤性は大切な鑑別である．

Teaching Point

　腹痛患者の鑑別疾患の 2 番目以降に虫垂炎を挙げてはいけない（つまり，常に 1 番に挙げること！）．

10. プラン

　鑑別疾患ができたらプランを考えよう（**Box 2**）.

　菌血症が鑑別に挙がっているので，血液培養は必須である．②の鑑別のため心臓超音波検査，③④⑤⑥の鑑別に頸椎MRIを撮影することとした．このように，プランは必ず鑑別疾患に対応している必要がある．「この検査をしたのは，このプロブレムがあり，そのためこの鑑別が挙がったから」と言えなければいけない．指導医は「なぜMRIを撮らなかったのか」と研修医を責めていないか自省しよう．「なぜMRIを撮ったのか」を質問するのが正しい指導医である．薬剤の中止や経過観察も重要なプランの一つである.

> **Teaching Point**
>
> すべてのプロブレムはいずれかの鑑別疾患に，すべての鑑別疾患はいずれかのプランに繋がる.

おわりに

　診断は，必ずしも百発百中の必要はない．ていねいにリストを作成し，その中に正解が含まれていれば良いのである．プランのリストが作成されたらからといって仕事が終了ではなく，新しい訴えや検査結果に基づき，常にプロブレムリストや鑑別疾患を更新することが重要である.

文献

1) Naito T. Clinical approach to febrile patients. Juntendo Medical Journal. 2016; 3: 224-227.

2) Naito T, Mizooka M, Mitsumoto F, et al: Diagnostic workup for fever of unknown origin: a multicenter collaborative retrospective study. BMJ Open. 2013; 3: e003971.

（内藤 俊夫）

2　診断エラーに陥らないために

我々は診断エラーに日常的に遭遇している．医師が陥りやすいピットフォール
やバイアスを理解し，それらを意識して臨床に臨む姿勢が重要である．

Topics:
- 診断エラーは毎日の診療で遭遇する，コモンな現象である．
- System 1 診断（直観的診断）は，極めて効率が良いが，エラーに陥り
  やすい．
- System 2 診断（分析的診断）は，時間・金銭等の負荷が大きいが，予
  防線となりうる．
- 疾患の病態や治療を知るだけでは，予防が難しい．自分が陥りやすいピッ
  トフォールやバイアスを知ることが重要である．
- 遭遇した診断エラーは，次にステップアップするための最も良い糧にな
  る．

Introduction

　臨床推論（Clinical reasoning）は，本邦の医学教育においてもその名を周知されてきている
と考えるが，診断推論（Diagnostic reasoning）に焦点を当てて，体系的なトレーニングが十
分になされているかと言えば，そうでもない．これまでいろいろな他施設・他部局のカンファ
レンスに参加させていただいたが，いかに難しい症例を診断したか，一発で診断したか，検査
の有効性など，比較的わかりやすい，光の当たるオモテ側の診断学が重要視されてきた印象で
ある．それは，総合医・総合内科医・病院総合診療医・家庭医などと呼称される，横断的な診
断医において，周囲から期待されるわかりやすい技術であるようにも感じる．筆者は，臨床医
として最も重要な姿勢は自らを俯瞰的に観察し，その臨床技術や知識を振り返ることである，
と考えている．医師は必ず診断エラーを起こす，否，必ず人は間違える．しかしながら，これ
まで医師の周囲を取り巻くエラーに関する診断学（診断エラー学）に対して，着目して十分な
教育が行われてきたとは言えないだろう．ここでは，疾患の病態や検査の特性などの議論では
なく，なぜ，どのように診断エラーは起こり，そしてどのように乗り越えていくかについて言
及したい．

1.　Dual process model（二重プロセスモデル）理論

　近年，認知脳科学の研究によって，これまで言語化が難しかった，医師の診断推論過程が注
目されるようになった．その主軸となったのが Dual process model と呼ばれる思考方法であ
る．これは 2002 年にダニエル・カーネマンが応用してノーベル経済学賞の受賞に結びついた，

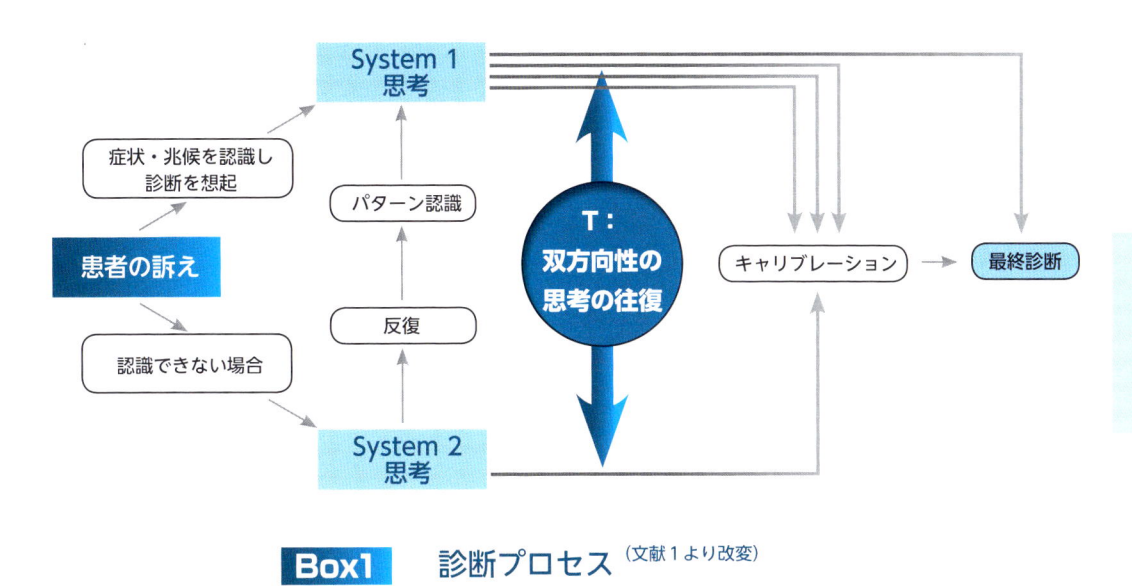

Box1　診断プロセス ^{（文献1より改変）}

認知心理科学的（Thinking, Fast and Slow）の考え方を診断学に応用させたもので，診断プロセスは **Box 1** に示すような，直観（感）的思考（Intuitive process: System 1）と遅い思考である分析的思考（Analytical process: System 2）が相補的に意識的，無意識に使い分けながら行っているというものである[1]．

　読者も，患者の診療を開始して，すぐになんとなく診断がわかってしまったことはないだろうか？この直感的診断（System 1）にはヒューリスティックと呼ばれる潜在意識下での判断が関係している．これは診断推論において，特定の疾患群に精通した専門医やベテラン指導医が持つような，瞬間的な診断でありスナップショット診断であり，一発診断である．もちろん，非常に効率的かつ芸術的であるだけでなく，費用対効果が極めて高く，初学者が憧れる技術のように思える．しかしこのヒューリスティックは，認知の歪みを容易に受けやすく，その時の感情や環境要因に大きく影響を受けることがあるために，判断を誤ることが多いとされる．一般的に，そのようなエラーに至った場合のそれは，認知バイアス（Cognition Bias）と呼ばれる[2]．一方で，分析的診断（System 2）は，その名の通り意識的に労力を使って，体系的，分析的に鑑別診断を考えていく方法である．例を挙げれば，カルテ上でのプロブレムリストの列挙，マニュアル本のアルゴリズムやフレームワークを使用する VINDICATE に代表されるような，鑑別診断列挙法を用いて時間をかけて診断推論を行っていく方法である．

　直観的診断（System 1）のようなバイアスに左右されにくくなる一方で，判断に時間がかかり，無駄な検査が多くなりやすく，最終的にコストがかかってしまうなどの短所がある．優れた臨床医は，この System 1 と System 2 の思考方法を，状況や病態に応じて適切に様々な割合配分で用いていることが明らかになってきている（**Box 1**）．

2.　診断エラー学

　本邦においては，医療安全の観点から，システムに由来する医療ミス，医療過誤についての対策や検討が盛んに行われてきた．本邦における 2017（平成 29）年度の医事関係訴訟事件の診療科目別既済件数は年間 753 件で，そのうち内科は合計 181 件（24%），外科は 112 件（14.9%），整形外科 100 件（13.3%），産婦人科 54%（7.2%）と続いている．著者の調査では 2011（平成 23）年度から現在まではおよそ全国で 800 件弱のうち，約 1/4 が内科系の診療科で発生している[3]．一方で，先行研究からは，専攻科による診断精度の違いは，視覚などの知覚系診断に特化した専門家である病理医，皮膚科医，放射線科医などは高く，95 〜 98% 以上であると考えられており[4]，直接患者に接し，多岐にわたる鑑別診断や複雑な環境要因とも対峙する必要があるプライマリ・ケア医においては，約 85% 以上と見積もられている[5]．

　米国では「To error is human」（人は誰でも間違える）がうたわれて以降，診断推論の過程で起こる医師個人による診断エラーの検討も進んでいる．診断エラーは「診断の遅延，診断の誤り，診断の見逃し」と定義され[2]，診断エラーによる社会的損失も極めて大きいことが明らかにされつつある．驚くべきことに，救急の現場で 10 例中 1 例に診断エラーが起きている可能性を米国の研究で指摘された．さらに約 1,000 例中 1 例に命に関わる致命的診断エラーがあることが予想され，米国全体で 4 〜 12 万人 / 年が診断エラーにより死亡していると推定されている．さらに付け加えると，入院時に死亡した剖検例では 24 〜 29% に診断エラーが見られ，そのうち死因に直結する診断エラーは剖検例の 8 〜 9% に及んでいることがわかってきている[6]．加えて，診断エラーに関連する医療経済的側面も大きい．米国の先行研究によると，診断エラーによる本来不必要な検査や治療のコスト，重症化による入院，後遺症残存や死亡例に伴う損失は，年間全国民医療費の約 30% を占めている可能性まで示唆されている．

　診断エラーの原因にはいくつかの分類法があるが，一般的なものには下記のように，①状況要因，②情報収集要因，③情報統合要因（認知バイアス含む）の 3 つが複雑に相互作用しているとされている．

　既に 100 以上の認知バイアスが提唱されているが，提示した代表的なバイアスの種類を理解してほしい（Box 3）．1 つの診断推論における診断エラーには様々な認知バイアスが複雑に交絡していると考えられており，内科医の集団を対象とした研究では一つの診断エラーに対して，平均 6 つ以上の認知バイアスが関与しているとの報告もある[2]．

状 況 要 因：	これは医師のストレス，診療の時間帯，勤務形態，気分の変化や医師の性格，設備や人手などの環境要因も含まれる．これまで本邦の医療安全の観点からはシステムエラーとして特に着目されてきた領域である．
情報収集要因：	過度ないし過少の病歴・検査・診察による情報の収集が要因となっており，聞くべきところで聞くことができない，身体所見を十分に取っていないなどが一般的に多い．
情報統合要因：	主にヒューリスティックスや認知バイアス等の認知心理的要因が含まれる．診断エラーの多くの原因はその疾患の知識の不足よりもむしろ認知バイアスの影響を受け適切な臨床推論が行われないことに起因する．

Box2　診断エラーの原因

3. 診断エラーに陥らないために

　前述したように，日常臨床の現場で働く限り診断エラーは避けては通れない．ではどのように克服して乗り越えていけばよいのだろうか？いくつかの先行研究を筆者なりにまとめると，下記のようになる．

① 診断エラーの経験を他者と共有して振り返る
② バイアスを除去する
③ 自身の感情・傾向・状態に注意する，である．

Ⅱ

ここで差がつく

　臨床医は，診断エラーは我々の日常にありふれており，非常に多くの合併症や死亡数に繋がっていることに気づき，振り返り，その原因を分析すべきである．得られた知見は，次に起こりうる診断エラーを防ぐための最も有効な武器となる．

Availability Bias （利用性バイアス） ★★★★★	心に浮かびやすいことを考えやすい．最近経験した， 勉強したことなどに影響されやすい．特に強いバイアス．	目立つ・鮮明・最近のケースなどに影響されない．
Overconfidence Bias （自身過剰バイアス） ★〜★★★	上司や専門医，自信過剰な自者・他者の判断を信じこんでしまう．	自分・他者の判断が，情報や根拠と合致するか常に考慮する．
Anchoring Bias （錨降ろしバイアス） ★★★★	最初の想起された思考に固執してしまい，そこから動けない．	早い段階で判断せずに，情報を集めるだけ集めてから行う．
Confirmation Bias （確証バイアス） ★★〜★★★	自分の仮説に不適合な情報を過小評価する．	1つの反証は，それ以上の確証に勝ることに注意する
Hassle Bias （ハッスルバイアス） ★〜★★★★★	肉体的・精神的に楽に処理する思考に引っ張られる．	自分自身の状態と俯瞰的に見るようにする．体調システム管理
Rule Bias （ルールバイアス） ★〜★★★	完全に正しいわけではない一般ルールに盲目的に従う．	診断特性を知る（検査・所見・症状の感度特異度／尤度比）
Base rate neglect （頻度の無視） ★〜★★★	疾患の頻度を無視してしまう．ときにまれな疾患を見つけるとさらに加速する．	診療現場の有病率などの疫学に留意する．検査前・後確率に注意する．
Visceral Bias （本能的バイアス） ★〜★★★★	患者に対して陽性・陰性感情を持ってしまい，決断に影響を与える．	診察前に自分の感情状態を確認する．ひどく感情が乱れる場合は，一呼吸おくか代理を．
Premature Closure （早期閉鎖） ★★★★★	一度想起すると推論が停止してしまう．最もエラーに貢献するとされる強力なバイアス．	最終診断をするまえに，一度立ち止まり振り返りCheckする．
Maslow's hammer （マズローの金槌） ★〜★★★	金槌を持っていると釘を打ちたくなる．特定の技術があるとそれを行いやすくなる．	本当にその検査や処置が必要か考える．自分が得意だからではないかをCheckする．

Box3　代表的な認知バイアス（筆者作成）

①診断エラーの経験を他者と共有して振り返る：おそらく長期的にみてこれが最も効果が高い。自分がなぜ診断エラーに遭遇したか。どのようなときに陥りやすい認知バイアスは何か？人は他者に誇れる部分だけを誇示したい欲望があるが、なぜその診断がうまくいったのか、なぜうまくいかなかったのかについて省察することなく診断能力を向上させることはできない。これまで忙しい臨床現場において前各が振り返られることはあっても、後者を他者と共有し分析することは少なかった。しかし、上級医や指導医など診断エラーの振り返りを行うことで、単なる個人の枠を超えて、病院全体のシステムエラーの原因分析（体制・勤務シフト・各科の壁・混雑時／緊急時など）にもつながる。

②バイアスを除去する：臨床の現場では様々な認知バイアスに強い影響を受ける。　診療前、　診断
鑑別
療中にはバイアスを除去する (de-bias) ためには下記のような習慣化がよいとされる。診断別にはMost likely, possible, do not miss を必ず挙げる、記憶に頼らず常時インターネットやスマートフォンの情報源にアクセスできる環境を作成する（筆者はUpToDate®、Diagnosaurs®、Medical calculator® などのアプリを毎回使用するようにしている）。また診断前には、想定する疾患の疫学と検査特性を考えるようにするとよい。はやりの感度・特異度も、検査前確率が変われば中率は大きく変動する。研修医や初学者の診療や、自分が苦手な領域だとしても自覚した場合は、自分が最終決定者でよいか常に自問自答する。筆者の経験では、判断に迷ったときには、患者さんと思われる最善のために思われる行動をする。住々にしてうまく行くいく印象がある。

③自身の感情・傾向・状態に注意する：完璧な人間はこの世に存在せず、生を続ける限り常に感情の動きをはともう。イライラしていないか？焦っていないか？患者に陰性・陽性感情を抱いていないか？疲れや思考力は低下していないか？毎回診察を始める前に、一呼吸おき自問自答するとよいだろう。当直の翌日に初診外来に立つことが多い筆者は、診察前には付箋に「平静の心・笑顔」と書き、電子カルテの目立たないところに貼り付け、患者さんを呼び入れる前に毎回見るようにしている。

以上のように、本邦では未だ盛んではない診断エラーの領域について述べてきたが、臨床能力を高めるためには、これまで広く普及してきた難しい症例を診断できたときの振り返り（表の診断学）だけでなく、自らの診断医が、自らの診断エラーの経験を提示することが望ましい。結果に着目すうまく稼働させる必要があると考える。その診断プロセスの過程について、どのようにすれば改善できるかが問われる。

Teaching Point

診断エラーの振り返りで最も重要なことは、エラーは誰にでも起こりうるものであるという認識のもと、自分自身・他者を絶対に責めないという雰囲気作りが重要である。率先してベテランの指導医・上級医が、自らの診断エラーの経験を提示することが望ましい。結果に着目するのではなく、その診断プロセスの過程を学ぶ。

文献

1）　Croskerry P, Singhal G, and Mamede S. Origins of bias and theory of debiasing. BMJ Quality and Safety. 2013; 22（Suppl 2）:ii58–ii64.

2）　Graber, ML　Franklin N, Gordon R, et al. Diagnostic error in internal medicine. Arch Intern Med. 2005;165:1493-1499.

3）　全国医事関係訴訟事件（地裁）の診療科目別既済件数（最高裁判所調査広報）

4）　Graber ML. The incidence of diagnostic error in medicine. BMJ Qual Saf. 2014; 22 Suppl2:ii21-ii27

5）　Croskerry P, Singhal G, Mamede S. Origins of bias and theory of debiasing. BMJ Quality and Safety 2013; 22（Suppl 2）:ii58–ii64.

6）　Singh H, Meyer AND, Thomas EJ. The frequency of diagnostic errors in outpatient care: estimation from three large observational studies involving US adult populations. BMJ Qual Saf. doi:10.1136/bmjqs-2013-002627.

Ⅱ

（和足 孝之）

3　臨床疫学・統計学の基礎

臨床疫学とは，目の前にいる患者により良い医療を提供するためのツールである

> Topics:
> ・ 臨床疫学とは，人間の健康アウトカムを研究するときに用いられる科学である．
> ・ 根拠に基づいた医療（evidence-based medicine : EBM）とは，臨床疫学の患者ケアへの応用である．
> ・ 最低限の統計学知識があると，より深く論文を読む（楽しむ）ことができる．

Introduction

　日々の臨床では，目の前の患者を診療し，その健康アウトカム（5Ds: 死亡 Death, 疾病 Disease, 不快 Discomfort, 機能障害 Disability, 不満足 Dissatisfaction）を改善することが目的である[1]．そのためには，解剖学や生理学をはじめとした生物科学の正確な知識が重要なのは言うまでもない．しかし，生物科学の知識に基づいた仮説が必ずしも実際の臨床において常に正しいわけではない．例えば，糖尿病が心血管疾患のリスクであることはもはや広く知られたところであるが，ある種の経口血糖降下薬は HbA1c の数値を下げるが，逆に心血管疾患の頻度を増やしてしまうことが複数の研究によって示されている[2]〜[4]．生物学的メカニズムは臨床医学上重要ではあるが，日々の臨床における目的として，それを健康アウトカムの代わりに用いてはならない．

　臨床疫学とは，似通った患者群における健康アウトカムを数え，そのデータを目の前にいる個々の患者に対して適応し，そのアウトカムを予測する科学である．その過程では科学的に厳密な予測方法を用いる必要がある．つまり，その観察の結果が偶然によるものか，意味のあるものかを検証するために，統計学が必要となるのである．

　根拠に基づいた医療（evidence-based medicine : EBM）は最近よく用いられる用語であるが，これは臨床疫学の患者ケアへの応用を意味する．

1.　日常診療における臨床疫学

1）臨床上の疑問の抽出

　はじめに，目の前の患者から生じる疑問を明確にする必要がある．PI(E)CO と呼ばれるものを使い，疑問の定式化を行う．この作業を怠ると，ネット上の膨大な情報の海に溺れてしまうばかりか，せっかく苦労して見つけた情報が，目の前の患者には全く役に立たない，などといったことにもなりかねない．

PI(E)CO

・どんな患者において（Patient：P）

・ある介入を行うと（Intervention：I）　または　ある暴露があると（Exposure：E）

・それが無い，あるいは別の介入と比べて（Comparison：C）

・結果はどうなるか（Outcome：O）

ここで差がつく

　Outcome は必ず 5Ds（死亡 Death, 疾病 Disease, 不快 Discomfort, 機能障害 Disability, 不満足 Dissatisfaction）を意識する[1]．検査値だけが良くなっても，患者は幸せにならないと肝に命じること．

2）エビデンスの収集と選択

　定式化した疑問を元に，PubMed などを用いて論文を検索する．治療について調べる機会が多いと思われるが，その場合に最も信頼性の高い研究デザインは，多施設二重盲検化ランダム化比較試験（Double Blinded Randomized Control Trial）である．研究における系統誤差が最も少ないデザインだからである．

　しかし，全ての PI(E)CO においてランダム化比較試験が施行できるわけではない．例えばたばこを吸っている患者（暴露 Exposure：E）と吸っていない患者（比較 Comparison：C）で肺癌の発症率を比較したい場合，サンプル集団をこれら 2 つの群にランダムに割り振ってランダム化比較試験を行うのは不可能である．この場合は，前向き観察研究（Prospective Cohort study）が最も適した研究デザインである．

　患者背景や疾患の特性によって，研究デザインとエビデンスレベルの関係は変化する．PI(E)CO を考える段階で，自分が求めている情報に答えるための最も適切な研究デザインは何なのかを考慮する必要がある．非常にまれな疾患の場合，患者を集めて比較すること自体がそもそも不可能なこともある．この場合は症例報告しか存在しないこともある．

　すべての臨床的疑問は症例から始まる．経験された症例報告が蓄積され，その疑問を確かめるために比較試験が企画される．比較的安価で時間のかからない横断研究（Cross Sectional Study）や症例対照研究（Case-Control Study）が施行され，長期間の観察がコホート研究（Cohort Study）でなされ，最終的に費用と時間が最もかかるランダム化比較試験で確かめられる．初めからランダム化比較試験を施行することなど不可能で，すべての臨床的疑問はこの過程を経て検証されるのである．よって，すべての医師は自分の経験した貴重な目の前の患者の経緯を，症例報告すべきである．そして，「たかが症例報告」などと思わず，それを将来的により質の高いエビデンスに昇華させていく努力をすべきである．

　あらゆる臨床研究は，必ず誤差（Error）を含んでいる．その誤差がより小さければ，より質の高いエビデンスとなる．

臨床研究の誤差 Error

・系統誤差（Systematic Error）

　いわゆるバイアス（Bias）である．真実から系統的に異なる研究結果を導いてしまうような過誤（Error）のことをいう．選択バイアス，測定バイアス，情報バイアス，交絡などがあるが，

多くは研究デザインによるものである.

　例えば，降圧薬 A と降圧薬 B の心血管疾患予防効果を比較する研究では，もともとそれぞれの薬を飲んでいる患者を集めて比較（前向きコホート研究）したのでは，両群間の患者背景は必ずしも一致しない．これは選択バイアスにあたり，研究結果を真実から遠ざけてしまう可能性がある．これを避けるためには，どちらも内服しておらず，背景が似通った高血圧患者を集めてきて，両群にランダムに割り付ける必要がある.

　その他多くの系統誤差があるが，これをなるべく減らしたものが（全くゼロにすることはできない）優れた研究デザインであり，エビデンスレベルの高い研究になる.

・偶然誤差（Random Error）

　その名の通り「偶然」その研究結果が出てしまう誤差（Error）である．研究におけるサンプルの数が少ないと，「たまたま」都合のいい結果が出てしまう確率が高くなる．サンプル数を十分に大きくすることで，この偶然誤差を小さくすることができる.

> **ここで差がつく**
>
> 　研究における測定結果　＝　真実　＋　系統誤差　＋　偶然誤差

であることを理解しておく[5]．系統誤差を小さくするために優れた研究デザインを選び，偶然誤差を小さくするためにサンプル数を十分に大きくする．数ある情報の中から，より真実に近いものを選ぶために，疫学の知識が必要なのである.

2.　統計学の基礎

1）統計学的検定

　研究によって得られた介入群と比較群の結果の差が，偶然の範囲内なのかそれとも確かな「差」と捉えて良いものかを，科学的に検証する必要がある．その過程を統計学的仮説検定と呼ぶ.

　例えば降圧薬 A と降圧薬 B の心血管疾患予防効果を検証する研究について考えてみよう．降圧薬 A 内服群の発症率（リスク）と降圧薬 B 内服群の発症率（リスク）の比を「リスク比 Risk Ratio :RR（あるいは相対リスク Relative Risk：RR）」と呼ぶ．両群の発症率（リスク）が同じであれば，二つの降圧薬の心血管疾患予防効果は等しいと言え，この場合，RR は「1」となる．研究の目的としては「2 つの降圧薬の予防効果は等しくない（どちらかが優れている）」と言いたい訳であるから，「RR が 1 ではない」ことを示せばいいのである.

　そのために，まずは「RR が 1 である」という仮説（帰無仮説と呼ぶ）を立て，その前提条件の元で今回の研究における実験結果が得られる確率がどのぐらいなのかを計算する．その確率が十分に低ければ，前提条件である帰無仮説を棄却 reject できる.

　そうしてはじめて，「RR は 1 ではない（＝どちらかの薬剤の効果が優れている）」という仮説（対立仮説と呼ぶ）を採用できるのである．一般的に，その確率が 5%（0.05）未満であれば，帰無仮説を棄却できるとされている．この過程を統計学的仮説検定と呼び，研究デザインによって様々な手法が存在する．つまり，研究をデザインする段階から統計の知識は必要なのである.

2）P値と95% 信頼区間

　前述の，「帰無仮説が正しいと仮定したときにその研究における結果が得られる確率」のことをP値と呼ぶ．これが0.05を下回っているときに帰無仮説を棄却することができる．

　上記の実験の結果，RRが0.8であったとする．これはあくまで今回の実験で含まれたサンプル集団の実験結果から導き出された数値である．高血圧患者全体で同様の実験を行った場合の値が真のRRであり，実臨床で参考にするにあたり本当に知りたい数値である．しかし，そんな実験は現実問題として不可能であるため，今回の実験結果を利用して真のRRを「推定」する．このとき，限られたデータからピンポイントで数値を推定することは困難であるため，ある程度の範囲をもって推定する（区間推定という）．今回の実験結果から95% 信頼区間が0.7～0.9と導き出されたとすると，

　「この区間（0.7～0.9）は95% の確率で真のRRを含んでいると考えられる」
というのが95% 信頼区間の意味である．この範囲が帰無仮説の数値（RR＝1）を含んでいなければ，帰無仮説が間違っている確率は95% 以上ということになり（つまりRRが95% 以上の確率で1とは異なる），P値が0.05 未満であることと同義である．95% 信頼区間は元のデータが大きければ大きいほど，狭い範囲で正確に真の値を推定することができる．実は本当に大切なのはこの数値で，論文を読む上でP値よりもチェックすべきはこちらである．ざっくりとまとめてしまうと，「95% 信頼区間が帰無仮説の数値（この場合はRR＝1）を含まなければ統計学的に有意で，サンプル数が増えれば増えるほど95% 信頼区間は狭くなり，その実験結果の信頼性が増す」と捉えるとよい．ただし，闇雲にサンプル数を増やせば良いという訳でもない．比較研究を始める前に必要なサンプル数を計算して，その数まできちんと集めることが重要である．きちんとしたランダム化比較研究には，必ず必要サンプル数の計算について言及されている．この数に実際のサンプル数が足りているかどうかが重要で，逆にそれ以上は必要ないのである．この計算についての詳細は統計学および疫学の成書を参照されたい．

Teaching Point

　研修医に論文を読ませるときは，必ず95% 信頼区間をチェックさせるようにしたい．その論文で本当に言いたい「対立仮説」と，否定したい「帰無仮説」が何なのかを意識して読ませるとよい．

3.　協働臨床決断（Shared Decision Making）

　臨床研究における測定結果の質とその正確な解釈について述べたが，実臨床において決断を下すことは別の問題である．患者は独自の経験と価値観を有しており，それぞれのニーズをもって医療機関を受診している．それを無視して「科学的に正しい」情報を押し付けることはできない．医師は，患者の目標が達成できるのか，どのぐらいの確率で達成できるのか，そしてどのようにすれば達成できるのかを，自身の経験とエビデンスを解釈する能力をもって判断し，一方通行ではなく，患者と互いに相補的に決断を下すべきである．このプロセスを協働臨床決断（Shared Decision Making）といい，本当の意味での「根拠に基づいた医療（EBM）の実践」である．

文献

1） Robert H. Fletcher, et al. 福井次矢 訳. 臨床疫学 EBM 実践のための必須知識　第3版. メディカル・サイエンス・インターナショナル，2016

2） Home PD, Pocock SJ, Beck-Nielsen H, et al. Rosiglitazone evaluated for cardiovascular outcomes in oral agent combination therapy for type 2 diabetes (RECORD) : a multicentre, randomized, open-label trial. Lancet. 2009 ; 373 : 2125-2135.

3） Lipscombe LL, Gomes T, Levesque LE, et al. Thiazolidinediones and cardiovascular outcomes in older patients with diabetes. JAMA. 2007 ; 356 : 2634-2643.

4） Nissen SE, Wolski K. Effect of rosiglitazone on the risk of myocardial infarction and death from cardiovascular causes. N Engl J Med. 2007 ; 356 : 2457-2471.

5） Perera R et al. Statistics Toolkit (EBMT-EBM Toolkit Series) 1st Edition. Wiley-Blackwell 2011

（本橋 伊織）

4　病歴聴取の基本

優れた病歴聴取の技術は，優れた臨床医であるための必要条件である

> Topics:
> ・　病歴聴取は，身体診察とならんで，臨床医にとって最も重要な技術である．
> ・　病歴聴取のための環境づくりに配慮する．
> ・　まず病歴聴取の「型」を身につけ，さらにそれを発展させていくこと．

Ⅱ

Introduction

　病歴聴取は，身体診察とならび臨床医にとって最も重要な技術である．それは，患者―医師関係の構築を左右し，患者と彼らが訴える症状の理解と，疾患の適切な診断および治療のための，不可欠な情報を提供する．患者への深い関心や共感をもって注意深く行われる病歴聴取は，鑑別に挙げられた診断可能性の検査前確率を予想する際に必要な情報を与えてくれるだけでなく，患者からの信頼と協力を得る重要な機会として機能する．対照的に，不適切な病歴聴取は，信頼に基づいた患者との協力関係を困難にするだけでなく，不必要な検査の乱用，疾患の見逃しや誤診，それに伴う不適切な治療など，さまざまな形で患者に多くの不利益をもたらす．したがって，臨床医としてのトレーニングの初期の過程において，基本的な病歴聴取のための技術の習得が優先事項として認識される必要がある．身体診察と同様に，病歴聴取は奥が深く，その技術向上のための修養には終わりがない．だからこそ，日々の努力の積み重ねが重要であるということを理解してほしい．この項では，病歴聴取に際して，最低限押さえてほしい基本についてまとめた．

1.　病歴聴取の原則

1）患者への配慮

　まず，医療従事者は，患者にとって病歴聴取が基本的に心地よいものではないということをあらかじめ認識しておく必要がある[1]．信頼に基づく患者－医師関係の構築は一朝一夕に実現するものではなく，見知らぬ医療従事者に対し，自らの健康に関する詳細な情報をつまびらかにするのは，誰にとっても容易ではない．また，様々な問題を抱えて医療施設を訪れる患者の中には，体調がすぐれないためにそもそも会話の受け答えをすること自体が苦痛であったり，受診に際し羞恥心やさまざまな不安，恐怖，緊張を感じる者もいる[2]．したがって，医療従事者の側が，可能な限り患者の立場から**病歴聴取に臨みやすい環境づくり**に配慮することは重要である．具体的には，患者のプライバシーに配慮した診察室のデザイン，患者がリラックスで

きる椅子やベッドの配置，騒音や中断など円滑な病歴聴取を妨げる要因の排除などがあげられる．また，患者に何らかのコミュニケーション上の障害がある場合，十分な意思疎通を図るために必要なリソースが提供されなくてはならない（例：手話や外国語医療通訳など）．

2）接遇

　信頼に基づく患者−医師関係の構築に妨げになるような振る舞いは，厳に慎まなければならない．これは，医療従事者の身なり，言葉遣い，姿勢，態度すべてに関連する．病歴聴取に際し，患者との対面時には，挨拶と自己紹介を欠かしてはならない．患者は，病歴聴取に際し快適と感じることができる医療従事者に対してのみ，十分な情報を提供するものである[3]．したがって，患者が可能な限り快適に病歴を述べられるような接遇に配慮する必要があり，常に患者に敬意を払い，不快感を与えるようなことは避けなければならない．「病歴聴取において最も重要な存在は，患者である」ことを忘れないこと[4]．

3）関心と共感

　患者への関心や共感（empathy）を示すことは，円滑な病歴聴取を促進するうえで重要と考えられている[2,3]．共感的態度を効果的に示すためには，病歴聴取に際し，ただ患者の言葉を繰り返すだけでなく，患者の訴えに関する自分の理解が正しいかどうかを患者に確認すること（確認的応答）がより重要であるという指摘がある[5]（例：「最近，よく眠れない」と訴える患者に対して，「眠れなくてつらいのですね」「何か心配事があるのでしょうか」と医師が応答する場合）．また，「（その点について）もう少しお話しいただけないでしょうか？」というopen-ended question は，患者への関心を示し，彼らの積極的な発言を促す効果がある[4]．

　患者への関心や共感は，こうした言語的な表現だけでなく，非言語的な表現によっても可能であり，積極的に利用すべきである（例：アイコンタクトや相づち，表情や姿勢など）[4]．

ここで差がつく

　患者にとって快適な病歴聴取の環境に配慮すること．病歴聴取において，最も重要な存在は，患者自身であることに常に留意する．

Teaching Point

　医学生や研修医に対し，経験に富む指導医による病歴聴取を見学する機会を積極的に与え，医師としてのロールモデルのあり方を具体的に示すよう心がけよう．

2.　病歴聴取の構成

1）基本型

　聴取されるべき「病歴」とは，問題となっている患者の疾患に医学的に関連すると考えられる諸事実を網羅するものでなくてはならない．各医療施設によって多少の違いはあるものの，病歴聴取は以下の項目に沿って行われるのが一般的である．すなわち，主訴，現病歴，既往歴，薬剤歴，アレルギーの有無，家族歴，社会歴，システム・レヴューである．このうち，主訴は文字通り患者の訴えそのものであり，多くの場合，患者が受診に至った理由を説明するもの（例：胸痛）ではあるが，該当しないケース（例：心配した家族などが受診させるケース）もあり，また複数の主訴が存在することもあるので注意が必要である．

　現病歴は，主訴に関連した事実を時系列的に記述するものであるが，現病歴に関連した情報を効率的に得るためにしばしば用いられる「型」として，OPQRST AAAA[6]が知られている（**Box 1**）．

　患者の既往歴は，しばしば現病歴と密接に関連しており，薬剤歴とともに詳細な聴取を心がける．また，予約外来や他院からの紹介などで受診することがわかっている患者の場合には，**あらかじめ診療記録にすべて目を通し，既往歴にかぎらず関連した情報を十分に把握しておく**べきである．

　家族歴は，遺伝性疾患のみならず，心血管系疾患や悪性腫瘍，内分泌疾患（例：糖尿病），感染症（例：結核）などに関連したリスク評価などにおいても有用であり，必ず聴取しておく．

　いわゆる社会歴に含まれる領域は広範であり，職業歴，家族および住環境，余暇の過ごし方，旅行歴，嗜好歴などが含まれる．加えて，性行動に関連した情報やペット歴，化学物質などへの曝露歴，ワクチン接種歴などの情報も，プライマリ・ケアや関連する疾患を考慮する場合には重要となる．

　システム・レビューは，器官系（例：全身症状，眼科的症状，耳鼻科的症状，循環器症状，呼吸器症状，消化器症状，筋・骨格系症状，神経症状，内分泌症状，等）ごとに患者の自覚症状を広く拾い上げていくことで，症状や疾患の見逃しを避けることを目的としている．

Onset　発症様式	Associated symptoms　随伴症状
Provocative/Palliative factors　誘発／緩和因子	Alleviating factors　寛解因子
Quality　性質	Aggravating factors　増悪因子
Radiation/location　放散／位置	Attribution　過去における同様の症状の有無，患者が考える原因
Severity　程度	
Timing/duration　タイミング／長さ	

文献6より引用

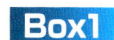 **Box1**　　OPQRST AAAA

2）鑑別診断に基づいた問診

　病歴聴取において，経験に富む臨床医は，患者の主訴が明らかにされた瞬間から鑑別診断を組み立てはじめる．そして，病歴聴取中に得られる情報を随時検討し，鑑別にあがった疾患の検査前確率について意識的，および無意識的に評価している[7]．したがって，優れた病歴聴取を行うことができる臨床医は，上述の「型」に従いながらも，患者が与える情報に基づいて考慮される鑑別診断に関連した問診を巧みに織り交ぜて病歴聴取を行っている．ゆえに，経験に富む臨床医が注意深く患者から得た病歴の記述からは，どのような疾患を具体的に鑑別診断に考慮しながら病歴聴取が行われたのかが窺い知れることが多い．

> **ここで差がつく**
>
> 　病歴聴取の「型」を守りつつも，具体的な鑑別診断を考慮しながら関連する問診を行えるように日々努力しよう．

> **Teaching Point**
>
> 　医学生や初期研修医など，臨床経験が浅いうちは，まずは「型」にしたがった病歴聴取ができるようになることを目標とする．「型」をないがしろにすると，病歴聴取に関して一定の質を維持することが困難になる[7]．

3.　関連情報の検索および記載

1）情報検索について

　病歴聴取において患者から得られる情報を補完し，その正確性を期すためにも，関連する診療記録（カルテや各種検査記録，など）にあたり，情報を照らし合わせることは必須である．また，過去の担当医やかかりつけ医に電話等で直接連絡をとることで，患者に関するより詳細な情報を得られることがある[7]．例えば，服薬のアドヒアランスが不確かな場合，患者が利用している薬局に連絡をとることで，実際に患者が処方された薬を受け取っているかどうかが容易に判明する場合もある．

4.　情報の記載について

　病歴聴取によって得られた情報は，患者の診療に関わるすべての医療従事者，および患者自身にとって重要なものである．特に診療に関わるチームに情報が正確に共有されることは，適切な診療が行われる上で極めて重要な意味を持つ．したがって，（特に電子カルテが導入されていない場合など），各情報が**誰にとっても読みやすい字で，明瞭に記載**されていなくてはならない．情報を閲覧する他の医療従事者にとって意味が伝わらない表現や略語などの使用は避けること．また，患者のプライバシーが守られるよう，情報の管理が適切に行われるよう配慮されなくてはならない．

ここで差がつく

　患者に関連する情報をどれだけ詳細に，かつ効率的に検索できるかは，臨床医としての能力の証左である．

Teaching Point

　病歴聴取において軽視されがちな関連情報の検索や記載について，機会を捉えてその重要性をくりかえし強調すること．

Ⅱ

文献

1) ローレンス・ティアニー, 松村正巳著.『ティアニー先生の診断入門』第2版. 医学書院, 2008

2) Llewelyn H, et al. Oxford Handbook of Clinical Diagnosis. 3rd Ed. Oxford University Press.2014.

3) Fauci A, et al. Harrison's Principles of Internal Medicine 19th Ed. McGraw-Hill. 2015.

4) Orient J. Sapira's Art & Science of Bedside Diagnosis. 3rd Ed. Lippincott Williams & Wilkins. 2005.

5) 浅野良雄. 共感的態度を評価するための一方法―確認的応答という概念の導入. 医学教育. 2010; 41(3): 175-178.

6) Kiefer MM, et al. Pocket Primary Care. 2nd ed. Wolters Kluwer, 2018

7) 青柳有紀. Dialogue & Diagnosis. 週刊医学界新聞. 2016-2017（連載）.

（青柳　有紀）

5　バイタルサイン

Vital signs are vital

Topics:
- 数字の集まりではない．見て，聞いて，感じる，それがバイタルサインだ．
- 忘れられしバイタルサイン，呼吸．
- 血圧，脈，体温，呼吸数とその他　それら全てを有機的に解釈せよ．

Introduction

　vital とはラテン語の vitalis（"manifesting life"）や vitalis（"belonging to life"）に由来する．15 世紀に "生きるのに essential" という意味になり，17 世紀に転じて "必要不可欠，とても重要" という意味で使用されるようになった，という．

　Vital signs（以下，バイタルサイン．但し複数形であることに注意）はそれまで，多くの先人が職人技として体得してきた技術，経験から生体の homeostasis が崩れた事態の原因にアプローチするのに用いた徴候のうち，最も有用かつ重要となるものを凝縮したものと言える．

　各々の序数については諸説あるが，筆者個人としては，
第 0 のバイタルサイン：意識レベル・GA（General Appearance ＝全体的な見た印象）
第 1・2・3・4：血圧・脈拍 / 心拍・呼吸数 /SpO$_2$・体温（※古典的バイタルサイン）
第 5 のバイタルサイン：頸静脈（SpO$_2$ を第 5 としているものもあり，頸静脈が第 7 にされていることもある）
第 6 のバイタルサイン：尿量
と整理している．

ここで差がつく

　数値は絶対値ではない．適切な解釈を必要とする相対的なものである．聖路加国際病院名誉院長の故日野原重明先生が文献 1 や多くの場で度々語っていた談話の一つに，『年齢とともに体温は徐々に下がって，私のようになると 35 ℃台が平熱となります．そうすると，私の体温が 36.5 ℃というと，子供の 38 ℃にほぼ匹敵するようなことになります』[1]，というのがある．

　実際，それまでにも小規模研究で示されていたが，2000 年前後に行われた 20 ～ 98 歳の18,630 人対象の横断研究でも改めて示されている[2]．これらはすなわち，**同じ数値でも人により意味合いが異なることを表し，各人に合わせた解釈が必要になること**を教唆している．例えば，普段の血圧や体温がある時は（それが常に入手できるわけではないが），そのベースラインを考慮し，解釈する．

Age Group (y)	Women			Men		
	N	M (SD)		N	M (SD)	
20 − 29	210	97.70 (1.08)		12	97.28 (0.99)	
30 − 39	729	97.77 (1.11)		617	97.25 (1.13)	
40 − 49	1,724	97.73 (1.15)		1,571	97.26 (1.28)	
50 − 59	2,316	97.45 (1.12) *		2,482	97.20 (1.07)	
60 − 69	2,403	97.31 (1.17) *		2,458	97.11 (1.08)	
70 − 79	1,505	97.32 (1.14) *		1,691	97.06 (1.09) *	
80 +	339	97.36 (1.30) *		422	97.01 (1.13) *	

Notes: *$p < .05$ compared with youngest age group (20 − 29 y) of the same sex corrected with Dunnett's test for multiple comparisons. (文献 2　Table2)

Box1　Mean Body Temperature（℉）by Age and Sex

Ⅱ

Teaching Point

　バイタルサイン＝数字の集まりではない．全ての身体所見同様，見（視）て・聞（聴）いて，感じる　ものである．そして，それらを一個体での事象として有機的に解釈しなければいけない．その所作のすべてを紙面に叙述することは不可能に近い．それは，文献3で引用されたErnest Hemingway の一節にあるように（一言で言い換えるなら，スキーのマニュアルをいくら読んでもスキーはうまくならない），本書の読者自身が自分で意識をし，経験，体得していくしかない．例えば，その患者に接する第一印象で感じた呼吸数・触れて感じる血圧，脈や体温は実測値に近いか，こういったことには特別な物やセッティングを必要とせず，自らが意識することだけで日々の診療の中で修練を積み，自己補正し体で覚えていくほかない．

1.　血圧・脈拍 / 心拍・呼吸数 /SpO₂・体温

1 血圧

　血圧の生理学的な位置づけ，定義はできるだろうか．普段日常的に我々が用いているのは，間接的血圧測定である．適切な血圧測定の所作について述べられるだろうか．普段我々が見ている数値は何なのか．数値を議論する以前にこの基本がしっかりしていない方は，文献1，文献2を始め，生理学などの他の成書などでも今一度確認されたい．

■ 血圧が低い場合

　言うまでもなく，注意すべきはショックである．ショックの定義，カテゴリーなどは文献4や各論に譲り，ここではショックインデックスについて述べる．ショックインデックス（SI：収縮期血圧 / 心拍数）は Allgöwer と Buri が 1967 年に初めて提唱した[5]．SI の正常範囲は成人では 0.5 〜 0.7 で，1 を超えるとショックや緊急を要する事態を示唆する（0.9 超で十分に意義があるという報告もある）[6]．ただし，重要なのは，SI ＜ 1 だからショックでないとは限らない．そして**ショックを疑ったら血圧が下がるのを待っていてはいけない．医療は常に先手必勝**．これは元沖縄県立中部病院院長の宮城征四郎先生（2018 年現在　臨床研修プロジェクト群星沖縄　名誉センター長）の最重要クリニカルパールである[7]．

■ 血圧が高い場合

　生体の homeostasis が破綻する兆候として，自律神経系，内分泌系と免疫系などに症状が表れる．このうち，捉えやすく反応が早いのは自律神経症状である[4]．交感神経 - 副交感神経系の乱れによって起こる "カテコラミンリリース"[7] が起こる．血圧高値を見たとき，注意すべきはものの一つは Stroke である．意識障害を呈していて，Stroke を疑うときには特に気を付けなければならない．2000 年に日本国内で行われた池田正行先生らによる血圧・脈拍と脳疾患患者（平均 65 歳，救急外来に Glasgow Coma Scale 15 未満で来院した 529 人）の横断研究では，収縮期血圧の AUROC（The area under the receiver operating curve）は 0.90（SE 0.01）で，次に拡張期血圧，脈拍のそれは 0.82，0.63 であった．また，収縮期血圧が 90 未満の場合の尤度比は 0.04 に対し，収縮期血圧 170 mmHg より大きい場合の尤度比は 6.09 を超えていた[8]．

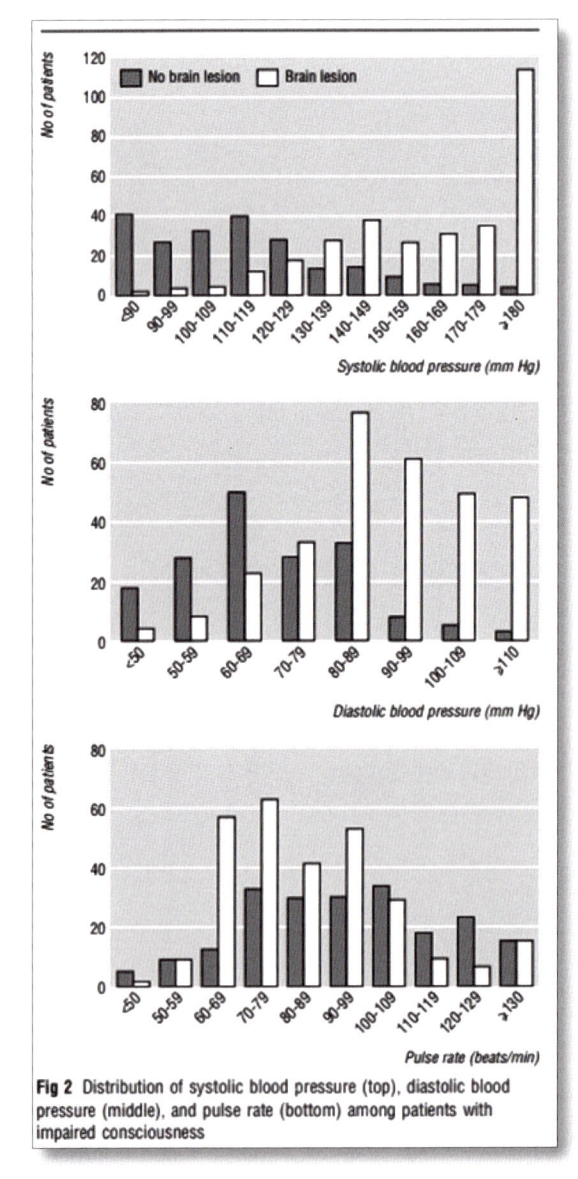

Fig 2 Distribution of systolic blood pressure (top), diastolic blood pressure (middle), and pulse rate (bottom) among patients with impaired consciousness

Box2　血圧・脈拍と脳疾患患者の横断研究（文献 8　Fig2）

2 脈圧

脈圧とは収縮期血圧－拡張血圧のことである．正常の脈圧は 40 mmHg 程度で，

☆ 脈圧が大きい（広い）：脈圧＞収縮期血圧の 50%

☆ 脈圧が小さい（狭い）：脈圧＜収縮期血圧の 25%

というように解釈する．

脈圧の定義，生理的意味を振り返れば，脈圧が 1 回拍出量に相関するのも想像に難くないであろう．脈圧 40 mmHg の時，1 回拍出量 80 ～ 100 mL と推測できる．脈圧が小さい時には，1 回拍出量が少なくなってしまう病態があると考える．さらなる詳細は文献 7 に譲る．

3 脈拍 / 心拍

米国の伝統的な診療録の用語に RRR という略語表現がある．RRR とは Regular Rate and Rhythm の略で，脈拍 / 心拍を評価する際には拍数とリズム（regular or irregular）の 2 つの要素で評価をする．

この脈拍 / 心拍の項を説明する際に最もよく使われるクリニカルパールは『心房細動のときは脈拍数だけではなく心拍数にも注意しなければいけない』[1]である．（特に典型的な頻脈性の）心房細動では，しばしば十分な拡充時間がなくなってしまうため，すべての心拍が脈拍として橈骨動脈に伝わらない，これが "心尖部 - 橈骨動脈の脈拍欠損"[3] である．他の不整脈については，循環器の成書に譲り，ここでは他のバイタルサインと連動する項目を取り上げる．

■ sinus リズムの上限は「220 －年齢」[7]

特に高齢者は 220/ 分 - 年齢 以上の洞性頻脈にはまずならない．その場合，まず考えるべきは不整脈である．あるいはそうでなかったら薬剤性を考える（アミノフィリン，など）（例：180/ 分なら心房細動）

■ 心拍数 > 130 / 分・・・心臓の障害または心血管系イベントを疑う[7]．

（呼吸器では心拍数 120-30/ 分以上にはならない）

■ 心拍数 < 120 / 分・・・心血管系イベント以外も考える[7]．

（痛いと血圧↑・心拍数↑だが，痛いだけでは 120/ 分以上にはならない）

■ 心拍数を下げる薬物＝ ABCD[7]

A：Anti-arrhythmia（抗不整脈薬）・Anti-Depression（抗うつ薬の一部）

B：β ブロッカー

C：カルシウムチャネルブロッカー

D：ジギタリス

4 呼吸数 /SpO_2

パルスオキシメータは 1977 年に商品化され，1990 年代には現在使用されているような超小型の装置が主流となった．以来，医療者はこのパチッとはめるだけのパルスオキシメータが大好き（？）である（他のバイタルサインはないのに，SpO_2 のみ記載されているような記録がまれではないことを思うと，こう表現になってしまう）．一方で，"the forgotten vital sign"[9]

とまで言わざるをえないのは，呼吸数である．正確には呼吸とだけ書いたほうがよいかもしれない．脈拍数同様，呼吸も様式，呼吸数の 2 要素で評価をする．

■ 呼吸様式

Cheyne-Strokes や努力性呼吸であれば見逃すことはないであろう．見逃しがちなのは Kussmaul 大呼吸である．Kussmaul 大呼吸は糖尿病性ケトアシドーシス（DKA）を思い出させるが，Kussmaul 大呼吸は他の急性代謝性アシドーシス（尿毒症や乳酸アシドーシスなど）のときにも見られることに注意しておく[1]．

■ 呼吸数

“頻呼吸”は肺・全身・代謝の異常で起こるものであり，重症化する危険性の重要な指標となる，とされてきた．頻呼吸を見たら，呼吸数・呼吸の質と深さを確認しチアノーゼ・奇異性呼吸・呼吸補助筋の使用，などを注意深く観察し，入念かつ迅速に鑑別しなければいけない．その経験を数値的に表そうと試みたものがスコア化である．例えば，SIRS（systemic inflammatory response syndrome）では 20 をカットオフ値としたし，qSOFA スコアでは 22 がカットオフ値になった．英国で用いられている National Early Warning Score (NEWS) では，呼吸数 21 以上と 25 以上でさらに警告度を増やしている．なお，カットオフ値とはあくまでも public health 的な観点で作られた値であり，絶対の値でないことには注意しないといけない．

呼吸数（RR）＞ 30 を見たら，①敗血症　②低酸素血症を考える！[7]
・エンドトキシンには呼吸数を上昇させる作用がある
・RR 20 の 39 ℃と RR36 の 39 ℃では緊急度が違う！！

5 体温

ベースの体温に留意しておかなければならないことは先述した．次に“体温上昇”と“発熱”は同じではないことを知っておく必要がある．
体温上昇には，
①発熱（Fever）
②高体温（Hyperthermia）
の 2 つがあり，互いの機序は異なる．“体温の上昇”に接したとき，まずこれら 2 つのどちらなのかを考える必要がある．以下その大抵の場合である発熱について述べる．

■ 発熱するとカテコールアミン↑　⇨　心拍数↑

誰しも経験があるように普通高熱が出れば脈は速くなるが，下記の関係性が見られることが知られている．

発熱時の予測 Δ HR（心拍数の変化量）＝｜（その時の体温）－（平熱 = 36.5 ℃とすることも）｜× 10 × 9/5
・その人の正常心拍数 = 60 ~ 85/min
・その人の正常心拍数の上限 = 80/min (1 ~ 60 歳)・75 /min (60 ~ 70 歳)・70/min (70 歳以上)

（加齢によりカテコラミンの反応が悪くなるため，年齢によって加える数値が異なる．心拍数は年齢差や個人差があるので，当然細かい数字の幅は存在する）

まとめると，

HR ≒ (BT － 36. 5) × 10 ／ 0.55 ＋ [80 (1～60 歳), 75 (60～70 歳), 70 (70 歳以上)] まで上昇

→計算した値まで上昇していなかったら，"比較的徐脈"（Relative Bradycardia）という．

発熱時，上昇 1 °F 毎に約 10/min の脈拍の上昇[3] 1 °F ＝ 5/9 ℃，上式の 0.55（≒ 5/9）はここに由来する．この変法に，下の Δ HR（デルタ心拍数）20 ルール，がある[1].

Δ HR/ Δ BT>20 → 細菌感染の可能性大（ベースラインが不明時は HR70・BT36.0，とする）

・Δ HR ＝（そのときの心拍数）－（その人の正常心拍数の上限）

・Δ BT ＝（そのときの体温）－（その人の平熱）

Teaching Point

"Fever-pulse dissociation" ではないか？

心拍数が "発熱時の予測 HR" の範囲に入っていない場合，"Fever-pulse dissociation"（熱 - 脈拍関係乖離）の関係にあるという．予測 HR よりも少なければ "Relative bradycardia"（比較的徐脈），予測 HR よりも多ければ，"Relative tachycardia"（比較的頻脈），という．

比較的徐脈の定義 2 つ

■ Cunha による定義

体温	脈拍
38.3 ℃	110 以下
38.9 ℃	120 以下
39.4 ℃	120 以下
40.1 ℃	130 以下
40.7 ℃	140 以下
41.1 ℃	150 以下

・前提：13 歳上・体温と脈拍は同時に測定・原則 102 ° F で適用
・除外：不整脈や 2 度・3 度ブロックがある人・ペースメーカー調律の人・β ブロッカー内服中の人

■ McGee による定義

脈拍が，体温（℃） × 10 － 323　以下
・具体的な症例も含めたさらなる詳細は文献 7 も参照

文献

1 ） 徳田安春 . バイタルサインでここまでわかる―OK と NG. カイ書林 , 2010

2 ） Waalen J and Buxbaum JN. Is older colder or colder older? The association of age with body temperature in 18,630 individuals. J Gerontol A Biol Sci Med Sci. 2011 May;66:487-92. [Epub 2011 Feb 15.]

3 ） Orient JM. Sapira's Art and Science of Bedside Diagnosis, Lippincott Williams & Wilkins; 4th edition, 2009

4 ） 徳田 安春 . Dr. 徳田のバイタルサイン講座 , 日本医事新報社 , 2013

5 ） Allgöwer M, Buri C. Schockindex. Deutsche Medizinische Wodenschrift. 1967;46:1-10.

6 ） Rady M, Smithline HA, Blake H,et al. A comparison of the shock index and conventional vital signs to identify acute, critical illness in the emergency department. Ann Emerg Med. 1994;24:685-690.

7 ） 岡田 優基 (著), 徳田 安春 (編集), 宮城 征四郎 (監修). Dr. 宮城の白熱カンファレンス～診断のセンスと臨床の哲学 , 羊土社 , 2014

8 ） Ikeda M, Matsunaga T, Irabu N,et al. Using vital signs to diagnose impaired consciousness: cross sectional observational study. BMJ. 2002 Oct 12;325:800.

9 ） Parkes R: Rate of respiration: the forgotten vital sign. Emerg Nurse. 2011 May;19:12-7; quiz 18.

（岡田 優基）

6　身体診察の重要性

身体診察には様々な利点がある

> Topics:
> ・　身体診察は安価で迅速で安全に施行できる.
> ・　身体診察で診断を絞ることができる.
> ・　身体診察は診断以上の価値がある.

Introduction

　身体診察は診察の基本であり，極めて大事な技術である．外来患者で病歴から診断ができたのは76％，身体所見で診断ができたのは12％，検査所見で診断できたのは9％という報告があるように[1]，診断で重要なのは病歴，そして身体所見，その次が検査である．画像検査や臨床検査が目覚ましく発達した現在でも，身体診察の重要性が薄れることは決してない．診断以外にも身体診察には大きな価値がある．

　本項では身体診察が大事な理由を，以下に9点について述べる．

身体診察の9つの利点

1 安価である

　医療費が年々増大していくなかで，自分の行っている検査のコストについて自覚的で，医療費を抑える努力をするのは医師として当然である．身体診察はどの検査よりも安い検査で，身体診察で可能性のある疾患を絞ることができたら後の**不要な検査を減らすことができ，医療費を抑えることができる**．

　検査機器を必要としないので，診療所や災害活動時など医療資源の限られた状況でも行うことができる．

2 安全である

　身体診察は安全に行うことができる．一方，採血検査は痛みを伴い，神経障害のリスクがかなり低いが存在する[2]．また，X線やCTは放射線を被曝するリスクとなる．

3 意識がない人でも行える

　診断には病歴が大事であるが，必ずしも全員に詳細な病歴聴取ができるとは限らない．意識障害がある患者では病歴がはっきりしないことが多いが，呼吸様式や瞳孔所見，眼球の動き，四肢の麻痺などの身体所見から病因を絞れることがある．また，原因が精神的なものだろうと思ったときでも身体診察は重要で，救急外来から器質的疾患なのに精神疾患であると精神科に振られた患者の44％は，身体診察が不十分であったと報告されている[3]．

疾患	特徴
甲状腺機能亢進症	眼球突出
甲状腺機能低下症	腫れぼったい顔，乾燥した肌，眉の外側 1/3 の脱毛
先端巨大症	眉や下顎がつきでている，唇が厚い，すきっ歯
Cushing 症候群	満月様顔貌，多毛
Parkinson 病	表情が乏しい，瞬きがない
筋強直性ジストロフィー	前頭部の禿頭，斧様顔貌（側頭金，咬筋の委縮）
強皮症	表情が乏しい，口唇周囲の放射状のしわ

Box1　身体診察はその場ですぐに行うことができる

4 迅速に行える

身体診察はその場ですぐに行うことができる．例えば外来診察室に入ってくるときに，前傾姿勢で腕の振りが少なく小刻み歩行であれば，その時点でパーキンソン症候群を疑うことができる．また，顔貌からも瞬時に多くの情報を得ることができる（Box 1）．迅速な判断を要する重症患者に対しても身体所見は有用で，血圧低下，呼吸苦がある患者で，気管偏位や頸静脈怒張があれば緊張性気胸を瞬時に疑うことができ，画像を待つ前に胸腔穿刺の判断を行うことが可能となる．ショックの患者でも触って皮膚が温かければ，血液分布異常性ショックつまり，敗血症やアナフィラキシーを早期に疑うことができる．

ここで差がつく

・全身観察は様々な情報の宝庫である．患者の体格が痩せているか，太っているか，毛髪や爪は整えられているか，表情はどうか，視線があうか，姿勢はどうか[4]など診るべきところは多い．

Teaching Point

・外来に患者が入ってきた瞬間から診察は始まっている．

5 繰り返し評価することができる

時間が経つにつれ病勢に変化があるので，**繰り返し施行できる**，身体診察が役立つ．発熱の患者で朝には聴取できなかった心雑音を夕に聴取したときや，手足に小結節や小紅斑が観察された場合，感染性心内膜炎を疑う手がかりとなる．また疼痛部位に後から水疱があらわれて帯状疱疹と診断できることもある．治療判定にも効果的で，肺炎の場合初期には一定の強度で吸気に肺雑音が聞こえるが，改善していくと吸気の終末にかけて雑音が強くなるのが確認できたり，心不全が改善するとⅢ音の消失を確認できることがある．

6 場所を絞ることができる

身体診察では，罹患している部位を，強さを変えながら，**指1本分で指せる部位まで範囲を絞ることができる**．例えば長く発熱している患者さんの頸部の診察で，甲状腺に圧痛があれば亜急性甲状腺炎，頸動脈に圧痛があれば巨細胞性動脈炎，気管に圧痛があれば多発軟骨炎を疑うことができ

る．前医で心電図，胸部 X 線や採血で異常がないとされ帰された胸痛患者が，前医で胸部の圧痛の所見がとられてなくて，実は肋軟骨炎であったという症例をしばしば経験する．腹痛においても腹壁で神経が圧迫されて起こる ACNES（Anterior cutaneous nerve entrapment syndrome）はよく見逃される疾患で，慢性腹痛の原因となるが，採血や画像所見で診断できないので，精神疾患と間違われることがある．腹壁をつまんで痛みが増悪するか確認したり，腹壁に力が入った時に痛みが増強するか確認する，Carnet 徴候という身体所見から診断することができる[5]．

7 頭から爪先まで評価できる

身体診察は病変を絞るのとは逆に，**頭から爪先までスクリーニング検査ができる**．主訴とは別に，眼瞼結膜や手掌の溝の蒼白から貧血を疑ったり，ばち指から肺がんの可能性を指摘できる．

8 患者に安心を与えることができる

ていねいに身体所見をとると，最後に，「しっかり診てくれてありがとうございます．」と患者に感謝されることがある．特に痛みが長引いている患者は，必ず手をあてて痛い部位を診察した方がよい．痛いところを診てもらえなかったと患者の不信につながる．進行した癌患者でも身体診察が有用で，身体診察によって症状が緩和するという報告がある[6]．しっかりと患者を診察することは，患者に安心を与え，患者満足度をあげる．身体診察は，診断すること以外にも価値があるのだ．

9 身体診察は楽しい

心音や呼吸音など身体所見を繰り返しとっていれば確実に上達し，以前には聞き取れなかった音の違いがわかることがある．身体診察のレベルアップを感じる瞬間は嬉しいものである．身体診察はベッドサイドで皆と所見を共有したり，議論することができ，教育にも有用である．

おわりに

身体診察に関するエビデンスは，JAMA の The Rational Clinical Examination をはじめとして蓄積されてきている．**Box 2** のように[7]身体所見において特異度が高い検査は多く，診断の確実性を高めることができる．そして，適切な身体診察により診療エラーを減らすことができる[8]．

身体所見が，患者を救う場面は多い．我々は身体診察の腕を常に磨いておかなければならない．

身体所見	疾患	感度 (%)	特異度 (%)	陽性尤度比	陰性尤度比
Ⅲ音	駆出率＜30%	78	88	6.5	0.25
肝頸静脈逆流	心不全	24	96	6.4	0.853
大腿動脈雑音	末梢血管疾患	20-29	95	4.9	0.79
Murohy 徴候	胆嚢炎	50-97	80	3.68	0.331
甲状腺のサイズ	甲状腺疾患	70	82	3.89	0.366
触診前の脾臓打診	脾臓	58	92	7.25	0.457

Box2　　身体所見において特異度が高い検査

文献

1) Peterson MC, Holbrook JH, Von Hales D, et al. Contributions of the history, physical examination, and laboratory investigation in making medical diagnoses.West J Med. 1992 Feb ; 156 (2) : 163-5.

2) Horowitz SH.Venipuncture-induced neuropathic pain: the clinical syndrome, with comparisons to experimental nerve injury models. Pain. 2001 ; 94 (3) : 225-9.

3) Reeves RR, Pendarvis EJ, Kimble R. Unrecognized medical emergencies admitted to psychiatric units. Am J Emerg Med. 2000 ; 18 (4) : 390-3.

4) BickleyLS, Szilagyi PG 福井次矢監訳. ベイツ診察法，第 2 版，MEDSI，2015.

5) Applegate WV. Abdominal cutaneous nerve entrapment syndrome (acnes): a commonly overlooked cause of abdominal pain. The Permanente Journal. 2002 6 : 20-27

6) Kadakia KC, Hui D, Chisholm GB, et al. Cancer patients' perceptions regarding the value of the physical examination: a survey study. Cancer. 2014 Jul 15 ; 120 (14) : 2215-21.

7) Schultz MA, Doty M. Why the history and physical examination still matter. JAAPA. 2016 Mar ; 29 (3) : 41-5.

8) Verghese A, Charlton B, Kassirer JP, et al. Inadequacies of physical examination as a cause of medical errors and adverse events: a collection of vignettes. Am J Med. 2015 Dec ; 128 (12) : 1322-4

（笹木 晋）

7　入院の適応・退院に向けて

入院適応は，医学的側面・社会的側面の両方から考え，入院日から退院を見据える

> Topics:
> ・ 患者を帰宅させられる理由を見つけようとするのではなく，帰宅させられない理由を見つけようとすることが大事.
> ・ 患者と家族の心情と意向を，しっかり把握することが入退院判断に必要不可欠！
> ・ 社会的側面の情報収集は，多職種での連携がコツ.

Introduction

　外来ではすべての患者において入院させるか帰宅させるかの判断を迫られるが，本稿では主に救急外来をはじめとした「短時間で判断しなければいけない場」で，いかに入院判断を想定するか，その判断のポイントについて述べる．また，退院調整に難渋しやすい高齢患者の入院で重要な，入院したその日から行うべき退院に向けてのアクションについても本稿で述べる.

1.　入院の判断

1 医学的な側面からの判断

■ 診断がついているとき

　診断がついているときは，それぞれの疾患により入院適応が異なる．ここでは各論に触れないが，各疾患の重症度スコアや Clinical decision rule を用いると入院判断の一助となる（例：肺炎の A-DROP[1] や CURB-65[2] など）．また，診断がついていない場合でも症候別の Clinical decision rule が活用できる（例：失神の San Francisco Syncope Rule[3]）．これらのスコアリングや rule はあくまでも参考であり，感度特異度はどれくらいか，目の前の患者に適応できるかについては吟味が必要である（特に，欧米の study をもとにした rule を日本人に適応する場合注意が必要）.

■ 診断がついていないとき

　診断がついていないときは原則入院するほうが安全である．しかし，診断のついていない患者全員を入院させることは，医療資源的にも医療経済的にも非現実的である．そこで，帰宅して経過観察可能な患者であるかどうかの判断が必要となる．その場合，
　① 致死的な疾患が除外されている
　② バイタルサインに異常がない（あっても原因が推定されている，改善が予想される）
　③ 症状が改善傾向にある
という条件を満たすことが必要である．これらが揃わないときには，積極的に入院を考える.

2　社会的な側面からの判断

■ 医療機関へのアクセス・家族や周囲のサポートはどうか

　帰宅してから状態が悪化した場合に，自力で医療機関を受診できるか，それをサポートできる家族がいるかを考慮する．独居の高齢者などの場合は，医学的に帰宅可能であっても入院の閾値を下げる必要がある．

■ 患者家族が納得しているかどうか

　入院を最終的に決めるのは患者・家族であり，医師ではない．入院する場合も帰宅させる場合も，判断理由と方針に患者と家族が納得していなければいけない．医学的に入院が必要な状況にも関わらず入院を拒むパターンもあるが，「身勝手な患者だ」などと言って見放すことは決してしてはならない．なぜ入院をしたくないのか，その理由を深いところまでしっかり聴取し，患者の視点に立って考えることが重要である．どうしても入院の同意が得られず帰宅させるときは，説明した内容を詳細に診療録に記載する，上級医や他職種と対応した内容を共有しておくなどの配慮も重要である．

> **ここで差がつく**
> ・医学的な判断だけでなく，社会的な側面からも入院するか否かを判断する．医学的な正論を振りかざすだけでは患者も家族も納得しない．

> **Teaching Point**
> ・患者と医師の方針がなかなか一致しないときに両者が共通基盤を築くメソッドとして「患者中心の医療の方法（Patient Centered Clinical Method）[4,5]」がある．理論に照らし合わせながら，医学的・社会的側面で把握や配慮が不十分なところがないかを振り返って考えることで，学習者も教育者も学びを深めることが可能である．

2.　退院に向けて

1 入院した日から始まる退院調整・退院支援

　患者の入院日は，病歴聴取，入院指示オーダー…などやることが沢山あるが，その中に退院調整・退院支援の開始を意識的に加えてほしい．医師は自宅退院させるつもりであったのに，退院直前に「自宅への退院は無理です…」と高齢患者の家族から申し出られた経験はないだろうか．疾患が治癒してから退院調整を開始していては，入院期間も長引いてしまう．以下に，入院した日に行うべき具体的事項を挙げたので，それぞれ解説する．

■ 生活環境，家族の把握

　入院前の生活の様子が想像できる情報を収集する．同居家族は誰か，仕事はしているか，日中家に居るかなど，具体的な生活の様子や家族の状況を把握する．家族図を作成すると家族の情報が整理しやすい．キーパーソンの確認は必須であるが，キーパーソンと主介護者が異なる場合もあるため，主介護者の確認も意識して行う．次男が主介護者であり同居で介護しているが，物事を決めるキーパーソンは長男といった場合もあり，これを把握していないと今後の方針決定がスムーズにいかないことがある．

■ ADL/IADL の把握，介護保険に関する情報収集

　患者の活動能力が入院前にどの程度であったか把握するために，ADL/IADL（Instrumental ADL）の項目を意識して聴取する.

ADL と IADL（DEATH SHAFT）

ADL		IADL	
Dressing	着替え	**S**hopping	買い物
Eating	食事	**H**ouse keeping	家事
Ambulating	歩行	**A**ccounting	金銭管理
Toileting	排泄	**F**ood preparation	炊事
Hygiene	衛星	**T**ransporting	交通機関での移動

　食事は，介助の要否だけでなく，食形態（家族と同じ常食か，刻み食か，水分にトロミをつけていたかなど），普段の食事量についても聴取する. 排泄の情報収集の際には，居住空間からトイレまでの移動についてなど細かな点も確認する. 要介護度，利用サービスを確認する. 家族もしくは担当ケアマネジャーから入院後すぐに情報収集を行う. 介護保険未申請の患者でも，ADL が変化して退院後に介護保険のサービスが必要になると予想される場合，早めに介護保険申請を行う. 入院前と退院後で要介護度の変化が予想される場合は，区分変更申請を早めに行う.

ここで差がつく

・生活環境や ADL/IADL については，各項目を作業的に聞くだけでなく，細かい点にも踏み込んで具体的に，その人の実際の生活が目に見えるように聴取していく.

■ 患者家族の希望・意向の把握

　入院時に患者・家族の希望を把握しておくと，今後のマネージメントがしやすい. 患者が自宅へ帰りたいと強く思っているケースもあれば，自宅での生活に以前から不安を持ち，かえって病院や施設のほうが安心して生活できると考えているケースもある. 患者が今後どうしていきたいか，自宅の生活にどれくらいこだわっているかを聴取する. 家族には，入院前より介護に困難を感じていたのか，入院前より更に ADL が低下したとしても自宅での介護が可能かなども聞く. 情報収集ができたところで，入院時に患者・家族とある程度の方針決定をしておく. 現時点で自宅退院を考えるか，転院や施設退院を考えるかの方針を立てる. 入院の原因となった疾患の予想される経過や，ADL が現状より低下する可能性などもここで十分話しておくと，退院が見えてきた時の話し合いが行いやすくなる.

3.　多職種連携のすすめ

　外来でも入院でも，社会的な面も含めた情報収集を医師だけで行うのは困難である．そのため，看護師やソーシャルワーカー，ケアマネジャーなど多職種での連携が重要である．救急外来でも，付き添いの家族の様子や，医師には話さない感情などを聴取して伝えてくれる看護師の役割は重要である．また，得られた情報や入院時点での方針を多職種で入院早期から共有すると，多職種が方針に沿った介入がしやすくなり，後々の退院調整・退院支援が円滑に進みやすい．**総合診療医には，多職種と上手に協働して医療を提供する能力が求められている．**

文献

1)　日本呼吸器学会　呼吸器感染症に関するガイドライン作成委員会 . 成人市中肺炎診断ガイドライン 2017

2)　BTS Pneumonia Guidelines Committee 2004

3)　Quinn JV, Stiell IG, McDermott DA, et al. Derivation of the San Francisco Syncope Rule to predict patients with short-term serious outcomes. Ann Emerg Med. 2004; 43：224-232.

4)　Stewart M, et al: Patient-Centered Medicine: Transforming the Clinical Method, 3rd ed. CRC Press, 2014.

5)　日本プライマリ・ケア連合学会 . 日本プライマリ・ケア連合学会基本研修ハンドブック , 改訂 2 版 , 南山堂 , 2017.

6)　宮武 諭 . ER での入院適応・帰宅の考え方 , レジデントノート . 2012; 14 (3): 529-533.

7)　稲葉 崇 . 自宅退院か？転院か？ レジデントノート . 2017; 19 (14):184(2524)-189(2529).

8)　宇都宮宏子 / 編著 . 退院支援実践ナビ . 医学書院 , 2011

（稲葉 崇）

III 求めよ！総合診療医として必要なスキル
Introduction

高橋　宏瑞

人は坂道で転んだら，まず坂のせいにする．
坂がなければ，石のせいにする．
石がなければ，道のせいにする．
道が整っていれば，靴のせいにする．
あらゆる言い訳がなくなるまで，自分のせいであることを認めない．

高校の担任の先生がよく言っていた言葉です．あなたはこれからあらゆる困難，失敗に直面します．その多くは準備によって防げた可能性があります．

そんな時，あなたが言い訳をしないために最も重要なことが『基本の土台を作る』ことです．

第 III 章では，総合診療領域に求められる『現場で必要な基本』を学びます．ここをおろそかにしてしまうと，いずれ必ず壁にぶち当たります！

良き医師，良き人間でいるためにも，この章で得られる基本は確実に自分のものにしてください．また，良き指導医として，指導できるようになってください．

1　プレゼンテーションの心得

原稿は不要．必要なのはメモと場数

Topics:
- プレゼンテーションでは，詳細を準備し，全体像を語る！
- 全てのプレゼンテーションに必要なものは，原稿ではなくメモである！
- プレゼンテーションの主役はスライドではなくあなただ！

Introduction

　プレゼンテーションは医師として必要不可欠な技術の一つであるにも関わらず，医師になる過程で体系的に学ぶ機会はない．臨床現場では，状況に応じてプレゼンテーションの長さを調整することは重要で，カンファレンスなどで必要となる**ロングプレゼンテーション（LP）**と，回診やコンサルトのときに必要となる**ショートプレゼンテーション（SP）**の大きく2つがある．

　肝に命じていて欲しいのは，**プレゼンテーションは聴衆のためのもの**であり，自分のためのものではないということ．聴衆へ向けたプレゼントとして行うことを心がけよう．

1.　症例に関するプレゼンテーション

　日々の臨床でプレゼンテーションをする場合，プレゼンテーションの長さに応じた内容の編集が必要になる．例えば，朝の回診で患者をプレゼンするとき，1人につき30秒程度で要点を絞って話す必要があるが，新しい患者について全体カンファレンスを行うとき，患者の詳細を伝えなければならない．『プレゼンテーション』と一括りにされているが，日々の臨床で必要とされるのは**30秒間のSP**と，**5〜10分のLP**である．全ての担当患者で，この2つのプレゼンテーションを準備しよう．**いずれにおいても詳細な情報を頭に叩き込んでおくことは重要である！**

①　ショートプレゼンテーション（SP）（30秒間）

　まず理解するべきは，『SPの目的は全体像を理解させる』ということである．主に，臨床現場で患者について質問されたときに使うプレゼンテーションである．他科の先生にコンサルトする場合や，朝の回診のときなどにこれを使う．基本となるプレゼンテーションの構成を，パラグラフ毎に並べる．

　Ⅰ．年齢，性別
　Ⅱ．入院の日数と主訴・診断名
　Ⅲ．来院してから現在までの治療経過（抗菌薬の投与期間は必須）
　Ⅳ．現在の問題点と，今後のプラン

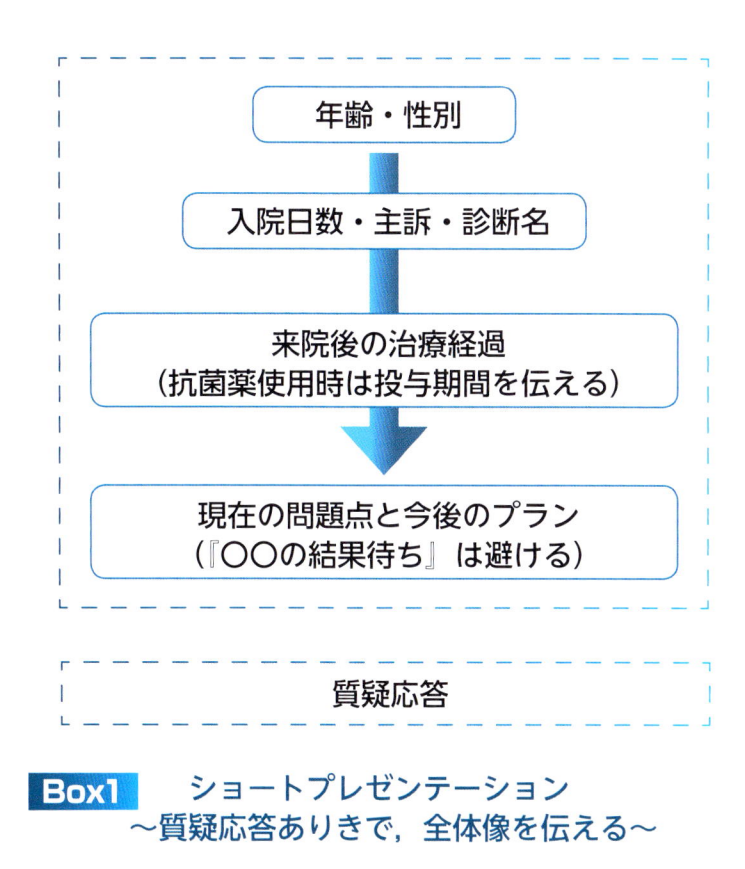

Box1 ショートプレゼンテーション
～質疑応答ありきで，全体像を伝える～

例 (I) 40 歳の女性です．(II) 7 日前に呼吸困難を主訴に来院され，肺炎球菌性肺炎の診断で入院となりました．(III) セフトリアキソンで 4 日間治療し，喀痰培養で起因菌が感受性良好な肺炎球菌とわかったので，3 日前よりペニシリン G に de-escalation しています．(IV) 過去にも肺炎を繰り返していることから，現在，液性免疫不全のルールアウトを行っております．

　ここで重要なのは，**詳細を伝えない**ことである．病院によってどこまで求められるかばらつきはあるが，SP の目的は全体像を理解してもらうことである．全体像を伝えられたら，あなたのプレゼンは終わり，次は質疑応答に移ろう．SP では質疑応答ありきで考えることが重要である．

② ロングプレゼンテーション（LP）（5～10 分間）

　LP は，未診断の患者や，治療に難渋している患者の全体カンファレンスやケーススタディなどで使われるが，重要なことは継時的に伝えることである．総合診療領域で重要なことは，問診と診断で鑑別診断を絞り込むことにあり，LP では，往々にして問診と身体所見に費やす時間が多くなる．ここでも質疑応答ありきで考えるべきであり，よほど重要な情報でない限り，検査結果の細かい数字や考えた鑑別診断を全てあげるようなことはしなくて良い．大事なことは，問診と身体所見をもれなく伝え，検査に至った理由を伝えることである．

　患者情報を整理するときに使えるのが『プロブレムリスト』と『鑑別診断リスト』と『ToDo リスト』である．（本章『カルテの記載の心得』参照）

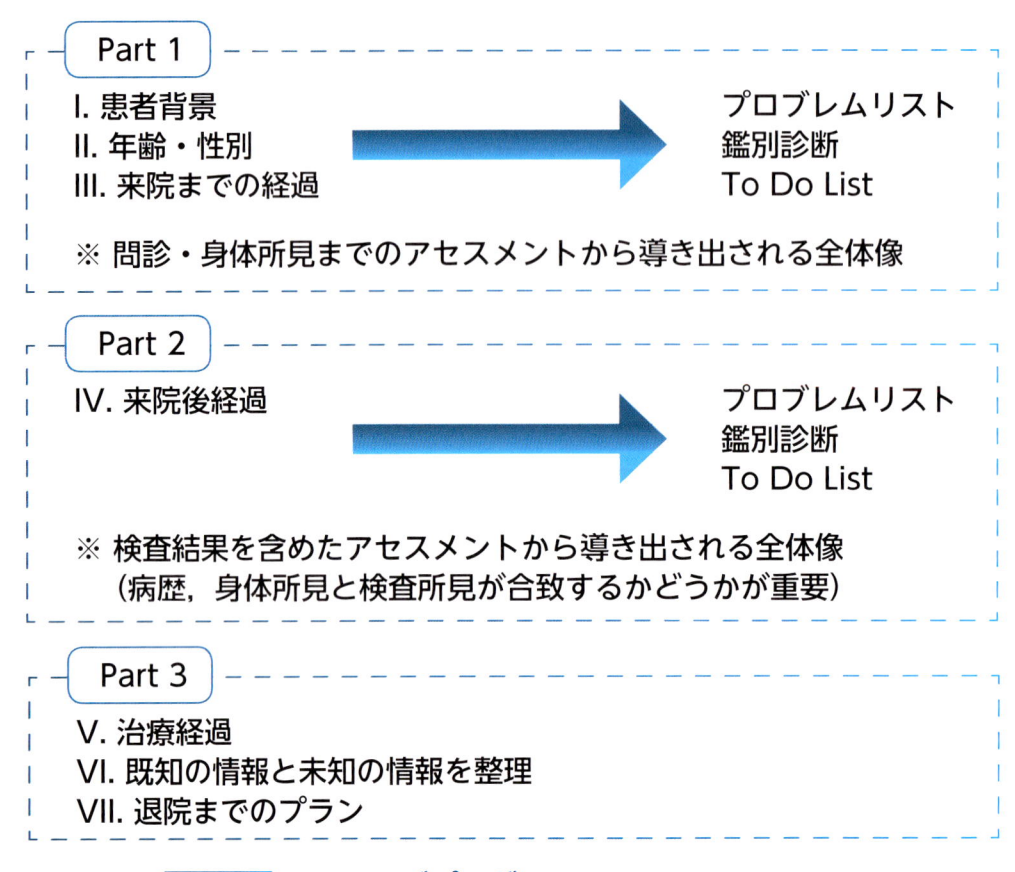

Box2　ロングプレゼンテーション
～質疑応答ありきで，継時的に伝える～

LP の型を下記に記載する.

Ⅰ．ADL，食事摂取量を含めた患者背景

　高齢者では，もともとの ADL で予想される疾患や経過が異なる．現在入所中であるかどうかや職業なども適宜取り込み，**患者像がイメージできるように**しよう.

Ⅱ．年齢，性別，(人種)

　Ⅰを受けて，年齢，性別，人種でさらにイメージを膨らませる．『年齢の割には元気』とか，『若いのにずっと寝たきり』というようなイメージがこのⅠとⅡで形成される.

Ⅲ-Ⅰ　来院までの経過

　時系列に準じて，必要な情報は全て組み込み，できるだけ詳細な経過を伝える必要がある．しかし，ベクトルを持たないマシンガン乱射状態では，蜂の巣のようにスカスカなプレゼンテーションになってしまう．スナイパーのようにターゲットに狙いを定め，自分の考えをプレゼンテーションに込めよう．例えば，肺炎を疑っているのであれば，肺炎を想起させるような情報を中心にプレゼンテーションしよう.

Ⅲ-Ⅱ.　問診，身体所見までのアセスメント

　　ここが最も重要なパートで，得られた情報から自分の意見を伝える，言わば見せ場である．アセスメントを行い，作成した『**プロブレムリスト**』『**鑑別診断**』『**To Do List**』を提示しよう．ここで，アセスメントと鑑別診断が合致するかどうかのディスカッションが始まる．このアセスメント及びディスカッションがあなたを成長させる．

Ⅳ-Ⅰ.　来院後経過

　　検査が発生するため，ⅢとⅣには大きな違いがある．To Do List に挙げられた検査結果を継時的に示し，検査前のアセスメントが正しかったかどうか照らし合わせましょう．

Ⅳ-Ⅱ.　検査結果を踏まえたアセスメント

　　検査結果が想定と違うことにより，新たな知見が得られることがある．検査結果を踏まえて作成した，新たな『**プロブレムリスト**』『**鑑別診断**』『**To Do List**』を提示しよう．ここで再度ディスカッションが始まる．このディスカッションで，新たな鑑別診断が挙がったり，To Do List へ検査が追加されたり，問診や身体所見の再確認が必要になるだろう．診断に難渋する症例では，このパートを繰り返すことにより，診断に近づくことができる．

Ⅴ.　治療経過

　　治療経過の判断も重要なポイントである．『白血球が下がりました』とか，『CRP が下がりました』というプレゼンテーションではがっかりしてしまう．患者状態を把握し，『食欲が上がってきた』とか，『歩き回るようになった』という情報が重要である．

Ⅵ.　現在わかっている情報と，わかっていない情報の整理

　　診断が定まっていない患者のプレゼンテーションでは，鑑別診断と患者情報を比較し，合致する点と，合致しない点を明確にする必要がある．一つでも鑑別診断と合致しないプロブレムを認める場合は，その一つを軽視せず，原因を追求する心がけを持とう．

Ⅶ.　退院までのプラン

　　治療期間や，退院先の決定，介護申請の必要性など，患者の退院までに必要なことと，まだやれていないことをまとめておこう．常に退院を意識して患者管理をしよう．また，外来でできることであれば，退院させてしまうことも重要である．

例 **(I)** 毎日朝ランニングしていて，トライアスロンにも出ている．
(II) 80 歳の男性です．
(III) 外来受診 2 日前より悪寒戦慄を伴う発熱，呼吸困難を自覚し，日課のランニングができなくなりました．近医に受診したところ，解熱剤が処方され，自宅で経過観察しておりました．その後，下痢が出現し，そのまま意識障害となり，救急車で当院に搬送されております．既往歴は高血圧のみで，降圧薬の内服を行っておりますが，体調不良のため 2 日前から内服が中断されております．家族から話を聞くと，7 日前から温泉旅行に行っており，帰ってきた翌日に発熱したようです．バイタルサインは BT 40.0 度，BP 124/60mmHg，HR 80 回 / 分，RR 30 回 / 分，SpO$_2$

94%(8L マスク)，聴診上は両側肺野に明らかな異常音は認めませんでした．喀痰は喀出できず，血液培養採取後，すぐにセフトリアキソンの髄膜炎量とアジスロマイシンを開始しております．

(III-II) もともとトライアスロンをやっている方が発熱と呼吸困難から下痢，意識障害を呈しており，肺炎だけでは説明がつきません．バイタルサインを見ると，高血圧の患者が内服を中断しているにも関わらずBP:124/60mmHgとなっており，ショック状態と考えます．qSOFA スコアでは 2 点ですが，ショックが併発しており，状態としては 3 点と同様の重症度です．

(IV-I) 胸部X線では右下肺野に横隔膜とのシルエットサインを伴う浸潤影を認めており，尿中肺炎球菌肺炎とレジオネラ抗原は陰性でした．血液培養も陰性です．

(IV-II) 一元的に考えると，比較的徐脈を認めていること，肺炎に加え下痢，意識障害を認めていること，温泉に行った後に発症したことから，レジオネラ肺炎が鑑別の上位に考えられます．その次に，肺炎の原因菌として最も多い肺炎球菌性肺炎及び侵襲性肺炎球菌感染症の併発を考えます．しかし，どちらも尿中抗原が陰性であり，診断には至っておりません．

(V) 治療経過としては，肺炎に関しては現在 O_2: 3L まで下げられており，酸素化は徐々に改善しております．しかし，意識障害は継続しております．

(VI) 現在の問題点として，肺炎については，喀痰培養取れておらず，明らかな原因菌は特定できておりませんが，治療経過良好のため，このままの抗菌薬投与を進めていきます．意識障害の原因については，低血糖や電解質異常はありません．腰椎穿刺は行えていないので，髄膜炎の有無も不明です．今後，患者の状態を見つつ，腰椎穿刺，頭部 MRI を行う予定です．

(VII) 退院までのプランとしては，まずは治療に専念し，入院前と同様の状態まで改善させ，自宅への退院を目指します．

　ここまでがあくまでプレゼンテーションの 1 例である．長い記述になったが，一度目を通してもらうと，面白いと思う．突っ込みどころを見つけた方は，その感覚でカンファレンスにおいてディスカッションをしてみよう．

ここで差がつく

・プレゼンテーションのために準備するのではなく，普段の診療で知識を整理できているかどうかで差がつく！いつも，セルフ SP を行い，できるかどうか確認しよう．困るときは，患者情報の整理不足である．

Teaching Point

・回診ごとに SP を確認しよう．よくある，『検査結果を待っています』という締めくくりに対しては，検査結果が想定と違う時にどうするのか質問しよう．一歩先を考えられる医師を育てよう．

2. 申し送り

引き継ぎ・申し送りでは SBAR を使え！

　医師として働き始めると，勤務交代の節目に仕事を引き継がなければならないことが多々ある．申し送りはミスに繋がりやすい瞬間なので，注意が必要である．基本となる型，SBAR を身につけよう（Box3）．

例として，外来での引き継ぎを提示する．

(1)　Situation（状況）

　呼吸困難と発熱を主訴に来院された 72 歳の女性で，息子と一緒に来院しております．

(2)　Background（背景）

　もともと ADL は自立している一人暮らしの方で，糖尿病のため当院の糖尿病内科に通院中でした．7 日前にインフルエンザと診断され，一時は軽快していたのものの，昨晩より再度発熱し，息苦しそうにしていることから当院に受診されました．

(3)　Assessment（評価）

　qSOFA スコアは 1 点で，右下肺野に course crackle を聴診し，肺炎を考えてすでに血液培養，喀痰培養は採取しました．レントゲン上も同部位に浸潤影を認めております．現在，酸素 5L マスク投与で SpO_2: 95% です．

(4)　Recommendation（提案）

　これから，エンピリックにセフトリアキソンの点滴を行い，入院予定としております．病床は 309 号室で取れておりますが，入室時間の調整中です．

　よろしくお願いいたします．

　ショートプレゼンテーションの別バージョンと考えてプレゼンすれば良い．ポイントは，Assessment と Recommendation をしっかりと行えているかどうかで，引き継ぐ人が次に何をすれば良いかわかる様にしよう．起こりうるリスクは全て伝えておくことも重要である．

基本中の基本

・引き継ぐ時には，何をして欲しいかまでを伝えよう．

ここで差がつく

・Assessment と Recommendation の出来で，引き継がれる側の印象が大きく変わる．先の先まで想定して引き継ごう．

Teaching Point

・トラブルが発生する際は，情報伝達不足（あるいは，伝わっていない）であることを伝えよう．特に Recommendation の無い引き継ぎをした場合は厳重注意！

S: Situation（状況）
- 外来に歩いて来た患者
- 救急車で来院した患者
- 入院中の患者に関するお願い
- 入院中の患者の急変，など

B: Background（背景）
- 元々の ADL
- 現時点でわかっている疾患名
- 知っておくべき既往歴
- これまでの治療経過，など

A: Assessment（評価）
- 何を考えて，どこまでやっているか
- やっていないことは何か，など

R: Recommendation（依頼・要請）
- 今後，やって欲しいこと
- 今後，起こりうること
- 注意すべき点，など

Box3　申し送りの型
〜 SBAR 〜

（高橋 宏瑞）

2　カルテ記載の心得

形式にのっとり，自分にも他人にもわかりやすく書こう！

> Topics:
> ・　カルテは診療の記録を残す公式文書である．
> ・　わかりやすく，自分にも他人にも伝わるカルテを書こう．
> ・　SOAP 形式にのっとり記載しよう．
> ・　患者は日々変化する！カルテも日々変化させねばらない．

Ⅲ

Introduction

　カルテ記載は自分の考えを表現し，伝える手段である．カルテ記載にもルールが存在し，診察で得られた雑多な情報を，理論的に取捨選択し，どのように表現するかは，医師としてのセンスが問われる．

　よいカルテとはどのようなカルテだろうか？学生時代からカルテに触れる機会はあるが，簡潔にいうと，わかりやすいカルテがよいカルテと言える．なぜわかりやすいか？それは，**端的な言葉で，病態に基づいて，理論的に書かれてある**からである．そして，病態に基づいたカルテを記載することそのものが，記載者自身の頭の整理につながる．また，カルテを読むのは自分だけではなく，指導医，看護師，理学療法士，薬剤師，他科の医師など，診療に関わる多くのスタッフが読むことになる．カルテから，指導医は記載者の理解度を，コメディカルスタッフは患者の現在の状況と診療方針を，他科の医師は患者の病態と担当医の考えを読み取る．記載者側もカルテはそのように読まれることを知っておこう．

　誰でも一朝一夕によいカルテが書けるようになるわけはなく，「書き方（ルール）」があり，それを「学ぶ＝まねぶ」必要がある．現在，記載方法として SOAP 形式にのっとった方法がスタンダードである．それは診療を行ううえで使い勝手がよく，思考の整理に有用だからである．この形式に愚直に従うことで臨床医としてのものの考え方，センスが磨かれていく．

1.　公式文書としての診療録

　医師法 24 条では医師は診察したら遅滞なく診療録を記載するよう定められている．診療録は公的文書であり，保険診療の根拠にもなる．また，あまりあってはほしくないことだが，訴訟時の証拠になる．例えば，医師が頭の中である病態を想定していたとしても，カルテに記載がない場合は見落とし，またはミスとして扱われることもある．特に鑑別を挙げるときは見逃してはならない重要な疾患，病態は必ず記載するようにしよう．

2. 入院におけるカルテ記載

　病棟で入院患者について記載するカルテは「入院時記録」「経過記録」「退院時要約」（＋「中間要約」）である.

1）入院時記録（紙カルテの時代は「1号紙」と呼んでいた，表紙の次にくるページ）

　入院時記録は一人の人間のあらゆる情報を網羅する内容となり，その情報は主治医，担当医のみならず，看護師，薬剤師，理学療法士，放射線技師，ソーシャルワーカー，医事課，栄養部…あらゆるスタッフに共有される．そのため，**誰が見てもわかる**ように記載されなければならない.

■ まずすべきこと

　紹介状や過去の記録などの情報がある場合，事前の情報収集を行う．外来カルテを読み，当該疾患について確認し，診察で聞きたいこと，確認したいことをメモにリストアップしておく．病棟だと診察しながら記載が難しい場合が多いため，メモは常に携帯し，情報を記載するようにしよう.

■ いざ診察！（診察については本書Ⅱ章を熟読のこと）

　診察時に重要なのは，「この患者にとって，プロブレムは何か？」という姿勢である．問診と身体所見がもっとも重要であると認識し，必要十分な情報を引き出そう.

■ カルテを記載しよう

　入院時記録は**可能な限り網羅的に情報を載せる**とよい．例えばADLや体重などの情報は，入院時と現在を比較できると便利な情報であり，診療に役立つことがある．記載しているうちに聴取し忘れていたことや取り忘れた身体所見がでてくることもしばしばある．空欄にせず「未聴取」「未」と記載し，再度ベッドサイドに赴き，情報が得られたら記載しよう．下記の順序で記載していくと，最低限の情報が得られるので参考にしてほしい.

　電子カルテを使用している施設ではBox 1の『#』のようにサマリにして貼り付けておくと，いつでも入院時との比較ができるようになるので便利だ.

① 元々の生活とADLについて

　疾患罹患前のADLと比較することで，現在の疾患によってどの程度生活に支障をきたしているかを知ることができ，疾患の重症度，生活に与える影響を推測することができる．また，元々のADLが寝たきりであれば，リハビリの目標もそれに準じたレベルになり，自立した生活を行っていた人であれば，自立までを目標に考えられる．生活の拠点は自宅だったのか，施設だったのか，自宅からなら同居者はいるのか，現在使用している医療資源（障がい者認定，介護認定）は何かといった退院後の生活に関わる情報は，入院中の診療方針，また看護サイドのケアプランの立案といった面で重要になる．コメディカルスタッフと協力して情報収集しよう.

【プログレスノート】20XX 年 0X 月 XX 日（X）11:00	**総合診　外来**
作成： 20XX 年 0X 月 XX 日 11:00　医師）総診　花子	

<table>
<tr><td>#</td><td>

【入院目的】　肺炎加療
気管支喘息のため当院通院中の 50 歳男性
【主訴】　発熱，湿性咳嗽，関節痛
【現病歴】8 日前から咽頭痛を自覚，6 日前から 37.4 度の発熱が出現し，37 度台で推移し，
昨晩から 38 度を超えたため来院．胸部レントゲンで左下肺野に浸潤影を認め，A-DROP 0 点であったが，胸膜炎の合併も疑われたため加療のため入院となった．
シックコンタクト　職場で風邪がはやっている．温泉なし．循環式風呂の使用なし．
ROS
＋）咽頭痛，鼻汁，発熱，関節痛，湿性咳嗽，左側腹部痛
－）下痢，嘔吐
【既往歴】
併存症；脂質異常症，気管支喘息で当科通院中
既往症：2015 年　右腎癌部分切除→当院泌尿器科で経過観察中，現時点では再発なし
【服薬歴】
クレストール 5mg，アレジオン 20mg，レルベア 100，シングレア 10mg，リリカ 150mg
【アレルギー】
薬（－），食物（－），気管支喘息（＋），花粉症（＋）
【生活歴】
タバコ（－），飲酒（＋）機会飲酒，両親と同居
【家族歴】
父：高血圧，母：気管支喘息　ともに最近は感冒や咳嗽などなし

</td></tr>
</table>

S） 咳が出て辛いです．

O）
BT 38.3 度，BP 104/ 62　mmHg，HR 86 bpm，SpO_2 97%（RA），RR 22/min
JCS 0，GCS E4V5M6，qSOFA 1 点
眼瞼結膜貧血 (-)，眼球結膜黄染 (-)
咽頭濾胞あり　扁桃腫大なし
頸部　リンパ節腫大なし
胸部　左下肺　胸膜摩擦音あり
四肢　浮腫なし，CRT ＜ 2 sec
CVA tenderness 左 (-)，右 (-)
インフルエンザ迅速検査　A (-)，B (-)
胸部レントゲン：左下肺野に浸潤影

【検査貼付け】20XX/0X/XX (X)

採取日：20XX/0X/XX　　　　　　　　　採取時間 11:17:00

WBC	13.3	H
Neutro	82.3	
Hb	13.7	
CRP	12.0	H
U-S.pneu	-	
U-ﾚｼﾞｵﾈﾗ	-	
ｲﾝﾌﾙ -A	-	
ｲﾝﾌﾙ -B	-	

A）
#1　発熱，湿性咳嗽→急性肺炎（A-DROP 0 点）
リスク：気管支喘息，腎癌術後（化学療法なし）
検査からは大葉性肺炎であり，左側胸部痛を認め，胸膜への炎症波及ありと考えられる．
尿中抗原→いずれも陰性
喀痰グラム染色→ Klebsiella
#2 気管支喘息の併存・・・・・・
#3 腎癌の既往・・・・・・
ご本人とも相談し，入院にて抗菌薬加療

P）
治療）　CEZ 2g ＋ NS 100ml q8hr　で開始する．バイタルサイン，食事量をチェックする．
検査）　次回 3 日後に採血，胸部 X 線．全身状態と併せ増悪時は閉塞性肺炎や膿胸の可能性も考慮し CT を行う．

Box1　　**入院時記録**

② 入院目的

「先生，○×さん，何のために入院したの？」なんてコメディカルスタッフから言われないためにも，ぜひ書こう．目的をはっきり定めることは，退院目標（どうなったら退院か？）を決めることと同意義である．

　Ex: 肺炎の治療目的，不明熱の精査目的，内視鏡検査目的 etc.

③ 主訴

患者のことばをなるべく医学用語に変換して記載しよう（「咳が止まりません．熱も出てきました」→「咳嗽，発熱」）．ニュアンスが必要となるような場合は，訴えをそのまま記載するほうがよいときもある．複数ある場合は，医学的に重要度が高いもの，または患者の訴えが強いものの順に記載する．訴えが山ほどある場合は重要なもの 1〜3 個くらいに絞ったほうがよい．

④ 現病歴

時系列に沿って記載しよう．月日だけではなく，入院○日前〜，という書き方をするとわかりやすい．どんな症状が，いつから出てきたかが分かるように記載する．痛みがある場合は痛みの OPQRST（本書Ⅱ章「4 病歴聴取の基本」参照）を記載する．ROS（Review of system）は問診の段階で網羅的に聞くので，現病歴の後ろに主訴と関連する ROS 陽性所見，ROS 陰性所見を列挙するとよい．

⑤ 既往歴

現在治療中の併存症と，過去に罹患した既往症を分けて考え，記載しよう．併存症は現在の治療内容（投薬内容など）が重要であり，既往症では手術，化学療法，放射線療法の有無などが重要になる．ワクチン接種歴（肺炎球菌ワクチン，時期によってはインフルエンザワクチン）も大事な情報である．

⑥ 家族歴

多くの場合診療には関わらないが，遺伝性疾患，悪性腫瘍，生活習慣病，感染症などで家族歴が重要になることがあるので，ルーチンとして記載するようにしよう．

⑦ 生活歴

代表的な情報として，アルコール，たばこ，アレルギー，職業，海外渡航歴，性的活動性などがある．他にも必要と判断した情報はすべて盛り込むようにしよう．

■ 身体所見を記載しよう

バイタルサイン，意識レベル，身長，体重，頭頸部，胸部，腹部，四肢，神経系に分けて記載しよう．バイタルサインは必ず漏れのないように（とても重要な情報にも関わらず，呼吸数が抜けがち）記載し，内服薬の中でバイタルサインに影響を与える薬剤（β blocker，NSAIDs，Ca blocker など）がある場合には記載しておくとよい．身体診察は「的を絞った」診察が重要で，患者ごとに行うべき診察内容が少しずつ変わってくるのと同様，記載内容も変わってくる．

■ プロブレムリストを記載しよう

重要なものから #1…，#2…，#3…（# は number の意味．後ろに番号を必ずつける）と記載していく．既に外来で診断されている場合もあり，疾患名を記載したくなるかもしれないが，症状や身体所見，問診内容，検査結果から得られた所見をプロブレムリストに挙げるべきである．

これは，鑑別診断を考えるうえで非常に役に立つ．外来でついた診断が絶対ということはなく，入院後も症状は推移していく可能性があるため，プロブレムは漏れがないように記載しよう．

■ 鑑別診断を記載しよう

プロブレムリストができたら，病態を考えながら鑑別疾患を挙げていく．現時点で，**①最も疑う疾患はなにか**，**②見逃してはいけない疾患**（最悪の事態）はなにか，**③可能性は高くないが考えられる疾患**はなにかに分けて考えると，疑いレベルと疾患の重要度にメリハリがつく．鑑別診断の挙げ方で医師の成長過程を見ることができる．最初のステップとしては，鑑別診断をどれだけ挙げられるかが重要となり，次のステップでは，鑑別診断をどれだけ絞れるかが重要になる．疾患を絞る作業は様々な疾患の正しい知識と経験が必要になるため，難しいが，これができるようになってくると，日々の診療に対するやりがいと充実感が増してくる．

■ 検査所見を記載しよう

鑑別診断を診断につなげるために検査オーダーを計画する．カルテには，検査結果が手に入る順番に記載しよう．胸部X線，安静時心電図，血液検査，尿検査などである．得られた検査結果をもとにプロブレムリストを再構築し，鑑別診断の更新を忘れないようにしよう．カルテは日々変化するものであり，変化しない場合には診療に怠慢がないか自省しよう．

■ プランを記載しよう

プランには，①検査のプラン，②治療のプラン，③退院にむけてのプランがある．計画を立てる上でのコツは『どんどん先読み』である．具体的には下記のとおりである．

① 検査プラン

精密検査が目的の場合は，鑑別疾患から診断に必要な検査計画を立て記載する．よくあるのは，検査を計画して思考停止してしまっているケースである．例えば，『○月○日にMRI予定』で終わってしまうと，次のステップが見えない．**検査結果に応じたアセスメントを事前に立てることが重要**であり，『MRIの結果で〜〜が認められれば，〜〜の診断となり，認めない場合には，〜〜の検査が必要になる』といった記載までを心がけよう．もし診断が確定した場合，治療法はどうするのかも記載しよう．治療に先立ち，チェックしなければならない項目があるかもしれない．（ステロイド治療前の耐糖能異常の有無，胃潰瘍の有無など．）

② 治療プラン

治療が目的の場合は治療内容を記載する．**治療を開始する時点で決めておくべきこと**として治療期間，治療効果判定，治療が奏功しなかったときの対応がある．すべての症例でこれらを決めておくことはできないかもしれないが，その場合，それが難しい理由を記載しておくとよい．

下記の5項目を押さえておこう．
1）いつ，治療を終了するのか
2）治療効果判定の方法は何か
3）いつ（○月○日）効果判定を行うか
4）治療が奏功しなかった場合に考えられる病態は何か
5）治療が奏功しなかった場合どのような追加検査，治療を行うか

③ 退院にむけてのプラン

　入院したその日から退院のことを考えよう．家に帰れない理由は何か，という視点を常に持とう．家族の受け入れ体制はどうか，介護認定を受けるべきか，社会的視点からも考え，記載しておこう．

■ 最後に未解決の問題点を羅列しよう

プランにはまだ入れられていないものの，問題点として存在する内容は未解決の問題点として，最後に記載しておこう．この入院中には解決しきれいない問題が残る場合もあるが，それを「問題点」として認識し，外来につなげることが外来診療の一助となる．

2）日々の記録（Box 2）

　近年，電子カルテが導入されている病院が増えてきている．電子カルテのよいところは copy & paste, コピペができる点である．前回の内容を漏れなく素早く踏襲でき，フォーマットをそろえることができる．コピペした内容に書き足していくと，入院日数が増えるにつれ，膨大な量になるため，適宜整理する必要がある．プロブレムリストはコピペしたものを毎日見直し，「今日のプロブレムリスト」に更新しよう．プロブレムから外れたが，残しておきたいものは「#1 咳嗽 → inactive」ように記載するとよい．アセスメントやプランも一文は短く，患者の「その日一日」の記録を中心に書こう．そのためには，なぜこの患者が入院しているのかを念頭に，プロブレムは解決されたか，新たなプロブレムが起こってないか，という目線で診察し，客観的所見から各プロブレムを吟味，更新しよう．一方で，電子カルテの悪い点も指摘されている．情報をコピペすることにより，過去の出来事が更新されないケースである．過去の情報が連日記載されており，混乱を招くことがある．あくまでもカルテは公式文書である自覚を持ち，日々の習慣としての情報整理を怠らないようにしよう．

3）中間サマリー

　記載が必須ではないが，週に一度，今までの経過と今後の見込みを簡潔に，数行にまとめて記載しよう．これを記載することで頭が整理され，カンファレンスや回診での報告のとき，上級医や他医にコンサルトするときのショートプレゼンが格段に上達する．逆に，症例のショートプレゼン＝患者についてまとめた内容＝中間サマリーと考えてよい．退院時サマリーを記載するときにも役立つので，ぜひ記載しよう．

4）退院時サマリー

　入院診療すべてをまとめた要約である．ゼロから記載すると非常に手間はかかるが，入院時記録，中間サマリーが非常に役に立つ．入院診療中に文献などで調べた内容も盛り込もう．逆に，一症例につき最低一つは文献を載せるようにしよう．例え一見平凡に見える症例でも，患者背景は異なるので，必ず学ぶことはあるはずである．また，退院時サマリーを考察までしっかり書き込むことで，専門医取得の際のレポート提出の際にたいへん助かる．

【プログレスノート】20XX 年 0X 月 XX 日（X）11:00　　　　　　　　　　総合診　入院
作成：　20XX 年 0X 月 YY 日 14:00　医師）総診　太郎

#	
S）	だいぶ楽になりました.
O）	BT 37.2 度，BP　122/ 70　mmHg，HR 64 bpm，SpO$_2$ 99%（RA），RR 18/min JCS 0，GCS E4V5M6 食事摂取　入院時 0-2 割→ 8-10 割 胸部　左下肺 coarse crackle わずかに聴取，胸膜摩擦音消失 CRT < 2 sec 胸部 X 線：左下肺野に浸潤影は消褪傾向

【検査貼付け】20XX/0X/XX（X）

採取日：20XX/0X/YY　　　　　　　　　　　採取時間 7:35:00
WBC	8.6	
Neutro	77.3	
Hb	12.7	
CRP	6.2	H

A）	#1　発熱, 湿性咳嗽→急性肺炎（A-DROP 0 点）→ Klebsiella 性肺炎 CEZ 2g q8hr で加療し本日 3 日目. バイタルサイン, 全身状態ともに改善傾向. 胸部 X 線, 採血でも増悪傾向なし. Klebsiella の感受性検査は未着だが, CEZ は効果ありと考え治療を継続する. #2　気管支喘息の併存・・・・・・ #3　腎癌の既往・・・・・・・
P）	治療）　CEZ 2g ＋ NS 100ml　q8hr　を継続. Total 7 日間の治療を行う. 感受性検査の結果を確認後, 内服薬への切り替える. 検査）　次回 4 日後に採血, 胸部 X 線. 退院に向けて）　内服へ切り替えができたら退院へ.

Box2　日々の記録

3.　外来におけるカルテ記載

1）初診患者の記録

　入院目的を記載するのと同様に, 来院目的も記載しよう. 紹介状がある場合はそれも明記しよう. 返書や逆紹介状の作成忘れを防ぐのに役立つ.

　外来はスピードを要するので, 初診患者フォーマットを予め作っておくと時間の節約になり, 聞き逃す項目が減る.

　プロブレムリストは来院目的, 紹介目的をもとに作成する. 原則として疾患名はプロブレムリストにはせず, 症状や客観的所見をプロブレムにするが, 慢性疾患で治療中のものや重要な既往歴は疾患名のままプロブレムに載せるとよい.

2）再診患者の記録

　前回受診時のプロブレムリストを踏襲しよう. 特に生活習慣病などの慢性疾患で外来加療中の患者は, **その疾患をプロブレムに入れよう**. ここが入院カルテと異なる点である. 外来通院歴があるのに外来カルテでプロブレムリストがない場合は, 手間でも自分で作ろう. 投薬内容から治療している疾患を憶測することもしばしばある. そして, 各疾患について治療目標を確認し, 達成できているかどうかを毎回考え, 治療内容に反映させよう.

3）救急患者の記録

　患者が来院または救急搬送されてから診察と治療が同時並行で進んでいくことが多い．処置や投薬が先になるか，検査オーダーが先になるか，カルテ記載が先になるかは，患者の重症度と緊急度に依存し，重症で緊急なほどカルテ記載は後になることが多い．優先順位を考え，カルテ記載ができるタイミングがあれば素早く記載しよう．

4．その他記載すべきとき

　診療の記録なので，その患者にまつわることは記録を残そう．病状説明記録（IC 記録），急変時コード，パニック値や血培陽性の報告，患者・家族からの電話内容，診療中にトラブルが発生した場合の事実関係とその対応内容などである．

ここで差がつく

・最初はうまくまとまらず，時間がかかると思うが，愚直に形式を守って記載していこう．継続は力なり，である．毎日のカルテ記載を続けることが，診療の漏れを防ぎ，診療能力の上昇につながる．

Teaching Point

・記載の内容に間違いがないかを確認するのはもちろんだが，「内容が伝わってくるかどうか」を伝えよう．
・よくないカルテは「内容が薄い」か「分量が多くてまとまっていない」か「論理的でない」場合が多い．プロブレムリストの立て方とアセスメント・プランの考え方を確認しよう．分量が多い場合は，思考過程をすべて記載せず，現時点で必要な内容を厳選して記載しよう．

文献

1) 佐藤健太．「型」が身につくカルテの書き方．医学書院，2015
2) 内科学研鑽会編．カルテはこう書け！目からウロコ「総合プロブレム方式」．新興医学出版社，2013
3) 栗本秀彦．総合プロブレム方式—新時代の臨床医のための合理的診療形式．プリメド社，2007
4) ローレンス・ティアニー．ティアニー先生の診断入門．医学書院，2008
5) 日野原重明，仁木久恵訳．平静の心．オスラー博士講演集．医学書院，2003

（種井 実佳）

3　総合診療医に必要な超音波の基本
―POCUS：Point-of-Care Ultrasound―

網羅的に習得しようとせず，限定した項目で判断基準の明確な検査を習得しよう

> Topics:
> ・　最低限必要な超音波の基本知識を理解しよう．
> ・　POCUS（Point-of-Care Ultrasound）は総合診療医に必須のスキルである．

Ⅲ

Introduction

　超音波検査は総合診療医にとって非常に有用な検査であり，ぜひ若手のうちからマスターしておきたいスキルである．超音波検査の長所としては，①侵襲性が低い，②即時性があり患者の状態変化に応じて繰り返し施行できる，③携帯性が高く，往診〜救急・外来〜病棟のベッドサイドなどどこでも施行できる，④CT や MRI などより安価（本体・検査費用とも），などが挙げられる．しかし弱点としては，❶描出が苦手な臓器・部位がある，❷CT などより術者のスキルに影響されやすい（質の担保と再現性の問題），などがある．多様な疾患を扱う総合診療医にとって，幅広い超音波手技の中でどの臓器までを守備範囲とするか，一つの臓器に対してどこまで詳細に評価できるようになるか，といったゴール設定が大変重要になる．本稿では超音波を扱う上で最低限必要とされる基本知識と，総合診療医の超音波検査の習得レベルの目安となる POCUS（Point-of-Care Ultrasound）のコンセプトについて解説する．

1.　超音波検査の基本用語と原理・特性 [1-3]

　超音波検査は術者のスキルに大きく依存する検査であり，当て方によっては様々なアーチファクトなどにより誤診を招く可能性がある．それを避けるために，基本的な超音波の原理や特性を知っておくことが重要になる．ここでは極力簡略化し，最低限これだけは知っておきたいという項目に絞って解説する．

機器の基本用語
　超音波検査機器には様々な機能が付いているが，初心者でも最低限以下の項目は自分で選択・調節できるようになってほしい．
Transducer：検査の際に直接患者に当てる探査子（プローブ）の先端についており，超音波の送受信の役割を担っている．総合診療医が主に用いるものはおそらく **Box 1** の3種類であろう．それぞれ超音波の広がり方・周波数などが違うため，検査ごとに使い分ける必要がある．

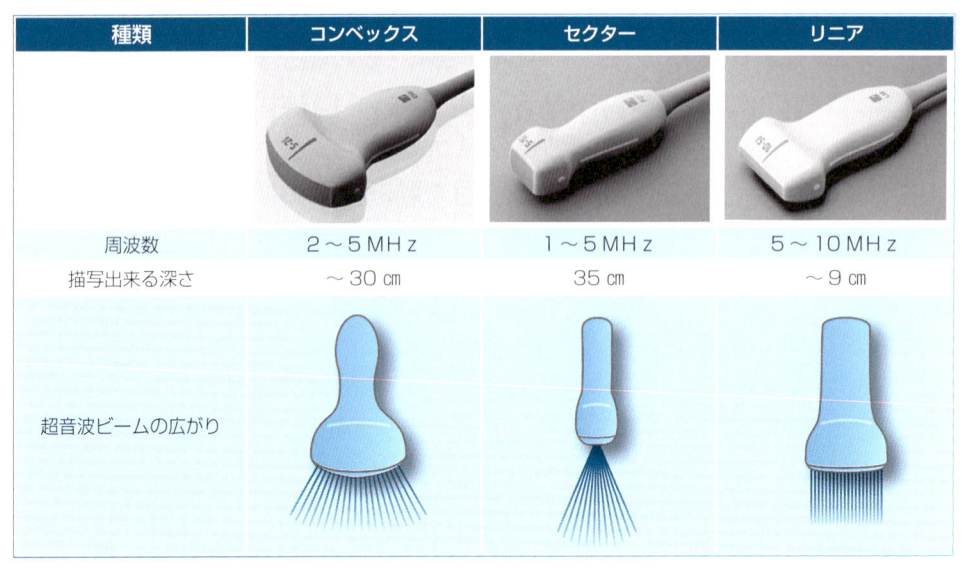

種類	コンベックス	セクター	リニア
周波数	2〜5MHz	1〜5MHz	5〜10MHz
描写出来る深さ	〜30cm	35cm	〜9cm
超音波ビームの広がり			

Nilam J Soni M.D. Point of Care Ultrasound, le Saunders を参照して作成
Fuji film medical より画像提供

Box1

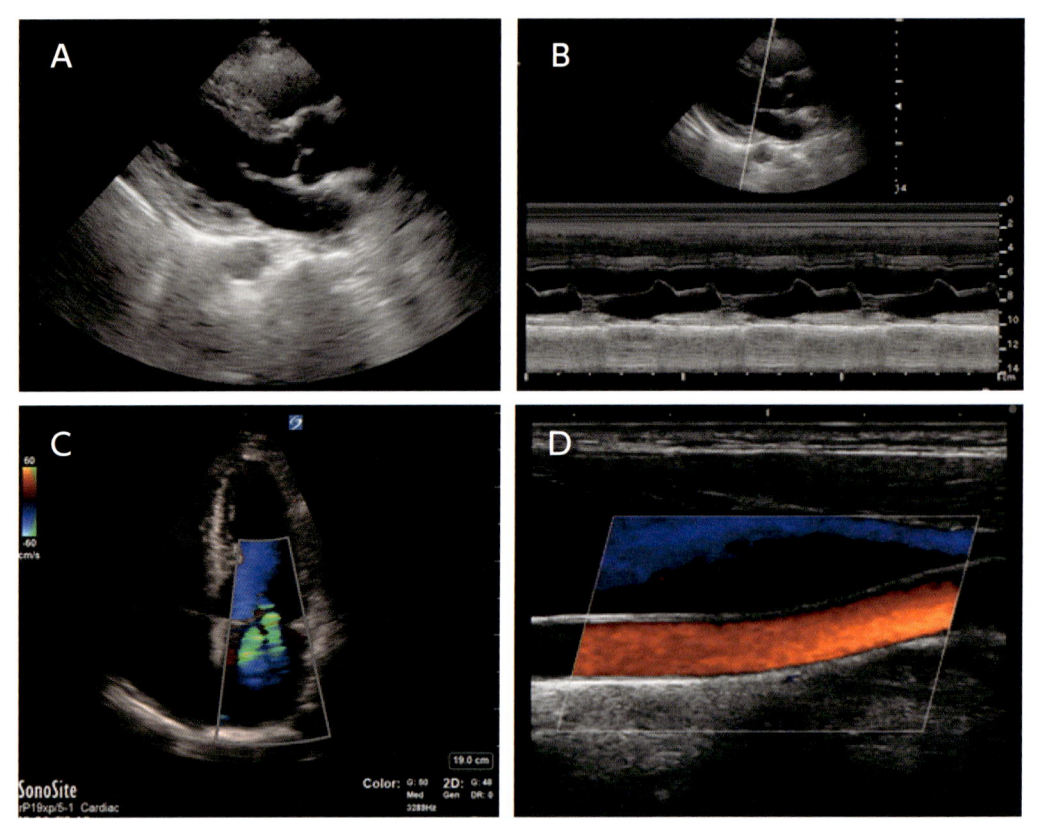

Fuji film medical より画像提供

Box2

Mode：主に以下の3つがある（**Box 2**参照）．
　B mode（Brightness mode）：最も頻用される2D画面のモード　（**Box 2：A**）
　M mode（Motion mode）：スキャンする1本のラインを固定し，その線上の動きを時間経過で計測するモード　（**Box 2：B**）
　Doppler mode：カラードップラーなど，主に血流評価で用いる．（**Box 2：C・D**）
Gain：画面の輝度を調整する．Gainを上げると画面全体が明るく，下げると暗くなる．検査項目ごとに適正な輝度が得られるよう調整する．画面の浅いほうや深いほうだけの輝度調整にはSTC（sensitivity time control）を用いるが，最近では自動調整してくれる機器も多い．
Depth：画面に表示される深さのこと．画面端のメモリを見ながら適切な深さに調整する．
Preset：検査項目毎に適正なGain, Depth, Frame rateなどは異なるため，Presetでは各臓器セット毎に適正な項目を事前にセッティングしてある．各検査のPresetを選ぶと，大抵の場合は適正なセッティングが施されているはずである．　例：cardiac mode, vascular modeなど

■ 最低限知っておきたい超音波検査の基礎
・周波数によって解像度と深達度が変わる
　超音波は周波数が高いほど解像度が高くなるという特性がある．しかし超音波は組織の中を進むうちに徐々に弱まっていく（減衰：原因はいくつかあるが今回は割愛）．減衰の程度は周波数が高いほど大きくなるため，高い周波数では深部の観察は困難になる．減衰の程度は組織によって決まっており，液体は減衰しにくく，空気や骨は減衰が大きい．

組織・成分	減衰 (dB/cm/MHz)
水	0.0022
軟部組織	0.3 － 0.8
脂肪	0.5 － 1.8
骨	13 － 26
空気	20 － 40

Armstron WF, Ryan T Ed. Feigenbaum's Echocardiography, 7th Edition. Lippincott Williams & Wilkins.
Feldman MK, Katyal S, Blackwood MS, US artifacts. Radiographics. 2009 Jul-Aug；29 (4)：1179-89. を参照して作成.

　体表に近い部位であれば高い周波数を用いて詳しく観察できるが，深い部位では低い周波数を用いないと観察できない．周波数はトランスデューサー（プローブ）の種類で決まる．
例：リニアプローブ　　周波数5～10MHz　体表エコーなどに用いる
　　　セクタープローブ　周波数1～5MHz　心エコーなどに用いる

組織	密度（g /㎤）	音速（m／s）	音響インピーダンス (kg/(S ㎡) × 10⁶)
空気	0.001225	340	0.0004
脂肪	0.95	1450	1.38
血液	1.055	1575	1.66
肝臓	1.06	1590	1.69
骨	1.9	4080	7.75

Nilam J Soni M.D. Point of Care Ultrasound, le Saunders を参照して作成

・ 超音波の反射が多ければ白く，少なければ黒く映る

　超音波の画像はトランスデューサーから出た超音波が対象に当たって跳ね返り，戻ってきたものを再度トランスデューサーが受けとることで作られる．組織にはそれぞれ超音波に対する固有の抵抗値があり，音響インピーダンスと言われる（音響インピーダンス＝組織密度×組織の音速）．組織間の音響インピーダンスの差が大きいとそこでより多くの超音波が反射され，小さければ透過する．

音響インピーダンスの差　大きい－反射多い　－白く映る
　　　　　　　　　　　　小さい－反射少ない－黒く映る

　例えば肺エコーを例にあげてみよう．体表の皮膚・筋肉・脂肪などと比較すると，肺実質は空気で満たされているため音響インピーダンスが極端に低く，体表組織との音響インピーダンスの差が大きい．そのため肺表面で超音波はほとんどが反射されてしまい，肺表面は白く映り，その深部には超音波が到達しないため観察できない．

■ 実際とは違うものが見えることがある ―アーチファクトに注意

　超音波検査では，上述の特性などにより，解剖学的には本来存在しないものが虚像として見えることがあり，それらをアーチファクトと呼ぶ．アーチファクトはある特定の条件で発生するため，それを理解しておくことで誤診を防ぎ，またアーチファクトの有無で診断が可能になる場合もある（肺エコーの A-line，B-line など）．アーチファクトの原因は大きく以下の4つに分類され，それぞれいくつかの組み合わせで見られる場合もある．

（1）波動伝播によるアーチファクト：Reverberation（例：肺エコーの A-line），Mirroring など

（2）超音波ビーム特性によるアーチファクト：Lobe artifact（例：胆嚢の side lobe artifact）

（3）Velocity error によるアーチファクト：Refraction（例：胆嚢のエッジアーチファクト）

（4）減衰によるアーチファクト：Acoustic shadow，Acoustic enhancement（例：胆嚢結石の Acoustic shadow）

　アーチファクトは多くの種類があるため，個々の解説は本稿では割愛する．しかし超音波検査を行ううえでは避けて通れないものであるため，専門書で勉強していただきたい．またアーチファクトが疑われた場合は，最低でも2断面以上で再現性の有無を評価すべきである．1断面でしか再現性が無い場合は，大抵はアーチファクトである．

2.　POCUS（Point-of-Care Ultrasound）の基本 [1,2,4-6]

POCUSとは―なぜ総合診療医にPOCUSが必要なのか

　POCUS（ポーカス）とはPoint-of-Care Ultrasoundの略である．その定義を2011年にNew England Journal of Medicineで発表された"Point-of-Care Ultrasonography"から引用すると，"Point-of-care ultrasonography is defined as ultrasonography brought to the patient and performed by the provider in real time."とある．つまりベッドサイドで担当医自らが行う超音波検査のことである．例えば，心機能スクリーニング目的の心エコーを検査室にオーダーする，というのはPOCUSとは言わない．病棟で急性呼吸不全を診たときに原因検索目的に肺エコーと心エコーを行う，または中心静脈カテーテル留置目的に超音波ガイド下穿刺を行う，などがPOCUSである．救急外来で施行されるFAST（Focused Assessment with Sonography for Trauma）やRUSH exam（Rapid Ultrasound for Shock and Hypotention examination）もPOCUSのコンセプトに含まれる．

　POCUSは，欧米で1990年代から提唱され始めた．従来放射線科医など一部の専門科しか行っていなかった超音波検査を，ER physician・Intensivist・Hospitalistなど各科の医師が自らベッドサイドで行おうという活動が始まったのである．担当医自らが行うのがPOCUSであるため，術者は画像検査の専門医以外の医師が中心である．そのため各学会でもどこまでの範囲・技術を習得すべきか，どうやったら検査の質を保てるかについて議論が行われてきた．これら"評価項目の限定"と"評価基準の標準化"を重要視して発展してきたのが，POCUSの大きな特徴である．その後，POCUSなどの超音波検査は，より多くの医師が標準的に習得すべきスキルであるとして，2004年にThe American Institute of Ultrasound in Medicine（AIUM）が"the concept of an 'ultrasound stethoscope'"を打ち出している．意訳すると"聴診器代わりの超音波検査"であろうか．近年の機器の小型化・高性能化・価格の低下に伴い，超音波検査は急速にベッドサイドにも広がってきており，まさにベッドサイドでの"聴診器代わりの超音波検査"が可能な世の中になりつつある．

　病棟から外来・往診まで幅広いフィールドで活躍する総合診療医にとって，自分で超音波検査ができることは強力な武器になり得る．しかし米国と同じく，その検査領域の幅広さと項目の多さのため，どこまでの領域を習得するか，質をいかに担保するかが常に問題となってきた．例えば心エコー専門の超音波技師が行う心エコーのレベルを総合診療医が目指すのは無理があり，またその必要はない．そのレベルの検査が必要であれば検査室に依頼すべきである．我々総合診療医にとって必要なスキルは，目の前の患者がショックや呼吸不全になったりしたときに，その鑑別を行い具体的な行動に繋がるための情報を得ることのできる超音波検査スキルである．大動脈弁狭窄症（AS）の重症度評価を例に挙げると，詳細な評価により重症度分類を行うのは検査室にお任せすればよい．総合診療医はむしろ病歴や身体所見からASをピックアップし，超音波検査を依頼できる能力のほうが重要である．総合診療医の行う超音波検査では，目の前のショックの患者の原因としてsevere ASを除外できることが重要である．

　POCUS は，①ベッドサイドで頻度・必要度の高い限定された項目を，②標準化された判断基準で，③担当医自ら行う，ことを目的としている．項目を限定することで，習得難易度を下げ，判断基準の標準化により経験の少ない医師でも検査の信頼性を保ち，また臨床経過をわかっている担当医自らが行うことで，より疑わしい部位に focus した検査を行うことができるのが特徴である．また，**POCUS はあくまで所見の一つであり，その所見だけで判断しないことが重要である．POCUS は，病歴や身体所見などの他の所見と合わせて，初めてその真価が発揮されることを忘れないでいただきたい**．こういった点からも，POCUS はまさに総合診療医にとってうってつけのコンセプトなのである．

研修医の間に身に着けておきたい POCUS の検査項目

　ここでは POCUS のうち，研修医の間に習得することをお勧めしたい 4 つの検査項目について解説する．POCUS はコンセプトであり，ここからここまでが POCUS，というような明確な線引きは存在しない．各学会や団体がそれぞれ習得項目を設定しているのが現状だが，多少の差異はあるものの，ある程度は似通っている．ここでは Society of Hospital Medicine（SHM：※1）や American College of Chest Physician（ACCP：※2）の超音波コースに準拠して構成された J Hospitalist Network（JHN：※3）が開催する POCUS コースを例に挙げ，その概要を解説する．POCUS の各項目のイメージを持っていただくことが目的のため，具体的に学ぶ場合はそれぞれの専門書を参照していただきたい．

※1：Society of Hospital Medicine（SHM）：米国の Hospitalist のための学会．日本でいう病院総合医を対象としており，総会で行われる各内科 subspecialty のアップデートレクチャーなど，大変勉強になる．また毎年総会で POCUS コースを開催しており，日本からの受講も可能である．筆者も以前に受講したことがあるが，気軽に参加できるコースでお勧めである．

※2：American College of Chest Physician（ACCP）：米国胸部医学会．呼吸器内科医／集中治療医，呼吸器外科医，循環器内科医，心臓血管外科医など，胸部疾患を扱う医師のための学会．Critical Care Ultrasonography という POCUS のコースを開催しており，2017 年より SHM と ACCP がコラボレーションして合同のコース認定を開始している．

※3：J Hospitalist Network（JHN）：総合診療医や若手内科医の交流や教育を主な目的として，2013 年に立ち上がった勉強会グループである．全国の研修病院や大学病院の有志が参加しており，HP で無料の教育スライドやジャーナルクラブスライドを提供している．SHM や ACCP の指導医を招聘し，「日本の現状にマッチした POCUS」をコンセプトに，定期的に POCUS コースを開催している．

HP：http://hospitalist.jp/

FOCUS（Focused Cardiac Ultrasound）　(Box 3)

FOCUS は通常の心エコーと比較し，主に以下の点が異なる．

① 描出する断面が少ない

② 各断面で評価する項目が少ない

③ すべてを評価せず検査目的に focus して行う

　描出する断面は，通常の心エコーの 12 断面に対して，FOCUS では 5 断面である．また評価する項目は 4 項目で，1：左室収縮能はどうか，2：心嚢液貯留はあるか，3：右室径と収縮能はどうか，4：下大静脈径と虚脱の程度はどうか，5：左室の拡大はあるか，である．ここに 6：高度の弁逆流はあるか，が入る場合もある．例えば目の前のショックの患者の EF（Ejection fraction）が 50％か 55％かで，おそらく治療プランは変わらないであろう．そのため FOCUS では EF の計算は行わず，心収縮能を Hyper dynamic, normal, reduced, severe reduced の 4 段階で分類する．心嚢液の貯留についても 3 段階で分類する．Box 5 は実際に JHN の POCUS コースで用いられている FOCUS の習得チェックリストである．このようにベッドサイドですぐに有用となる評価項目に限定し，大枠の分類で評価するのが特徴である．しかしそれぞれの評価基準は明確に設定されており，質の担保が意識されている．詳細は教育コース受講や専門書を参照していただきたい．

①傍胸骨長軸像
- □機器の設定方法
- □像の出し方と見えないときの調整方法・良い像で見えている構造物の同定
- □左室内腔径を画面横のスケールで大まかに計測 6cm を超えたら高度拡大
- □心嚢液の 3 分類少量＜ 1cm・中等量 1 ～ 2cm・大量＞ 2cm
- □左室の J 又糸宿育旨 4 分類 hyper dynamic, normal, reduced, severe reduced
　3 つのチェックポイント「心内膜の内方運動」「壁厚の増大」「前尖の動き」
- □右室の拡大評価

②傍胸骨短軸像
- □像の出し方と見えないときの調整方法・良い像で見えている構造物の同定
- □心嚢液の 3 分類
- □乳頭筋レベルでの収縮能 4 分類
　2 つのチェックポイント「心内膜の内方運動」「壁厚の増大」
- □右室の拡大　左室との比較と中隔の平坦化のみ

③心尖部四腔像
- □像の出し方と見えないときの調整方法・良い像で見えている構造物の同定
- □心嚢液の 3 分類
- □左室の収縮能 4 分類と 3 つのチェックポイント
- □右室の拡大　右室が左室より大きくないか

④心窩部四腔像
- □像の出し方と見えないときの調整方法・良い像で見えている構造物の同定
- □肋骨弓下四腔像の特徴 5 つ

⑤心窩部 IVC 像
- □像の出し方と見えないときの調整方法・良い像で見えている構造物の同定
- □ IVC 径の測定場所

JHN POCUS コースインストラクターマニュアル ver2.0 2018 を参照して作成

Box3　FOCUS：Focused Cardiac Ultrasound
習得チェックリスト

肺エコー　（Box 4)

　肺エコーでは基本となる 4 つの所見の意味，描出方法と BLUE （Bedside Lung Ultrasound in Emergency) protocol を習得する．BLUE protocol は急性呼吸不全の鑑別に用いられるプロトコールであり，後述する Lung sliding, A-line, B-line, PLAPS の組み合わせにより 6 つのプロファイルがある．この分類により，急性呼吸不全の原因をある程度推測できるとされている．7)

　以下にその基礎となる肺エコーの基本所見を，さわりの部分だけ簡単にご紹介する．詳しい知識や Pit fall を学ばないと誤診する可能性があるため，詳細は教育コース受講や専門書を参照していただきたい．

肺エコーの基本所見

　① Lung sliding：呼吸により壁側胸膜と臓側胸膜がずれる（sliding する）様子．Sliding が観察できなくなると，胸膜間に空気などが存在する，または癒着がある可能性がある．

　② A-line：肺深部に見える Reverberation アーチファクト．これが見えると肺実質が空気で満たされていることを示唆する．（例：正常肺では A-line あり）

　③ B-line：胸膜から深部に連続する Ring down アーチファクト．これが一視野に 3 本以上見えると，肺実質が水で満たされていることを示唆する（例：肺水腫など）

　④ PLAPS （PosteroLateral Alveolar and/or Pleural Syndrome)：側胸部の背側で観察される肺炎・無気肺・胸水などによる肺エコー所見の総称

□機器の設定方法
□当てる場所 4 か所
　①第 2 肋間鎖骨中線
　②第 5 肋間前腋窩線
　③第 8～9 肋間中腋窩線 (横隔膜が見える位置)
　④第 8～9 肋間後腋窩線 (横隔膜が見える位置・必要に応じて側臥位)
□肺の sliding の出し方，sliding の有無の見かた
□ A line とは何か
□ A line が消えたら何を考えるか
□ A profile　A line+ 肺 sliding
□ Sea shore sign と Bar code sign の意味と出し方
□ B line とは何か
□ B line が見えたら何を考えるか
　Wet lung では 3～4 本見られる．1 本だけの時は何を考えるか
□ A profile, A′ profile, B profile, B′ profile, A/B profile, C profile

JHN POCUS コースインストラクターマニュアル ver2.0 2018 を参照して作成

Box4　　　肺エコー
習得チェックリスト

　肺はもともとエコーで描出しにくい臓器（音響インピーダンスの差が大きくほとんど反射されてしまう）であるため，アーチファクトの見え方で疾患を評価する点が他の臓器との大きな違いである．またこれら4つの所見を用い，急性呼吸不全の鑑別法であるBLUE protocolの使い方を習得する．これらを用いることで急性呼吸不全の原因，気胸，肺水腫，肺炎，胸水，膿胸などの鑑別ができることが目標となる．Box 4にJHNのPOCUSコースの肺エコーの習得チェックリストを示す．

下肢血管エコー　(Box 5)

　下肢血管エコーではCompression testによる深部静脈血栓症の評価方法を学ぶ．Compression testを簡単に説明すると，大腿～膝下の規定の部位で超音波プローブによって静脈を圧迫し，静脈が潰れるかどうかを評価する検査である（深部静脈血栓が存在する部位の静脈は潰れないため）．JHNのPOCUSコースを始め，多くのPOCUSコースではドップラーを用いないCompression test単独の方法が採用されている．Compression test単独でもドップラーを用いた深部静脈血栓症の評価と比較して遜色ないことが示されている．Compression test自体はテクニックとしては簡単であり，その基本手技に加え，病態やpit fallの理解などが習得目標となる．Box 5にJHNのPOCUSコースの下肢血管エコーの習得チェックリストを示す．

□機器の設定方法
□動脈と静脈の鑑別5項目
　①形
　②大きさ
　③壁の厚さ
　④拍動
　⑤圧迫
□ CompressionでDVTがわかる理由
□当てる場所5ヶ所
①総大腿静脈
②総大腿静脈と大伏在静脈の分岐部
③総大腿静脈と外側穿通枝の分岐部
④総大腿静脈から浅大腿静脈と深部大腿静脈の分岐部
⑤膝窩静脈

JHN POCUS コースインストラクターマニュアル ver2.0 2018 を参照して作成

Box5　　下肢血管エコー
　　　　　習得チェックリスト

腹部エコー　（Box 6）

腹部エコーでは以下の 5 項目の評価を習得する

① 胆嚢：胆石・壁肥厚・周囲液貯留・Sonographic murphy の評価方法
② 腎臓：サイズ・水腎症・結石・粗大な腫瘤の評価方法
③ 腹部大動脈：大動脈瘤の評価と検査値の感度・特異度など
④ 膀胱：膀胱容量評価と尿カテーテルの同定
⑤ 腹水：描出部位と評価方法

　腹部エコーは臓器が多く，また肝臓など評価の奥が深い臓器も存在する．そのためまず日常臨床で頻度や重要度が高く，習得しやすい上記 5 項目が習得目標にされている．**Box 6** に JHN の POCUS コースの腹部エコーの習得チェックリストを示す．

　POCUS で行う超音波検査は特別難しい手技ではない．上記を見ていただいてもわかる通り，ベッドサイドで必要な項目に絞り込み，習得しやすいこと，評価項目を標準化することに重点が置かれている．それほどハードルは高くないため，ぜひ総合内科医として身に着けておきたいスキルである．

胆嚢
　□機器の設定方法
　□像の出し方と見えないときの調整方法
　□評価する 4 つのポイント
　　（胆石・壁肥厚・周囲液貯留・Sonographic murphy）
　□胆石の特徴
　□正常の胆嚢壁の厚さ
　□ Sonographic Murphy の手法と Pit falls

腎臓
　□像の出し方と見えないときの調整方法
　□評価する 4 つのポイント（サイズ・水腎症・結石・粗大な腫瘤）

腹部大動脈
　□像の出し方と見えないときの調整方法
　□大動脈瘤径の評価基準

膀胱
　□像の出し方
　□評価する 4 つのポイント（膀胱容量・尿カテの同定・結石・粗大な腫瘤）

腹水
　□チェックする箇所 3 つ（右季肋部・左季肋部・恥骨上）

JHN POCUS コースインストラクターマニュアル ver2.0 2018 を参照して作成

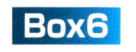 **Box6　腹部エコー**
習得チェックリスト

おわりに

　超音波検査は，その侵襲性の低さと機器の小型化・高性能化・価格の低下から，今後ますます広がっていく検査である．病棟から往診までをカバーする総合診療医にとって，もはや避けては通れない必須のスキルになるであろう．超音波検査のトレーニングをするうえでは，その幅広さと奥の深さに溺れないようにしたい．普段の診療範囲から，自分にとって必要な習得手技・項目を明確にし，質の担保を常に意識することが重要である．本稿ではあくまで超音波検査のほんの入り口をご紹介しただけのため，トレーニングを開始する場合は専門書を読み，教育コースの受講や指導医から継続的な指導を受けることをお勧めする．

文献

1) JHN POCUS コースインストラクターマニュアル ver2.0. 2018.

2) Soni NJ, Arntfield R, Kory P MPA. Point of Care Ultrasound. 1st edition : Saunders; 2014.

3) Feldman MK, Katyal S, Blackwood MS. US artifacts. Radiographics : a review publication of the Radiological Society of North America, Inc 2009 ; 29 : 1179-89.

4) Moore CL, Copel JA. Point-of-care ultrasonography. The New England Journal of Medicine. 2011 ; 364 : 749-57.

5) Greenbaum LD, Benson CB, Nelson LH, 3rd, et al. Proceedings of the Compact Ultrasound Conference sponsored by the American Institute of ultrasound in medicine. Journal of Ultrasound in Medicine : official journal of the American Institute of Ultrasound in Medicine. 2004 ; 23 : 1249-54.

6) Spencer KT, Kimura BJ, Korcarz CE, et al. Focused cardiac ultrasound: recommendations from the American Society of Echocardiography. Journal of the American Society of Echocardiography : official publication of the American Society of Echocardiography. 2013 ; 26 : 567-81.

7) Lichtenstein DA, Meziere GA. Relevance of lung ultrasound in the diagnosis of acute respiratory failure: the BLUE protocol. Chest. 2008 ; 134 : 117-25.

（山田　徹）

4　心電図の基本

心電図の基本は，頻拍・徐拍・ST 上昇を理解することである

> Topics:
> ・　心電図より重要なのは症状.
> ・　頻拍：迷ったら VT として対応せよ.
> ・　徐拍：症状がなければ急がない.
> ・　ST 上昇：なんといっても ST 上昇を探せ.

Introduction

　本書での心電図の位置づけとしては，本当に "基本のキ" しか記載するスペースがないので，再確認のつもりで読んでほしい. 注意点として，心電図の中でも 12 誘導心電図を取り扱う.

1.　心電図ができるまで

　あまり細かいことは必要ないが，左右手足にそれぞれ 1 つ (赤・黄・緑・黒)，胸部に 6 つの電極 (赤・黄・緑・茶・黒・紫) を付ける. そうすると，10 個の電極から 12 個の心電図の誘導が作成される. この誘導については，左半分を四肢誘導，右半分を胸部誘導という. その一つ一つの誘導の中で，波の形に名称があるので，ここは記憶しておく必要がある.

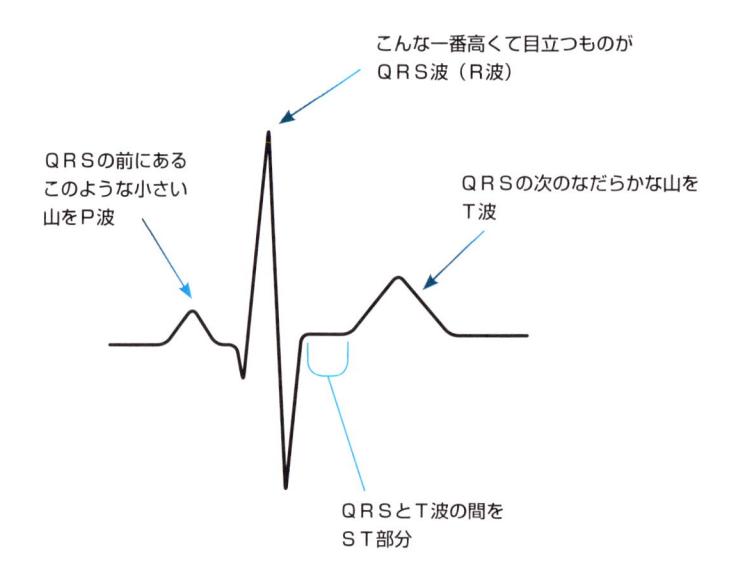

　もう少し理論的に，これらの誘導を分解すると，実際に Einthoven の 3 角形の理論からは，四肢誘導 I・II・III 誘導は双極誘導，四肢誘導の aVR,aVL,aVF と胸部誘導は不関電局 (仮想の電極中心) からの単極誘導である．ただ，細かいことよりも，これらがすべてで下図のようなベクトル図を構築するということと，実際の心臓の QRS 波のベクトルは右下に向かうということを理解しておいた方がよいだろう．

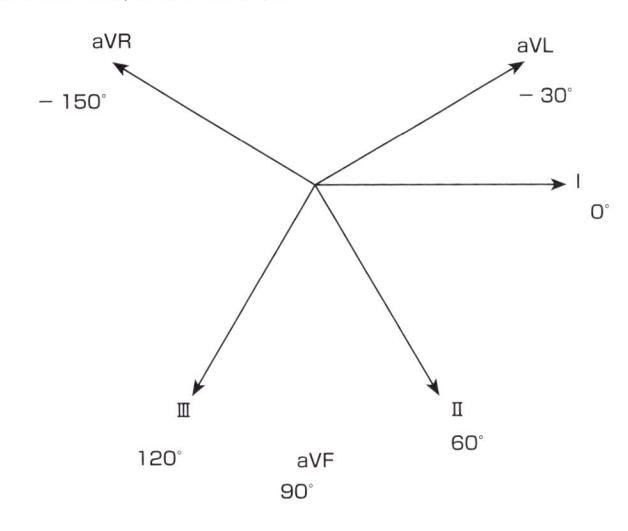

2.　実際の心電図の読み方

　本項での心電図の読み方であるが，通常の心電図の教科書のようにリズム⇒軸⇒移行帯といったような読み方より，3 つの異常に焦点を置かせていただく．その 3 つとは
　1　ST 上昇
　2　頻拍
　3　徐拍
である．
　急性冠症候群・心筋梗塞を疑う症状の場合には，必ず ST 上昇を探してほしいということである．頻拍と徐拍であるが，この 2 つの際にもこれらに伴う症状などがあるかということに焦点を置いていたことが基本になる．
　それぞれの 3 つの異常を見逃さないようにしていこう．

■ST 上昇
　急性冠症候群を疑った際には，まず何より「**グループで ST が上昇していないか？**」ということを考えてほしい．
　グループは心筋と冠動脈の関係から
　Anterior 前壁（V1 -V6）
　Inferior 下壁（II，III，aVF）
　Lateral/apical　側壁（I，aVL，V5，V6）
　の 3 つに分類される．

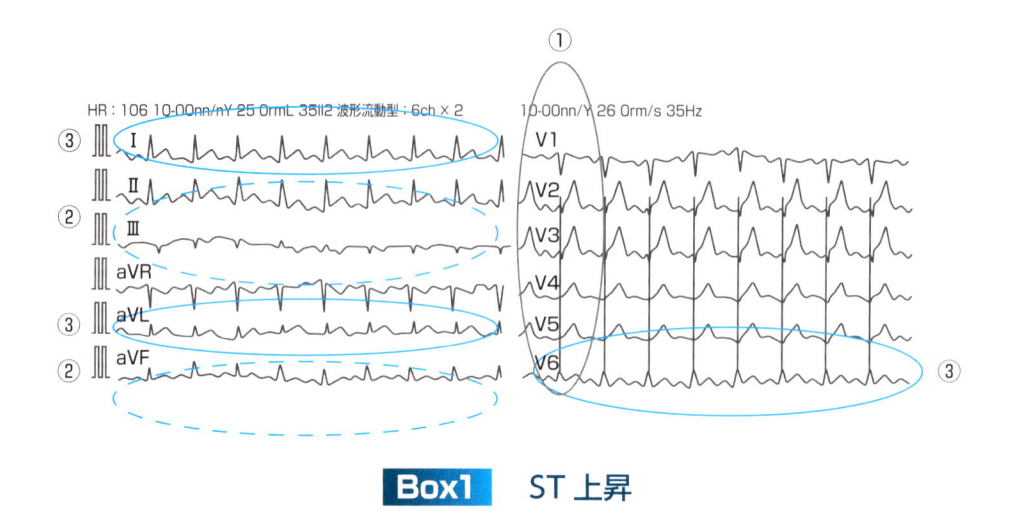

Box1　ST 上昇

　このグループで ST 上昇している場合には注意してほしいということである．逆にこのグループで Ⅱ だけとか，aVF だけという ST 上昇では少し急性冠症候群ではないのかな？と疑ってかかることとなる．

ここで差がつく

・コンサルテーションとしては，「前壁誘導で ST 上昇しています！」ということだけ伝えられれば問題ない．

■ 頻拍

　頻拍を見逃さないということ自体はそれほど難しくないだろう．基本心拍数が 100/ 分 (以下 bpm=beat per minutes と記載) であればよいので，大体間違える人もいない．

　ポイントはむしろ**頻拍をみたら何を考えるか**ということである．

　①安定か不安定か
　② Wide か Narrow か？
　③ Regular か Irregular か？
である．

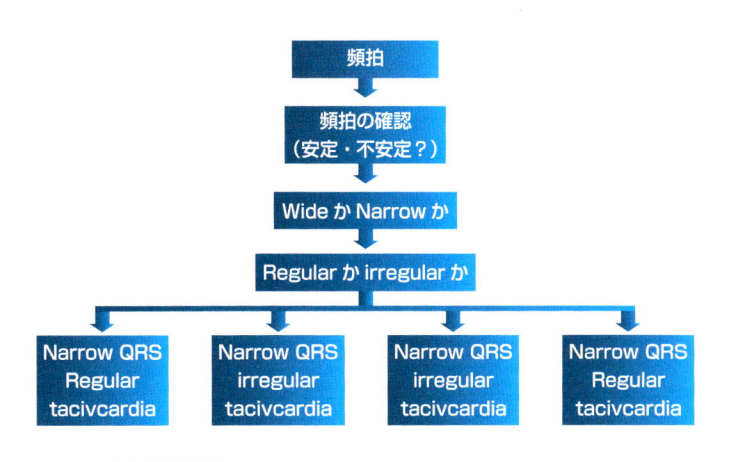

頻拍

頻拍の確認
（安定・不安定？）

Wide か Narrow か

Regular か irregular か

| Narrow QRS Regular tacivcardia | Narrow QRS irregular tacivcardia | Narrow QRS irregular tacivcardia | Narrow QRS Regular tacivcardia |

Box2　　頻脈を見たら何を考えるか

この症状の安定・不安定かということは臨床的に判断するが，下表なども参考になると思う．

血行動態不安定の例			
	英国（NICE）のガイドライン	アメリカ（AHA）のガイドライン	日本のガイドライン
脈拍≧ 150/ 分	○	○	○
胸痛がある	○	○	○
末梢循環不全	○	○	○（冷や汗, 四肢冷感, 尿量減少等）
血圧低下		収縮期血圧＜ 90 mm Hg	具体的数値なし
心不全		○	呼吸困難
意識障害		○	○
失神			○

② Wide か Narrow か？というのは，QRS の幅が 120msec(小さい 3 マス) より大きいということである．

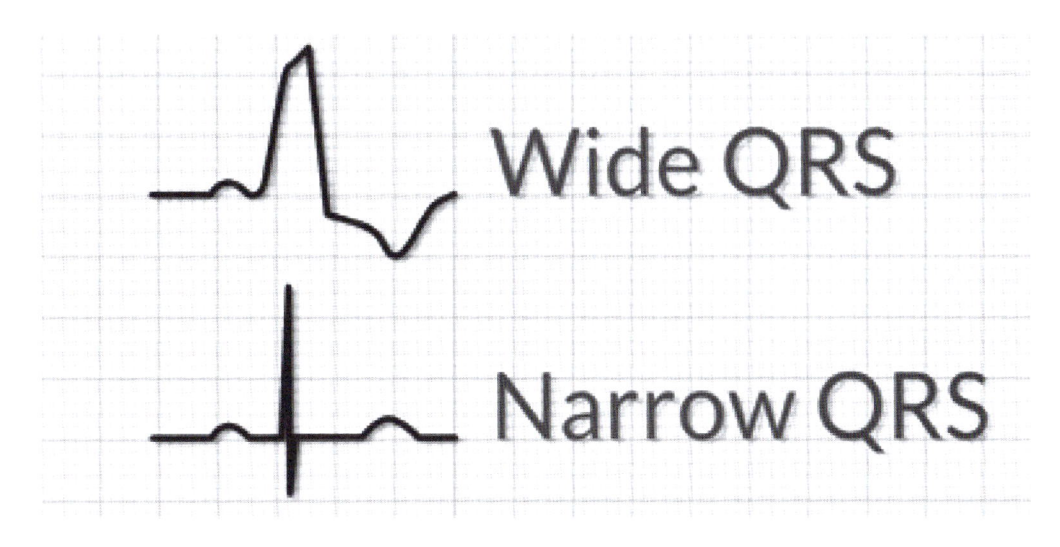

③Regular か Irregular かに関しては，ある程度規則的に QRS がでてきているかどうか？バラツキが大きいようであれば Irregular，つまり心房細動を考えようという理解でよいと思う．

Wide/Narrow，Regular/Irregular を区別する理由は頻拍の場合には一番問題になるが，心室頻拍：VT を見逃さないということである．基本的に Wide QRS (complex) tachycardia(WCT) であれば VT と考えるのがオーバートリアージの基本であるが，余裕がある方は WCT の鑑別まで学習してみてほしい．

ここで差がつく

・ここではまず頻拍であれば「(Narrow か Wide) QRS　(Regular か Irregular) Tachycardia です」という形でプレゼンできるようにはしておいてほしいと思う．

■ 徐拍

徐拍も同様である．**基本的には"症状"である**．下の図に示すように安定・不安定を評価する．徐拍では，頻拍での病歴聴取に加えて，失神や前失神のエピソードなども少し詳細に評価しておく必要がある．

① 安定か，不安定か

こちらは前の頻拍と同じで OK である．ただ，徐拍の場合は皆さんのご存知の失神発作というものがあり得る．また，そこまででもなくふらつくといったようなもの，特に前失神については病歴の段階で評価しておいてほしいと考える．

②③　P 波を推定する・QRS との関係を推定する

こちらが徐拍ではさらに重要となる．
P 波をまず見つけて，それと QRS の関係を評価する．
パターンとしては，

Ⅰ．　P：QRS は 1：1 で対応	⇒	洞性徐拍，洞機能不全，下位心房調律など
Ⅱ．　規則性あるバラバラ	⇒	房室ブロック（高度房室ブロックも含む)
Ⅲ．　バラバラ	⇒	完全房室ブロック
Ⅳ．　P 波がない	⇒	心房細動・心房粗動，洞停止・洞房ブロック

と考える．

Teaching Point

・細かい呼び名はいいが，基本このあたりまでは見られるようになっておいてほしいと思う．
　ここでコンサルテーションとしては診断名までゆけばさらによいのであるが，大体コンサルテーションで受ける徐拍の診断名は異なることが多い．むしろコンサルテーションでは，
　「(症状がある，ない)　徐拍で心拍数は○○です．P と QRS の関係は～ですので○○かと考えています」くらいで大丈夫である．診断しないくらいの方が適切なこともある．症状が大切である．

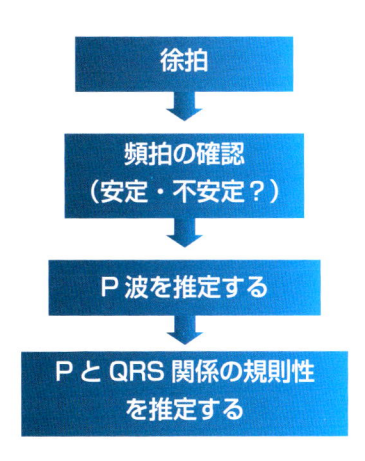

Box3　徐拍を評価する

文献

1）　水野 篤．心電図判読に自信がつく本．
　　カイ書林より 2019 年刊行予定

（水野 篤）

5　血液検査を「賢く」使うために

・検査はあくまで検査．症状や臨床所見を無視して検査のみで判断をするべからず
・検査にも得手不得手がある．賢く使うために病歴と診察による検査前確率の推定，そして検査の感度，特異度，陽性的中率の把握は重要である．不要な検査は診断を迷わせるため，行わないほうが良い．

> Topics:
> ・　安易な「more is better」に走るのではなく「less is more」，不要な検査は診断を迷わせるため行わないほうが良いという考え方を知ろう．賢く選択する /choosing wisely ことが肝要．
> ・　検査前確率次第で検査結果の解釈は変わる．病歴や診察で「検査前確率」をしっかりつめておくのは大前提．
> ・　検査がどれくらい信頼できるのか，感度，特異度，陽性的中率の把握は重要である．限界や有用性を把握したうえで検査を「賢く」使おう．検査結果に振り回されてはいけない．

Introduction

　検査結果を正しく解釈するには感度，特異度，陽性的中率の把握や検査前確率を病歴や診察である程度予測することが必須である．一般的には病歴と身体所見で鑑別診断を考え，それに応じた検査を行うという順番で診療が行われる．検査前確率に基づいて検査結果はある程度事前に予想し，結果が出たら自分の臨床判断とのすり合わせを行い，次の STEP に向かう．検査結果はあくまで臨床判断の確認のために行う側面が強い[1]．

　なぜ，感度，特異度，陽性的中率の把握や検査前確率といったことを把握しなくてはいけないのだろうか？

　完璧な検査であれば疾患を持つ患者は常に陽性で，疾患がない場合は常に陰性となる．しかし，そのような完璧な検査はないため，疾患を持つ人でも検査が陰性になる（偽陽性），疾患がない人でも検査が陽性になる（偽陽性）となる場合がある．したがって検査特性として感度と特異度を把握することは検査結果を理解するうえで非常に重要である．

　それに加えて感度・特異度といった検査特性の把握だけでなく検査前確率を病歴や診察で詰めることも非常に重要である．HIV 抗体の検査の感度特異度を共に 99% と設定したとする．検査特性としては，偽陽性は 1%，偽陰性は 1% しか起こりえず非常に優秀といえる．しかし，仮に有病率を 1 万に 1 人と仮定して全員に HIV 抗体の検査を行ったとする（日本の有病率は 1 万人あたり約 2 人強程度とされている）．HIV 抗体の検査が陽性になった人のうち何 % が真の HIV 感染だろうか？ 1 万人のうち偽陽性になるのが 100 人，1 人の真の HIV 感染の人は検査陽性になるので正しく陽性になる人が 1 人となる．すると検査が陽性の人の中でも真の HIV 感染は 1% 程度となり，99% の人は偽陽性という結果となる．ここで強調しておきたいのは感度特異度だけでなく検査前確率を詰めておくのも非常に大事ということである．

検査特性把握なしに検査の正しい解釈はできない!!

■ 例1：胸痛や呼吸苦があれば常にD-dimer提出!?

　D-dimerは，肺塞栓や大動脈解離などの致死的な疾患を90%以上の精度で除外できる優秀な検査である[2) 3)]．しかしながら，感度は高い分特異度は低く様々な疾患で上昇する．加齢だけでも上昇しうるが，それ以外に感染症，HIV感染，外傷，慢性炎症/炎症性疾患，DIC，動静脈血栓症，鎌状赤血球症，脳卒中，心筋梗塞，不安定狭心症，心房細動，大動脈解離，血管炎，表在静脈炎，肺炎，悪性腫瘍，喫煙，上部消化管出血，肝疾患，腎疾患などでも上昇する[46)]（**Box1**）．

　上記にあるような，D-dimerが上昇しうる疾患が既往にある入院患者でD-dimerが正常な人は20%以下という報告もある[4)]．救急外来でD-dimerの値が高い人を解析すると深部静脈血栓症は12%程度で，感染症，心不全，外傷，悪性腫瘍などによる上昇が多いという報告もある[3)]．よって既往歴次第では「D-dimer陰性」が期待できるのは2割以下であり，状況次第では「D-dimer陽性」でも深部静脈血栓症があるのは1～2割程度ともいえる．

　また「肺塞栓を疑う＝D-dimer提出」ではない．リスクが低くPERCルールが陰性であればD-dimerの測定は不要である[3)]．肺塞栓のリスクが高く，疑いが強ければD-dimerの測定は不要で造影CTを直接行うべきである[7)]．

　大動脈解離を疑うかどうかを，D-dimer単一で判断してはいけない．70歳未満，発症2時間以内，解離の長さが短い，偽腔閉塞型などの場合は大動脈解離でもD-dimerが陰性になりやすいと言われている[8)]．大動脈解離の疑いが強ければ，D-dimerが陰性でも造影CTによる評価を行うべきである．

　D-dimerの過剰使用は画像検査の過剰，不要な造影剤使用，不要な被曝，コストの増大につながる[9)]．

　目的が不明瞭なまま検査前確率を考慮せずにD-dimerが測定され，値が上昇しているという理由で，造影CTを乱用することは避けたいものである．

ここで差がつく

・肺塞栓の臨床ルールとD-dimerの使い分けを再確認する．

Teaching Point

・Criticalな疾患に対して，偽陰性を起こしうる検査で除外しないようにする習慣をつける．
・D-dimerの乱用は画像検査の過剰，不要な造影剤使用，不要な被曝，コストの増大につながる．

血管疾患	動静脈血栓症，鎌状赤血球症，脳卒中，心筋梗塞，不安定狭心症，心房細動，大動脈解離，血管炎，表在静脈炎
感染症	感染症全般，HIV感染，肺炎，慢性炎症/炎症性疾患
慢性疾患	悪性腫瘍，肝疾患，腎疾患
その他	DIC，外傷，喫煙，上部消化管出血

Box1　D-dimer上昇の鑑別診断

■ 例2：CRP based medicine!?

安価で広く普及し日常診療で多用されている炎症マーカー「CRP」．十分に患者さんを診ずして CRP で重症度を判断する医師もいるとかいないとか…（冗談抜きに CRP が 6mg/dL だから入院，4mg/dL だから帰宅という CRP based medicine を話している医師は現に存在したし，敗血症性ショックの人の治療がうまくいきノルアドレナリンの必要量が減っているにもかかわらず CRP が上がっているという理由だけで抗菌薬の変更を提案する医師も存在した）．うまく使えば CRP が臨床に有用であることに異論はない．多くの施設で頻用されているからこそ，CRP に振り回されることのないように，その特性はしっかり詰めておくのが望ましい．

CRP は，いわゆる急性期蛋白の1つである．体内に炎症が起き，マクロファージや肥満細胞が活性化され，TNF や IL-1 が産生され，IL-6 産生につながる．IL-6 が肝臓に作用することにより CRP などの急性期蛋白が合成される．発症から6時間ほどで血中濃度が上昇し，ピークが48時間，半減期は19時間とされている．

CRP の特性を簡潔に示すと下記のようになる[11]．

- 炎症があれば上昇するので外傷や非感染症でも上昇する
- 炎症があることは教えてくれるが原因や場所は教えてくれない
- 上がるのに時間がかかることがある
- ステロイドや免疫抑制剤の影響を受ける
- 重症感染症の否定には使えない
- SLE や中枢神経感染症では上がらないこともある

こういった特性を理解せず，CRP based medicine を展開するのは危険である．例を挙げるとすれば…

- Centor Score 4点の咽頭炎できた健康な成人に採血を行い，CRP が10だから心配という理由で造影 CT を提案する
- 免疫抑制剤を使用中でやや頻呼吸気味の肺炎の人の帰宅判断を，CRP が3だからという理由で帰宅を考える
- 数日つづく発熱と頭痛できた成人男性に関して，CRP が1未満だからという理由で髄膜炎の可能性を棄却する

などの例である．

しかし，ここで強調したいのは「CRP を使うのをやめよう」という極論ではない．［後述するがフェイルセーフ（ミスやエラーが発生しても，安全側に向かうような工夫）のような形で使用するような場面もある］．CRP はあくまで「検査の1つ」であり，単一で判断するのではなく，臨床状況と照らし合わせて「賢く使う」というスタイルが望ましいと考える．

似たような議論（△△が低いから感染症ではない…etc）をプロカルシトニンやプレセプシンなどのマーカーで判断をしている医師をみかけることもあるが，（旧基準になるが）sepsis に対しては，プロカルシトニンは感度77% 特異度79%[12]，プレセプシンは感度83% 特異度78%[13] といずれも単一での評価には不十分な印象である．

　兎にも角にも強調しておきたいのは，検査特性の把握をせずに「検査値のみ」で臨床判断をするということは非常に危険であり，あくまで臨床情報が前提であり，参考にする Data の 1つとして考えるべきであるということである．CRP やプロカルシトニンが陰性という単一の検査結果で，敗血症ではないと判断するのはやめよう．

ここで差がつく
・CRP のように頻度を高く使用される検査の特性を理解する．

Teaching Point
・CRP が高い＝感染症，CRP が高い＝重症…という検査一本での単一論を展開するのは危険．
・致死的な疾患を，偽陰性を起こしうる(感度が高くない)検査で除外しないようにする習慣をつける．

■ 検査が陽性であればその診断か
　一見特異度が高そうな検査にも触れてみよう．一見特異度が高いようで実は…という例は多々ある．喫煙や加齢だけでも上昇しうる腫瘍マーカー，炎症があるだけで上昇しうるフェリチンや sIL-2r，アルブミン製剤や透析でも上昇しうる β-D-glucan…例をあげればキリがない．
　ここでは「ANA（anti-nuclear antibody; 抗核抗体）」「ANCA（antineutrophil cytoplasmic antibody）」の 2 つを取り上げて考えてみる．「（病名は不明だが）ANA が陽性だから膠原病」「ANCA が陽性だから ANCA 関連血管炎」というアセスメントを時折耳にすることがあるが，それはどこまで臨床的な妥当性があるのだろうか？

■ ANA 陽性＝膠原病 !?
　健康な人でも ANA は 25～30% で 40 倍，10～15% で 80 倍，5% で 160 倍を示す．高齢や女性ほど上昇しやすいといわれている．ANA 関連疾患の有病率を 1% と仮定すると，臨床症状関係なく測定された抗核抗体が 160 倍の人の大半（約 5/6）は偽陽性といえる．ANA の結果ではなく，どのような人に ANA をオーダーしたのかのほうがはるかに重要な情報である．
　SLE や SSc やシェーグレン症候群などの疾患を疑う症状がある人においての ANA の結果は有用性が高い．どういった疾患で ANA のオーダーに意味があるのかを把握するのかを把握しておくことは重要である（Box 2）．
　しかし SLE ですら ANA 陰性の SLE という疾患群が存在する．ANA 陰性の SLE をひっかけるために SS-A 抗体を提出したり，SLE の症状がそろっていれば ANA が陰性でも SLE を鑑別から棄却しないということが必要になる．

■ ANCA が陽性＝ANCA 関連疾患 !?
　ANCA が ANCA 関連血管炎でどれくらい陽性になるのだろうか．全身症状のある GPA では PR-3ANCA が 70～80% で陽性，MPO-ANCA が 10% で陽性，限局性の GPA では ANCA が陽性になるのは 60%，MPA は MPO-ANCA が 60% で陽性，PR-3ANCA が 30% で陽性，EGPA では MPO-ANCA が 30%，PR-3ANCA が 30% で陽性になるといわれている[15]．
　上記のように ANCA の陽性率をわかっていれば，検査が陰性でも ANCA 関連血管炎を否

　定しないのは当然であるし，臨床症状がそれを疑わせれば，検査結果にかかわらず ANCA 関連血管炎の診断のために生検部位を検討するのが妥当であろう．

　逆に ANCA が ANCA 関連血管炎以外に，どういった疾患で陽性になるのかも考慮してみよう．調べてみると … その鑑別診断は非常に多彩である（**Box 3**）．この中でも特に感染性心内膜炎や結核といった感染症で陽性になることや，それ以外にも IgG4 関連疾患，炎症性腸疾患（特に潰瘍性大腸炎），悪性腫瘍でも陽性になることは知っておいて損はないと思われる．そもそも ANCA 関連血管炎自体がまれな疾患であるため，検査前確率を考慮しないと偽陽性をみるだけになってしまう．

ここで差がつく

・ 特異的にみえるような検査だからこそ偽陽性のパターンをしっておく．
・ 各検査の偽陽性や偽陰性パターンを Evernote などのアプリを使用していつでも引き出せるようにする（暗記する必要はない）．

Teaching Point

・ 健常者でも ANA は陽性になる．SLE に対して ANA の感度は 9 割以上と非常に高い，逆に言うと 5% ほどだが ANA 陰性の SLE が存在する（SS-A 抗体が陽性になることが多い）．
・ 感染症，特に感染性心内膜炎や結核でも ANCA が陽性になる．
　要するに感染症らしいのか膠原病らしいのかどうかは ANA や ANCA だけで決まらない．

ANA が診断に非常に有用	SLE(93%)，SSc(85%)
ANA が診断に多少役立つ	シェーグレン症候群 (48%)，多発筋炎や皮膚筋炎 (61%)
ANA がモニタリングや予後に有用	若年性慢性関節炎 (57%)，レイノー現象 (64%)
ANA が診断基準に該当	薬剤性ループス，MCTD，自己免疫性肝炎
ANA にあまり価値がない	関節 RA(41%)，多発性硬化症 (25%)，自己免疫性甲状腺疾患 (20-70%)，感染症，ITP(10-40%)，線維筋痛症 (12-30%)

Box2 ANA と自己免疫性疾患の関連と陽性率 [14]

感染症	結核，HIV/AIDS，HCV，マラリア，感染性心内膜炎，パルボ B19，ハンセン病，囊胞性線維症における緑膿菌感染症，アスペルギルス症，ヒストプラズマ症，レプトスピラ症，アメーバ症，肺スポロトリコーシス症
消化管疾患	炎症性腸疾患，原発性硬化性胆管炎，自己免疫性肝炎，原発性胆汁性肝硬変
悪性腫瘍	癌腫，リンパ腫，リンパ腫肉芽腫症，慢性骨髄性白血病，骨髄異形成症候群，単クローン性免疫グロブリン血症
薬剤性	プロピルチオウラシル，ヒドララジン，メチマゾール，ミノサイクリン，カルビマゾール，アロプリノール，コカイン，D-ペニシラミン，フェニトイン，レバミゾール，ピマギーン
膠原病	SLE，関節リウマチ，フェルティ症候群，全身性硬化症，皮膚筋炎，シェーグレン症候群，混合結合組織病，反応性関節炎，強直性脊椎炎，若年性慢性関節炎，再発性多発軟骨炎，好酸球性筋痛症候群
血管炎	結節性多発動脈炎，巨細胞性血管炎，高安動脈炎，アレルギー性紫斑病，川崎病，ベーチェット病，クリオグロブリン血症
腎疾患	溶連菌感染後糸球体腎炎，IgA 腎症，膜性腎炎，抗 GBM 抗体疾患
その他	シリカ暴露，サルコイドーシス，Sweet 病，特発性肺ヘモジデローシス，後腹膜線維症，持久性隆起性紅斑

Box3 ANCA 抗体陽性の鑑別診断 [15]

採血結果を想定し，想定を外れた場合を異常と考えられるようになること

■ Case1：胆嚢炎と思いきや ...

　胆石の既往のある中年女性が，2〜3日で増悪する鋭い右上腹部痛と発熱で救急外来を受診した．本人は胆嚢炎の心配をしており，診察上は肝叩打痛が陽性でMurphy Signも陽性と解釈した．尿検査では異常がなく，超音波では胆嚢は緊満気味だったがで胆石はあったが壁肥厚はなかった．採血結果では軽度の炎症反応以外は正常で肝胆道系酵素は正常だった．

　胆嚢炎の診断に肝胆道系酵素は関係なく，局所の炎症所見（Murphy徴候や右上部の圧痛や疼痛），全身の炎症（WBCやCRPの上昇），画像所見の3つのうち2つ以上で良いとされている[16-17]．しかし，7割でAST，T-bil，ALPのどれかは上昇するといわれ[18]，臨床所見の取りにくい高齢者のなどで臨床判断の補助になりえる（なお，胆管炎では肝胆道系酵素の上昇は必須である[19]）．

　この症例では担当医はSystem 1（本書Ⅱ-2「診断エラーに陥らないために」参照）で急性胆嚢炎を想起していたが，鑑別診断を再検討することにした．超音波で胆嚢壁の肥厚がなく，肝胆道系酵素上昇がないのも気にかかったからである．診察を再度確認してみると，Murphy Signが陽性というよりは深呼吸で疼痛が増悪している様子だった．追加の病歴聴取で帯下の変化があり，実は複数のパートナーがいることがわかった．その後のWork UPでPIDとFitz-hugh-curtis症候群の診断となった．

■ Case2：COPD急性増悪っぽいが ...

　既往にCOPDがありLAMA+LABAで加療中の81歳男性．急性発症の呼吸苦と咳嗽と喀痰で救急外来を受診した．発熱や胸痛はなく，喀痰の性状の変化はなかった．バイタルサインはRR 30，SpO_2 89%（O_2 4L min），HR 110，診察上は気管短縮があり，両側で呼気Wheezeが聴取され呼気延長があった．酸素投与とSABA吸入とmPSL 80mgが投与された．胸部X線は以前と変化がなく気胸はなかった．採血検査上は炎症反応含め，血算や生化学の項目に特に異常がなかった．

　担当医はSystem 1でCOPD急性増悪と判断したが，喀痰の性状の変化がないこと，CRP上昇がないことから診断仮説を再検討することとした．再度病歴聴取をすると先行感染の病歴はなく，喀痰は増えたということだが，そこまで顕著ではなく，咳嗽と呼吸苦のほうがメインであった．頸静脈怒張や左右差のある下腿浮腫はなく，心エコー上もD-shapeはなかったが，呼吸苦の経過がかなり急であったことから肺塞栓の除外は必要と考えた．簡易Genevaで3点だったためD-dimerを提出し，上昇があったことから，胸部CT angiographyを撮像し肺塞栓症の診断にいたった．

　はじめに言及しておくが，COPE急性増悪の診断は，「痰の頻度と重症度の増加」「痰の増加や性状の変化」「呼吸苦の増悪」といった臨床症状で行うものであってCRP basedで行うものではない．

　しかしながらその原因の7割はウィルス感染や細菌感染などの感染症であり，環境要因（大気汚染や気道炎症の増加など）は15〜20%程度といわれている[20]．程度の差はあれ，COPD急性増悪の症例においてCRPは上昇していることが多い[21]．

　COPD急性増悪の症例の2割に肺塞栓がいるという報告[22-23]もあり，鑑別疾患のClusterと

いう概念[24]で，COPD 急性増悪の鑑別に肺塞栓を考えておくことは重要である．特に本症例のように，感染症に付随する病歴が乏しく急性発症の呼吸苦できたような症例や VTE のリスクがある症例では気をつけるべきである．

■ Case3: 高齢者の便秘と思いきや…

　アルツハイマー型認知症の進行期（FAST 分類 7c）で施設入所中の 85 歳女性．メマンチンや抗精神病薬の内服歴がある．4〜5 日前から排便がなく，ここ 1〜2 日，なんとなくぐったりしてお腹を痛がるようにしているということで施設の人が心配になり救急外来受診．診察上は Sick な印象に乏しかったが，下腹部を tapping したり押したりすると，顔をしかめるように反応する．担当医は便秘による腹痛を考えたが，施設の人が「よく便秘にはなるけどいつも違ってぐったりしている」というように話をしていたのが気になって採血と腹部 X 線を行うこととした．腹部 X 線上では便秘以外に特に所見はなかったが，採血上は WBC が 2 万 /μL，CRP が 16.4mg/dL と高度炎症反応を認めた．

　担当医は予想せぬ炎症反応高値から便秘の診断を棄却した．慢性便秘で施設入所中であり，便秘関連の急性腹症から下部消化管穿孔や S 状結腸捻転などを鑑別にあげ造影 CT を撮像したところ，下部消化管穿孔の診断となった．

　S 状結腸穿孔は，ほとんどの人に慢性便秘ないしそれに関連する薬剤の内服歴があり，ほかに高齢者，養護老人施設，宿便の既往などがリスクといわれている．便秘だけで説明できない腹痛の増加は消化管穿孔を疑い CT の撮像が推奨されている[25]．文献によっては正確な術前診断は 1 割[26]，腹膜刺激が出るのは 2 割ともいわれ言われており，S 状結腸穿孔は稀な上に診断が難しい急性腹症の 1 つである．

　Case 1 も Case 2 も Case 3 も熟練度の高い臨床医であれば採血結果なしに臨床判断を変更できる（そもそも間違えない）といわれてしまいそうだが…我々の臨床能力，特に診断エラー関連は様々な状況要因（医師の疲労，勤務体制，救急の混雑，マルチタスク），情報収集（検査の乱用，情報提示際の幻惑，他の医師からの情報），情報統合（早期閉鎖や確証などの Bias）などで変動しうる．現実として採血結果が予想と違う値を出したことにより，実際には誤った方向にいきかけたマネージメントを変更した症例は時折みられる．上の症例で CRP のみで臨床判断を行うことへの危険性を挙げたが，逆に CRP は安価でありながらこういったフェールセーフのように使うこともできる．

ここで差がつく

・異常値を予想したが正常だった，正常を予測して提出した検査が異常だった…自分の臨床判断と合わない検査結果が出たときこそチャンスである．「自分の臨床判断はそもそも合っているか」「検査の信頼性はどれくらいあるのか？」を調べてみよう．

Teaching Point

・自分の予想する検査結果ではなかったときに臨床診断を再考慮すること．

ここで差がつく

・ANA や ANCA がまさにそうであるように，検査の結果よりも「どのような患者」さんに提出したのかが大事である．病歴と診察で検査前確率を詰めておくべし．
・検査結果を正しく解釈するには感度，特異度，陽性的中率の把握や検査前確率を病歴や診察である程度予測することが必須である．自分が使う検査に関する情報は機会があるときに集めておくこと．
・検査はあくまで「確認」，検査結果で判断するのではなく，自分の臨床判断の後付けに検査を使おう．

Teaching Point

・誰でもできる「とりあえず検査」ではなく，賢く選択する /choosing wisely が肝要．安易な「more is better」に走るのではなく考えて選ぶ癖をつけよう．不要な検査は診断を迷わせるため行わないほうが良い．
・自分の臨床判断とあわない検査結果が出た時こそチャンスである．「自分の臨床判断はそもそもあっているか」「検査の信頼性はどれくらいあるのか？」を調べてみよう．

文献

1) Scott D.C.Stern, Adam S.Cifu, Diane Altkorn. 考える技術 臨床的思考を分析する．竹本毅 訳．日経 BP 社，2015．
2) Shimony A, Filion KB, Mottillo S, et al. Meta-analysis of usefulness of d-dimer to diagnose acute aortic dissection. Am J Cardiol. 2011 Apr 15；107（8）：1227-34
3) Lippi G, Bonfanti L, Saccenti C, et al. Causes of elevated D-dimer in patients admitted to a large urban emergency department. Eur J Intern Med. 2014 Jan；25（1）：45-8.
4) Sadosty AT, Goyal DG, Boie ET, et al. Emergency department D-dimer testing. J Emerg Med. 2001 Nov；21（4）：423-9.
5) Wakai A, Gleeson A, Winter D. Role of fibrin D-dimer testing in emergency medicine. Emerg Med J. 2003 Jul；20（4）：319-25.
6) Weitz JI, Fredenburgh JC, Eikelboom JW. A Test in Context: D-Dimer. J Am Coll Cardiol. 2017 Nov 7；70（19）：2411-2420
7) Konstantinides SV, Torbicki A, Agnelli G, et al. 2014 ESC guidelines on the diagnosis and management of acute pulmonary embolism. Eur Heart J. 2014 Nov 14；35（43）：3033-69.
8) Hazui H, Nishimoto M, Hoshiga M, et al. Young adult patients with short dissection length and thrombosed false lumen without ulcer-like projections are liable to have false-negative results of D-dimer testing for acute aortic dissection based on a study of 113 cases. Circ J. 2006; 70：1598-601.
9) Potu KC, Ketineni S, Lamfers R. A primer on diagnostic and financial implications of D-dimer testing. S D Med. 2016 Sep；69（9）:414-417.
10) Pepys MB, Hirschfield GM. C-reactive protein: a critical update. J Clin Invest. 2003 Jun；111（12）：1805-12.
11) 忽那賢志．CRPology．治療．2015；97（11）：1508-1512.

12) Wacker C, Prkno A, Brunkhorst FM, et al. Procalcitonin as a diagnostic marker for sepsis: a systematic review and meta-analysis. Lancet Infect Dis. 2013 May ; 13 (5) : 426-35.

13) Zhang J, Hu ZD, Song J, et al. Diagnostic value of presepsin for sepsis: a systematic review and meta-analysis. Medicine (Baltimore) . 2015 Nov ; 94 (47) : e2158

14) Solomon DH, Kavanaugh AJ, Schur PH, et al. Evidence-based guidelines for the use of immunologic tests: antinuclear antibody testing. Arthritis Rheum. 2002 Aug ; 47 (4) : 434-44.

15) Bosch X, Guilabert A, Font J. Antineutrophil cytoplasmic antibodies. Lancet. 2006 Jul 29 ; 368 (9533) : 404-18.

16) Yokoe M, Takada T, Strasberg SM, et al. TG13 diagnostic criteria and severity grading of acute cholecystitis. J Hepatobiliary Pancreat Sci. 2013 Jan ; 20 (1) : 35-46.

17) Yokoe M, Hata J, Takada T, et al. Tokyo Guidelines 2018: diagnostic criteria and severity grading of acute cholecystitis. J Hepatobiliary Pancreat Sci. 2018 Jan ; 25 (1) : 41-54.

18) Trowbridge RL, Rutkowski NK, Shojania KG. Does this patient have acute cholecystitis?. JAMA. 2003 Jan 1;289 (1) : 80-6.

19) Kiriyama S, Takada T, Strasberg SM, et al. TG13 guidelines for diagnosis and severity grading of acute cholangitis. J Hepatobiliary Pancreat Sci. 2013 Jan ; 20 (1) : 24-34.

20) Sethi S, Murphy TF. Infection in the pathogenesis and course of chronic obstructive pulmonary disease. N Engl J Med. 2008 Nov 27 ; 359 (22) : 2355-65.

21) Gallego M, Pomares X, Capilla S, et al. C-reactive protein in outpatients with acute exacerbation of COPD: its relationship with microbial etiology and severity. Int J Chron Obstruct Pulmon Dis. 2016 Oct 21 ; 11 : 2633-2640.

22) Rizkallah J, Man SFP, Sin DD. Prevalence of pulmonary embolism in acute exacerbations of COPD: a systematic review and metaanalysis. Chest. 2009 Mar ; 135 (3) : 786-793

23) Shapira-Rootman M, Beckerman M, Soimu U, et al. The prevalence of pulmonary embolism among patients suffering from acute exacerbations of chronic obstructive pulmonary disease. Emerg Radiol. 2015 Jun ; 22 (3) : 257-60.

24) Shimizu T, Tokuda Y. Pivot and cluster strategy: a preventive measure against diagnostic errors. Int J Gen Med. 2012 : 5 : 917-21.

25) Chakravartty S, Chang A, Nunoo-Mensah J. A systematic review of stercoral perforation. Colorectal Dis. 2013 Aug ; 15 (8) : 930-5

26) Ryu CG, Kim P, Cho MJ, et al. Clinical analysis of stercoral perforation without mortality. Dig Surg 2017 ; 34 : 253-259

（原田 拓）

6　尿定性・尿沈渣を使いこなそう

尿定性，尿沈渣を駆使して次の一手に繋げよう！

> Topics:
> ・　尿検査は無・低侵襲，廉価.
> ・　尿定性・尿沈渣とは.
> ・　尿蛋白・尿潜血を認めた場合には.

Introduction

Ⅲ

　腎臓は血液を濾過し，必要な物質を再吸収し，不要物質や過剰な水分を尿として体外に排泄する．尿検査はこの不要物質に混じって，本来尿中に認めないはずの物質が混じっているかどうかを見る検査であり，尿路系疾患のスクリーニングあるいは病態把握に有用である．尿検査には，尿定性，尿沈渣の2種類があるが，さらに電解質やホルモンを測定することもできるため，日常診療で重宝する検査である．尿から得られる情報のうち，尿量，色調，混濁の有無などにも価値がある．また，尿検査は目的に応じて採取時間や提出する尿量が異なるが，尿定性・尿沈渣検査を行う際には，一般的には随時尿を提出すればよい．正確性を求める場合は早朝尿が有用である．尿定性検査に約 1 ～ 2 mL，尿沈渣検査に約 10 mL 必要となる．ここでは，一般的な知識として，尿定性検査，尿沈渣検査にフォーカスを置いて説明する．

1.　尿を取るタイミングについて

　外来では，基本的には随時尿をオーダーする機会が多い．早朝尿，定時尿，24 時間蓄尿は狙いをつけてオーダーする検査になるので，専門的な検査が必要となるときに使用を検討しよう．それぞれ下記のような特徴がある．

早朝尿：	夜間に濃縮された尿であり，体位や活動に影響しないため，様々な物質（亜硝酸・　蛋白質・hCG など）を正確に測定できる．
定時尿：	食後の血糖値やホルモンの負荷試験など，薬剤の影響を正確に測定するときに用いる．
24 時間蓄尿：	日内変動や活動により尿中に排出される濃度が異なる物質（カテコラミン，クレアチニン，コルチゾール，電解質など）の測定に有用である．測定開始前に排尿をしてもらい，その後からの排尿を貯めていく．

2.　尿定性検査 [1)]

　尿定性検査は尿に試験紙を浸し，試験紙の色調の変化と比色表とを比較して判定する検査法である．尿は放置することにより結果が変わってくるので，採尿後すぐに検査することを心がけよう．放置する際には冷凍保存が推奨されるが，それでも2時間もすれば尿に変化が起こり，正確な検査結果が得られなくなる．尿定性検査で得られる情報を一つ一つ見ていこう．

① 　尿比重 　：　尿がどの程度濃縮されているのかを表す．脱水の時には比重が上昇し，溢水の時には比重は低下する（**Box 1**）．

② 　尿蛋白 　：　尿定性で最も重要な項目である．生理的蛋白尿はよく見かけるが，尿潜血とともに陽性となる場合，蛋白尿が2＋以上の時には生理的蛋白尿では説明がつかないことを覚えておこう．

③ 　尿潜血 　：　月経，運動などにより陽性となることもあり，尿潜血陽性を認める場合にはまずは再検査をしよう．持続的に陽性となる場合には精査を検討しよう．蛋白尿とともに陽性となる場合は腎疾患の可能性が高まる．

④ 白血球反応：　白血球内のエラスターゼ活性を検出する方法であり，尿中の壊れた白血球を見ている．そのため，尿定性のみでは尿中白血球を証明していることにはならず，尿路感染症を示唆しているとは言えない．

⑤ 　亜硝酸塩：　本来尿中には無い物質であり，硝酸還元酵素をもつ細菌により産生される．細菌の存在を示唆する所見ではあるが，診断精度はさほど高くない．

⑥ ウロビリノーゲン：ビリルビンが代謝されて尿中に排出されたものであり，正常は±である．直接ビリルビンが上昇する疾患では尿中ウロビリノーゲンも上昇する．

⑦ ビリルビン：　本来尿中には存在しない．直接ビリルビンの上昇を認める疾患では尿中でも同定できるようになる．

⑧ 　ケトン体：　インスリン不足や飢餓状態の時に脂肪が分解されることで産生される．糖尿病性ケトアシドーシスの場合には感度99％となるので，尿中ケトン体が見られない場合には糖尿病性ケトアシドーシスは否定できる．

⑨ 　pH 　：　食事により4.5〜8.0まで変化するため，指標として使用するのは困難である．

撹拌した尿に試験紙の判定部を浸す　　　　　　　　　試験紙の色調の変化と比色表とを比較する

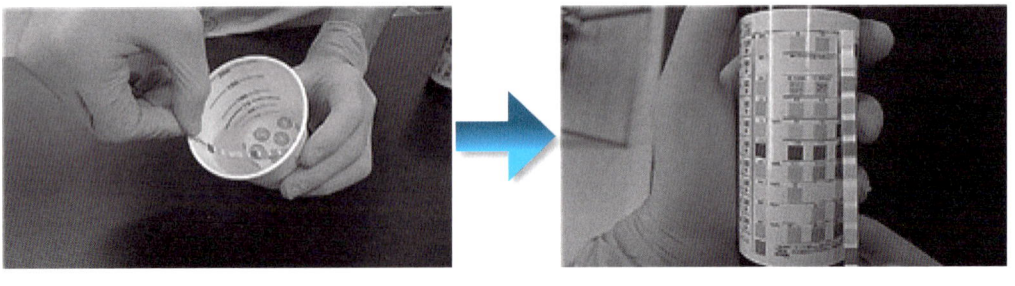

	尿比重	尿浸透圧（mOsm/kg）
等張尿	1.010	300
濃縮尿	1.020 ~ 1.025	700 ~ 900
最大濃縮尿	1.040	1,200 ~ 1,500

生理的尿蛋白，尿潜血を理解し，尿蛋白と尿潜血を同時に認める際には精査を．

Box1　　尿比重 1.0 ◎〇の時に，
◎〇 ÷ 0.03 ＝尿浸透圧（mOsm/L H_2O）

Teaching Point

尿比重で脱水の評価をする！
・注目が低めであるが，尿比重は大事である．尿比重と尿浸透圧には Box 1 のような計算式で，濃縮尿や脱水の程度を予測できる．

Ⅲ

3.　尿沈査検査[2]

尿沈渣は，尿を遠心分離器にかけ，沈殿物として抽出される細胞成分，円柱，結晶をはじめ，様々な成分を鏡検する検査である．

① 細胞成分

赤血球，白血球，尿細管上皮細胞，移行上皮細胞，扁平上皮細胞などがある．基本的にはここで得られる所見だけで臨床的な判断をすることはない．どのような傾向にあるかを知り，次の一手を打つための布石のように捉えよう．

・**赤血球**

赤血球の存在はそのまま出血を意味するが，赤血球の変形があれば糸球体からの出血が考えられる．変形赤血球を認めた場合には糸球体障害の可能性を考えよう．

・**白血球**

白血球は糸球体から膀胱までの炎症を示唆するが，無症候性細菌尿では手術前，妊娠中などを除き治療対象とはならない．問診や身体所見などで治療が必要かどうか判断しよう．

・**尿細管上皮細胞，移行上皮細胞，扁平上皮細胞**

上皮細胞が尿中に見られるということは，尿路系の何処かに上皮障害が起こっていることを示唆する．

② 円柱

円柱は正常では尿中に見られない成分で，主に集合管や遠位尿細管で作られる（Box 2）．円柱の基になる成分によって腎臓でどんなことが起こっているのかを想像することができる．円柱は，硝子円柱，成分が封入された円柱（上皮円柱，赤血球円柱，白血球円柱，脂肪円柱），それが変性した円柱（顆粒円柱，蝋様円柱）と大きく3つに分けて考えよう．

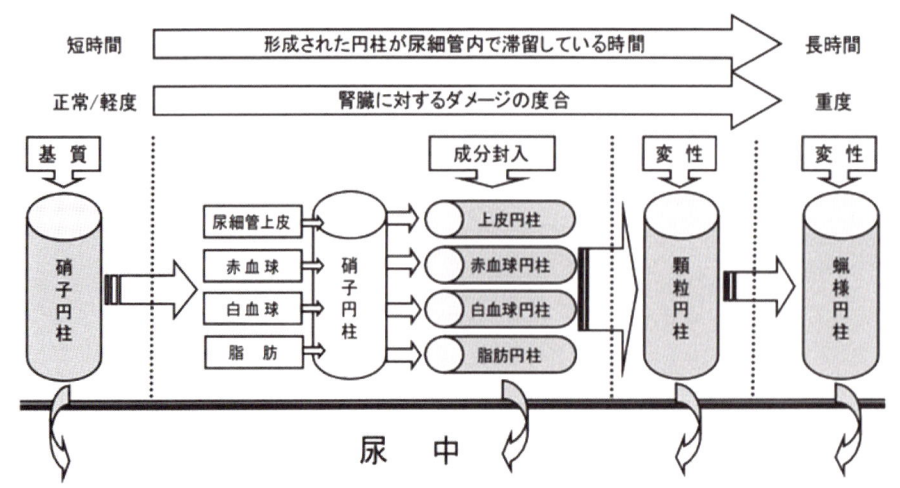

＊尿中に出現した円柱の種類や数量を確認することで、大まかに腎の状態を知ることができます。

Box2　　円柱成分の継時的変化と想起される重症度

・硝子円柱

　正常でも見られる．臨床的意義はない．

・封入成分のある円柱（上皮円柱，赤血球円柱，白血球円柱，脂肪円柱）

　腎，糸球体，尿細管などに比較的新しい障害が起きていることを示唆する．封入成分のある円柱が変性すると，顆粒円柱や蝋様円柱となる．

・変性した円柱（顆粒円柱，蝋様円柱）

　円柱の変性は，慢性的な腎障害，腎不全を考える．顆粒円柱がさらに変性したものが蝋様円柱で，蝋様円柱ではより進んだ腎不全を想起させる．

4.　尿蛋白 / 尿潜血

1）尿蛋白

　腎盂腎炎などの感染症や膠原病，ネフローゼ症候群により腎臓が正しく機能しなくなると，蛋白質が大量に濾過されてしまったり，また再吸収されなくなってしまい，尿蛋白を認めるようになる．しかし，尿蛋白＝病気というわけではなく，激しい運動後や蛋白質の過剰摂取（プロテインなど），妊婦，起立性などの体位による影響でも出現することがある．

・尿蛋白を認めたら，随時尿の尿蛋白 / クレアチニン比を計算し，尿蛋白排泄量を把握しよう．

・随時尿の尿蛋白 / クレアチニン比は 1 日尿蛋白排泄量（g/ 日）と相関することが知られている．

・随時尿の尿蛋白 / クレアチニン比＝随時尿の尿白（mg/dL）/ 尿中クレアチニン濃度（mg/dL）

2）尿潜血

　通常は尿中に混じることのない血液が混じった状態である．血尿の基準は世界的に，顕微鏡下で5個/HPF以上とすることが多い．原因場所としては腎臓，尿管，膀胱，尿道のいずれかからの出血や炎症，悪性疾患なども考慮しなければいけない．40歳以上の男性で，喫煙歴があり（喫煙者は2〜5倍のリスク），血尿を認めた患者では腎癌や膀胱癌のリスクが高いため精査を検討しよう[3,4]．

[Teaching Point]

・尿蛋白と尿潜血を来す病気としては慢性糸球体腎炎，糖尿病性腎症などが挙げられる．
・女性の蛋白尿を認めた場合は妊婦であるかどうかを確認することが重要である．

まとめ

　尿検査は簡便で廉価，かつ無・低侵襲で，多くの情報量を得られることがあるので，積極的に活用してほしい．

文献

1）尿定性検査　基礎から学ぼう一般検査．検査と技術．2017; 45（3）: 182-189.

2）円柱からわかる腎の病態と障害度．2016; 44（10）: 836-841.

3）膀胱癌診療ガイドライン　2015, 医学図書出版; 第2版, 2015.

4）Bruyninckx R, Buntinx F, Aertgeertset B et al. The diagnostic value of macroscopic haematuria for the diagnosis of urological cancer in general practice. Br J Gen Pract. 2003 ; 53 : 31-5.

（高橋 雄一）

7　血液ガス検査

血液ガスは，意識障害や呼吸困難の症例では必須のツールだ！

Topics:
- 血液ガスで，意識障害・呼吸困難・患者急変を評価しよう！
- 低酸素血症で見るべきは $PaCO_2$ と A-aDO$_2$ だ！
- 酸塩基を考える際には Anion Gap を計算しよう！
- "見せかけの" 正常に騙されるな！

Introduction

　臨床現場では，目に見えるものだけでなく様々な情報をもとに体内で起きていることを解釈し，対応しなければならない．血液ガス検査は，他では得られない情報を知ることができ，簡便で非常に有用な検査である．

　血液ガス検査は，ガスというだけあって血液中の気体成分の分圧を測定できる．そのほか，酸塩基平衡，電解質を含め大きく分けて3種類の情報が得られる．また，A-aDO$_2$（肺胞と動脈中の酸素分圧の差）を用いた呼吸不全の原因検索や，Anion Gap（ケトン体や乳酸といった有機酸の存在を確認するための計算式）を用いた代謝性アシドーシスの原因検索など，計算によって病態理解につなげることができる．

- **気体成分の分圧**：血液中の O_2 と CO_2 を数値化し，主に呼吸状態の評価に利用される．A-aDO$_2$ を用いることにより，呼吸不全の原因が肺胞低換気(CO_2 の貯留)かその他の合併疾患があるかどうか確認できる．
- **酸・塩基**：pH，$PaCO_2$（酸）と，$HCO_3{}^-$（塩基）を用いて評価を行う．
- **電解質**：血液検査よりも**迅速**に Na, K, Cl の値を得ることができる．

　血液ガスが活躍する主な病態は，意識障害，呼吸不全，敗血症である．本稿では，これらの病態を解釈するときに欠かせない血液ガス検査を利用する場面や使い方を学び，適切な解釈ができるようになることを目標とする．また，酸素化を評価する際に，SpO_2 や PaO_2 が保たれているから大丈夫ではなく，息苦しさのため呼吸回数を増やし，酸素化を補っていることがある．つまり，"見せかけの正常" に騙されないことも大切である．

1.　血液ガス検査の定義

■ 血液ガスで使用する項目

1．血液ガス検査で評価できるもの

　血液ガス検査で評価に使用する主な項目は，pH，PaO_2，$PaCO_2$，HCO_3^-，電解質，乳酸値である．これらを用いて呼吸不全，酸塩基平衡を評価しよう．

・**呼吸不全**：まずは肺胞低換気があるかどうかが重要である．PaO_2 と $PaCO_2$ をもとにA-aDO_2 を計算し，肺胞低換気や合併疾患の有無を確認しよう．肺胞低換気では，高流量酸素投与による CO_2 ナルコーシスに注意しよう．

・**酸塩基平衡**：
① pH で体内の酸塩基バランスを確認し，CO_2(酸) と HCO_3^- (塩基) を用いてアシドーシスやアルカローシスの原因検索ができる．
② Anion gap を用いて，本来体内に存在しない酸性物質の有無を確認し，ケトアシドーシスや乳酸アシドーシスと，診断につながる有機酸の存在を導き出せる．

用語の確認
・A-aDO_2(肺胞気 - 動脈血酸素分圧較差)
　肺胞内と動脈血内の酸素に差があるかどうかを示す指標であり，肺胞から動脈血，もしくはその逆方向にスムーズに O_2 の交換が行えているかどうかを表している．
　計算式：A-aDO_2 = PAO_2-PaO_2
　= (760-47) × 0.21-$PaCO_2$/0.8-PaO_2　(正常値は $\leq$ 10or 年齢× 0.3mmHg)

・Anion gap
　Anion とは陰イオンをさす．体内の陽イオンと陰イオンのバランスは Na^+ と Cl^-，HCO_3^-，Anion gap で成り立っている．Anion gap は正常では 10-12 だが，これが増加するということは，体内に乳酸やケトン体などの有機酸が蓄積していることを示す．
計算式：AG=Na-CL-HCO_3^-　正常値 12 ± 2

　また乳酸値は，敗血症や循環動態の評価に使用し，2mmol/L 以上が異常で 4mmol/L 以上の時には死亡率の上昇が顕著となる[1]．
Box 1 に，正常値を記載する．

pH	7.40 ± 0.05
PaO_2	80 − 100mmHg
$PaCO_2$	40 ± 5mmHg
HCO_3^-	24 ± 2mEq/L

Box1　正常値

2. 動脈血液ガスと静脈血液ガスの違い

　動脈血での評価は，酸素化を評価したいときには必須であるが，それ以外では，意外と静脈血液ガスで補えることは臨床において非常に役に立つ．

　動脈血液ガスと静脈血液ガスで同様に評価できるものを押さえておこう．同様に評価できるものには『H』が付いていると覚えよう．pH と $HCO_3{}^-$ である．また，血糖や電解質はそもそも静脈血で評価しており，静脈血液ガスでも評価可能である．

　もう一つの点として，静脈血で正常なら，動脈血でも正常という項目がある．それは，乳酸値と，PCO_2 である[2]．どちらも体内の老廃物のようなものなので，静脈血で高い値が示される．そのため，静脈血で正常であれば，動脈血でも正常なのである．

2. 血液ガスで肺胞低換気を見つけ出す

■ カギとなるのは $PaCO_2$ と A-aDO_2

1. 呼吸状態の評価について

　血液ガスでは，A-aDO_2 と $PaCO_2$ を用いて肺胞低換気か他疾患との合併があるか否かを評価できる．また，呼吸回数の多い疾患で，低酸素血症がなくても A-aDO_2 の開大があるかどうかを知る，つまり見せかけの正常があることを知ることが大切である．

　PaO_2 の正常値は年齢により個人差はあるものの，呼吸不全の定義は PaO_2 が 60mmHg を下回ったときである．また通常呼吸困難時は，呼吸回数を増やして CO_2 を体外に排出する．呼吸回数が増加している時や $PaCO_2$ が低下しているときには，**呼吸不全の一歩手前**もしくは**敗血症や代謝性アシドーシスを是正**しているときであることが多く，注意が必要である．

2. 呼吸不全の分類

　下記に呼吸不全を示す．呼吸不全の分類は CO_2 が貯留しているか否かで分かれる．

・Ⅰ型呼吸不全

　Ⅰ型呼吸不全は，いわゆる CO_2 の貯留のない低酸素血症である．
原因として，**肺血流 - 換気不均等**，**拡散障害**，**右 - 左シャント**がある．
右 - 左シャントでは，何らかの原因で血流が肺を経由しなくなるため，酸素投与しても酸素化がよくならない．

・Ⅱ型呼吸不全

　CO_2 の貯留を起こすもの ($PaCO_2 > 45mm Hg$) をⅡ型呼吸不全に分類する．
　CO_2 が貯留する原因は下記の2つで，これらを併せて肺胞低換気と呼ぶ．
　① 呼吸する筋肉や呼吸中枢の異常により，物理的に呼吸がうまくできない状態．
　② COPD や重度の気管支喘息発作などで気道閉塞を来たすことで生じる．

　CO_2 が貯留している患者に対して高容量の酸素を投与した場合，CO_2 貯留が進み中枢性の呼吸抑制を起こし (CO_2 ナルコーシス)，意識障害を起こす可能性があるため注意が必要である．

3. A-aDO$_2$ と PaCO$_2$ を使用して原因の評価

　A-aDO$_2$ は，呼吸不全や頻呼吸の原因検索に有用である．そして CO$_2$ の値も併せると，呼吸不全の原因がよくわかる．下記に分類を分けて説明していく．

・PaCO$_2$ 上昇かつ A-aDO$_2$ 開大しないとき

　肺胞低換気の状態である．

・PaCO$_2$ が正常 or 低下で A-aDO$_2$ が開大するとき

　① V/Q ミスマッチ (換気血流不均等)，② 拡散障害，③ 右 - 左シャントである．

・PaCO$_2$ が上昇かつ A-aDO$_2$ が開大しているとき

　肺胞低換気 + **何らかの肺や血管疾患の合併**がある．

各々の特徴を以下に示す（**Box 2**）．

4. 血液ガスから見る人工呼吸器の適応・評価

　人工呼吸器を扱ううえで覚えなければならないのは，『酸素化』と『換気』という言葉．それから，酸素濃度 (FiO$_2$)，一回換気量 (Tidal volume)，呼吸回数 (Respiratory rate)，呼気終末陽圧 (PEEP) の4項目がそれぞれ酸素化と換気のどちらに影響するのかを理解しよう．

　また，人工呼吸器を考慮・装着中・離脱時に血液ガスで酸素化を評価しよう．

　人工呼吸器において『酸素化』と『換気』に影響を与えるもので分ける．

　『酸素化』は PaO$_2$，『換気』は PaCO$_2$ で評価する．

・『酸素化』に影響与えるもの

　酸素濃度 (FiO$_2$) と呼気終末陽圧 (PEEP)

シンプルに酸素流量を増やすことで，人工呼吸器の酸素濃度 (FiO$_2$) を上昇させる．

　呼気終末陽圧 (PEEP) を上昇させることで気道内圧が上昇し，肺胞の虚脱を防ぐことで酸素化がよくなる．

・『換気』に影響与えるもの

　一回換気量 (Tidal volume) と呼吸回数 (Respiratory rate)

　換気を良くする，つまり二酸化炭素を吐き出すために，一回の換気量 (Tidal volume) や呼吸回数 (Respiratory rate) を増やす．

※呼吸回数が CO$_2$ に影響を与え，PEEP が O$_2$ に影響を与える理由は O$_2$ と CO$_2$ の肺胞での交換効率にある．CO$_2$ がすぐに交換されるのに対し，O$_2$ はゆっくりと交換される．PEEP のように持続的に肺胞を開くと，O$_2$ の交換がジワジワと行われるため，PEEP は酸素化に影響を与えるのである．

呼吸不全	CO$_2$ 貯留	A-aDO$_2$ 開大	疾患概念	酸素投与への反応
低換気	○	×	中枢神経 ˜ 呼吸筋の異常	△ (高容量は禁)
V/Q ミスマッチ	×	○	換気の異常もしくは，血流の途絶	○
拡散障害	×	○	肺胞と血管の間の障害	△
右-左シャント	×	○	血流が肺をスルーする	×

Box2　呼吸不全

・低酸素血症では，A-aDO$_2$ の開大があるか否かまでをルーチンで考えよう．
・PEEP がどうして酸素化に影響するかを説明できるようになろう．
・静脈血液ガスを使って無駄な動脈採血を減らそう．

Teaching Point

・低酸素血症における血液ガス検査で，PaO$_2$ と PaCO$_2$ 以外の情報を質問し，原因の鑑別を促そう．
・静脈血液ガス検査を活用し，動脈血液ガスとの違いを質問しよう．
・PaO$_2$ が低下していなくても，A-aDO$_2$ の開大がある時は疾患が隠れている可能性がある．つまり，理由のない A-aDO$_2$ 開大はないことを伝えよう．
・過換気症候群の患者では，A-aDO$_2$ を評価して肺塞栓の有無を確認させよう．

3.　もう怖くない酸塩基平衡！

■カギとなるのは Anion-Gap と補正

1．酸塩基平衡の定義

　pH が 7.35 よりも下がったときには，アシデミア (酸血症) と呼ばれ，pH が 7.45 よりも上がったときには，アルカレミア (アルカリ血症) と呼ばれる．

　アシデミア・アルカレミアを引き起こす原因として呼吸性と代謝性がそれぞれある．例えば，「呼吸性アルカローシスによりアルカレミアになった．」などと表現されるのが正しい．

　呼吸性のコントロールは肺で行い，代謝性のコントロールは腎臓で行う．

　同じアルカローシスでも呼吸性のアルカローシスは，PaCO$_2$ が下がったとき，代謝性アルカローシスは HCO$_3{}^-$ が上がったときに起きる．このように PaCO$_2$ と HCO$_3{}^-$ は**逆の関係**になると覚えよう．

2．代償について

　アシデミア・アルカレミアを起こした場合，ヒトは正常範囲に戻すために代償する．CO$_2$ が酸で HCO$_3{}^-$ がアルカリであることから，酸が増えればアルカリで中和するという様に同じ方向に代償される．例えば，PaCO$_2$ が増えてしまった場合 (呼吸性アシドーシス)，HCO$_3{}^-$ もアルカリ化を目指すため増える方向に向かう．他の状態でも同じように代償すると言われている．

　代償のポイントとしては，**肺の代償は早く**，**腎の代償はゆっくり**なことである．概ね呼吸性代償は数分以内に起こり，5 ～ 6 時間かかる．一方，腎性代償は 6 ～ 12 時間後頃から始まり，安定するのは 5 ～ 7 日かかるとされる[3)]．代償する過程で大切なのは，pH はアシデミアをアルカレミアまで戻さず，一方アルカレミアをアシデミアまでは戻さない．代償の範囲は各種教科書によりばらつきあるが，今回は下記を使用する（**Box 3**）．

　代償の補正が適切でない場合，さらなる異常が隠れている可能性を考慮する必要がある．

代償の範囲	①		②
呼吸による代償	HCO_3^-	⇨	CO_2
代謝性アシドーシス	↓1mEq		↓1.2mmHg
代謝性アルカローシス	↑1mEq		↑0.7mmHg
腎臓による代償	CO_2	⇨	HCO_3^-
呼吸性アシドーシス			
急性	↑10mmHg		↑1mEq
慢性	↑10mmHg		↑≧3.5mEq
呼吸性アルカローシス			
急性	↓10mmHg		↓2mEq
慢性	↓10mmHg		↓≧4mEq
※ ①の変化を②で代償する.			

Box3　代償の範囲

3. Anion Gap

　Anion Gap は本来体内に存在しない陰イオンを示すが，アシデミアやアルカレミアなど複数合併する場合は，見た目の pH や $PaCO_2$/ HCO_3^- が正常値の時もあるため AG の測定は重要である．酸塩基で血液ガスを使用する場合は常に AG を計算する必要があるということである．

　Box 4 に AG が低下 or 開大する疾患を示す．

4. 低アルブミン血症時

　低アルブミン血症を来している際には，さらなる補正をする必要がある．

　アルブミンも AG も陰イオンのため，低アルブミン血症の場合は，AG の正確な評価が困難である．

　Alb 低下ある場合は以下の式で AG を補正する．

　　補正 AG = AG + (4- 血清アルブミン値) × 2.5

5. 補正 HCO_3^-

　補正 HCO_3^- は，AG 開大性の代謝性アシドーシスに他の酸塩基異常の合併を来たすことがあるかどうかを知るためのものである．AG 開大性の代謝性アシドーシスを認めたときには全例計算しよう．

　例えば AG 開大性の代謝性アシドーシスと代謝性アルカローシスと AG 非開大性の代謝性アシドーシスが合併することもある．(糖尿病性ケトアシドーシス ＋ 嘔吐・下痢合併例など)

　補正 HCO_3^- = HCO_3^- + ⊿ AG ※　　※⊿ AG = AG-12(正常の AG)

　補正 HCO_3^- が 30 以上のときには代謝性アルカローシスの合併があり，18 以下であれば非AG 開大性の代謝性アシドーシスの合併がある[5]．

　Box 5 に AG 非開大性の代謝性アシドーシスと代謝性アルカローシスを来す代表的な疾患を記載する．

AG が開大する疾患
糖尿病性 / アルコール性ケトアシドーシス
乳酸アシドーシス (敗血症，けいれん発作，ビタミン B1 欠乏症，臓器虚血)
尿毒症
薬物 (メタノール，エチレングリコール，サリチル酸，シアン化合物，イソニアジド)
AG が低下する疾患
検査エラー
低アルブミン血症

Box4　AG が低下 or 開大する疾患

代謝性アシドーシス (AG 非開大)	代謝性アルカローシス
下痢	嘔吐
尿細管性アシドーシス	利尿剤 (ループ・チアジド)
	原発性アルドステロン症
	Barter 症候群
	Mg 欠乏，K 欠乏

Box5　AG 非開大性の代謝性アシドーシスと代謝性アルカローシスを来す代表的な疾患

ここで差がつく

酸 - 塩基平衡において下記の手順をルーチンでやれるようになろう！

① アシデミア or アルカレミアをまず見つける．

② CO_2 と HCO_3^- の異常を評価する．

③ 補正を行う．

④ Anion Gap を測定する．

⑤ 低アルブミン血症があるときには AG の補正を行う．

⑥ AG 開大性のアシドーシスがあるときには補正 HCO_3^- を計算し，合併する異常を探す．

Teaching Point

・AG 開大性の代謝性アシドーシスは特に緊急性の高い疾患が多く，意識障害や急変患者を見た際には血液ガスを施行し，AG を常に計算するクセを付けておこう！

文献

1) 清水敬樹編集．ER 実践ハンドブック，羊土社，2012．

2) Bloom BM, Grundlingh J, Bestwick JP, et al. The role of venous blood gas in the emergency department: a systematic review and meta-analysis. Eur J Emerg Med. 2014；21：81-8.

3) 酒見英太編集．ジェネラリストのための内科診断リファレンス，医学書院，2013．

4) 田中竜馬．竜馬先生の血液ガス白熱講義 150 分，中外医学社，2017．

5) Wrenn K. The delta (delta) gap: an approach to mixed acid-base disorders. Ann Emerg Med. 1990 Nov；19(11)：1310-3

（宮上 泰樹）

8　X 線および MRI 画像検査の基本

自分でオーダーした画像検査は自ら責任を持って読もう

> Topics:
> ・　自分なりの "読影の型" を作り，徹底する．
> ・　過去の画像との比較を忘れない．
> ・　検査ごとの禁忌や注意点，デメリットを把握する．

Ⅲ

Introduction

　米国と違い放射線科医の少ない日本では，オーダーした画像検査を自らチェックし，判断しなければならないことが多い．特に，夜間の救急外来ではそうである．ここでは，そのような状況においても，"失敗しない" ための方法についてお伝えしたい．

1.　X 線検査

1 メカニズム

　X 線画像を読影するに当たって，その原理を知ることは重要であるが，ここでは読影に必要な最低限の知識に留めたい．

濃淡の基本 [1)]

　X 線写真は白〜黒の濃淡によって表現されるが，それらは X 線の吸収値の違いによって生まれる．空気，脂肪，軟部組織（筋，液体），金属（骨）の順に X 線吸収値が増加する．また，組織が厚くなるにつれて X 線吸収値は増える．吸収されずに透過した X 線量が多い程フィルムは黒くなるため，空気は黒，水や筋・脂肪組織は灰色，骨（金属）は白となる．硬いものほど白くなると覚えればよいだろう（Box 1）．

シルエットサインの原理 [1)]

　構造物に線ができるのは，周辺組織との間の X 線透過量の変化が急激であるか否かで決まる．X 線が対象物の辺縁を接線でよぎれば鮮明な辺縁が形成される．一方で，水濃度のものと水濃度のものが接しているとき，それらの辺縁が不鮮明となる．同じ X 線吸収値の構造が直接接することで正常構造の輪郭が消えてしまう現象をシルエットサインと呼ぶ．シルエットサインにより，病変部位を推定することができる（Box 2）．

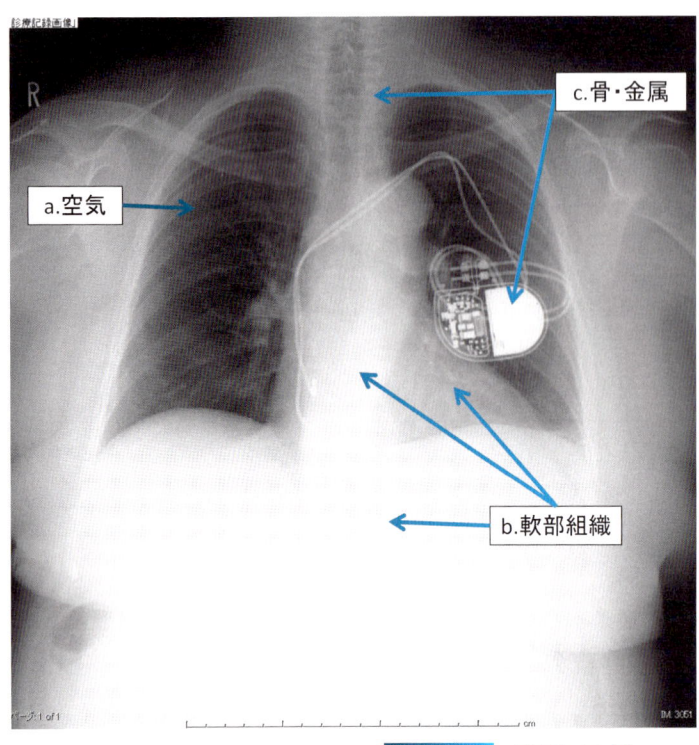

空気，軟部組織，骨・金属のＸ線像

　肺野内の空気や体の外の空気は，Ｘ線透過性が高く，黒く写る (a)．また，軟部組織は組織の厚さによって灰色〜白に写る．心陰影，大動脈，腹部の順に軟部組織の厚さによって白さが変わる (b)．骨や金属は白く写るが，肋骨のように，骨の厚さが薄いところは灰色に見える．Ｘ線透過性がほとんどない金属は，厚みがなくても白く写る (c)．

Box1　異物 X 線

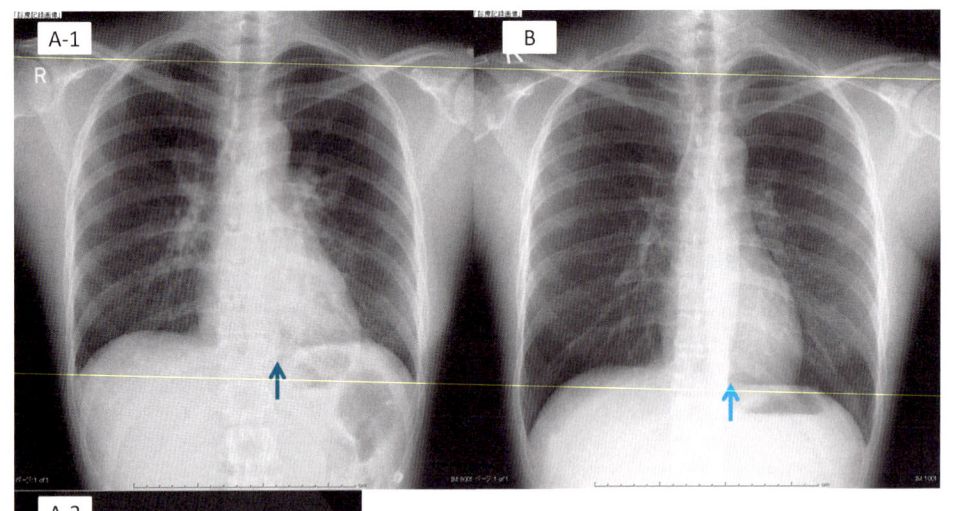

シルエットサイン陽性

　同一人物の肺炎診断時の胸部Ｘ線（A-1）と治療後の胸部Ｘ線（B）である．治療前の胸部Ｘ線では大動脈のシルエットが消失している（シルエットサイン陽性）ことがわかる．肺炎診断時の胸部CT では肺炎像が大動脈陰影に接していることがわかる．（A-2）

Box2　シルエットサイン

2 読影のポイント

　様々な部位のX線写真を撮像することがあると思うが，ここでは最も目にする機会の多い胸部X線写真の読影に的を絞って解説する．様々な本・雑誌などで，様々な読影方法が説明されているが，読影の度に違う方法で読影していたのでは，安定した読影力を発揮するのは難しい．ついつい，見たいものに目を奪われ，大事な所見を見落としてしまうこともある．読影で失敗しないために最も大切なのは，**自分なりの"読影の型"を身に付け，それを愚直に実行し続けること**である．以下は，筆者がよく用いている"読影の型"であり，参考にしていただきたい[2]．

■ 読影の前に

　今から読影しようとしている写真が，読影に適しているかどうかをまず確認する．撮影条件（X線室 or ポータブル），体位（立位，坐位，臥位）に加え，斜位（左右，上下）になっていないかも確認する．斜位になっているかどうかは，左右に関しては気管と頚椎の棘突起の位置をみて，真っ直ぐ重なっているかどうかで確認できる．上下の角度については明確な基準はないが，過去の画像と比較するときに鎖骨の位置を比較すると上下角度の違いを確認できる．

■ 読影の手順（Box 3）

　以下の順番で読影していく．異常が一つ見つかっただけで満足せず，全行程を丁寧に行う．

① 骨軟部陰影

　骨（椎体，鎖骨，肋骨）をまずチェックし，次に軟部組織をチェックする．

② 両側 CP angle（Costophrenic angle）

　肋骨横隔膜角のことであり，Sharp（鋭）か Dull（鈍）かのいずれかである．胸水貯留や胸膜癒着等を示唆する．

③ 気管の偏位，気管内異常陰影

　気管の左右への偏位，気管内異物・腫瘍などに注意する．

④ 心拡大

　正常は50%以下である．ただし，A → P像の場合は10%程度拡大すると言われる．

⑤ 左右心陰影　⑥ 下行大動脈

　スムーズに追えるかどうか．不鮮明＝シルエットサイン陽性であり，心臓や大動脈に何らかのものが接していることを意味する．

⑦ 左右肺門部

　肺門部の陰影とは，正常の場合は肺動脈のことである．肺動脈の太さは，右下肺動脈径を指標とし，最大径16mmまでとされる．

⑧ 肺野

　片肺ずつ読影し，その後に両肺野を比較していく．最も注意すべきことは，肺野は縦隔・横隔膜下を含めたかなり広範な領域に存在している，ということである．心陰影や横隔膜と重なっている領域は，全肺野の40%にも昇る．

⑨ 過去画像と比較する

　過去画像との比較は最重要項目の1つである．面倒と思わずに徹底する．

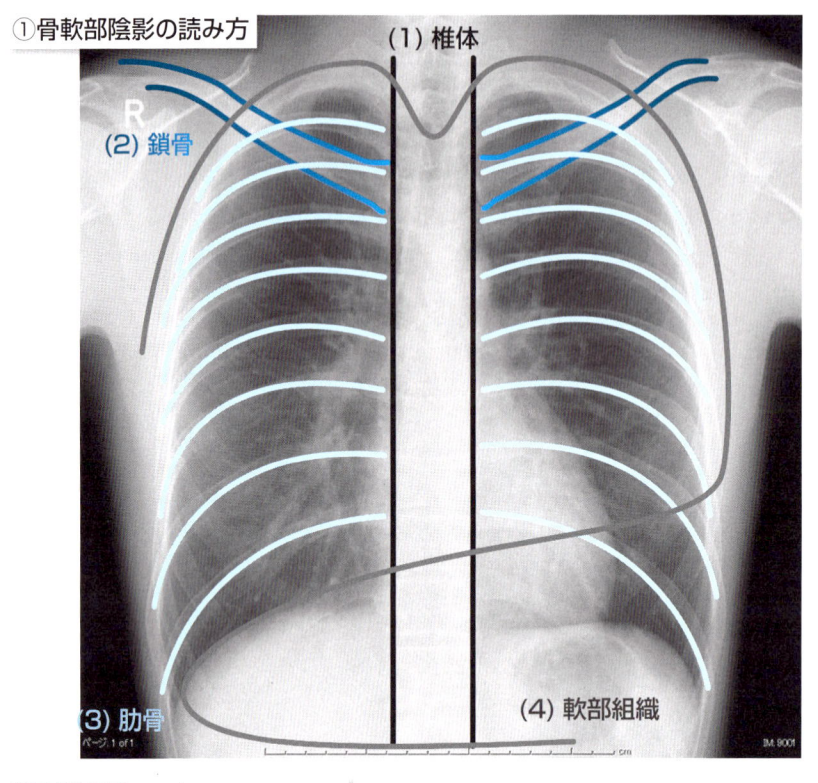

① 骨軟部陰影の読み方
(1) 椎体
(2) 鎖骨
(3) 肋骨
(4) 軟部組織
R

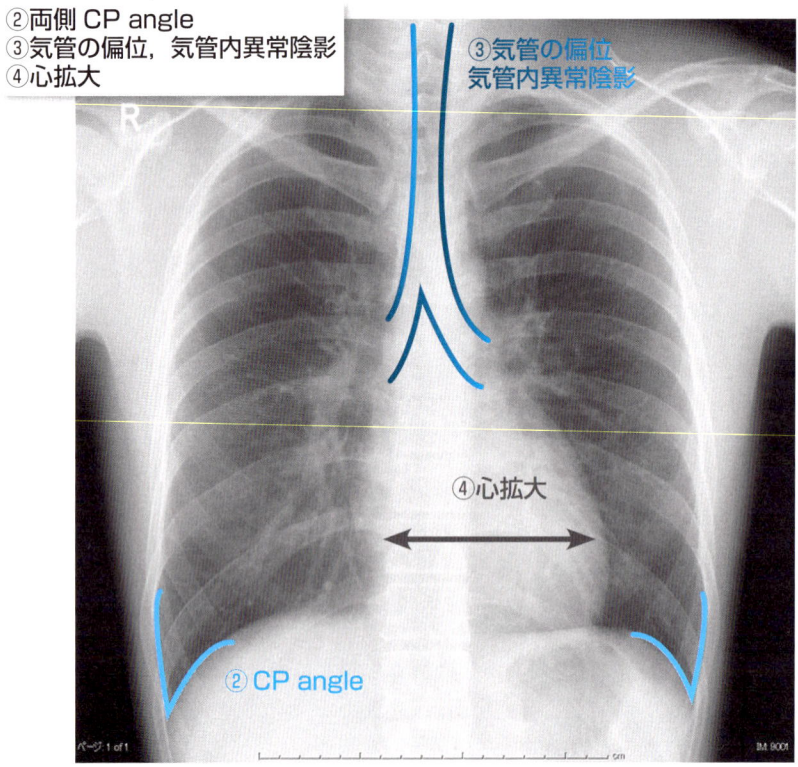

② 両側 CP angle
③ 気管の偏位，気管内異常陰影
④ 心拡大

③ 気管の偏位
気管内異常陰影
④ 心拡大
② CP angle
R

Box3　読影手順

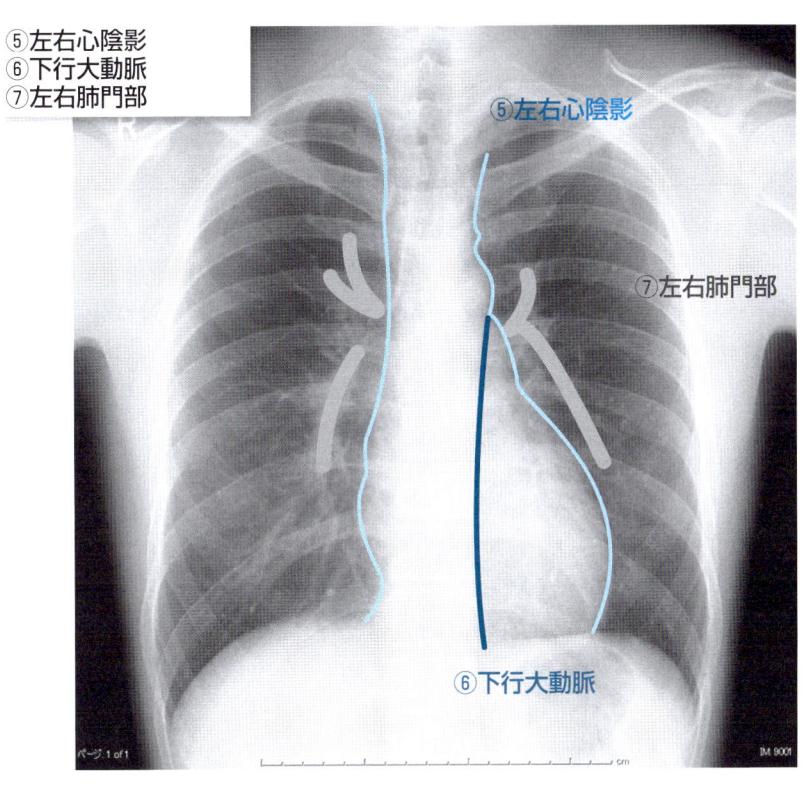

⑤左右心陰影
⑥下行大動脈
⑦左右肺門部

⑤左右心陰影

⑦左右肺門部

⑥下行大動脈

⑧肺野

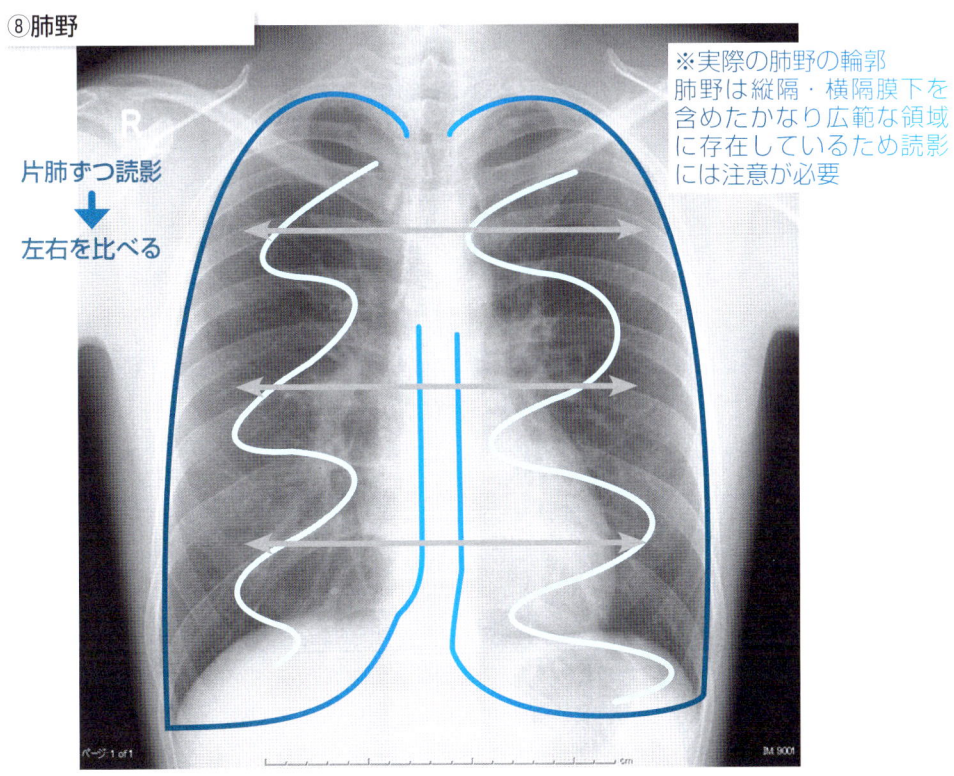

片肺ずつ読影
左右を比べる

※実際の肺野の輪郭
肺野は縦隔・横隔膜下を
含めたかなり広範な領域
に存在しているため読影
には注意が必要

Box3　読影手順

2.　CT 検査

1 メカニズム [3]

　CT 装置は走査ガントリ（CT 装置の本体），撮影テーブル（患者が横たわる寝台），操作コンソール（CT を操作するコンピューター）から構成されている．走査ガントリ内に X 線管装置と検出器が対向して配置されており，撮像テーブル上に寝ている被験者の周りを回転しながら撮影を行う．通常は体軸断面（水平断面）の画像が得られるが，得られた画像情報を元に冠状断面や矢状断面など様々な画像を得ることもできる（MPR, Multi Planar Reconstruction：任意多断面再構成）．

2 読影のポイント

　様々な部位の CT を撮像することがあると思うが，ここでは読影に特に注意を要し，苦慮することの多い腹部 CT に的を絞って説明したい．

■ 読影の手順

　CT 読影でも自分なりの "読影の型" を身に付け，繰り返すことが重要である．最も見たい所見を最初に見つけにいく人も多いと思うが，そうするとその他の所見を見落とす可能性があるため，型通りに読影する習慣をもつことがやはり重要である．ここでも，筆者の "読影の型" を紹介したい．様々な "読影の型" があるため，自分に合うようにアレンジし，定着させるのが良い．

① Free air を探す

　まず，ウィンドウ幅とウィンドウレベルを調整して，画面全体を "やや白っぽく" し，Free air を見つけやすい条件に調整する．調整の方法がわからない場合は，肺野条件でも構わない．このように空気を見やすくした状態で，腹腔内の Free air をくまなく探す．Free air が見つかれば，消化管穿孔の可能性が高く，外科医に相談して緊急手術の適応を判断しなくてはならない．"行動が大きく変わる" ことから，筆者はまず Free air を探すようにしている．

② 大動脈を評価する

　胸部も入っている場合は上行大動脈〜弓部大動脈〜下行大動脈と見ていく．大動脈瘤や大動脈解離の有無を丁寧にチェックする．やむなく単純 CT しか撮影できない場合でも，石灰化した大動脈内膜が血管内腔側に偏位しているかどうかをチェックし，大動脈解離を見落とさないように注意する．最後に腹腔動脈，上腸間膜動脈にも解離や血栓がないかどうかを丁寧にチェックする．

③ 腹水，胸水を探す

　腹水の有無は重要である．肝硬変のない患者であれば，腹腔器の炎症や穿孔によるものである可能性があり，今後の読影においてより詳細な観察が必要となる．腹水は肝周囲，脾周囲，ダグラス窩（男性では膀胱直腸窩）に溜まりやすい．また，腹部 CT でも肺野の一部が見えるため，胸水の有無や見える範囲の肺野に病変がないかどうかも忘れずにチェックしておく．

④ 各臓器を順番に見ていく

　肝臓➡胆囊➡膵臓➡脾臓➡腎臓➡腸腰筋と評価していく.

・肝臓：辺縁が整かどうか，肝内胆管の拡張の有無，門脈内ガス・胆管内ガスの有無，腫瘍性病変の有無をチェックする.

・胆囊：大きさ，壁の厚さ，胆石の有無をチェックする.

・膵臓：膵管拡張の有無，腫瘍性病変の有無，石灰化の有無をチェックする.

・脾臓：脾腫の有無や造影不良域の有無をチェックする. 脾摘されていないかも重要な所見である.

・腎臓：腫大や萎縮の程度，造影不良域の有無，水腎症の有無，周囲脂肪織濃度上昇の有無をチェックする. 水腎症があれば尿管結石や尿管を圧迫するような病変がないかをチェックする.

・腸腰筋：膿瘍や血腫等の占拠性病変がないかどうかも忘れずにチェックする.

⑤ 腸管をチェックする

　腸管の拡張がないか（小腸では3cm以上，結腸では6cm以上，盲腸では9cm以上）[4]，虫垂の腫大がないか，結腸憩室とその周囲脂肪織濃度上昇の有無，結腸壁肥厚の有無をチェックする.

　小腸拡張像がある場合，小腸閉塞の可能性を考え，以下の所見を確認する. [5]

・Caliber change：腸管拡張のある部位とない部位の境目で，同部位での癒着を示唆する所見

・Small bowel feces sign：閉塞部の近傍で小腸内容物が糞便様にみえる所見で，閉塞部の同定に役立つ.

・Closed loop obstruction：腸管の別の部位の2か所が，同一箇所で通過障害を来して閉鎖腔を形成している所見. C字型，U字型，コーヒー豆様の所見を呈することがある. 内ヘルニア，外ヘルニアの嵌頓や腸捻転で見られる.

・造影不領域：造影不領域の存在は絞扼性腸閉塞や腸管虚血を示唆する.

⑥ その他

　上記に加え，臨床的に病変があると疑われる場合には副腎，骨（肋骨や脊椎，骨盤骨），腹腔内リンパ節，軟部組織などもチェックする.

3 造影について

　CT検査をオーダーする際には，造影剤を使うかどうかを判断しなければならない. 適切に造影剤を使用できるように，造影剤に関する正しい知識を整理しよう.

適応

　造影剤を用いることで，血管や臓器，病変などを明瞭に描出できるようになる. 詳細は成書に譲るが，造影剤のphase（動脈相，門脈相，平衡相など）によっても見やすくなる病変が異なり，単純CTの方が見やすい病変（石灰化，腫瘍内の脂肪組織など）もあるため，どのような臓器や病変を見たいかで単純・造影を使い分ける必要がある. 一般的には，頭部や胸部CTにおいては単純CTで十分な場合が多いが，腹部CTにおいては造影を行ったほうが臓器のコントラストが明瞭になり，病変を評価しやすくなるため，造影剤はよく用いられる. 膿瘍，肺塞栓症，深部静脈血栓症，大動脈解離などが疑われる場合は造影剤を用いることが多いが，疑われる疾患や患者背景（腎機能，造影剤禁忌など）を踏まえて，単純か造影かを判断すべきである.

■ 禁忌・注意点

造影剤過敏症の既往[6]：過去に造影剤アレルギーの既往がある場合は，アレルギー再発の危険性が約5倍高くなるため，原則禁忌である．また，アレルギー素因（喘息，アレルギー性鼻炎，アトピー性皮膚炎，食物・薬剤アレルギー）のある患者でも造影剤アレルギーのリスクがあがるため，注意を要する．ただし，アレルギー素因がある患者全例で，造影剤使用を差し控えたり，抗ヒスタミン薬やステロイドの事前投薬が必要になるわけではない．リスクを理解したうえで，適応を判断すべきである．

喘息[7]：喘息に関しては，他のアレルギー疾患よりも造影剤の副作用発現率が高いと言われており，活動性のある気管支喘息や治療中でコントロールされていない患者に関しては原則禁忌と考えられている．ただし，薬剤などで気管支喘息がコントロールされている場合や，無治療・無症状の期間が長い場合などは，造影剤使用のリスクがメリットを上回る場合は実施可能と考えられている．

腎不全[8]：また，eGFR $\leq$ 60 mL/分/1.73m^2 の腎障害患者においては造影剤腎症への注意が必要であるが，造影剤腎症は一過性で終わることが多く，高度腎障害や維持透析導入となることはまれであるため，救命や機能保持のために必要であれば躊躇することなく造影したほうがよいだろう．但し，eGFR $\leq$ 30 mL/分/1.73m^2 の高度腎障害患者ではその限りではなく，上記リスクを本人・家族と共有しておく必要がある．また，腎不全のある患者では，事前に生理食塩水の投与を行っておくことで造影剤腎症のリスクが軽減できることも知られており，リスクのある患者には考慮する．

4 妊婦に対するX線検査，CT検査[9]

妊婦に対するX線検査は躊躇されがちだが，国際放射線防護委員会（ICRP）のPubl.84（1999年）において，「妊娠中絶をするのに100mGy未満の胎児線量を理由にしてはいけない」と述べられており，ほとんど問題なく施行できることがわかっている．不妊・胎児死亡・形態異常（奇形）の発生には閾値があり，100 m Gy以下の胎児被曝では生じないとされ，発癌に関しては閾値はないものの，100〜200 m Gy以下では有意な発癌率上昇はないとされる．もちろん，不必要なX線検査は控え，ほかの検査（エコーやMRIなど）で代用可能であればそれらを優先するべきであるが，そうでない場合には妊娠を理由に適応のあるCT検査を控える必要はない．但し，妊婦は放射線被曝の胎児への影響を強く心配していることが多く，検査前に十分な説明が必要である．筆者は，①救命のためには診断確定が必要であり，診断確定のためにはCT検査が必要であること，②検査によるX線被曝がなくても一定割合で奇形や流産は生じうること，③CT検査による被曝量ではまず胎児に影響はないことの3点を丁寧に説明するように心がけている．特に，②に関しては十分に理解していただく必要があり，一番時間を書けて説明している．参考までに，X線検査とCT検査の胎児線量について示す（Box 4）．

検査	平均 (mGy)	最大 (mGy)
X線単純写真		
腹部	1.4	4.2
胸部	< 0.01	< 0.01
静脈性尿路造影	1.7	10
腰椎	1.7	10
骨盤	1.1	4
頭蓋骨	< 0.01	< 0.01
胸椎	< 0.01	< 0.01
透視検査		
バリウム造影（上部消化管）	1.1	5.8
バリウム注腸造影	6.8	24
CT 検査		
腹部	8.0	49
胸部	0.06	0.96
頭部	< 0.005	< 0.005
腰椎	2.4	8.6
骨盤	25	79

Box4 従来の X 線，CT 検査からの胎児線量

3. MRI 検査

1 メカニズム

　MRI の撮像メカニズムは複雑で難しく，理解していなくても実臨床では困らないため，成書に譲ることとし，ここでは割愛する．しかし，以下の項目は知っておいたほうがよく，目を通していただきたい．その中でも「T2 強調画像で水成分は白く写る」ことは最低限押さえておこう（Box 5）．

2 読影のポイント

　MRI の場合は，撮像条件（T1 強調画像，T2 強調画像，拡散強調画像（DWI），FLAIR など）によって評価できる病変が異なる．例えば，急性期脳梗塞の場合は，DWI が最も早期に病変を検出できるため，診断に有用である．ここでは，研修医や病院総合診療医が最も遭遇すると思われる頭部 MRI に的を絞って解説する．

■ 読影の手順

　頭部 MRI においても，見落としを減らすためには "読影の型" が重要である．筆者は頭部CT でも頭部 MRI でも外側から順に評価していく方法をとっている．
① 頭蓋骨
　頭蓋骨に骨折や腫瘍性病変がないかをチェックする．ただ，MRI では評価が難しいことが多く，CT のほうがわかりやすい．

Ⅲ

	T1WI（T1 強調画像）	T2WI（T2 強調画像）
脂肪	高信号（白い）	中等度（灰色）
血液・脳脊髄液	低信号（黒い）	高信号（白い）
腺組織	低～中等度（灰色）	中等度からやや高（灰白色）
筋肉	低～中等度（灰色）	低信号（黒い）
関節円板・靭帯	低信号（黒い）	低信号（黒い）
骨	低信号（黒い）	低信号（黒い）
骨髄（脂肪）	高信号（白い）	低信号（黒い）
空気	低信号（黒い）	低信号（黒い）

Box5　MRI

② 脳表の出血性病変

　脳実質に進む前に，骨と脳表との間に出血性病変がないかどうかをチェックする．左右の脳溝を比較しながら丁寧に見ていく．わずかな脳溝の左右差からクモ膜下出血がみつかることもあるため，注意を要する．出血は単純 CT のほうが見つけやすいが，MRI でしかわからないくも膜下出血もあるため，読影には注意が必要である．

③ 脳実質

　灰白質→白質→基底核→脳幹→小脳と体系的に読影する．MRA で頭蓋内動脈の欠損や狭小化もチェックする．また，神経学的な症状や所見があれば，病変部位を想定してから読影に望むことが重要である．

3）造影について

　MRI 検査でも造影剤を使用するかどうかを判断しなければならない．

■ 適応

　通常は，血流が増加するような炎症性病変や腫瘍性病変に対しては造影 MRI が適応になる．脳・脊髄疾患では血液脳関門が破綻するような病変の評価に有用である．それ以外にも，関節の炎症，炎症性腸疾患や，肝臓，腎臓，骨や骨盤内臓器などの炎症や腫瘍の評価に有用である．

■ 禁忌・注意点

　過去に造影剤アレルギーの既往がある場合は禁忌である．喘息患者についても，CT と同様に必要性が高いのであれば，使用しても構わないが，使用後の経過観察は慎重に行う．また，透析患者や eGFR $< 30\text{mL/min}/1.73\text{m}^2$ の腎不全患者では腎性全身性線維症（nephrogenic systemic fibrosis）をきたすリスクがあるため原則禁忌である[10]．CT では透析患者に造影剤を使用しても構わないが，MRI では禁忌である点に注意が必要である．また，妊娠中の造影剤使用については皮膚症状の出現や新生児死亡，死産の頻度が高くなるという報告があるため注意が必要である[11]．

4 撮像の禁忌・注意点 [12]

　以下の項目に該当する場合，MRI撮像自体が禁忌となることがあるため必ず検査前に確認が必要である．

■ 禁忌

・植込み型不整脈治療デバイス（ペースメーカー，ICDなど），人工内耳，神経刺激装置・脳深部刺激療法システム等が体内にある場合
　※　MRI対応のものが近年登場しているが，特定の施設基準を満たす必要がある．

■ 要注意

・上記以外の金属製人工物（人工心臓弁，脳動脈瘤クリップ，圧可変式バルブシャント，ステント，人工骨頭，人工関節，プレートなど）が体内にある場合．
　※　近年は非磁性体のものが主流であり，ほとんどの場合安全に検査できるが，検査部位に近い場合は適切に信号が取れない場合がある．また，MRI対応かどうかが不明瞭な場合は，手術をした病院に問い合わせて確認しなければならない．
・閉所恐怖症：患者が耐えられない可能性がある．
・妊娠初期：妊娠初期に胎児MRIを行っても，児の成長障害，視力，聴力，発癌などの影響は認められなかったという報告はあるが[11]，施設によっては器官形成期の妊娠初期（第1三半期）は避けるべきとしているところもあるため，施設基準にしたがって対応すべきである．
・カラーコンタクトレンズ：角膜損傷を来す恐れがあるため，外してから検査を行う．
・刺青がある場合：インクの成分によるが，金属が使用されていることがあり，火傷を起こしたり，絵崩れを起こす可能性がある．

5　CTとMRIの使い分けについて

　CTとMRIの違いはBox 6に示した通りである．CTは撮像時間が短く，救急の現場における迅速な画像評価に適しているが，得たい情報にも違いがあるため，疑われる病態によって適応を判断する．例えば，脳はCTでもMRIでも評価可能であるが，頭蓋内出血であればCTでも十分だが，早期の脳梗塞や脳炎などの評価はMRIが有効である．また，肺，腹腔内臓器，骨の評価にはCTが，脊髄，関節，婦人科系臓器の評価はMRIが有効な場合が多い．また，MRIでは，MRCPといった特殊な撮像で胆管や膵管の評価が可能になる．撮像にどれだけ緊急を要するか，どのような病変を評価したいのかによってCTとMRIを使い分けるべきである．

Ⅲ

	CT	MRI
撮像原理	X 線の吸収により画像を構成	磁場の共鳴によって画像を構成
断面	横断面が基本 （MPR で冠状断，矢状断も可）	任意の断面が可能
撮像時間	短い（5 ～ 10 分以下）	長い（30 分程度）
評価しやすい臓器	脳，呼吸器，腹腔内臓器，骨	脳，脊髄，関節，婦人科系疾患
頭蓋内病変	脳出血，くも膜下出血	早期の脳梗塞，脳挫傷（び漫性軸索損傷），脳炎
長所	撮像時間が短い 骨と空気がはっきり区別できる	放射線被曝がない 撮像法を変えることで病変の質的評価が可能 造影剤なしで血管の評価が可能
短所	放射線被曝がある	撮像時間が長い 音が大きい 体内に金属があると撮像困難

Box6 CT- MRI の違い

ここで差がつく

① 面倒くさがらずに，自分なりの "読影の型" 通りに読影することを徹底しよう．

② 過去の画像と比較することで初めて見えてくるものもあるため，必ず過去の画像を探し出して見比べよう．

③ 自らきちんと読影してから，放射線科医の読影レポートを見るようにして，答え合わせをする習慣をつけよう．

Teaching Point

・読影を一緒にする際に，声に出しながら読影するように指導する．学習者がどのような手順で読影しているかがわかるため，型通りにできているかどうかをチェックできる．

まとめ

　以上，X線検査，MRI検査について概要を説明した．それぞれの検査の特性を理解した上でオーダーし，自ら責任を持って読影しよう．たとえ放射線科医が見落としたとしても，最終的な責任は主治医にある．放射線科医の読影に甘えすぎず，自ら読影するという気概を持ち，読影レポートに疑問を感じたら，必ず放射線科医とディスカッションしよう．1件1件を丁寧に読影していくことで，読影力は少しずつ付いて行くので，諦めずにがんばろう．

文献

1) フェルソン　読める！胸部X線写真　楽しく覚える基礎と実践　改訂第2版／原書第3版，診断と治療社，2016

2) ER magazine. 2013; 10(1):11-27

3) CT 適 塾（https://www.ct-tekijyuku.net/index.html）

4) James B, Kelly B. The abdominal radiograph. Ulster Med J 2013；82(3)：179-187.

5) Furukawa A, et al. Helical CT in the diagnosis of small bowel obstruction. Radiographics. 2001 Mar-Apr；21(2)：341-55.

6) ACR Manual on Contrast Media version 10.3 - ACR Committee on Drugs and Contrast Media

7) 早川克己，鳴海善文，林宏光，他．造影剤の適正使用推進ガイドFAQ第3回付文書の「原則禁忌」について考える．臨床画像．2007：23(3)：358-365.

8) 腎障害患者におけるヨード造影剤使用に関するガイドライン2012，東京医学社，2012

9) International Commission on Radiological Protection. Pregnancy and medical radiation. Ann. ICRP　2000；30 (1)：iii-viii, 1-43.

10) 腎障害患者におけるガドリニウム造影剤使用に関するガイドライン，2009，日本医学放射線学会

11) Ray JG, et al. Association between mri exposure during pregnancy and fetal and childhood outcomes. JAMA. 2016 Sep 6；316(9)：952-61.

12) Expert Panel on MR Safety, Kanal E et.al. ACR guidance document on MR safe practices: 2013. J Magn Reson Imaging. 2013 Mar；37(3)：501-30.

Ⅲ

（鵜木 友都，江本 賢）

9　各種培養

抗菌薬投与前に，感染症診療の命綱である各種培養採取に命を燃やせ！

> Topics:
> ・　細菌感染症では，「どの菌が」，「どのような宿主の」，「どの臓器に」感染したのか明確にせよ（**Box 1**）．
> ・　抗菌薬投与前に可能な限り良質な培養検体を採取せよ．
> ・　培養結果を鵜呑みにせず，臨床経過，グラム染色等と併せて結果を解釈せよ．

Introduction

　急性感染症の診療では，早急に**抗菌薬投与を検討すべき細菌感染症**と，**対症療法が中心となるウイルス感染症**（ヘルペス属，HIV，肝炎等の例外を除く）との鑑別が重要である．どちらも全身症状として発熱や倦怠感を来すが，一般的に**ウイルス感染症が同時に多臓器に症状を来すのに対して，細菌感染症は特定の病原菌が特定の臓器に感染する**ものであり，この相違点が両者の鑑別に有用である．例えば，急性ウイルス性上気道炎＝狭義の風邪では鼻腔，咽頭，気管支に同時に炎症が起こり，鼻汁，咽頭痛，咳嗽を来すのに対して，細菌性肺炎では下気道症状として湿性咳嗽を来すが，鼻汁・咽頭痛は伴わない．

　細菌感染症の診療では，「どの菌が」，「どのような宿主の」，「どの臓器に」感染を来したのか明確に意識して，具体的な診断をつけよう（**Box 1**）．例えば「尿路感染症」には腎盂腎炎，前立腺炎，膀胱炎では治療が異なるので，安易に「尿路感染症」という言葉を用いず，より具体的な診断に努めよう．

　「どの菌」が感染したのか明らかにするために，最も重要な検査が培養である．適切な培養検体を適時に採取し，患者背景・臨床経過とグラム染色の結果などの情報と組み合わせて結果を解釈して，治療方針を決定することが重要である．例えば *Streptococcus bovis* が血液・髄液培養から検出された際には，大腸癌や糞線虫症などによる腸管粘膜の破綻が示唆されるなど，検出菌により侵入門戸の推定が可能となる．

　不適切な投与であっても，抗菌薬に暴露してしまえば培養検査の感度は著しく低下するため，感染症診療や発熱精査において培養検査は命綱と考え，抗菌薬投与・変更前に適切な培養検体を提出することを肝に命じていただきたい．

各論

グラム染色の有用性と重要性 “No stain, No life!”

グラム染色は，培養検体が得られた直後に，迅速・簡便に起炎菌推定，培養検体の品質評価，起炎菌・汚染菌の鑑別，治療効果判定を可能とする極めて強力な診断ツールであり，培養結果が得られる数日前に，臨床的判断・抗菌薬選択に直結するに情報を与えてくれる（**Box 2**）．

どのような患者？

臨床的・疫学的知識が重要
例）肺炎では…

基礎疾患	COPD →インフルエンザ桿菌，緑膿菌
経過	2週間以上の経過→肺結核，膿胸を考慮
生活習慣	アルコール多飲，口腔内不衛生→嫌気性菌
状況	市中発症 vs 院内発症
過去の培養	過去の培養が参考になる

Ⅲ

どの臓器？

臨床的・診察所見と培養検体の品質が手掛かり
例）肺炎では…

臨床症状　湿性咳嗽，息切れ
↓
診察所見　肺野で Crackles 聴取
↓
検体の品質　膿性喀痰

どの菌？

疫学的知識，グラム染色，培養から起炎菌を推定/特定する
例）肺炎では…

疫学的知識　COPD 患者→肺炎球菌，モラキセラ
　　　　　　　　インフルエンザ桿菌，緑膿菌を考慮
↓
グラム染色　グラム陰性球桿菌→インフルエンザ桿菌と推定
↓
培養　インフルエンザ桿菌と確定

Box1　　　**細菌感染症の考え方：患者 - 臓器 - 菌**

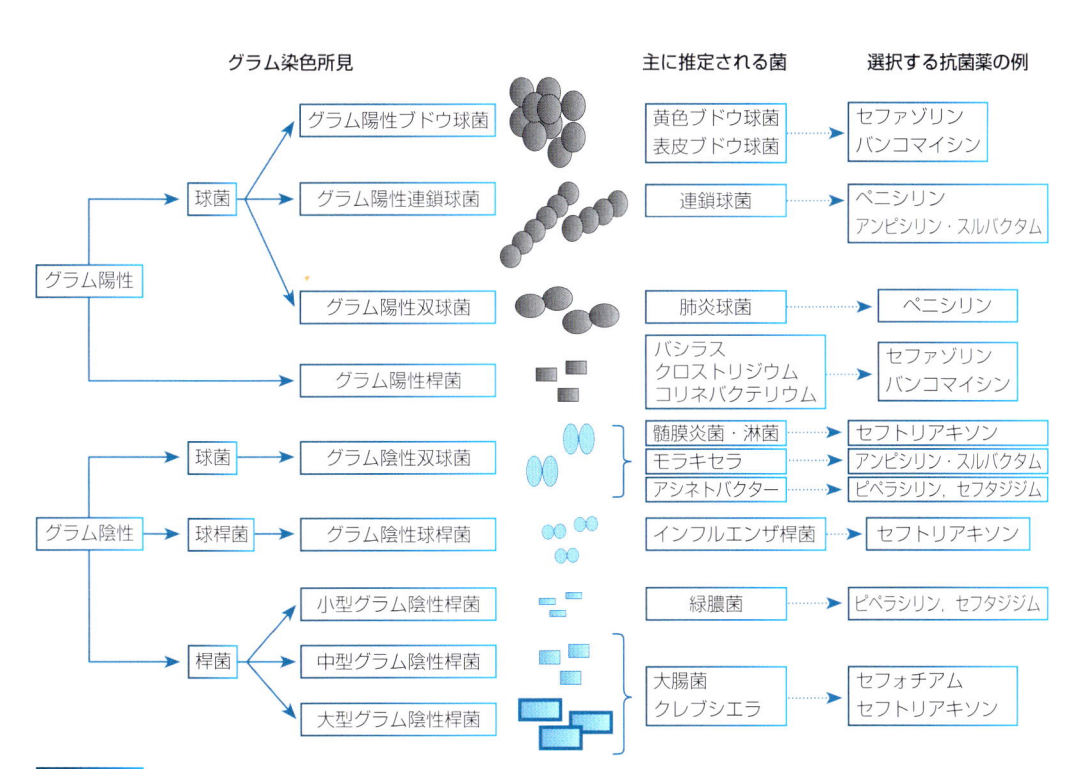

Box2　　グラム染色所見から推定される起炎菌と選択すべき抗菌薬の例

沖縄県立中部病院　故遠藤和郎先生からいただいた資料をもとに作成

1.　血液培養

どんな時に採取すべきか？：菌血症，真菌血症が疑われる患者や不明熱患者では必須である．悪寒戦慄や著しい頻脈を伴う発熱では敗血症が強く示唆されるが，発熱だけでなく，意識障害，頻呼吸，低体温，原因不明のショックでは敗血症を疑って血液培養を採取する．抗菌薬暴露により感度が著しく低下し，起炎菌特定の機会が失われてしまうことを踏まえ，検査前確率が低くても抗菌薬投与前には検査を躊躇すべきでない！

採取方法：
■ **消毒**：コンタミネーション（汚染）は不適切な臨床判断に直結する！迅速に，しかし清潔な採取を心がける．
■ **採取量**：検出感度を高めるために培養ボトルに記載された量の検体採取に努める．検査感度の向上とコンタミネーションの判断のために2セット採取する．感染性心内膜炎を疑う際には3セット以上採取する．
■ **部位**：コンタミネーション回避のために鼠蹊部・点滴ルートからの採取は極力避ける．

解釈：
　検出菌がコンタミネーションではないか下記事項を参考に判断する．
・検出菌が表皮ブドウ球菌（コアグラーゼ試験陰性）等の常在菌
　　＊黄色ブドウ球菌は原則としてコンタミネーションとは考えない．
・1セットのみからの検出
・培養提出から検出までに時間を要する（菌量が少ないことを示唆する）．多くの一般的な細菌は1〜2日以内に発育する．3日以上要する場合にはコンタミネーションの可能性が考えられる．
・グラム陰性桿菌が検出されたら治療対象と考える．

ここで差がつく
・起炎菌から侵入門戸 / 原因疾患を考えることができるか？
・細菌検査室にアクセスして早期に情報を得る（コアグラーゼ試験，ブドウ糖発酵性など）．

Teaching Point
・実際の症例に遭遇した際に，検出菌から「汚染か否か」「侵入門戸」を考えるように促す．

2.　喀痰培養

どんな時に採取すべきか？：肺炎・気管支炎やCOPD急性増悪・喘息発作の誘因として気道感染症を疑ったときなど．高齢者や非典型例では，肺結核の可能性を考慮して抗酸菌培養を検討する．一方で真菌培養は基礎疾患・臨床経過から必要性を吟味する．

採取方法：

　抗菌薬暴露前に良質な検体を採取するために，①採取前にうがいをしてもらう，②起床時の喀痰を採取する，③喀痰吸引を行う．

解釈：

　培養結果単独では，常在菌や抗菌薬投与で選択された弱毒菌などを起炎菌と不適切に判断してしまうリスクがある．Miller & Jones 分類（**Box 3**）で肉眼的に膿性痰か，Geckler 分類 (**Box 4**) で好中球の多い膿性部分を観察できたか，上皮細胞が多い唾液部分を観察していないか，検体の品質を吟味して培養結果を解釈する．

Ⅲ

> **ここで差がつく**

・臨床的状況から起炎菌を予測したうえで培養結果を解釈できるか？

> **Teaching Point**

・培養結果，染色所見，臨床状況を統合して抗菌薬の選択まで考えさせる．

M1	唾液，完全な粘性痰
M2	粘性痰の中に膿性痰が少量含まれる
P1	膿性部分が 1/3 以下の痰
P2	膿性部分が 1/3 〜 2/3 の痰
P3	膿性部分が 2/3 以上の痰

Box3　Miller & Jones 分類

群	細胞数 / 視野（100 倍）	
	好中球数	扁平上皮細胞数
1	<10	>25
2	10〜25	>25
3	>25	>25
4	>25	10〜25
5	>25	<10
6	<25	<25

Box4　Geckler 分類

3.　尿培養

どんな時に採取すべきか？：なんらかの細菌感染症を疑う場合，尿路症状がはっきりしない尿路感染症例も多く存在するので，膿尿があれば培養を採取する．「無症候性膿尿・細菌尿」の可能性があるので結果の解釈には注意を要する（後述）．

採取方法：
　清潔な採取を心がける．困難であれば導尿をためらわない！

解釈：
　膿尿＝尿路感染症とは限らない！腸内細菌・緑膿菌等のグラム陰性桿菌が検出された場合は尿路感染症が強く示唆される一方，女性・高齢者・糖尿病・尿道カテーテル留置患者では，膀胱内に定着した汚染菌（複数菌種混合，グラム陽性菌，カンジダ等）による「無症候性膿尿・細菌尿」を呈していることがあり，この場合は妊婦以外では治療は不要であり，他の感染源の検索を要する場合がある．

　ここで差がつく
・検出菌から，尿路感染症と無症候性膿尿の鑑別と治療の必要性が判断できるか？

4.　髄液培養

　細菌性髄膜炎は内科的エマージェンシーである！髄膜刺激兆候の有無のみでの診断は時に難しく，見逃しを防ぐには検査閾値を低くするほかない．意識障害，神経脱落症状，うっ血乳頭のいずれかを認めなければ頭部 CT を施行せずに腰椎穿刺を行っても脳ヘルニアをきたす可能性は極めて低い．化膿性髄膜炎を疑う場合には，血液培養 2 セット施行後ただちに抗菌薬を投与しつつ頭部 CT にこだわらずに速やかに腰椎穿刺を行う．（手技の詳細は成書を参照．）

5.　関節液培養

　関節炎の治療の遅れは，関節破壊を来し QOL を著しく損ねる．ゆえに急性単関節炎では，化膿性関節炎の可能性を考慮して速やかに関節液培養と血液培養を行い，抗菌薬を開始する．慢性単関節炎では結核性関節炎を考慮して抗酸菌培養を提出する．

　ここで差がつく
・急性少関節炎では感染性心内膜炎等による菌血症を想定する．

6.　便培養

　旅行者下痢症を除き，感染性腸炎への経験的抗菌薬投与は推奨されておらず，便培養陽性例のうち重症例に限定して抗菌薬投与を検討する．したがって感染性腸炎が疑われる症例では，便培養は必須である．ただし入院 3 日後以降に発症した症例では感染性腸炎の可能性は極めて低いため (3 日ルール)，むしろ *Clostridium difficile* (CD) 腸炎などの医原性下痢を考慮する．(CD トキシン陰性のケースもあり，CD 腸炎を疑い，便培養を提出することもある．)

7.　胸水・腹水

　安全に穿刺が可能で，明らかに心不全による胸水と判断できない場合には，胸水検査を行うことが原則である．膿胸では口腔内嫌気性菌が起炎菌となることが多く，嫌気性菌の検出感度を上げるために血液培養ボトルの利用を検討する．腹水は，安全に穿刺が可能で特発性 / 続発性腹膜炎が疑われる場合に採取する．

Ⅲ

文献

1)　岸田直樹．誰も教えてくれなかった「風邪」の診かた　重篤な疾患を見極める！ 医学書院，2012

2)　近藤猛．感染症の三角形．https://note.meidai-soushin.net/wp-content/uploads/2017/02/6480e31b86013add5d875ac37361c864.pdf 2018 年 4 月 12 日閲覧

3)　青木眞．レジデントのための感染症診療マニュアル第 3 版．医学書院，2015

4)　Sasaki Y. Taniguchi T ,Kinjo M, et al: Meningitis associated with strongyloidiasis in an area endemic for strongyloidiasis and human T-lymphotropic virus-1: a single-center experience in Japan between 1990 and 2010. Infection.　2013 ; 41 : 1189-1193.

5)　岸本暢将編集．すぐに使えるリウマチ・膠原病マニュアル改訂版～目で見てわかる，関節痛・不明熱の鑑別，治療，専門科へのコンサルト．羊土社，2015.

6)　Nicolle LE, Bradley S,Colgan R,et al. IDSA guideline for asymptomatic bacteriuria. CID 2005 ; 40 : 643-654

7)　Riddle MS, DuPont HL, Connor BA, et al:.　ACG guideline: diagnosis, treatment, and prevention of acute diarrheal infections in adults. am j gastroenterol. 2016 May ; 111(5) : 602-22.

（佐々木 陽典）

10　インフォームドコンセントのススメ

もっとも重要なことは，患者の理解と納得である！

> Topics:
> ・ インフォームドコンセント開始までの準備に命をかけよう！
> ・ 「ノイズ」に注意して話を進めていく．
> ・ 患者の理解度を確認しながら，途中で質問の機会を設ける．
> ・ 最後に説明全体のまとめをすると患者の理解が深まる．

Introduction

　「インフォームドコンセント（以下，IC とする）」と聞くと，どのようなイメージを持つだろうか．病棟で行われる病状説明のことを「"アイシー" をする」という言い方がされる場合があるし，同意書にサインを貰う行為のことを「"アイシー" を取る」などと言う医療関係者が多いと思われるが，本来は，より広い概念である．辞書的には「患者が医師からの説明に同意したうえで治療を受けること」[1]であり，これはすべての診療の基礎である．インフルエンザと診断して対症療法を行うことも IC であるし，進行癌の患者に積極的治療から撤退しますと伝えるのも IC である．日々の診療で行っていることだが，卒前卒後教育で体系的に学んだことがある人はほとんどいないのではないだろうか．おそらく多くの医師が，先輩医師の行う IC を見よう見まねでやっていった結果，その医師なりの IC のスタイルになっていると思われる．IC の内容は多くの場合「悪い知らせ」になりえる．受験を翌日に控えた高校生にとってはインフルエンザになったということは「悪い知らせ」であるし，高血圧の父親が脳出血で死亡したという家族歴を持つ人にとっては，高血圧と診断されることは「悪い知らせ」である．
　「悪い知らせ」を伝える際には SHARE[2]や SPIKES[3]と呼ばれるガイドになるものがある．これらは IC の際に心がけるべき基礎的な態度なども含み，どのような IC を行う場合にも参考になる．本稿では，IC の流れの例として病棟で行う病状説明について，SHARE（**Box 1**）を使って解説する．

1.　IC の歴史

　ナチス・ドイツによるユダヤ人の虐殺，人体実験が裁かれたのをきっかけに「**被験者の理解と同意が絶対条件である**」と唱えるニュルンベルク綱領が 1947 年に定められた．同年，世界医師会が結成され，1981 年に「個人の尊重」と「個人の自己決定権」が基盤となり，IC の概念が宣言された[4]．日本では 1990 年に日本医師会より「『説明と同意』についての報告」が報告されたのが最初であり，アメリカ式の訴訟回避を意識するのではなく，**医師と患者間のより良い関係を形成するために必要**であるとされている[5]．

| Supportive environment (S)：支持的な場の設定 |
| 落ち着いた環境を整える |
| 信頼関係の構築 |
| How to deliver the bad news（H）：悪い知らせの伝え方 |
| 患者に対して誠実に接する |
| 患者の納得が得られるように説明をする |
| Additional information（A）：付加的な情報 |
| 今後の治療方針に加え，患者個人の日常生活への影響など患者が望む話題を取り上げる |
| 患者が相談や関心ごとを打ち明けることができる雰囲気を作る |
| Reassurance and Emotional support（RE）：安心感と情緒的サポート |
| 患者の気持ちを理解する |
| 共感を示す |
| 患者と同じように家族にも配慮する |

Box1　SHARE

2.　IC の流れ

1) コミュニケーションにおける「ノイズ」について（Box 2）

　IC は患者とのコミュニケーションである．良好なコミュニケーションを取るためには，コミュニケーションを阻害するものが何かを理解し，それを防ぐようにするべきである．コミュニケーションを阻害するものはノイズと呼ばれ，以下のようなものがある．ノイズを完全に取り除くことはできないが，**その場にどのようなノイズがあるかを意識し，予防できるものは予防する**と良好なコミュニケーションを取りやすいだろう．

・**物理的ノイズ** ：　声質や声の大きさ，周囲の環境（モニターのアラームが鳴り響く救急室か，病棟の大部屋か，IC 専用の面接室かなど）などが挙げられる．

・**言語的ノイズ** ：　言葉に起因するノイズであり，「言葉のあや」やカルテの字が汚くて読めないなどがある．また，ほとんどの医学用語は患者・家族には正確に理解されていない（なんとなくのイメージを持っている場合はあるが）ので，注意する必要がある．病名などの医学用語だけでなく，「○○（抗菌薬など）を切って様子を見る」，「経過観察」，「既往歴」，「標準的な治療」など病院で日常的に使われている言葉でも，間違って認識されることが少なくないので注意が必要である．どのようなものが伝わりにくいか，代表的なものは『「病院の言葉」をわかりやすくする提案』[7] としてまとめられているので参考にして欲しい．

・**心理的ノイズ** ：　意味の正確な伝達を阻害する要因である．相手や状況に対する思い込み，苦手意識などがこれに当たる．

ここで差がつく

・「ノイズ」がないかを常に意識する．
・タメ口や身だしなみも「ノイズ」の一つである．

Teaching Point

・本人が，あまり意識せずに医学用語や病院でしか使われない用語を使う（一般には使わない言葉だと認識していない）ことがあるので，適宜フィードバックをする．

コンテクスト

Box2　コミュニケーションのプロセス　文献6）より

2）実際の IC の流れ

　IC の例として，病状説明する際の準備と実際の流れについて SHARE に沿って説明する．SHARE は，がん患者がどのようなコミュニケーションを望むかという面接調査か得られた，悪い知らせを伝える際の指針である．IC の基礎となる準備の部分から項目として含まれているので，SHARE の項目（**Box1**）を普段から意識しておくと，よりよい IC が行えるだろう．

3）時間軸に沿って SHARE の各項目を意識する

■ 準備：重要な面談であることを伝える

　IC は準備が重要である．特に大事な内容を伝える場合には，あらかじめ重要な面談である旨を伝え，家族などに同席してもらう（S）．病院スタッフとも重要な面談をすることを共有しておき，必要に応じて看護師やソーシャルワーカー等に同席してもらう．プライバシーが保たれた環境と十分な時間を確保し，PHS はマナーモードに切り替えるか，誰かに預けておく（S）．SHARE の項目に入っていないが，**話す内容は予め頭の中でまとめたうえで紙に書いておき，見せながら話すと伝わりやすい**．この段階で伝えたい内容がちゃんと伝わるかがほぼ決まるといっても過言ではない．話しながら書くのは難しいので，説明し慣れている内容の説明ならよいが，あまりお勧めしない．

■ STEP1：面談を開始する

　患者・家族は緊張していることが多いので，挨拶をし，緊張をやわらげる言葉をかける（RE）．本題に入る前にこれまでの経過を振り返り，患者が自分の病気についてどのように認識しているか，紹介元がある場合はどのように説明を受けているかを把握する（H）．

■ STEP2：悪い知らせを伝える

　がん告知のように特に悪い知らせを伝える際には，「残念ですが」，「驚かれるかと思いますが」など，警告となる言葉を先に入れると，受け入れがされやすい（RE）．内容によってはしばらく沈黙を置くなど，感情を表出する時間をとる（RE）．表出された感情を受け止め，いたわりの言葉をかける（RE）．**話の進み方が早くないか，ちゃんと理解できているか，適宜質問を促しながら話を進めていく**（H）．

■STEP3：治療を含め今後のことについて話し合う

　今後の治療法や対処法，その選択肢，今後の見込みについて話し合う（A）．セカンドオピニオンを受けられることを伝える（A）．患者が利用できるサービスやサポート（高額療養費，ソーシャルワーカー，介護保険制度など）について情報提供する（A）．今後の日常生活や仕事のことについて話し合う（A）．患者が希望できるように「できないこと」だけでなく「できること」も伝える（RE）．

■STEP4：面談をまとめる

　要点をまとめて伝え，説明を書いた紙を渡す（H）．今後も責任を持って診療に当たること，見捨てないことを伝える（RE）．患者の気持ちを支える言葉をかける（RE）．

4）まとめ

　以上のようにSHAREを意識して説明をすると話が伝わりやすい．慣れないうちはどうしても自分が話すことばかりに集中してしまうが，ICでもっとも重要なことは，患者が話した内容を十分理解したうえで結論を出しているかである．そのためには，その場に「ノイズ」が無いかどうかを意識し，もしあるなら除去するように努める．患者が話を受け止めて理解できているかを，あえて沈黙することで感じ取り，途中で適宜まとめをして質問を促す．最後にもう一度全体をまとめることで，お互いが納得した結論に至るのが良いICと言えるだろう．

Ⅲ

ここで差がつく

・ICの途中で適宜サマリーをし，質問を促す．
・最後に全体をまとめ，お互いが納得した結論に至ることを目指す．

Teaching Point

・ICへのフィードバックは，指導医が行うICのふりかえりにもなるので，ぜひその場でディスカッションをしよう（どのような理由でその発言をしたのか，それに対する患者さんの反応をみてどう感じてどのように対処したのか，また，自分であればどのように話しをしたかなど）．

3. IC が難しいケース

患者本人の理解と同意が IC の原則であるが，例外をいくつか紹介する．

1) 救急現場のように本人の意思が確認できない場合

救急の現場では意識障害のため本人の意思が確認できない場合や，代理意思決定者の到着・意思決定を待たずに医療行為を開始せざるを得ない場合がある．原則的には，あらかじめ本人が処置を拒否しているか，代理の意思決定者が同意しない場合を除いては，患者の承諾があったものとみなし，説明も同意もなく医療処置を行うことが認められる[8,9]．

2) 第三者に対する危険となる場合

精神疾患により他害の恐れがある場合などは，本人の同意がなくても医療保護入院や措置入院の対象となる．結核は感染症予防法により入院勧告・入院措置や就業制限が病状に応じてかけられる．いずれの場合も同意がなくとも必要な措置として行われるものである．

3) 未成年の場合

原則的にはすべての行為に対して親権者の同意が必須であるが，実際には医療機関によって対応が異なるのではないだろうか．少なくとも，侵襲的な処置や入院では保護者の同意が不可欠である．厚生労働省が出した臨床研究の指針[10]では，「16 歳以上の場合は被験者本人からも同意が必要」とある．それ以下の年齢であっても本人へ説明と同意は，理解度に応じて行うべきである．IC とは話がずれるが，特に小児看護領域では「プリパレーション」と呼ばれる，幼児に対しても行う医療処置などを伝え，乗り越えてもらうような関わりをすることが広まってきている．

おわりに

IC は日々のすべての診療に含まれている．こちらの伝えたいことを伝えることが目的ではなく，患者の理解度を把握しつつ話を進め，お互いが納得した結論に達することが目的である．SHARE はその参考になるので，本稿を参考により良い IC を目指してもらいたい．

文献

1) 三省堂 Web Dictionary．デイリーコンサイス国語辞典．
http://www.sanseido.biz/User/Dic/Index.
aspx?TWords=%E3%82%A4%E3%83%B3
%E3%83%95%E3%82%A9%E3%83%BC%E
3%83%A0%E3%83%89%E3%82%B3%E3%8
3%B3%E3%82%BB%E3%83%B3%E3%83%
88&st=0&DORDER=&DailyJJ=checkbox
（2018 年 3 月 6 日アクセス）

2) 内藤庸介，藤本麻衣子編．がん医療におけるコミュニケーション・スキル．医学書院，2007

3) Baile WF et al. SPIKES-A six-step protocol for delivering bad news: application to the patient with cancer. The Oncologist. 2000; 5: 302-311

4) 折田雄一．医の倫理˜その考え方の変遷．
http://www.med.or.jp/doctor/member/
kiso/k1.html#ANC03（2018 年 3 月 6 日アクセス）

5) 日本医師会．第 IV 次生命倫理懇談会
http://www.med.or.jp/nichikara/rinri07.
html（2018 年 3 月 6 日アクセス）

6) 杉本なおみ．改訂　医療者のためのコミュニケーション入門．精神看護出版，2013．

7) 国立国語研究所．「病院の言葉」を分かりやすくする提案．http://pj.ninjal.ac.jp/
byoin/teian/（2018 年 3 月 6 日アクセス）

8) 日本医師会．患者の権利に関する WMA リスボン宣言．http://www.med.or.jp/
wma/lisbon.html（2018 年 3 月 6 日アクセス）

9) 日本医師会．医師の職業倫理指針　第 3 般．
http://dl.med.or.jp/dl-med/
teireikaiken/20161012_2.pdf（2018 年 3 月 6 日アクセス）

10) 厚生労働省．臨床研究に関する指標．
http://www.mhlw.go.jp/general/seido/
kousei/i-kenkyu/rinsyo/dl/shishin.pdf
（2018 年 3 月 3 日アクセス）

Ⅲ

（松本 真一）

IV 実践！臨床現場における考え方 Introduction

新規の病状に対する特異的な治療は大切ですが，それとともに，輸液や栄養の管理も極めて大切です．例えば，手術が必要な患者であれば，手術自体の手技はもちろん大切かつ予後を左右しますが，それとともに，術前・術中・術後の全身管理も重要です．入院患者の多くは高齢者であり，基礎疾患や薬剤の影響から，免疫力の低下，栄養状態が悪い，低 Na 血症などの電解質異常を認める，薬剤に伴う有害事象を認めるなど，入院のきっかけとなった疾患の治療だけでなく，多くのプロブレムリストが挙がることでしょう．その際に必要な最低限度の知識をこの章では整理しておきます．「○○」という疾患だから，この点滴，この抗菌薬といった考えではなく，患者毎に適切な選択をできるようになりましょう．

1　感染症の考え方

感染症診療は5つのロジックで考える

> Topics:
> ・感染症診療には**5つのロジック**がある.
> ・**患者背景**はロジックの中でも最も重要.
> ・患者背景によって想定すべき感染症は大きく異なる.

Introduction:

　感染症を疑う症候の一つに「発熱」がある. ただし, 発熱＝感染症ではなく, 感染症は発熱の原因の一つにすぎない. 入院患者の発熱の原因は約6割が感染症であるが, その他の原因の多くが非感染症である[1]. そのため, 発熱患者を見た際には, まず感染症かそうでないかを判断することが必要となる. なお, 発熱は感染症においてよくみられる徴候ではあるが, 発熱がないことは感染症を否定する根拠にはならない. むしろ患者が敗血症である場合に低体温（≦36.5℃）であることは予後不良因子の一つであり注意を要する.

　本稿では, 感染症の考え方を5つのロジック（**Box 1**）[3] を用いて解説する.

> 1. 患者背景を理解する
> 2. どの臓器の感染症？
> 3. 原因となる微生物は？
> 4. どの抗菌薬を選択？
> 5. 適切な経過観察

BOX1　感染症診療のロジック[3]

感染症診療のロジック

1）患者背景

　5つのロジックの中で, 患者背景の理解は最も重要なファクターである. 患者背景を把握することで, 推定される感染臓器と微生物が見えてくるが, 患者背景の理解を怠ると診断のミスリードにつながる. 患者背景とは何か？患者が抱えている感染症リスクすべてである. **Box 2**に患者背景を示すが[3], それぞれに意味があり, 可能な限り聴取すべきである. なお, 患者背景を整理するにあたり, 免疫不全の評価は抑えておくべきポイントであるが, こちらは次項（免疫不全の考え方）を参照してほしい.

> ● 年齢　● 性別　● 人種　● 既往歴　● 服用中の薬剤・サプリメント,
> ● 生活歴（居住環境, 同居者, 職業, 喫煙, アルコール摂取量, 動物との接触）
> ● 性交渉歴　● 喫食歴　● 渡航歴

BOX2　患者背景[3]

　たとえば，サハラ砂漠以南のアフリカに渡航歴のある発熱患者では，鑑別にマラリアを考慮すべきである．マラリアの症状は，発熱，嘔気・嘔吐，頭痛，倦怠感，筋肉痛など非特異的なものが多く[4]，"渡航歴"を落としてしまうとおそらく症状・所見だけでは診断に辿り着くことはできない．また，発熱・皮疹をきたした患者では，リケッチア症を疑い"野山の散策歴"や"ダニ咬傷歴"を確認する必要があるが，リケッチア症もまた非特異的な症状が多いため[5]，病歴聴取が不十分だと診断することはできない．

　目の前の患者の背景が異なれば，我々が想起すべき疾患は大きく変わってくる．

ここで差がつく

敗血症の際の対応

　上述の通り，感染症診療において病歴聴取は非常に重要な位置づけを占めるが，患者が重症である場合は，その**スピード感**も大切である．敗血症の基準は，それまで使われていた全身性炎症反応症候群（systemic inflammatory response syndrome: SIRS）に代わって，ICU 患者では **SOFA スコア**，非 ICU 患者では **quick SOFA**（qSOFA）スコアが使用されている．qSOFA スコアは，1）呼吸数 22 回／分以上，2）精神状態の変化（GCS15 点未満の意識低下），3）収縮期血圧 100mmHg 未満，の 3 項目で構成され，2 項目以上該当した場合に，敗血症の可能性が高く，該当項目が多いほど死亡率が高い[6]．敗血症においては，診断から抗菌薬投与までの時間が短いほど死亡率が低い傾向があるため[7]，敗血症と判断されれば，適切な情報を短時間で聞き出す必要がある（**ただし焦ってはいけない！**）．

Ⅳ

2）どの臓器の感染症？

　問題となる臓器を見極めることは，その後の検査と治療において重要である．感染臓器の推定のためには，問診から得られる病歴や身体所見から患者の**臓器特異的パラメーター**を明らかにすることが必要である．例えば，肺炎では，咳嗽，喀痰，頻呼吸，低酸素血症，聴診でのcrackles などが臓器特異的パラメーターに相当する．

ここで差がつく

ウイルス性？細菌性？

　一般的に細菌感染症では，侵されている臓器の症状が強く，一つの臓器を特定しやすい．一方，ウイルス感染症は，局所というよりは全身の症状・所見を伴うことが多いため，一つの臓器に特定することが困難である．ただし，それこそがウイルス感染症の特徴であるともいえる．なお，細菌感染症であっても，全身の症状・所見を伴い臓器を特定しづらい微生物もある（例：腸チフス，リケッチア症，ブルセラ症，鼠咬症など）．

悪寒戦慄を見逃さない

　悪寒戦慄を認める場合には菌血症のリスクが高いことが報告されている（**Box 3**）[8]．高齢者では臓器特異的パラメーターがはっきりしないことも多いため，悪寒戦慄があれば積極的に血液培養を採取するとともに，菌血症を起こす病態（特に腎盂腎炎や胆管炎など）がないかをより積極的に考える必要がある．

悪寒の程度	菌血症の相対リスク※
① 軽度悪寒（服を 1 枚羽織る程度）	1.8 倍
② 中等度悪寒（布団に入る程度）	4.1 倍
③ 悪寒戦慄（ガタガタ震える）	12.1 倍

※相対リスクは，悪寒なしの患者と比較した場合のデータ．

BOX3 悪寒の程度と菌血症のリスク[8]

3）原因となる微生物は？

　患者背景と臓器がわかれば，推定される微生物はみえてくる．原因微生物は可能な限り固有名詞で考えることが重要である．市中肺炎を想定した場合には，肺炎球菌，インフルエンザ桿菌，マイコプラズマが起因菌となることが多い[9]．原則として微生物はランダムに臓器を侵すことはなく，特定の微生物が特定の臓器を侵すことがほとんどである．グラム染色は，簡便で迅速に行える検査であり，原因菌の絞込のために積極的に活用する．

ここで差がつく

グラム染色のメリットと限界

　グラム染色の最大の利点は，簡便で迅速に原因菌を推定し適切な抗菌薬治療に繋げられることである．肺炎では時に肺炎球菌＋インフルエンザ桿菌といった共感染がみられることがあるが[10]，これは他の検査で代替することができない．一方で，グラム染色で染まらない微生物があること（例：マイコプラズマ，抗酸菌など）や，菌量が少ないと検出できないこと（$\geqq 10^5$ CFU/mL で検出可能）[10] などは知っておく必要がある．

4）どの抗菌薬を選択するか？

　臓器と微生物が正しく推定できていれば，感染症治療薬のマニュアルを参照して第一選択薬をチョイスすればよい．ただし，抗菌薬の感受性は施設毎に異なるため，マニュアルを適応する際は，必ず自施設のアンチバイオグラムを参照することが大切である．

5）適切な経過観察

　各感染症によって自然経過が存在する．そのため「どのような過程を経て良くなっていくか」を知っておく必要がある．また，適切な経過観察のためには，臓器特異的パラメーター（肺炎であれば咳嗽，喀痰，頻呼吸など）といった適切な指標を用いる．患者の経過で悩む際には，まずそれが自然経過で説明できるか否かを考える．自然経過とも考えづらいと思われるときには，1）別の熱源がないか，2）ドレナージ不良域がないか，3）カバーしきれていない微生物の存在がないかを考慮する．

おわりに

Fever work up は，臨床推論に基づいた鑑別診断においてなされるべきである．**鑑別なくして検査なし**である．漠然とルーチン検査を出し続けることは厳に慎まなければならない．

文献

1) Arbo MJ, Fine MJ, Hanusa BH, et al. Fever of nosocomial origin : etiology, risk factors, and outcomes. Am J Med. 1993 ; 95 (5) : 505-12.

2) Kushimoto S, Gando S, Saitoh D, et al ; JAAM Sepsis Registry Study Group. The impact of body temperature abnormalities on the disease severity and outcome in patients with severe sepsis : an analysis from a multicenter, prospective survey of severe sepsis. Crit Care. 2013 ; 17 (6) : R271.

3) 伊東直哉．感染症内科ただいま診断中．中外医学社, 2018.

4) White NJ, Pukrittayakamee S, Hien TT, et al. Malaria. Lancet. 2014 ; 383 (9918) : 723-35.

5) Mahara F. Japanese spotted fever: report of 31 cases and review of the literature. Emerg Infect Dis. 1997 Apr-Jun; 3 (2) : 105-11.

6) Singer M, Deutschman CS, Seymour CW, et al. The Third International Consensus Definitions for Sepsis and Septic Shock (Sepsis-3). JAMA. 2016 ; 315 (8) : 801-10.

7) Seymour CW, Gesten F, Prescott HC, et al. Time to treatment and mortality during mandated emergency care for sepsis. N Engl J Med. 2017 Jun 8 ; 376 (23) : 2235-2244.

8) Tokuda Y, Miyasato H, Stein GH, et al. The degree of chills for risk of bacteremia in acute febrile illness. Am J Med. 2005 Dec ; 118 (12) : 1417.

9) Norisue Y, Tokuda Y, Koizumi M, et al. Phasic characteristics of inspiratory crackles of bacterial and atypical pneumonia. Postgrad Med J. 2008 ; 84 (994) : 432-6.

10) de Roux A, Ewig S, Garcia E, et al. Mixed community-acquired pneumonia in hospitalised patients. Eur Respir J. 2006 ; 27 (4) : 795-800.

11) Wilson ML, Gaido L. Laboratory diagnosis of urinary tract infections in adult patients. Clin Infect Dis. 2004 ; 38 (8) : 1150-8.

Ⅳ

（伊東　直哉）

2　免疫不全の考え方

漠然と「免疫不全」ではなく，どの免疫不全なのかを考えよう

> Topics:
> ・ 目の前の患者が，どの免疫不全に分類されるか考えよう．
> ・ それぞれの免疫不全で起こしやすい感染症や原因となりやすい微生物を覚えよう．
> ・ 好中球減少性発熱と脾臓摘出後重症感染症（OPSI：Overwhelming Post-Splenoectomy Infection）は内科的緊急症であると心得よう！

Introduction:

　近年は高齢化が進むだけではなく，ステロイドや免疫抑制剤に加えて生物学的製剤が登場し，抗がん薬も多様化するなど，治療薬の進歩に伴い二次性免疫不全となる臨床状況が増加している．そのため，必然的に病院総合医が免疫不全を診療する機会も増えてきているため，免疫不全を理解し，免疫不全で問題となる感染症に対応する能力が必要とされている．そのために，本稿では免疫不全と関連する微生物・感染症を整理することを目的とする．

1.　免疫不全の分類 [1]

　まず，免疫には自然免疫（innate immunity）と獲得免疫（adaptive immunity）がある．
　自然免疫とは病原体が体内に侵入する際に働く免疫であり，単球，マクロファージ，樹状細胞，好中球などが関与する．つまり，病原体をいち早く察知し，処理・貪食するシステムである．
　また，皮膚や粘膜のバリアーも外界からの病原体の侵入を防いでいる重要なシステムである．
　獲得免疫は病原体に対して誘導される抗原特異的な免疫応答のことであり，細胞内寄生する微生物や莢膜を有する微生物などの自然免疫でカバーできない病原体にも対応している．獲得免疫には主に T 細胞リンパ球が関与する細胞性免疫，B 細胞リンパ球や形質細胞が関与する液性免疫が含まれる．
　これらの免疫システムの巧みな組み合わせで，ヒトは微生物から身を守っているのである．

　そして，これらの免疫が障害された場合にいわゆる「免疫不全」という状態になる．この免疫不全は微生物から身を守るシステムの異常であるため，当然問題となるのは感染症である．臨床状況により，免疫不全は複数のシステムの異常を起こしていることがあり，さらにそれぞれの免疫不全で関与する微生物や起こしやすい感染症が異なるため，臨床医の対応力が求められる．以上より，免疫不全の分類とその障害によって関与する微生物・感染症を整理しておく必要があり，以下に簡潔に述べる．

1) バリアー障害（皮膚粘膜障害）

皮膚や粘膜は外界から微生物の侵入を防ぐバリアーとしての役割を担っている．このバリアーが，炎症や損傷（強力な化学療法による粘膜障害，カテーテル挿入，手術創，外傷，熱傷，アトピー性皮膚炎など）により破綻することで微生物の侵入を許してしまうと，感染が成立する．そのため，これらの感染症は障害されている皮膚や粘膜の部位に常在している細菌が原因となることが多い．（例えば，皮膚であれば黄色ブドウ球菌（*S.aureus*），腸管粘膜であればグラム陰性桿菌など）

2) 好中球減少・機能障害

この種類の免疫不全では化学療法や血液腫瘍などによる造血機能低下に伴い，好中球減少を起こすことが原因として多い．また，ステロイド使用者や糖尿病患者では好中球機能障害（遊走能障害など）がみられる．

好中球減少・機能障害ではグラム陽性球菌（*Staphylococcus*, *Streptococcus*, *Enterococcus* など）やグラム陰性桿菌（緑膿菌などのブドウ糖非発酵菌や E.coli などの腸内細菌科細菌）などの一般細菌による感染症が多いが，好中球減少の期間が長い場合には一部の真菌やウイルスによる感染症の頻度も上昇する．

■ 発熱性好中球減少：FN（Febrile Neutropenia）

好中球減少でおさえておかなければならない感染症は，何と言っても FN である．FN では最前線で病原体と戦うはずの好中球が少ない状態なので，早い経過で菌に負けて重症化し，命に関わる可能性のある内科的緊急症である．

リスクは好中球減少（$< 500/mm^3$）に加えて，好中球減少の速度（急激な低下はリスクとなる）や好中球減少の期間が長い場合によりリスクが高くなる．

FN では感染臓器が捉えにくい傾向にあるため，頭の先からつま先までくまなく丁寧に診察する必要がある．

初期治療は前述のような細菌が原因微生物となるため，特に緑膿菌をカバーした広域抗菌薬を速やかに開始する必要がある．

3) 細胞性免疫不全

細胞性免疫不全の原因としてはステロイド・免疫抑制剤の使用，化学療法，悪性リンパ腫，骨髄移植，HIV 感染症などが挙げられる．

細胞性免疫は主に細胞内寄生の微生物に対する免疫を担当しているため，細胞性免疫不全ではこれらの菌による感染症が問題となる．（**Box 1**）

分類	微生物
細菌	黄色ブドウ球菌，レジオネラ，サルモネラ，リステリア ノカルジア，抗酸菌（結核・非定型抗酸菌）
真菌	カンジダ，アスペルギルス，クリプトコッカス ムーコル，ニューモシスチスなど
ウイルス	ヘルペスウイルス（EBV，CMV，HSV，VZV） 呼吸器ウイルス（RSV，インフルエンザウイルスなど）
寄生虫	トキソプラズマ，クリプトスポリジウム，糞線虫など

Box1　細胞性免疫不全で考慮すべき微生物（文献[2][3]より一部引用，改変）

Ⅳ

　逆も然りで，これらの微生物による侵襲性感染症を診断した時には，細胞性免疫不全となる原因がないか，という思想も必要になってくる．

　好中球減少症や後述の液性免疫不全ではスピード感を持った対応が望まれるが，細胞性免疫不全は比較的感染臓器が明らかになる傾向があり，じっくりと精査を行い適切な治療につなげることが重要となる．

4）液性免疫不全

　液性免疫は免疫グロブリンや脾臓の働きによる免疫である．中でも脾臓の役割は重要で，脾臓はB細胞を多く有し，免疫グロブリンを産生することでオプソニン化により好中球やマクロファージによる微生物の貪食を促進する．さらに，オプソニン化を受けにくい莢膜を有する微生物（**Box 2**）を処理する場所でもある．このように脾臓は液性免疫の主要な舞台であるので，無脾症（脾摘，先天性）や脾機能低下（脾臓低形成，脾梗塞など）があると液性免疫不全となり，これらの莢膜を有する微生物による感染症を起こす．特に脾摘後重症感染症（OPSI：Overwhelming Post-Splenoectomy Infection）と呼ばれる，急激な経過をたどる内科的緊急疾患があることは認識しておく必要がある．いわゆるその激しい経過から，「昨日元気で，今日ショック」症候群と形容され，時間単位で状態の悪化が進行し，適切な対応がされたとしても救命が難しいこともしばしば経験する．救命できても四肢壊死などの合併症を伴うことも少なくない．このような病態には，ワクチンでの予防が重要となる．

　また，脾摘以外にも多発性骨髄腫，慢性リンパ性白血病は疾患そのものが液性免疫低下を起こすことが知られている．

Streptococcus pneumoniae（肺球菌）
Neisseria meningitidis（髄膜炎菌）
Haemophilus influenzae（インフルエンザ菌）
Klebsiella spp.（クレブシエラ）
Capnocytophaga spp.（カプノサイトファーガ）
Pseudomonas spp.（緑膿菌）

Box2　　**液性免疫不全で問題となる微生物**（文献[2][3]より一部引用，改変）

2.　注意すべき臨床状況

　免疫不全は前述のように分類されるが，臨床状況によって単独の免疫不全のみの場合だけでなく，複数の免疫不全が混在する場合があるため，状況に応じて免疫不全の状態を整理する必要がある．

　実際の現場で特に頻度が高く，重要な臨床状況を2つ挙げて具体的に免疫不全を考えてみる．

1）ステロイド，免疫抑制剤使用者の免疫不全

　ステロイド・免疫抑制剤の使用下では細胞性免疫不全がメインとなる．

　また，ステロイド使用では好中球の遊走能や貪食能も低下する．

　ステロイドは高用量・長期投与で感染症発症リスクが高くなることが知られているため，投与量，治療開始時期，投与予定の期間などは把握しておく必要がある．

　細胞性免疫不全がメインの免疫不全となるため，**Box 1** のような微生物による感染症が問題となる．中でもニューモシスチス（*Pneumocystis jirovecii*）と結核などには注意が必要であり，以下にまとめる．

① PCP（Pneumocystis pneumonia，ニューモシスチス肺炎）

　非 HIV 患者の PCP は HIV 患者と比較して急速進行性で，死亡率も高い．そのため，ステロイドの量が比較的多く，長期間投与する場合には予防が重要である．PCP 予防の開始基準は様々な報告があるが，目安としては 20mg/ 日を 4 週以上使用する場合には PCP 予防を検討することが多い．[4) 5)]

② 結核

　高用量ステロイド投与は結核発症リスクであり，ステロイド以外の免疫抑制剤，生物学的製剤もリスクが高くなる．[6)]

　これらの薬剤使用前には胸部 X 線，QFT（クォンティフェロン ®TB ゴールド）や T-SPOT（T スポット ®.TB）などの IGRA（Interferon-Gamma Release Assay，インターフェロンγ遊離アッセイ）で結核の status の評価を行い，必要に応じて潜在性結核の治療が必要となる．

③ B 型肝炎

　上記薬剤使用をしている場合には，B 型肝炎ウイルス（HBV）の再活性化が起こり，重篤な肝炎を起こす可能性があることが知られている．これらの薬剤開始前には HBs 抗原，HBs 抗体，HBc 抗体の測定による HBV スクリーニングが望ましい．

[Teaching Point]

・ステロイド，免疫抑制剤，生物学的製剤使用では主に細胞性免疫不全がメインの免疫不全であり，細胞性免疫不全で考慮すべき微生物を押さえておく
・ステロイド投与中は発熱や痛みが出現しにくい可能性を考慮しておく
・ステロイド，免疫抑制剤の用量，投与期間，投与予定を確認する
・PCP の予防投与，結核・HBV status の check がされているかを確認する

２）慢性腎障害

慢性腎障害患者では，リンパ球減少に伴う細胞性免疫不全があるが，これ以外にも考慮すべき問題がある．

① 透析患者におけるバスキュラーアクセス：「バリアー障害」

自己血管内シャント，人工血管内シャント，動脈表在化，長期留置カテーテル，腹膜透析などがバスキュラーアクセスとして選択される．

毎回の穿刺に伴うバリアの破綻や人工物留置により感染リスクが上昇する．そのため，バスキュラーアクセスの部位は必ず診察する必要があり，特に黄色ブドウ球菌（*S.aureus*）は感染症の原因菌として考えるべきである．

② 基礎疾患の糖尿病による免疫不全

糖尿病性腎症は本邦では透析導入の原疾患として最多である．

糖尿病も細胞性免疫不全，好中球機能障害，補体機能低下などの複合的な免疫不全であり，感染症のリスクとなる．

③ 透析患者と結核[6]

透析患者は活動性結核のハイリスク群であり，発症リスクはリスク要因のない人と比較して10 〜 25 倍ともいわれている．肺外結核が多いという報告もあり，非典型的で診断に難渋することもしばしばである．

「透析患者では常に結核の可能性を考えておく」ことが重要である．

以上を簡単にまとめると，慢性腎障害患者の免疫不全は，細胞性免疫不全＋バリアー障害がメインである．注意すべき点としては，バスキュラーアクセスの存在で，感染症の起因菌としては黄色ブドウ球菌（*S.aureus*）・結核の存在を常に気にしておく必要がある．

Teaching Point

慢性腎障害患者が発熱した場合の check list

・基礎疾患は何か？
・透析導入はされているか？
・透析患者であれば，バスキュラーアクセスの種類は何か？
　バスキュラーアクセスは感染していないか？
・結核の可能性はないか？
・非感染性の発熱の原因はないか？（基礎疾患による発熱，薬剤熱，透析膜アレルギーなど）

まとめ

　カンファレンスなどで，「この患者さんは免疫不全なので，広域抗菌薬で治療を開始し…」というような会話をよく耳にする．つまり，何となく免疫不全のようであるから，広域抗菌薬を投与しておけば大丈夫！という理論である．この理論は，感染している微生物と標的臓器を考えるという感染症診療の原則から程遠い思想である．

　本来は原因微生物や感染臓器を想定したうえで治療の決定をすべきであり，その想定の過程で，患者の基礎疾患や免疫状態を評価することは重要な事項なのである．

　したがって，「今この患者さんでは感染臓器は～を疑っていて，細胞性免疫不全があるので，一般的な起因菌に加えて，○や△や□などの微生物を考慮する必要があります．そのために必要な検査は～を行う必要があると思います．」という議論ができるような状態にすることが目標である．本稿がその一助になれば幸いである．

文献

1) Fauci A, Hauser S, Longo D, et al. Harrison's Principles of Internal Medicine 19/E. McGraw-Hill Professional, 2015

2) Bennett JE, Dolin R, Blaser MJ. Mandell, Douglas, and Bennett's Principles and Practice of Infectious Diseases, 8e. Saunders, 2014

3) 青木眞. レジデントのための感染症診療マニュアル 第3版. 医学書院, 2015

4) Limper AH, Knox KS, Sarosi GA, et al. An official American Thoracic Society statement: Treatment of fungal infections in adult pulmonary and critical care patients. Am J Respir Crit Care Med. 2011 Jan 1; 183 (1) : 96-128.

5) Sepkowitz KA. Opportunistic infections in patients with and patients without Acquired Immunodeficiency Syndrome. Clin Infect Dis. 2002 Apr 15 ; 34 (8) : 1098-107.

6) 日本結核病学会. 結核診療ガイドライン改訂第3版. 南江堂, 2015

Ⅳ

（織田 錬太郎）

3　栄養の考え方

栄養療法も立派な治療！三大栄養素を中心に，バランス良く！

> Topics:
> ・　栄養状態の簡単な評価ができるようになろう．
> ・　三大栄養素の重要性を理解しよう．
> ・　ビタミンの重要性を認識しよう．

Introduction:

　誤嚥性肺炎で入院した高齢者．「とりあえず禁食」などといわれ，ブドウ糖入りの輸液と抗菌薬だけしか投与されずに1週間が経過．肺炎はなかなか良くならず，入院前は自力歩行可能だったのに，今はもうベッドから自力で起き上がることもできない…．

　このようなケースを病棟で見かけたことはないだろうか？栄養を軽視するとこんなことになってしまう．栄養療法も立派な治療であり，入院中の全ての患者さんに関わってくる．本稿では栄養について，栄養状態の評価や各種栄養素について基本的な考え方を概説する．これを機に日々の臨床で少しでも栄養を意識して頂けたら幸いである．

1.　栄養状態評価

　栄養状態の評価と言っても難しく考える必要はない．まずは感覚的に「この患者さんの栄養状態は良いのか？悪いのか？」と考えてみることが非常に重要である．そのうえで，具体的な評価方法について見ていこう．

主観的な評価（SGA）

　まず，SGA(Subjective Global Assessment：主観的包括的評価)について触れる．SGAの評価シートの1例を(**Box 1**)に示す．これはあくまで1例であり，詳しくはそれぞれの施設で使っているものを参照しよう．施設などによって多少の差異はあるものの，SGAを評価するのに必要な情報は，簡単な問診，身長・体重計測などの簡単な計測だけで得られることが多い．

| 患者名： | 性別： | 年齢　　歳 | | 年　　月　　日 |
| 主病名： | 身長： | 体重： | BMI： | |

ラフ・スクリーニング

□明らかに栄養不良なし　　　　　　　　□栄養不良の可能性あり

ディテール・スクリーニング

体重の変化

□なし　　　□あり　　　通常の体重　　　kg →現在の体重　　　kg

増加・減少　　　kg（いつから：　　　）

食物摂取量の変化（通常との比較）

□なし　　　□あり　　　変化の期間：　　　週

現在食べられるもの：

□食べられない　　　□水分のみ　　　□流動食　　　□固形食

消化器症状

□なし　　　□あり　　　□嘔気（いつから：　　　）

□嘔吐（いつから：　　　）

□下痢（いつから：　　　）

機能状態（活動性）・機能障害

□なし　　　□あり　　　（いつから：　　　）

状況　　　□日常生活可能　　　□歩行可能　　　□寝たきり

疾患および身体状況

基礎疾患：

既往歴：

内服薬：

発熱　　　□なし　　　□あり（　　℃）

呼吸　　　□正常　　　□頻呼吸

ストレス　□なし　　　□軽度　　　□中等度　　　□高度

判定

□栄養状態良好　　　□軽度の栄養不良　　　□中等度の栄養状態不良　　　□高度の栄養状態不良

Box1　SGA の評価シートの１例

　このシートの使い方を簡単に説明する．

　まず大まかな栄養状態の評価（ラフ・スクリーニング）として，大雑把に患者さんの栄養状態を「明らかに栄養不良なし」か「栄養不良の可能性あり」のどちらかにチェックを付けよう．患者さんの見た目，話し方など，この段階では第一印象で十分である．もし「栄養不良の可能性あり」にチェックがついたら，次の詳細な栄養状態の評価（ディティール・スクリーニング）に進もう．

　ディテール・スクリーニングでは，以下の項目をチェックする.

■ 体重の変化

　現在の体重と通常（疾患罹患前など）の体重との変化を捉えよう. また, 体重変化があった場合は, そのスピードも意識して聴取しよう. 当然, 短期間で体重減少が著しい場合は重度の栄養不良に陥っている可能性が高い.

■ 食物摂取量の変化

　こちらも体重の変化と同様, 以前との変化に留意しよう.

■ 消化器症状

　消化器症状は, 食事摂取に直接影響するため, 栄養状態に大きく関わる. 必ず聴取しよう. 特に「嘔気」は消化器疾患以外にも, 心疾患, 薬剤副作用など様々な原因で生じるので注意したい.

■ 機能状態（活動性）・機能障害

　これは ADL とも言い換えられる. 日々の活動度を聴取し, 普段の食生活をより具体的にイメージしよう.

■ 疾患および身体状況

　ここでは基礎疾患, 既往歴, 内服薬, バイタルサイン, ストレスの状況などから, その患者さんの栄養不良リスクを考えよう. 心疾患, 呼吸器疾患などの慢性疾患を抱えている患者は食事量が減っていたりするし, 重症の肺炎の患者などには通常より多くの栄養の所要があるかも知れない.

　上記を評価したならば, 総合判定を行う. もし「高度の栄養不良」と評価したならば, 専門家に相談するのも手だろう.

　SGA は初めて診る患者さんに対して「**栄養に関して治療が必要か?**」「**栄養障害は急性か? 慢性か?**」を簡単に評価するのに適したツールである. 栄養療法開始後の効果判定などには不向きであるので留意されたい.

客観的な評価（ODA）

　前項では問診と簡単な身体所見から患者さんの栄養状態を判断するツールを紹介した. ここでは, 各種測定値や血液検査データなどを用いた ODA(Objective Data assessment) について触れる.

■ 身体計測

　まず, 身体計測では身長・体重・BMI は必須項目であり, 全ての患者さんで測定されるべきである. その他の身体計測の項目として, 上腕三頭筋皮下脂肪厚, 上腕周囲長がある.

　前者は体脂肪全体と相関しており, 後者は体脂肪と筋肉を合わせた指標として有用であるとされる[2]. 栄養障害があると身体の脂肪や筋肉が分解され, 体脂肪が減少したり筋肉量が減少したりする. 詳細な計測方法や基準値などは成書に譲るが, 上記項目は血液検査の変化に先立って変化するとされるので, 可能であればチェックしたい.

■ 血液検査

栄養状態評価を血液検査の項目で，というと真っ先に思い浮かぶのはアルブミンであろう．アルブミンは血清中に最も多く存在するタンパク質であり，血清浸透圧の形成にも大きく寄与する．血清アルブミン値は，身体がどれだけタンパク合成を行っているかの指標になり，栄養状態を評価するのに有用である．血清アルブミン値が3.5g/dLを下回っていた場合，栄養不良を疑う．

血清アルブミン値は栄養状態評価に非常に有用であるが，半減期が21日と長く，アルブミンだけを見ていても栄養状態が治療により改善したかはわかりにくく，治療の効果判定，治療の微調整には不向きである．また，血清アルブミン値は脱水で高値を示し，うっ血性心不全，肝障害，ネフローゼ症候群，慢性炎症などで低値を示すことがあるため，血清アルブミン値の解釈には注意が必要である．

アルブミン以外の評価項目として，ラピッドターンオーバープロテインとして有名な，プレアルブミン（半減期3〜4日），トランスフェリン（半減期7〜10日），レチノール結合蛋白（半減期12〜16日）を使うこともある．これらは半減期が短いため，アルブミンより鋭敏に栄養状態を捉えられる．しかし測定にコストがかかることと，アルブミン同様に低値・高値を示す群があることには留意しよう．

その他には，総リンパ球数，総コレステロール値などを測定して栄養状態を推定する方法もある．総リンパ球数単独だと，2,000個以上が正常，1,200〜2,000個が軽度栄養障害，800個〜1,200個が中等度栄養障害，800未満が高度栄養障害，という分類がある．その他にも，血清アルブミン値，総リンパ球数，総コレステロール値を合わせて評価する方法など，多様な評価方法がある．自施設のNSTが採用している基準などを確認してみよう．

ここまでODAの評価項目を挙げた．いずれの検査項目にも一長一短があるので，色々な項目を組み合わせて総合的に評価をしよう．

Ⅳ

ここで差がつく

難しいことは考えず，まずは「この患者さんの栄養状態はどうだろうか？」という視点を持つことが重要である．そうすれば次第に日々の問診，身体診察，検査の見方などでも違いが出てくる．

2. 三大栄養素

　人間が生きていくためにはエネルギーが必要であり，その必要エネルギー量の推定には，①簡易計算式，② Harris-Benedict の式，③間接熱量測定法，などがある．

① は，エネルギー必要量 (kcal/day) = 25 〜 30kcal/day(係数) ×体重（kg）と推定し，患者さんの病態に応じて適宜係数を調整するもの．

② は男性：基礎代謝量 (kcal/day) = 66.47+|13.75 × 体重 (kg)|+|5.0 ×身長 (cm)|-(6.75 ×年齢)，女性：基礎代謝量 (kcal/day) = 655.1+|9.56 ×体重 (kg)|+|1.85 ×身長 (cm)|-(4.68 ×年齢)，とし，基礎代謝量に活動係数やストレス係数を掛け合わせるというもの．

③ は間接熱量計を用いて安静時エネルギー消費量と呼吸商を測定し，最後に活動係数を掛け合わせるものである．

　詳細の説明は成書に譲るが，どれも一長一短があり，強いエビデンスがあるわけではない．使いやすいものを使い，あとは患者さんの状態を見ながら微調整するのが良いだろう．

　以降は，主要なエネルギー源である三大栄養素（糖質，タンパク質，脂質）のバランスの重要性について概説する．なお，厚生労働省の基準[4]によれば，食事としてエネルギーを摂取する場合，糖質 50 〜 65％，タンパク質 13 〜 20％，脂質 20 〜 30％程度のバランスが良いとされている．

マラスムスとクワシオルコル

　病棟において輸液のみで栄養を投与しようとする時，真っ先に思い浮かぶのはいわゆる維持液のような，ブドウ糖輸液ではなかろうか．もちろん必要なエネルギーを投与することは可能ではあるが，このように糖質のみに頼った栄養では，クワシオルコルは防げない．

　マラスムスとクワシオルコルについて見てみよう．

　マラスムスとは，三大栄養素全てが不足している低栄養状態であり，著明な体重減少を来す．一方クワシオルコルは，エネルギーはある程度保たれているものの，タンパク質が不足しているために起こる低栄養状態である．脂肪肝と腹水貯留により腹部が大きく膨れているのが特徴である（Box 2）．

　クワシオルコルの脂肪肝はアポリポタンパクの不足のために肝臓で合成されたコレステロールが肝外に運ばれず，肝臓にコレステロールが蓄積するために生じ，腹水はアルブミン欠乏のために生じるとされる 1)．このため，糖質のみの補充ではクワシオルコルは防げない．

三大栄養素のバランス

　飢餓状態では身体のタンパク質を異化してエネルギーを作ろうとするが，その異化反応は糖質の投与のみでは食い止められず，アミノ酸の投与が必須になる．一方で，絶対的にエネルギーが足りない時，アミノ酸はブドウ糖に変換されて，エネルギー源として使われてしまう．そのため，アミノ酸をタンパク合成の素材として使うためには十分なエネルギー投与が前提となる．

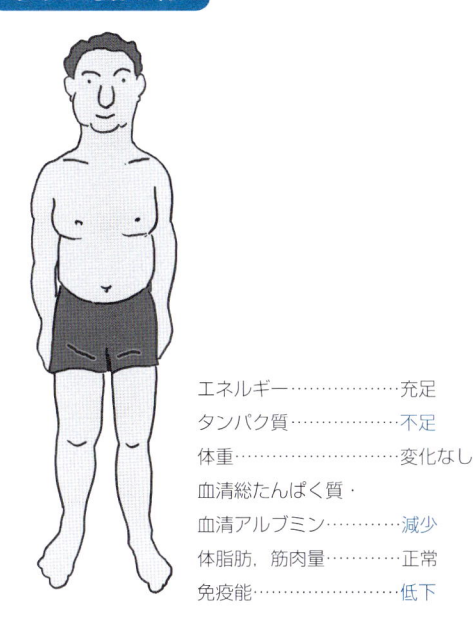

クワシオルコル

エネルギー……………充足
タンパク質……………不足
体重……………………変化なし
血清総たんぱく質・
血清アルブミン…………減少
体脂肪, 筋肉量…………正常
免疫能…………………低下

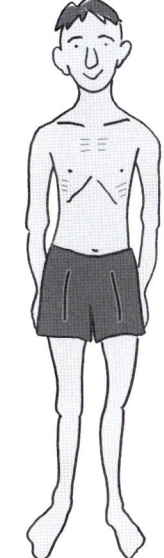

マラスムス

エネルギー……………不足
タンパク質……………不足
体重……………………減少
血清総たんぱく質・
血清アルブミン…………正常
体脂肪, 筋肉量…………減少
免疫能…………………低下

Box2　　　　　**マラスムスとクワシオルコル**（文献 5 を参考に著者作成）

Ⅳ

アミノ酸が効率よくタンパク合成の材料として使われるかどうかの指標として NPC(non protein calorie)/N(nitrogen) 比という考え方があり, 簡単に言うと糖質・脂質のエネルギー量 / 窒素量 (g) であるが, 詳細については『静脈経腸栄養ガイドライン』[6] などを参照されたい. また, 脂質は 1g あたりのエネルギー産生量が多く効率よくエネルギーを作ることができ, 細胞膜の脂質二重膜構造を維持するためなどにも必須である. [1]

　以上からバランス良く三大栄養素を摂ることが肝要であることがおわかりいただけただろうか. 特に, 病棟では「禁食＋エネルギー源がブドウ糖のみの輸液」という光景をしばしば見かける. このようなことをやっていては治療しているつもりが, 逆に患者を弱らせていることになっているかも知れない. その他の栄養素もしっかり投与するよう心がけよう.

Teaching Point

　飢餓状態でも脂肪肝になる. 三大栄養素をバランスよく摂らなければ体内ではうまく使われない.

3.　ビタミンの重要性

　三大栄養素を適切なバランスで摂ればそれで十分，という訳ではない．ビタミンの存在を忘れてはいけない．ビタミンは，人間が生きていくうえで必要不可欠なものであり，なおかつ体内での合成が不可能か，ごく少量しか合成できないものである．よって食事などで摂取するしかない．摂取しなければ欠乏症に陥ってしまう．

　特に注意が必要なのは，飢餓状態ではビタミンの中でも最も早く枯渇するビタミン B1 である．有名な欠乏症には，Wernicke 脳症，脚気，乳酸アシドーシスなどがある．ビタミン B1 欠乏は，長期飢餓状態にある患者やアルコール多飲者にしか起きないというイメージがあるかも知れないが，決してそんなことはない．胃潰瘍の治療のために数日禁食になっている中年男性や，妊娠悪阻でほんの何日か食事ができていない若い妊婦などでも発症し得る．このように，数日の禁食でも容易に欠乏症に陥るため，食事をしていない患者の輸液には必ずビタミン B1 を混ぜるようにしなければならない．

　その他のビタミンの有名な欠乏症については Box 3 を参照されたい．なお，抗菌薬など薬剤の副作用でビタミン欠乏が生じることにも留意が必要である．1 例を挙げると，抗菌薬が投与されている患者では，腸内細菌叢の変化（死滅やビタミン K 非産生菌への変化など）によってビタミン K 欠乏に陥ることがある．「高齢者」「ワーファリン内服者」「絶食」「抗菌薬投与」などの状態があると凝固機能は容易に破綻し得るので注意が必要である．

ビタミンの種類		欠乏症の例
脂溶性ビタミン	A	夜盲症，皮膚炎，味覚異常，眼球乾燥
	D	くる病，骨軟化症，骨・歯発育障害
	E	溶血性貧血，多発性ニューロパチー，脱毛，流産
	K	出血傾向，新生児メレナ
水溶性ビタミン	B1	脚気，Wernicke 脳症，乳酸アシドーシス
	B2	口内炎，舌炎，皮膚炎
	B6	痙攣，貧血，舌炎，皮膚炎
	B12	貧血，末梢神経障害，脊髄障害
	C	貧血，壊血病，創傷治癒遅延
	ニコチン酸	認知症，皮膚炎
	葉酸	貧血，下痢，舌炎
	パントテン酸	皮膚炎，末梢神経障害
	ビオチン	脱毛，皮膚炎，舌炎，筋肉痛

Box3　　　ビタミン欠乏症

おわりに

　ここまで栄養について概説した．病棟ではどうしても「薬」や「手技」などに目が行きがちであるが，栄養療法も立派な治療であり，治療効果やADLに大きな影響を及ぼす．ここでは栄養の奥深さ・難しさは言及できなかったが，本稿をきっかけに，読者の皆様が日々の臨床で栄養を意識して，患者さん一人一人にあった栄養療法を探せるようになっていただけたら幸いである．

文献

1) 清水健一郎．治療に活かす！ 栄養療法はじめの一歩．羊土社，p 48，p113-130，2011.
2) 日本静脈経腸学会　編．コメディカルのための静脈経腸栄養ハンドブック，p100-105，南江堂，2008.
3) 田中芳明．NST栄養管理パーフェクトガイド　上，p.39，医歯薬出版，2007.
4) 厚生労働省：日本人の食事摂取基準2015年版.
5) 川島由紀子．カラー図解　栄養学の基本がわかる事典，p13，西東社，2013.
6) 日本静脈経腸栄養学会　編．静脈経腸栄養ガイドライン，p144-146，照林社，2013.

（山田 浩平）

4　輸液の考え方

体の「どこに」「どれくらいの」水分が分布しているかを意識しよう！

Topics:
- 初期輸液と維持輸液，dehydration と volume depletion の違いについて理解しよう．
- 輸液製剤の種類と特徴を理解し，体内にどのように分布するか理解しよう．
- 体液量の推定方法について理解しよう．

Introduction:

　輸液は，外来診療から入院中まで様々な状況で使用され，避けては通れない分野にも関わらず，最も学びにくい分野の1つでもある．本稿では，輸液の基本を身につけるための原理・原則について学ぼう．

1.　輸液の目的と分類

　読者の皆さんは，輸液はどのような場面で行われているだろうか？
　例えば救急外来では，ショック状態の初期蘇生や脱水の補正・薬剤投与ルートとして輸液は行われる．また，病棟では水分・電解質や栄養バランスの補充・維持のために行われる．
　一般的に輸液は，上記の目的に沿って，①**初期輸液**，②**補充輸液**，③**維持輸液**に分けることができる．

① 初期輸液
　ショック状態にある患者に有効循環血液量を確保し，血圧・脈拍など循環動態を安定化させ，各種臓器への十分な組織還流を確保する目的で投与する輸液

② 補充輸液
　体液バランスが崩れている患者に対して，不足分の水や電解質を補充し，体液バランスを正常化させるための輸液

③ 維持輸液
　現在の体液バランスをそのままの状態で維持するために必要な輸液

2.　体液の分布と「脱水」

　体液コンパートメントの分布は，Box 1-1 のようになる．**総体液の1/3が細胞外液，2/3が細胞内液であり**，総体液が体重の約60%であることから，**細胞外液が体重の20%，細胞内液が体重の40%**となる．さらに細胞外液の3/4が間質・1/4が血管内に分布している．**すなわち血漿と呼ばれる部分は，体重の約5%**となる．

　また Box 1-2 からわかるように，「脱水」には2種類存在する．1つは細胞外液量減少が主たる病態である volume depletion，もう1つは**細胞外液・細胞内液共に減少している病態である dehydration** である．volume depletion の場合は細胞外液による補充が望ましいが，dehydration の場合は細胞内液を補充する目的に自由水（5%ブドウ糖液など）の投与を行う場合もある．

Teaching Point

　dehydration の病態では自由水の補充を行うことが一般的であると指導するが，dehydration でも循環障害を来たしている volume depletion を合併している場合（ショック状態など）は細胞外液の補充から行なうような指導を心がける．体液コンパートメントのどの部分がどれくらい欠乏しているかを踏まえて，総合的に輸液の優先順位を考えさせるよう指導することが必要である．

Ⅳ

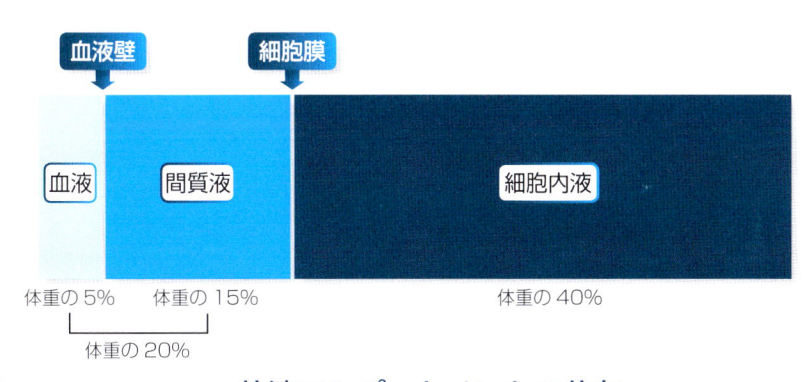

Box1-1　　　　**体液コンパートメントの分布**

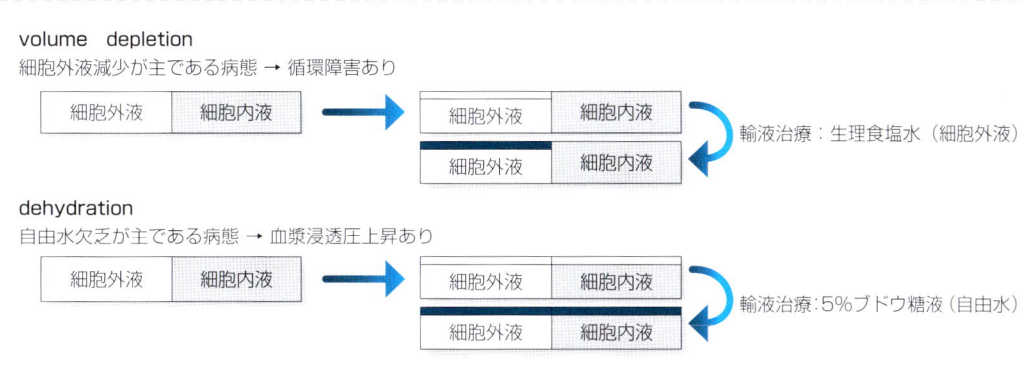

Box1-2　　　　**volume depletion と dehydration**

3.　輸液製剤の種類

　市販の輸液製剤には多くの種類があるが，基本的には **Box 2** のように，生理食塩水などの細胞外液補充液と 5% ブドウ糖液のカクテルであると考える．

① 等張性電解質輸液（細胞外液補充液）

　初期輸液として最も多く使用される製剤である．細胞外液補充液の名の通り，投与すると理論上は細胞外液に一様に分布する（**Box 3**）．

（**Box 3-1**　細胞外液投与時の体液コンパートメントへの分布）

（ⅰ）生理食塩水

　0.9% の食塩水で，Na^+・Cl^- ともに 154mEq/L の濃度に調整され，血漿浸透圧とほぼ等しい値になっている．完全に電離した場合，理論的には 308mOsm/L の浸透圧となる．大量投与すると血中の HCO_3^- が希釈され代謝性アシドーシスを生じるという欠点はあるが，他薬剤との配合変化が最も少ないという利点がある．

（ⅱ）ハルトマン液

　生理食塩水をより生理的な細胞外液に近づけるために，筋細胞や皮膚細胞に対して適切な濃度として Ca_2^+ および K^+ を含有した溶液をリンゲル液という．さらに代謝性アシドーシスを防ぐ目的で HCO_3^- をそのまま補充することが以前は困難であったため，代謝産物が HCO_3^- である乳酸や酢酸をリンゲル液に加えることによって，代謝性アシドーシスを防ぐ工夫がなされた．これを乳酸（酢酸）リンゲル液といい，ハルトマン液とも呼ばれる．現在は HCO_3^- をそのまま補充できる重炭酸リンゲル液も開発されている．

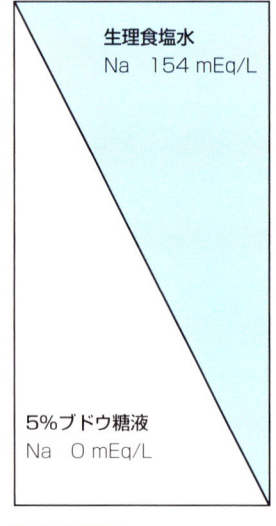

細胞外液製剤	
Na 濃度	130 〜 154 mEq/L
張度	約 300 mOsm/kg
1 号液	
Na 濃度	77 〜 90 mEq/L
張度	約 200 mOsm/kg
2 号液	
Na 濃度	60 〜 84 mEq/L
K 濃度	20 mEq/L
張度	約 200 mOsm/kg
3 号液	
Na 濃度	35 mEq/L
K 濃度	20 mEq/L
張度	約 100 mOsm/kg
4 号液	
Na 濃度	30 mEq/L
張度	約 60 mOsm/kg

生理食塩水
Na　154 mEq/L

5%ブドウ糖液
Na　0 mEq/L

Box2　　輸液製剤の種類

② ブドウ糖液

　5% ブドウ糖液は点滴ボトル内の浸透圧は血漿浸透圧とほぼ等しいが，体内に点滴されるとブドウ糖が分解されて蒸留水が作られる．その結果，体内に投与され，ブドウ糖が分解された後は，Na 濃度 0mEq/L 浸透圧 0mOsm/kg となる．ブドウ糖が投与されると，いったん細胞外液の浸透圧が低下するが，浸透圧が等しくなるまで，細胞外液から細胞外に水の移動が生じた結果，体液全体に均等に分布する．
（Box 3-2　5% ブドウ糖液投与時の体液コンパートメントへの分布）

③ 低張性電解質輸液

（ⅰ）1 号液

　　細胞外液補充液を 5% ブドウ糖液で 2/3 から 1/2 に希釈したものが当てはまる．dehydration・volume depletion のいずれにも使用できる製剤として開発された．また，K を含んでいないので腎不全の有無が不明な場合の輸液としても使用可能であり「開始液」とも呼ばれることがある．（ただし腎不全患者であってもショック状態であれば，同じく K が含有されていない生理食塩水を使用することが望ましく，1 号液を使用することは適当ではない．）

（ⅱ）2 号液

　　Na 濃度は 1 号液とほぼ同じであるが，K^+・Mg_2^+・HPO_4^-・乳酸イオンなどが含まれているので下痢などによる脱水状態に有効である．術後などのストレスで抗利尿ホルモン分泌亢進があり，自由水排泄が障害されている場合の維持輸液としても有効である．

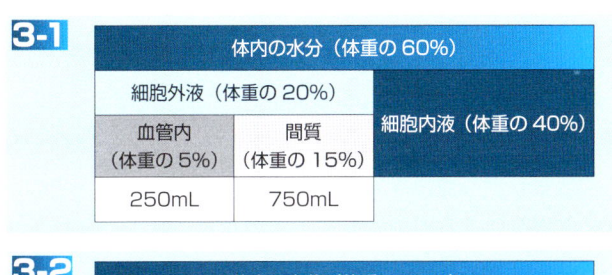

Box3　輸液製剤 1000mL 投与時の体液コンパートメントへの分布

（ⅲ）3 号液

　細胞外液補充液を 5% ブドウ糖液で 1/3 に希釈したものが当てはまる．尿量と不感蒸泄で 1 日 2000mL の水分喪失が予想される場合に，2000mL の 3 号液を投与すると，1 日に必要な水分・Na・K が補充される．

　腎機能・肝機能が正常な患者が絶飲食状態である場合に 3 号液を補充することで電解質維持・水分維持が可能になることから「維持液」と呼ばれることもある．

　ただし前述の通り，種々のストレスによる抗利尿ホルモン分泌亢進によって自由水排泄が障害されている患者では，漫然な維持輸液の継続によって低 Na 血症を引き起こすことがある．

（ⅳ）4 号液

　細胞外液補充液を 5% ブドウ糖液で 1/4 に希釈したものが当てはまる．

　原則的には K が含まれていないので，腎機能低下患者の維持輸液製剤として使用することができる．

④ 膠質液

　細胞外補充液のような電解質を主体とした輸液を晶質液と呼ぶ一方で，コロイドを主体とした輸液を膠質液と呼ぶ．膠質液は晶質液に比べて分布容量が小さく，浮腫などの副作用が少ないという利点があるが，晶質液と比べて有効であるエビデンスは乏しく，適応に注意して使用する必要がある．

（ⅰ）5% アルブミン製剤

　アルブミンは分子量が大きいため毛細血管を通して組織間へ移行しないため，循環血漿内にとどまることになり，不足している血管内ボリュームの維持に効果を発揮する．しかしその一方で高価であり，明確な予後の改善を示した報告[1] は少ないことに注意する必要がある．

（**Box 3-3**　5% アルブミン製剤投与時の体液コンパートメントへの分布）

（ⅱ）20% アルブミン製剤

　高膠質浸透圧の溶液で，急速投与により血管内ボリュームを維持するだけではなく，間質から血管内へ体液が移動し血漿量は投与量の 3 ～ 4 倍増加する作用を持つ．そのため 5% アルブミンとは異なり，低アルブミン血症による浮腫や腹水の解消など，間質→血管内へ体液の移動を目的とする場合に使用する．

（ⅲ）ヒドロキシエチルデンプン（HES）製剤

　アルブミン製剤が高価かつ血液製剤であることからその代用として開発された輸液製剤である．安価かつ，速やかな循環血液量改善を期待できるという意見はあるが，敗血症患者で腎障害・凝固異常・アナフィラキシーなどの有害事象が多いとの報告[2][3] や，重症患者において生理食塩水と比較し死亡率が上昇するという報告[4] もあることから，特に**敗血症においては初期輸液として使用をしないことが推奨されている**ので注意が必要である．

4. 体液量の評価

　輸液療法を行うには，**体液分布のどこ（細胞内・細胞外）で，何が（自由水・溶質），どれくらい欠乏しているかを判断しなければいけない**.
体液量欠乏状態が持続することはもちろん，過剰輸液も患者にとって有害であるという報告がされている.

　したがって，輸液療法を開始した際に漫然と継続するのではなく，下記の項目を用い，経時的評価をしなければならない.

　ただしこれらの項目は全て感度・特異度に優れているわけではなく，単一の材料で判断することは困難である. **病歴・バイタルサインはもちろんのこと，Box 4 に示されるような身体所見・検査データなども含めて複合的に判断する必要がある**.

（ⅰ）バイタルサイン

　仰臥位から立位になると 1 ～ 2 分以内に胸腔内血液量・1 回拍出量が低下し，全身の体血管抵抗は増加する. 多量の急性出血（630~1150mL）において脈拍増加（⊿HR>30bpm）や立っていられないほどの立ちくらみ症状は循環血漿量低下を示唆すると言われている. また臥位低血圧（sBP<95mmHg）や臥位頻脈（HR>100bpm）も失血に関しての特異度は高いと言われている. ただし感度は低く，急性出血で徐脈を来すこともあるので注意が必要である.

　ここで差がつく

　高齢者やβ遮断薬内服患者では急性出血で頻脈を来しにくいと言われている. さらに腹腔内出血の際も同様に頻脈を来しにくいことがあり，これを paradoxical bradycardia という. 頻脈がないから急性出血ではないと思い込むことは危険である[5].

体液量評価の指標	
バイタルサイン	頻脈（HR>100bpm）・血圧低下（sBP<80mmHg）・起立性低血圧（⊿HR>30bpm・⊿sBP>20mmHg・⊿dBP>10mmHg）
その他の身体所見	体重の変化・尿量・意識障害・皮膚 turgor 低下・腋窩乾燥・眼球陥没・口腔粘膜乾燥・舌乾燥・頸静脈評価・心尖拍動・心左縁位置の変化・Ⅲ音・浮腫・毛細血管再充満時間
検査所見	相対的な生化学所見の変化（ヘマトクリット・総タンパク・アルブミン・尿素窒素・尿酸・浸透圧）・乳酸値 ナトリウムペプチド・BUN/Cre の上昇・尿浸透圧上昇・尿比重上昇・FENa・FEUN・尿 Cl 低下
循環モニタリング	平均血圧・CVP・左室拡張末期容積・IVC 径・収縮期血圧変動・脈拍変動・1 回心拍出量変動・passive leg raising test（PLR）

Box4　体液量の参考となる指標

（ii）身体所見

急性出血以外の細胞外液量減少（volume depletion）の各指標の正診度を示したものが **Box 5** である．その他，体重の変化や尿量も重要な所見である．

（iii）検体検査所見

体液量欠乏の検体検査所見としては，BUN/Cre 比の上昇（20 以上），血液濃縮によるアルブミン，ヘマトクリットや浸透圧の相対的上昇，尿濃縮による尿比重（1.020 以上），尿浸透圧（500mOsm/L 以上）の上昇，尿クロール濃度の低下（25mEq/L 未満）や Na や尿素窒素の尿中排泄率の指標である fractional excretion of Na（FENa）の低下（1% 未満）や fractional excretion of urea nitrogen（FeUN）の低下（35% 未満）などが挙げられる．

体液量過剰の検体検査所見としてはアルブミンやヘマトクリットの相対的低下などの血液希釈を示唆する所見が挙げられるが，非特異的な所見であり，BNP などの Na 利尿ペプチドが指標として重視されている．BNP は 100pg/mL がカットオフ値として代表的であるが，患者の基礎疾患などにより変動するため相対的変化を重視することが多い．

（iv）循環モニタリング・エコー所見

これらの指標は多岐にわたり，主に ICU 領域で使用されることが多いが，代表的な項目のみ紹介する．

・中心静脈圧（CVP）

かつては血管内容量評価のスタンダードとされていたが，様々な研究[7]でその相関性が乏しいと言われている．静脈「圧」と血管内容「量」が比例していないためと言われている．

・SVV（stroke volume variation）/PPV(pulse pressure variation)

stroke volume や動脈圧波形の呼吸性変動から血管内容量を分析するものである．しかし，正確な評価には自発呼吸のない調節換気下・不整脈がない状態・1 回換気量が十分量ある状態などの評価に足る条件が必要であることに注意する．

	感度	特異度	陽性尤度比	陰性尤度比
立位による脈拍上昇＞30 回 / 分	43%	75%	1.7	0.8
立位による血圧低下 >20mmHg	29%	81%	1.5	0.9
腋窩乾燥	50%	82%	2.8	0.6
口腔粘膜乾燥	85%	58%	2.0	0.3
舌乾燥	59%	73%	2.1	0.6
舌の縦走溝	85%	58%	2.0	0.3
眼球陥没	62%	82%	3.4	0.5
意識混濁	57%	73%	2.1	0.6
上下肢脱力	43%	82%	2.3	0.7
言語不明瞭	56%	82%	3.1	0.5
毛細血管再充満時間の延長	34%	95%	6.9	0.7

Box5　細胞外液量減少における各指標の感度・特異度[6]

- fluid challenge test

　500〜1000mL を輸液し stroke volume や心係数・心拍出量・前述の SVV/PPV の変動をみる試験である．輸液反応性におけるゴールドスタンダードといえるが，あくまで輸液反応性のみを示しており，体液量を直接的に表す指標ではないことに注意が必要である．

- 下大静脈（IVC）径と呼吸性変動

　（呼気 IVC －吸気 IVC）／呼気 IVC を虚脱率といい，エコーによる IVC 虚脱率と CVP が相関していると言われている．簡便かつ非侵襲的であるが，自発呼吸患者では性能が劣ることが多いとされている．

- passive leg raising test（PLR）

　両下肢を他動的に挙上させることによって，輸液負荷なしに胸腔内コンパートメントの血液移動を利用して心拍出量の変化を評価する試験である．

　簡便かつ安全で診断能も高いとされているが，血圧や脈圧の変化ではなく，心拍出量の変化を評価しなければならないことに注意が必要である．

おわりに

　本稿では患者の体液量の評価を行い，その状態に応じて適切な輸液製剤を選択し投与することを解説した．その際に複数の体液量の指標を組み合わせて，経時的に評価を行うことが重要と述べたが，それでも絶対確実な輸液療法というのは存在しない．繰り返しになるが，体液管理が困難な患者であればあるほど，頻回のモニタリングを行い，その都度修正していくことが重要である．

文献

1) Finfer S, Bellomo R, Boyce N, et al. A comparison of albumin and saline for fluid resuscitation in the intensive care unit. N Engl J Med. 2004 ; 350 : 2247-56.

2) Schortgen FE, Lacherade JC, Bruneel F, et al. Effects of hydroxyethylstarch and gelatin on renal function in severe sepsis: a multicentre randomised study. Lancet. 2001 ; 357 : 911-916.

3) Perner A, Haase N, Guttormsen AB, et al. Hydroxyethyl starch 130/0.42 versus Ringer's acetate in severe sepsis. N Engl J Med. 2012 ; 367 : 124-34.

4) Myburgh JA, Finfer S, Bellomo R, et al. Hydroxyethyl starch or saline for fluid resuscitation in intensive care. N Engl J Med 2012 ; 367 : 1901-11.

5) Ian Tohmas, Dixon J. Bradycardia in acute haemorrhage. BMJ. 2004 ; 328 : 451-453.

6) McGee S, Abernethy WB 3rd, Simel DL. The rational clinical examination. Is This Patient Hypovolemic? JAMA. 1999 ; 281 : 1022-1029

7) Marik PE, Cavallazzi R, Vasu T, et al. Dynamic changes in arterial waveform derived variables and fluid responsiveness in mechanically ventilated patients: a systematic review of the literature. Crit Care Med. 2009 ; 37 : 2642-7.

（宮本 雄気）

5　電解質の考え方

数値に踊らされることなく，患者を診よ！

> Topics:
> ・　フローチャートを暗記せず，正常な「溶質」と「溶媒」の調節を理解する！
> ・　どんな症状でも電解質異常を疑い，緊急性は症状の出現速度で判断する！
> ・　すべての使用薬剤の機序を必ず確認する！
> ・　検査結果を鵜呑みにしない！

Introduction:

　無症候性であることを含めると，今の自分の担当患者の大半が，何らかの電解質異常を来していることに気づくのではないだろうか？我々は複雑なシステムにより電解質の恒常性を維持しているが，実はこのシステムを理解することこそが，電解質異常を考える最大の近道なのである．**Box 1**は細胞内外の主要な電解質の組成と尿排泄率であるが，我々が測定できる「血漿濃度」と「尿中排泄濃度」は「血漿・尿中それぞれにおける溶質・溶媒の量」で規定され，これらは詳細な病歴（特に使用薬剤に関してはすべての機序を把握する）や身体所見によって検査前に推察することができる．

　さて，各論の前にすべての電解質異常に共通する考えとして，①どんな症状でも電解質異常を考慮し，緊急度は症状の程度と急性発症か否かで判断する，②体内への摂取量（経口・経腸・経静脈），体外への排泄量（嘔吐・下痢・尿・汗），細胞内外の移動を考える，③使用薬剤の機序を把握する，④検査は答え合わせとして使用することを徹底してほしい．これらを踏まえたうえで，本稿では特に重要な Na, K の問題に加え，Ca, P, Mg の問題に関しても簡単に概説する．

1.　Na 濃度の調節と異常

　Na は浸透圧の最大規定因子（血漿浸透圧 = 2 [Na$^+$]+[Glu] /18+[BUN] /2.8：式 a）として自由水（以下：水）の細胞内外の移動を担っており（ただし厳密には水の移動は，張度 = 2 [Na$^+$]+[Glu] /18：式 b で規定され，Na$^+$ と Glu を effective osmoles と呼ぶ），人体にとって [Na$^+$] の調節は最優先事項となる．このため「張度を一定に保つため」に塩分と水の経口摂取量や，尿 Na$^+$・水排泄量が自動制御されている（**Box 2, 3**）．これらに加えて，尿細管糸球体フィードバック（tubuloglomerular feedback: TGF）により腎糸球体濾過量（glomerular filtration rate: 以下 GFR）の変動を最小限にし（正常 100 mL/min），糸球体尿細管バランス（glomerulotubular balance）によって GFR の変化によらず尿細管での Na$^+$ 排泄量が摂取量に応じて調節されている[1]．これらのシステムのどこかが破綻するだけでなく，通常腎臓での調節は 24 時間程度をかけて行われるため，この処理能力を超えた急激な Na$^+$ や水を摂取した場合でも [Na$^+$] は異常となる（詳細は後述）．

	細胞外液 (mEq/L)	細胞内液 (mEq/L)	FE (%)
Na$^+$	142	12	1〜2
K$^+$	4	150	10〜20
Ca^{2+}	5	4	2〜4
Mg^{2+}	3	34	2〜3

FE (fractional excretion): 排泄率

物質 X の FEX (%) ＝ 排泄量／濾過量

＝（尿中 X 濃度×尿量）／（糸球体濾過 X 濃度×糸球体濾過量）

＝（尿中 X 濃度×尿量）／（血漿 X 濃度×クレアチニンクリアランス）

＝（尿漿 X 濃度×血中 Cre 濃度）／（血漿 X 濃度×尿中 Cre 濃度）

※糸球体濾過量が低下した場合，FE の計算値は上昇するので注意が必要である．

Box1　正常な細胞内外の主な陽イオン組成と排泄率

[Na$^+$] の異常による細胞外液の張度の変化は，細胞内外の水の移動を促し，結果的に細胞内浸透圧の変化による細胞障害をもたらす．このため各臓器障害を来すが，特に神経細胞の機能異常の結果，けいれんや意識障害などの重篤な症状を呈す．軽度であれば倦怠感や食欲不振など非特異的症状を来すため，常に [Na$^+$] 異常は頭にいれなければならない．なお神経細胞は浸透圧物質（idiogenic osmole）の産生と細胞外への排出によって細胞内浸透圧を調節しており，慢性時における機能異常を防いでいる[2]．

1）高 Na 血症における考え方

[Na$^+$] の上昇は，①水増加量＜Na$^+$ 増加量，②水喪失量＞Na$^+$ 喪失量，③ Na$^+$ の増減を伴わない水喪失（ただし Na$^+$ 喪失量＝増加量の場合含む），の 3 パターンによる[2]．式 a, b からわかるように高 Na 血症では血漿浸透圧・張度が上昇することで，必ず細胞内から外へ水が移動するため細胞内脱水による機能障害を呈する．鑑別は Box 3 のように，全例で水の摂取量不足が背景にある．①を除いて，大量の細胞外液の喪失は循環動態に影響を与えるため，循環血漿量の評価（脈拍数・血圧・頸静脈・腋窩乾燥・皮膚ツルゴール・下大静脈径など）と実際の経口摂取状況や点滴・内服内容（特に利尿剤や尿崩症を誘発し得る薬剤など），尿所見（尿量・比重・尿浸透圧・尿中 Na$^+$ 排泄量・排泄率・尿中窒素排泄量など）により，鑑別と同時に緊急性も判断することが重要である．一般的に利尿剤などの使用もなく，高 Na 血症にも関わらず，尿浸透圧＜200 mOsm/L の場合には中枢性尿崩症を，200-500 mOsm/L であれば腎性尿崩症を疑うべきである[3]．

ここで差がつく

・結果だけでなく，原因を考えること！

Ex）高齢者：口渇中枢機能低下，　意識障害：飲水行動困難

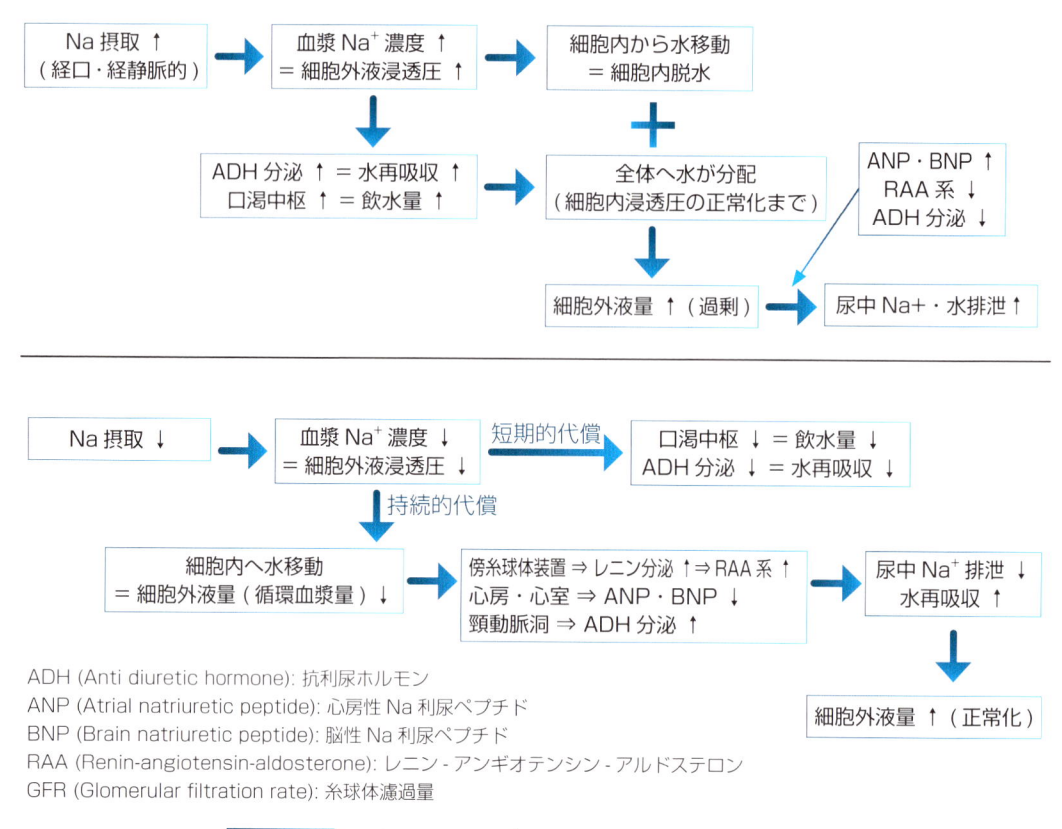

ADH (Anti diuretic hormone): 抗利尿ホルモン
ANP (Atrial natriuretic peptide): 心房性 Na 利尿ペプチド
BNP (Brain natriuretic peptide): 脳性 Na 利尿ペプチド
RAA (Renin-angiotensin-aldosterone): レニン - アンギオテンシン - アルドステロン
GFR (Glomerular filtration rate): 糸球体濾過量

Box2 主要な Na⁺ 濃度調節システム

2）低 Na 血症における考え方

　鑑別の詳細は **Box 4** のように，まず偽性低 Na 血症を除外することになる．これは測定機器では，実際に Na^+ が存在している水成分と，脂質や蛋白質などの非水成分を合わせて溶媒として計測しているため，非水成分が過剰な場合には見かけ上 $[Na^+]$ の低下が顕著となるためである[4]．次に浸透圧規定物質の貯留を除外すれば，残り全ての低 Na 血症では血漿浸透圧は低下している．この際，**Box 2** のように抗利尿ホルモン（anti diuretic hormone: ADH）分泌は，血漿浸透圧上昇だけでなく，循環血漿量（細胞外液量）低下時においても亢進するため，V2 受容体の機能亢進によって生じる type D の ADH 分泌異常症候群（syndrome of anti diuretic hormone: SIADH）を除いて，程度の差はあるものの全例で ADH は分泌されているはずである[5]．なお SIADH の要因は悪性腫瘍や感染症（特に結核など），薬剤（抗精神病薬など）やその他種々の疾患と多岐に渡るが，主に肺小細胞癌に併発する ADH 分泌が常に亢進している type A，ADH 分泌を抑制するための下垂体における血漿浸透圧閾値が低く設定されているために分泌が抑制しきれない reset osmostat と呼ばれる type B，そして視床下部の抑制性ニューロンの機能異常によって血漿浸透圧閾値以下でも少量の ADH 分泌が持続している type C に分類される[5]．近年では ADH の分泌自体には問題がない type D が含まれるため SIAD（syndrome of inappropriate antidiuresis）とも呼ばれているが，細胞外液量の低下する中枢性塩類喪失症候群（cerebral salt wasting syndrome: CSWS）や腎性塩類喪失症候群（renal salt wasting syndrome: RSWS），あるいは高齢者に多い鉱質コルチコイド反応

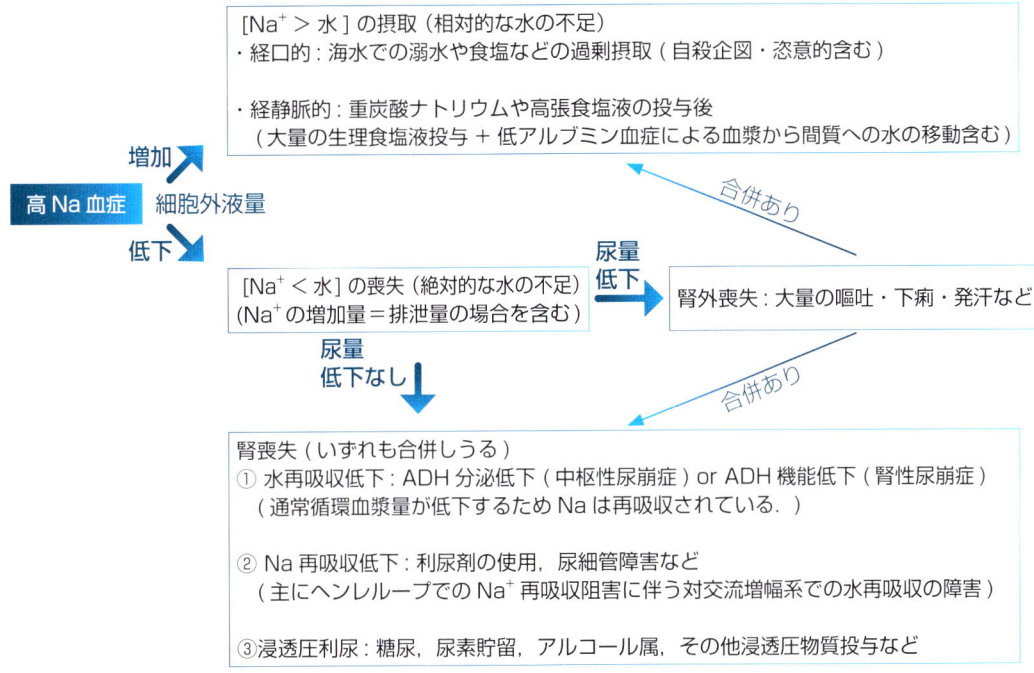

全ての状況において水摂取量不足（意識障害・口渇中枢機能低下など）を伴う

[Na⁺ ＞ 水] の摂取（相対的な水の不足）
・経口的：海水での溺水や食塩などの過剰摂取（自殺企図・恣意的含む）

・経静脈的：重炭酸ナトリウムや高張食塩液の投与後
　（大量の生理食塩液投与 ＋ 低アルブミン血症による血漿から間質への水の移動含む）

高 Na 血症　　細胞外液量
増加
低下

合併あり

[Na⁺ ＜ 水] の喪失（絶対的な水の不足）
(Na⁺ の増加量＝排泄量の場合を含む)

尿量
低下

腎外喪失：大量の嘔吐・下痢・発汗など

尿量
低下なし

合併あり

腎喪失（いずれも合併しうる）
① 水再吸収低下：ADH 分泌低下（中枢性尿崩症）or ADH 機能低下（腎性尿崩症）
　（通常循環血漿量が低下するため Na は再吸収されている．）

② Na 再吸収低下：利尿剤の使用，尿細管障害など
　（主にヘンレループでの Na⁺ 再吸収阻害に伴う対交流増幅系での水再吸収の障害）

③浸透圧利尿：糖尿，尿素貯留，アルコール属，その他浸透圧物質投与など

ADH (Anti diuretic hormone): 抗利尿ホルモン

Box3　　高 Na 血症の鑑別

性低ナトリウム血症（mineralocorticoid responsive hyponatremia of the elderly: MRHE）との鑑別が治療選択の上で重要となる [6],[7]．CSWS は中枢神経疾患（特にくも膜下出血やけいれん後などを含めた頭蓋内病変）において脳性利尿ペプチド分泌亢進によって生じる低 Na 血症として考えられていたが [8]，近年では Na 利尿ペプチドによる近位尿細管での Na⁺ 再吸収抑制や腎への遠心性交感神経刺激障害によるレニンやアルドステロン濃度の低下による Na⁺ 再吸収抑制によって生じるとされる RSWS の一型として考えられている [9],[10]．CSWS/RSWS では Na⁺ のみならず自由水も喪失するので血管内脱水になるが，尿酸と P の再吸収も障害されるため，尿酸排泄率 ＞10 %（SIAD でも増加するが，SIAD では Na 正常化とともに尿酸排泄率も改善する）と P 排泄率 ＞ 20 % となる点も鑑別には有用となる [6],[9],[10]．また MRHE は，加齢に伴う集合管でのアルドステロン反応性低下によって Na⁺ 排泄が亢進することで，循環血漿量が低下するものの，これに対するレニン・アンギオテンシン・アルドステロン系の賦活が不十分な一方で，ADH 分泌は通常通り増加することで [Na⁺] が低下するため [7]，循環血漿量自体はそこまで上昇しない．なお高 Na 血症の場合と同様に循環血漿量と Na⁺ 量の増減の程度と速度を把握し，鑑別と緊急性を判断しなければならない．

[ここで差がつく]
　・測定したホルモンの値が正常範囲であったとしても，安心しない．

[Teaching Point]
　・単一の要因でないことも多く，各々がどの程度影響しているかを必ず言及する．

全ての状況において Na^+ 摂取量低下と水摂取量増加を合併しうる

低 Na 血症　── 不変 →　偽性低 Na 血症：中性脂肪・コレステロール・蛋白質などの非水成分の血漿成分の上昇

血漿浸透圧 *1

│ 上昇

A: effective osmoles の上昇：血糖・マンニトール・アルコール属など
（ 浸透圧勾配により細胞内から水が移動する ）

│ 低下

細胞外液量 *2　── 低下 →

B: 体外への [Na^+ ＞ 水] 喪失
① 腎外喪失：嘔吐・下痢など
② 腎喪失：利尿剤・原発性副腎機能低下症・CSWS・RSWS・MRHE など

│ 低下なし

C: 血漿中の [Na^+ ＜ 水] 増加

① 細胞外液量増加＋水再吸収増加： 心不全 (静脈鬱滞＋心拍出量低下)
　　　　　　　　　　　　　　　　ネフローゼ (Na^+ 再吸収亢進＋低アルブミン血症)
　　　　　　　　　　　　　　　　肝不全 (RAA 系亢進＋一酸化炭素産生過剰による末梢血管拡張)
　　　　　　　　　　　　　　　　(いずれの場合にも有効循環血漿量低下 ⇒ 非浸透圧性 ADH 分泌⇒ 水再吸収増加)

② 水摂取量増加：口渇中枢異常や心因性を含むが，理論上単独では GFR を超える 100mL/ min 以上の飲水が必要

③ 水排泄低下：腎不全 (GFR 低下による RAA 系亢進を伴う)
　　　　　　　SIADH (僅かな細胞外液量増加に対する Na 利尿を伴う)

④ 体内 K 欠乏による細胞内からの水移動 (細胞内浸透圧低下による)

Cf. 甲状腺機能低下症は以下により低 Na 血症を来しうる
・心拍出量低下 ⇒ 非浸透圧性 ADH 分泌 ⇒ 水再吸収上昇
・T3 低下 ⇒ 近位尿細管 Na^+-K^+-ATPase 活性低下 ⇒ Na 排泄増加

*1: A と，B や C 合併時には血漿浸透圧変化に乏しい場合あり
*2: B と C 合併時には細胞外液量低下に乏しい場合あり

CSWS (cerebral salt wasting syndrome): 中枢性塩類喪失症候群 RSWS (cerebral salt wasting syndrome): 腎性塩類喪失症候群
MRHE: mineralocorticoid responsive hyponatremia of the elderly: 鉱質コルチコイド反応性低ナトリウム血症
ADH (anti diuretic hormone): 抗利尿ホルモン GFR (Glomerular filtration rate): 糸球体濾過量
RAA (Renin-angiotensin-aldosterone): レニン - アンギオテンシン - アルドステロン
SIADH (syndrome of inappropriate anti diuretic hormone): ADH 分泌異常症候群

Box4　　低 Na 血症の鑑別

2.　K濃度の調節と異常 [11)]

　K^+ はほとんどが細胞内に存在し，Na^+-K^+-ATPase によってもたらされる細胞内外の濃度勾配（$2K^+$ と $3Na^+$ の交換）によって形成される静止膜電位の維持に重要な役目を担っており，$[K^+]$ 変動により生じた膜電位異常の影響は特に筋肉や心臓で顕著となる．K^+ は便や汗からも排泄されるが，1日摂取量のほとんどが尿から排泄される．Box 5 のように細胞外液に増加した K^+ はまず細胞内へ取り込まれることで調節され，その後アルドステロンの作用を中心として緩徐に尿中へ排泄される．尿中排泄の程度を確認する指標が K 排泄率などである．通常 GFR 低下時には集合管への到達 Na^+ 量低下とアルドステロン分泌亢進が同時に生じ，また GFR 上昇時には到達 Na^+ 量上昇とアルドステロン分泌低下を同時に認めるため，K^+ 排泄量はほとんど変わらないが，後者の場合は集合管への尿量増加に伴う big K^+（BK）チャネルの活性化により，K^+ 排泄が亢進することを考慮しなければならない．

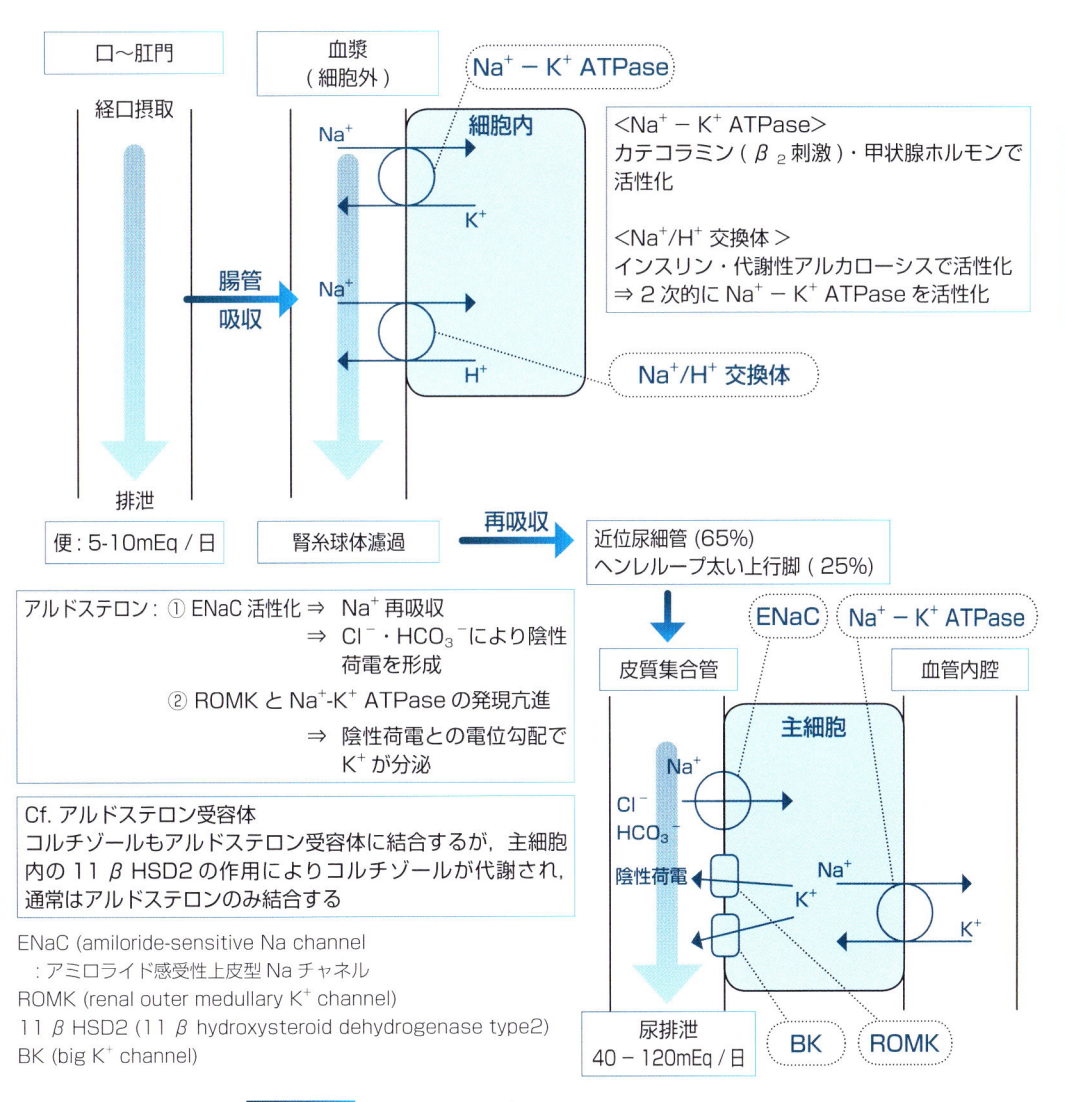

Box5　主要な K^+ 濃度調節システム

1）高 K 血症における考え方

　高 K 血症の要因としては，まずは検査手技に伴う溶血の影響を除外した後，①K⁺ 摂取過剰，②細胞内からの移動，そして③腎排泄量低下の 3 パターンを考える．ただし①は直接静脈内投与（赤血球輸血を含む）をする場合以外は単独で問題になることはなく，通常②か③（特に③）が併存している．②に関しては，**Box 5** のメカニズム以外に高血糖などによる高浸透圧血症による移動や，横紋筋融解症や病的な溶血を含む細胞障害の場合においても生じる．なお，代謝性アシドーシスにおける K⁺ 移動は非吸収性の陰イオンが増加するアニオンギャップ正常な無機酸アシドーシスでのみ生じる．③に関しては GFR が 10〜15mL/min を下回ると腎機能障害単独での K⁺ 上昇を来し得るが，それ以上でも集合管での K⁺ 分泌障害が生じれば高 K 血症は生じる．また薬によって①，②，③いずれの機序でも高 K 血症を生じうるので，使用薬剤と作用機序を確認しておくことが必須である．

　高 K 血症では静止膜電位が上昇することで脱分極しやすくなるが，自覚症状は嘔気などの非特異的症状が主である．重要な点は心筋細胞の脱分極により不応期となった Na⁺ チャネルにより心臓の興奮伝導の遅延が生じ，ブロックや徐脈を来すことであり，高 K 血症による心電図異常（テント上 T 波，wide QRS，さらには徐脈など）を認めた場合には，可及的速やかな介入が必要となる．

　治療の詳細は割愛するが，①Ca 製剤の投与（活動電位閾値を上昇させ静止膜電位との差を維持する），②細胞内への K⁺ の移動（グルコース - インスリン療法や β₂ 刺激薬吸入など），そして③体外への K⁺ 排泄の促進（十分な生理食塩水の補液を行ったうえでの利尿剤による腎排泄・腸管排泄・透析）を行う．

2）低 K 血症における考え方 [12]

　Box 6 のように①摂取量低下，②細胞内への移動，③腎外排泄量増加，そして④腎排泄量増加の 4 パターンを考える．いずれも合併しうるが，特に重要な④に関しては，「集合管への尿流量」と「アルドステロン作用」の双方が増加した場合に単独で低 K 血症を生じる．その他，Na⁺ 排泄動態や細胞外液量の評価は勿論のこと，血液ガス分析，尿中 Cl⁻，血漿 Mg²⁺ 値，さらにはレニン・アルドステロン・副腎皮質刺激ホルモン・コルチゾール・甲状腺ホルモンの測定も適宜必要となる．高 K 血症の場合と同様に内服内容と機序を確認しなければならないが，特にグリチルリチンの服用に関しては市販の漢方薬（甘草含有）やサプリメントの使用まで言及すべきである．

　症状として筋力低下（特に近位筋優位）と心電図異常（U 波や QT 延長が有名ではあるが，PVC の増加や，心室頻拍など）を来していれば早急に治療を開始する．治療詳細は割愛するが K 補充に尽き，可及的速やかな補正を要する場合には中心静脈からの投与を要す．なお低 Mg 血症は単独で低 K 血症を来すので Mg の補正も必要である．

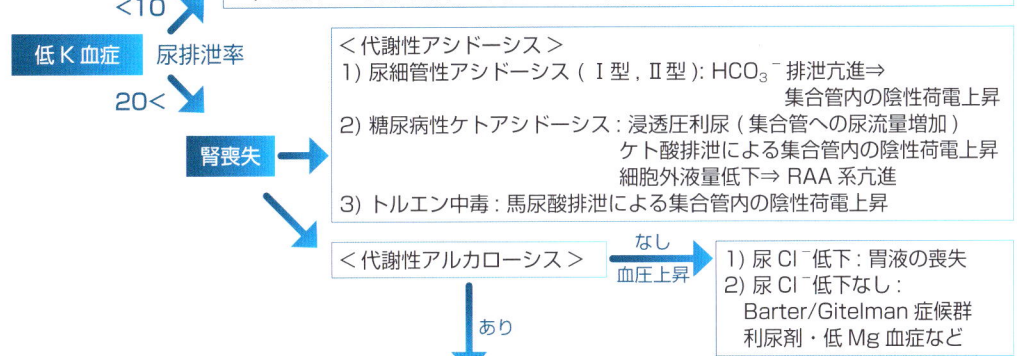

全ての要因が合併しうる

1) 摂取量低下 (Na^+ 再吸収により最低 5mEq/ 日の K^+ 排泄があり，長期の場合単独
で低 K 血症を来す)
2) 腎外喪失
ⅰ) 口〜肛門：体内への摂取量低下 (経口摂取量低下含む)
・嘔吐：ただし大量の嘔吐で以下の全てを伴う場合は尿中 K^+ 排泄上昇を来す.
　① 代謝性アルカローシス⇒ 細胞内への K^+ 移動
　② 代謝性アルカローシス⇒ 近位尿細管 HCO_3^- 再吸収低下⇒ 集合管内の陰性荷電上昇
　③ 細胞外液量低下⇒ RAA 系亢進 (糸球体濾過量自体は低下するので，尿中排泄量はほぼ
　　増減なし)

・下痢：ただし大量の下痢で以下の全てを伴う場合に尿中 K^+ 排泄上昇を来す.
　① 代謝性アシドーシス⇒ 近位尿細管 HCO_3^- および Na^+ 再吸収低下⇒ 皮質集合管内の
　　Na^+ 上昇
　② 細胞外液量低下⇒ RAA 系亢進 (糸球体濾過量自体は低下するので，尿中排泄量はほぼ
　　増減なし)
　③ 低 Mg 血症 (Mg^{2+} は通常細胞内で ROMK に結合し K^+ 排泄を阻害している)

ⅱ) 細胞内への移動 (厳密には喪失ではない) (Box 4 参照)

<10 / **20<**

低 K 血症 　尿排泄率

＜代謝性アシドーシス＞
1) 尿細管性アシドーシス (Ⅰ型 , Ⅱ型)：HCO_3^- 排泄亢進⇒
　　　　　　集合管内の陰性荷電上昇
2) 糖尿病性ケトアシドーシス：浸透圧利尿 (集合管への尿流量増加)
　　　　　ケト酸排泄による集合管内の陰性荷電上昇
　　　　　細胞外液量低下⇒ RAA 系亢進
3) トルエン中毒：馬尿酸排泄による集合管内の陰性荷電上昇

腎喪失

＜代謝性アルカローシス＞　　なし / 血圧上昇
1) 尿 Cl^- 低下：胃液の喪失
2) 尿 Cl^- 低下なし：
　　Barter/Gitelman 症候群
　　利尿剤・低 Mg 血症など

あり

＜RAA 系亢進＞
1) レニン上昇：腎動脈狭窄症など
2) レニン低下 , アルドステロン上昇：原発性アルドステロン症など
3) レニン低下 , アルドステロン低下：コルチゾール上昇を来す疾患
　　　　　　グリチルリチンによる 11 β HSD2 阻害 など

RAA (Renin-angiotensin-aldosterone)
: レニン - アンギオテンシン - アルドステロン
ROMK (renal outer medullary K^+ channel)
11 β HSD2 (11 β hydroxysteroid dehydrogenase type2)

Box6　　低 K 血症の考え方

3.　Ca 濃度と P 濃度の調節と異常に関して [13,14]

　その他の重要な電解質として Ca と P に関して簡単に解説する．99% がハイドロキシアパタイトとして骨中に存在する Ca は，細胞外液中には 0.1% しか存在せず，このうち生物学的に活性を持つのは約半数を占めるイオン化 Ca であり，残りの 80% がアルブミンと結合している．通常検査室で測定されている [Ca] はすべての総和であるため，低アルブミン血症の際には補正が必要となる．一方，P も 85% がハイドロキシアパタイトとして骨中にあり，また細胞活動に必須である核酸，アデノシン三リン酸や細胞膜を構成するリン脂質などとして細胞内に存在しているものを除いて，0.1% 程度が細胞外液中に存在している．両者は Box 7 のような調節を受けており，どこに問題が生じても（複合する場合もある），各濃度異常が生じうる．

　基本的にいずれも自覚症状は非特異的であるが，Ca は特に脱分極や神経伝達・筋収縮に関わっており，意識障害やけいれん，あるいは心電図異常といった問題を来す．その他，例えば尿中への Ca^{2+} 排泄量が増加すれば，尿細管での Ca 感受性受容体刺激によって ADH 依存性の水の再吸収が抑制され多尿となる．また呼吸性アルカローシスによるアルブミン結合 Ca の増加に伴いイオン化 Ca 濃度が低下することでテタニー症状を呈するが，これまで過換気症候群でテタニー症状を繰り返していたと思われていた患者が，実は副甲状腺機能低下症による低 Ca 血症かもしれないという考えが常に必要である．

　一方，P の欠乏は各細胞活動の低下をもたらすため，全身のあらゆる臓器障害が生じ得る．特に入院患者では，低栄養状態でのグルコース投与により急激な P の細胞内移動によって全身臓器障害を来す Refeeding 症候群に至ることもあるので，安易な栄養療法は避けるべきである．

　その他，重要な患者背景としては悪性腫瘍に伴う PTHrP 産生や，利尿剤，vit D 製剤，カルシウム製剤だけでなく，他の電解質異常と同様に全ての使用薬の機序を確認すべきである．診断には特殊な検査も一部あるが，基本的にはこれまでと同様に摂取状況と各種ホルモン値，そして尿中排泄の解釈が重要となる．

■ 低 Mg 血症

　小腸より吸収され腎臓から排泄される Mg は，ATP 分解酵素の補因子や $Na^+ - K^+$ 交換体の活性維持に重要である．糸球体を通過した 70 % 程度がヘンレループの上行脚での NaCl 再吸収に伴う管腔内陽電位により能動的に再吸収され，最終的に 1 ～ 2 % が排泄されるが，ホルモンによる調節は受けていない．低 Mg 血症は下痢やアルコール多飲，利尿剤，さらにはアミノグリコシド系抗菌薬の使用など様々な要因で来し得るが，Mg は細胞外液中に体内総 Mg 量の 1 % 程度しか存在しないため，体内総 Mg 量（主に細胞内量）が低下していても，血清 $[Mg^{2+}]$ が正常の場合もある．その場合に $[Mg^{2+}]$ <24 mg/ 日の尿中排泄であれば（ただし腎機能障害なしの場合に限る），体内総 Mg 欠乏があることを示唆するため補充を考慮してもよいだろう．

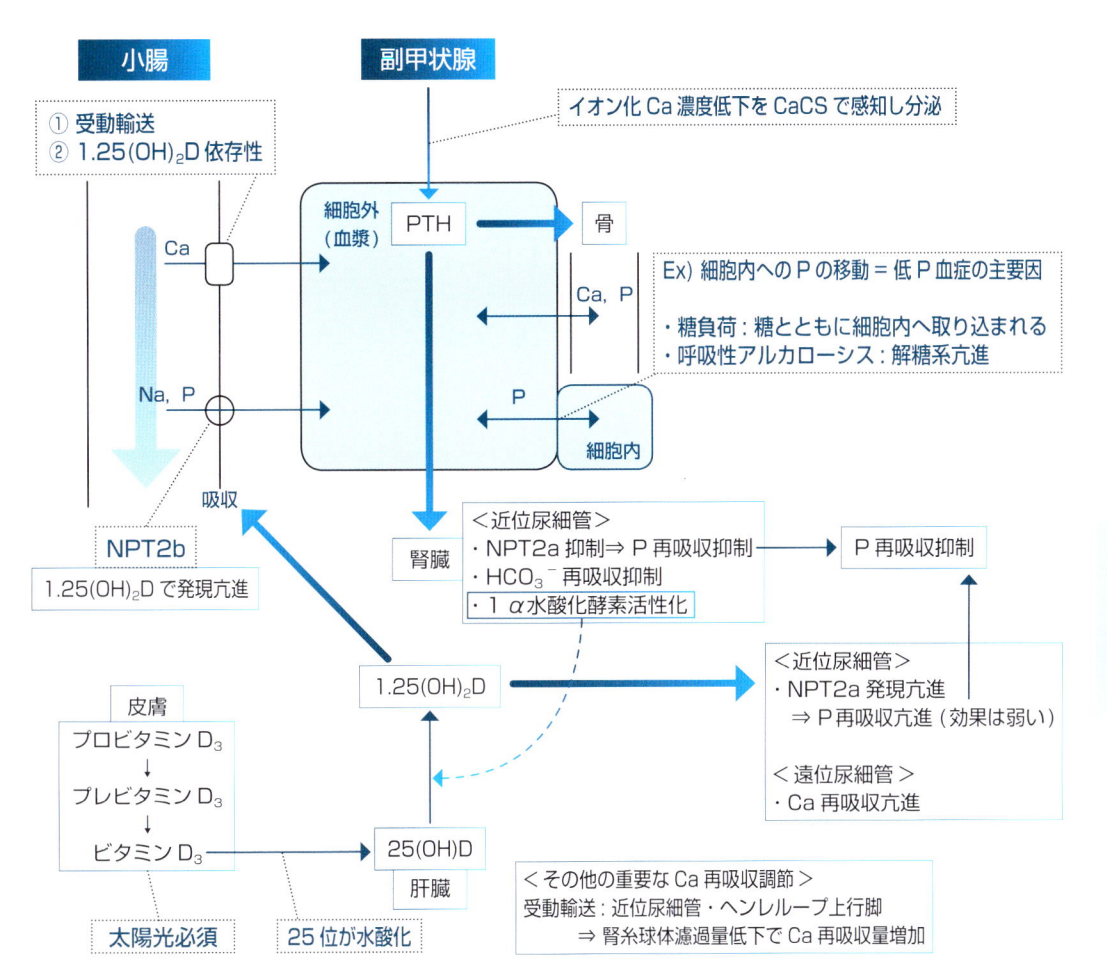

PTH (parathyroid hormone): 副甲状腺ホルモン
CaCS (Ca sensing receptor): Ca 感受性受容体
NPT (Na- phosphate cotransporter): Na$^+$/P 共輸送体

Box7　主要な Ca・P 濃度調節システム

おわりに

　以上，簡単ではあるが正常なメカニズムに基づいた電解質異常の考え方を概説した．最後に
もう一度 Introduction の重要事項を確認してほしい．まだ完全に判明していないメカニズムも
あるが，まずは何度も同じ思考プロセスをたどり目に見えない電解質調節システムをイメージ
できれば，治療介入すべき箇所は自然と見えてくるだろう．

文献

1) 河原克雅．LECTURES 腎の NaCl 輸送．日生誌．2005；67（10）：325-32.

2) Adrogue HJ, Madias NE. Hypernatremia. N Engl J Med. 2000；342：1493-9.

3) Geheb MA. Clinical approach to the hyperosmolar patient. Crit Care Clin. 1987；3：797-815.

4) Turchin A, Seifter JL, Seely EW. Mind the Gap. N Engl J Med. 2003；349：1465-69.

5) Hannon MJ, Thompson CJ. The syndrome of inappropriate antidiuretic hormone: prevalence, causes and consequences. Eur J Endcrinol. 2010；162 Suppl 1：S5-12.

6) Maesaka JK, Imbriano LJ, Miyawaki N. Application of established pathophysiologic processes brings greater clarity to diagnosis and treatment of hyponatremia. World J Nephrol. 2017；6（2）：59-71.

7) 石川三衛．鉱質コルチコイド反応性低ナトリウム血症（MRHE）．Medicina. 2003；40：1918-9.

8) Berendes E, Walter M, Sullen P, et al. Secretion of brain natriuretic peptide in patients with aneurismal subarachnoid haemorrhage.Lancet. 2003；349：245-9.

9) Bitew S, Imbriano L, Miyawaki N, et al. More on renal salt wasting without cerebral disease：response to saline infusion. Clin J Am Soc Nephrol. 2009；4：309-315.

10) Momi J, Tang CM, Abcar AC, et al. Hyponatremia what is cerebral salt wasting? Perm J. 2010；14：62-65.

11) 柴垣有吾．第3章 カリウム代謝異常の診断治療．In より理解を深める！体液電解質異常と輸液 改訂第3版．東京．中外医学社，2012；88-119.

12) Lin SH, Lin YF, Chen DT, et al. Laboratory tests to determine the cause of hypokalemia and paralysis. Arch Intern Med. 2004；164：1561-66.

13) 道家智仁，林宏樹．カルシウムの異常．INTENSIVIST. 2015；7：515-35.

14) 持田泰寛，大竹剛靖，小林修三．低リン血症．INTENSIVIST. 2015；7：545-54.

（小松 孝行）

6　高齢者の診かた

高齢者特有の問題点を包括的に評価し介入する

> Topics:
> ・ 高齢者総合機能評価は包括的に高齢者の全体像を把握し，その結果に基づいて多職種で介入していく方法．
> ・ 急性疾患で入院などイベントが発生した際に，重要となる問題点が変わることが多く，その場その場で評価，介入を繰り返していく．

Introduction:

　高齢者で問題となるのは，一般に各種臓器の機能低下のため認知機能低下，うつ，転倒，失禁や便秘，褥瘡など様々な機能障害を生じやすいことである．明確な定義は存在しないがこれらは老年症候群と呼ばれ，さらに一人一人の患者が多数の疾患を抱えることも病態を複雑化させている．例えば，日常生活は自立し行っていたが，肺炎などの急性疾患を契機に各種臓器の機能低下のため様々な合併症を発症し，主病態の肺炎は治癒しても社会復帰できないことは経験する．

　高齢者診療では一つの疾患だけでなく，複数の疾患の治療状況を確認するほか，ADL や生活状況を把握したうえで患者を診ることが大切である．

1.　高齢者の特徴と評価方法

1) 高齢者の特徴

　高齢者の特徴として，新老年学には，①各種臓器，器官の機能が低下している，②多くの病気を抱えている，③疾患が慢性化しやすい，④個人差が大きい，⑤症状が典型的ではない，⑥精神，神経症状が出やすい，⑦体液バランスが崩れやすい，⑧薬物有害事象が生じやすい，⑨合併症が出現しやすい，⑩免疫，栄養状態が低下している，⑪日常生活を阻害する心身の要因が多い，⑫社会環境に影響されやすい，とある．高齢者診療ではこれらを理解したうえで診療する必要がある．

2) 高齢者総合機能評価とは何か？

　高齢者総合機能評価（comprehensive geriatric assessment：CGA）は医学的評価のみならず，日常生活機能，認知機能，精神的状態，社会的支援状況や終末期に対する意思表示など高齢者特有の問題も含めて包括的に評価し，その結果をもとに問題点を抽出し，多職種で適切な介入を行う方法である．もともと高齢者総合機能評価は 1935 年 "老年医学の母" と呼ばれる英国医師 Marjory Wallen が，老年症候群が放置され長期間入院を余儀なくされていた高齢者に対

して，活動性・失禁・精神状態を評価し適切な介入を多職種チームで行った結果，多くの高齢者を自宅や高齢者施設に退院させることができたというのが始まりである[1]．

　高齢者総合機能評価に関して 1993 年 Struck らは 28 文献のメタアナリシスで CGA を行った群で死亡率が 6 か月で 35%減少し，在宅生活の継続，再入院の低下を報告[2]し，また 2011 年 Ellis らは 22 文献のメタアナリスを行い，救急入院した高齢者に対して CGA を行った群は，通常ケア群と比較して生存率，在宅療養率が高く，介護施設入所率は低かったと報告[3]した．このような結果から高齢者総合機能評価の効果，重要性が認識された．

3) 高齢者総合機能評価の方法

　高齢者総合機能評価の主要な評価項目は多様である（**Box 1**）．外来など時間が限られる場面などでは簡易的な方法として，簡易版スクリーニング（CGA-7，**Box 2**）や start-up CGA（sCGA，**Box 3**），外来の待ち時間に記入出来る厚生労働省作成の自記式のアンケート基本チェック 25 項目がある．

　CGA-7 は 7 項目からなり 5 分以内で実施可能である．基本的 ADL の⑤入浴，⑥排泄が自立していれば他の基本的 ADL も自立のことが多く，認知機能で最も早期に低下する④近時記憶の遅延再生が可能であれば認知症の可能性は低くなる．このように CGA-7 などを用いて簡易スクリーニングを行い，問題がある点に関しては追加で評価を行い患者の全体像を把握する．また家族関係や家族の介護負担の評価が重要な場合もあり広い視点で評価することが大切である．

評価項目
生活機能：基本的 ADL，手段的 ADL
認知機能
老年症候群：視力，聴力，栄養状態，転倒，失禁
抑うつ状態
家族環境：同居家族，主介護者
社会的支援：介護度，介護サービス利用状況
医学的問題：基礎疾患，ポリファーマシー，通院先
アドバンスケア プランニング

Box1　高齢者総合機能評価の主な評価項目

項目	質問	解釈	次のステップ
①意欲	・自分から挨拶するか ・自分から定時に起床するか，リハビリへの積極性	意欲の低下	Vitality index
②認知機能	これから言う言葉を繰り返してください（桜，猫，電車）あとでまた聞きますので覚えておいてください	中等度認知症疑い	HDS-R or MMSE
③手段的 ADL	・ここまでどうやって来られましたか？ ・公共機関を使って出かけますか？	付き添いが必要な虚弱か中等度認知症の疑い	手段的 ADL 確認
④認知機能	先ほど覚えていただいた言葉を言ってください	軽度認知症疑い	HDS-R or MMSE
⑤基本的 ADL	お風呂は 1 人で入って洗うのに手助けはいりませんか？	両方×の時 要介護状態の可能性	Barthel index
⑥基本的 ADL	トイレで失敗してしまうことはありますか？		
⑦情緒，気分	自分は無力だと思いますか？	うつ傾向の疑い	GDS15

Box2　簡易版スクリーニング（CGA-7）

Ⅳ

ここで差がつく

高齢者総合機能評価が1回の "評価" のみに終わることが多い．実際は評価だけに終わるのではなく，問題点を多職種で介入しそれを繰り返していくことが大事．

Teaching Point

時間がない場合は CGA-7，sCGA を用いてまず簡易スクリーニングを行う．

2. DNR(Do not resuscitation), DNAR (Do not attempt resuscitation)

1) DNR, DNAR の言葉の意味

この概念は，尊厳を保ちながら死にゆく権利を守るために "心停止時に心肺蘇生を行わない" という意味になる．2016年で DNR という言葉が誕生して40年が経過した[6]．ガイドライン2000より DNR は蘇生する可能性が高いのに蘇生処置は施行しないとの印象を持たれやすいとの考えから，attempt を加え蘇生に成功することが多くない中で，蘇生のための処置を試みないい用語として DNAR が使用されるようになった．またガイドライン 2010 より DNAR に代わりに AND (allow natural death) が使用される機会も増えてきている．あくまで DNR/DNAR 指示は，心停止時のみ有効であり，通常の医療や看護，ケアに影響を与えないことである．

2) DNAR 指示のあり方についての勧告 (Box 4)

DNAR 指示が医療従事者や施設によって間違った認識，運用がなされていることが問題となっており，2016年12月日本集中治療医学会より "DNAR 指示のあり方についての勧告" が出された．DNAR 指示で特に理解すべきことは "心停止時に心肺蘇生をしない指示であり通常の医療，看護，ケアに影響を与えない" である．

Box3 start-up CGA

項目	評価内容
S：Support（サポート）	公式サポート（介護保険状況） 非公式サポート（家族，友人）
C：Cognition（認知機能）	長谷川式，BPSD の評価
G：Geriatric giants（老年医学の巨人）	上記認知症＋うつ，転倒，失禁
A：BADL,IADL,AADL（日常生活指標）	

Box4 『Do Not Attempt Resuscitation(DNAR) 指示のあり方についての勧告』

1. DNAR 指示は心停止時のみに有効である．心肺蘇生不開始以外は集中治療室入室を含めて通常の医療・看護について は別に議論すべきである．
2. DNAR 指示と終末期医療は同義ではない．DNAR 指示に関わる合意形成は終末期医療実践の合意形成はそれぞれ別個 に行うべきである．
3. DNAR 指示に関わる合意形成は終末期医療ガイドラインに準じて行うべきである．
4. DNAR 指示の妥当性を患者・家族・ケアチームが繰り返し話し合い評価すべきである．
5. Partial DNAR 指示は行うべきではない．
6. DNAR 指示は日本版 POLST - Physician Orders for Life Sustaining Treatment - (DNAR 指示を含む)「生命を 脅かす疾患に直面している患者の医療処置（蘇生処置を含む）に関する医師による指示書」に準拠して行うべきではない．
7. DNAR 指示の実践を行う施設は，臨床倫理を扱う独立した病院倫理委員会を設置するよう推奨する．

文献

1) Matthews DA. Dr. Marjory Warren and the origin of British geriatrics. Am Geriatr Soc. 1984 ; 253-258.

2) Stuck AE, Siu AL, Wieland GD, et al: Comprehensive geriatric assessments : a meta-analysis of controlled trials. Lancet. 1993 ; 342 (8878) : 1032-36.

3) Ellis G, Robinson D, Langhorne P, et al. Comprehensive geriatric assessment for older adults admitted to hospital: meta-analysis of randomized controlled trials. BMJ 2011 ; 343 : d6553

4) 日本老年医学会編集：健康長寿診療ハンドブック，実地医家のための老年医学のエッセンス，メジカルビュー社，2011

5) 横林賢一．認知症の診断と治療．日本プライマリーケア学会雑誌．2011 ; 34 : 268-272.

6) Burns JP, Truog RD. The DNR order after 40 years. N Engl J Med. 2016 ; 375 : 504-506.

7) 日本集中治療医学会：Do not attempt resuscitation(DNAR) 指示のあり方についての勧告，日本集中治療医学会雑誌．2016

（亀井 悠一郎）

7　くすりを処方するときのお作法

くすりもリスクになる

Topics:
- 高齢者の腎機能評価を侮るなかれ.
- 患者さんの訴える症状の原因に薬剤が関係していないか常に考える.
- 複雑に絡み合ったカスケードを解除せよ！

Introduction:

　くすりを処方することは，医師として基本的な医療行為である．数多くの薬が，患者さんの訴える症状やその予防のために処方されている．しかし処方された薬によって逆に健康を損ねてしまう症例も，残念ながら多く経験する．患者さんの QOL 改善や幸せにつながる薬の処方を行うためには，薬の有用性と副作用に対する正しい知識を身につける必要がある．本稿では，薬物療法を計画するうえで大切になる，腎機能評価と薬物相互作用について，そしてポリファーマシー（多剤併用）の患者さんにみられることの多い処方カスケードについてまとめる.

IV

1.　薬を処方する際の一般的な注意事項

1) 腎機能の評価

　腎機能が低下すると，腎排泄型薬物の血中濃度が上昇し，中毒症状が起こりやすくなる．そのため，腎機能が低下している症例では，腎排泄型薬物の減量または投与間隔の延長が必要である．患者さんの腎機能を正しく評価することは，薬物適正使用において非常に重要である．腎機能を評価する一般的な指標の推算クレアチニンクリアランス（Ccr），推算糸球体濾過量（eGFR）には以下の式が一般的に使われている．詳細な腎機能評価の原理については成書を参照してほしい.

Cockcroft-Gault 式 [1]

　推算 Ccr（mL/min）＝（140 － 年齢）×体重（kg）÷（72 ×血清 Cr 値）
　女性は上記の値に 0.85 を乗ずる

日本腎臓学会の GFR 推算式 [2]

　標準化 eGFR（mL/min/1.73m^2）＝ 194 ×血清 Cr $^{-1.094}$ ×年齢 $^{-0.287}$
　女性は上記の値に 0.739 を乗ずる
　個別 eGFR（mL/min）＝標準化 eGFR ×体表面積÷ 1.73

　例えば年齢 90 歳女性，身長 148cm，体重 28kg，クレアチニン 0.45mg/dL の患者さんを考えてみよう．それぞれの推算式で計算してみると標準化 eGFR（ml/min/1.73m^2）は 94.4，患者体表面積（1.09m^2）で計算した個別 eGFR は 59.6 になる．Cockcroft-Gault 式での Ccr（mL/min）は 36.7 となる．それぞれの推算式でかなり値に違いがでるのがわかる．この症例のように標準の体格（身長 170cm，体重 63kg で体表面積 1.73）から大きく離れる場合には標準化 eGFR は薬物投与設計には使えない．血液検査結果によく記載されている eGFR は標準化 eGFR のことが多く，その値から薬物投与量を調整してしまうと副作用を認めてしまう可能性が高くなる．

　またどちらの式も血清 Cr 値をもとにしており，虚弱高齢者の場合には十分注意が必要である．「腎機能がよくて血清クレアチニン値が低いのか？実際は腎機能が悪いのに，栄養状態が悪くて血清クレアチニン値が低いのか？」を判断するために，**患者さんの体格や活動度を自分の目でみて評価する必要がある．**

ここで差がつく

　腎機能低下が軽度であっても，他の病態を合併していることで，薬剤の副作用が出やすくなる．高齢（特に認知機能低下がある場合），脱水，糖尿病，鎮痛薬内服中などには十分気をつける必要がある．

2) 薬物相互作用

　薬物相互作用のメカニズムは大きく分けて 2 つあり，薬動態学的相互作用と薬力学的相互作用がある．薬動態学的相互作用は，薬の吸収・分布・排泄・代謝の過程で変化が生じると，結果的に作用部位（標的組織，受容体など）での薬物濃度の増減を引き起こし，併用薬の作用を変化させるために起こる．薬力学的相互作用は，作用部位における薬の薬理作用に起因するもので，同一作用の薬剤の併用によって作用が増強したり，作用が相反する薬の併用によって薬効が減弱することを指す[3]．ここでは代表的な消化管吸収に影響を及ぼす相互作用を **Box 1** にまとめる．

　ポリファーマシー（多剤併用）の状態では薬物相互作用が生じやすくなると言われており，5 ～ 9 剤では 50% で，10 ～ 14 剤では 81% の確率で 1 つ以上の薬物相互作用を認めたと報告されている[4]．

　また主要疾患ガイドライン（糖尿病，心不全，うつ病，認知症，COPD など）それぞれで推奨されている薬の組み合わせで，潜在的に不適切な薬剤の組み合わせが起こる可能性が高いと報告されている[5]．今後慢性疾患をいくつも抱えている高齢患者さんが急増するため，臓器別の対応ではうまくいかない場面も多くなる．**患者さんにとって優先順位の高い医療は何なのか，患者さんの価値観や思いも含めて総合的にみていくことのできる医療者が必要になってくる**だろう．

作用する薬剤	作用を受ける薬剤	起こりうる事象
金属カチオン（Fe,Al,Mg など）	甲状腺ホルモン製剤 (チラージン S® （レボチロキシン）)	金属イオンと錯体を形成し吸収低下
金属カチオン（Fe,Al,Mg など）	キノロン系薬 (クラビット® （レボフロキサシン）)	金属イオンと錯体を形成し吸収低下
一般的な抗菌薬	ジギタリス製剤 (ジゴシン® （ジゴキシン）)	腸内細菌叢が乱れると，ジゴキシンの腸管吸収が増大
PPI,H2 拮抗薬などの制酸薬	アゾール系抗真菌薬 (ジフルカン® （フルコナゾール）)	消化管内 pH 上昇で吸収低下

Box1 消化管吸収に影響を及ぼす相互作用（参考文献 3 を参照作成）

ここで差がつく

　日進月歩の現代医療では，数えきれないほどの薬が存在する．一つ一つの効果・副作用を覚えることは至難の業である．そんなときは，ぜひ皆さんの病院薬剤師を頼ってみよう．自分達の知らない薬の副作用や薬物相互作用，そして最新のエビデンスについて教えてもらえることがある．日頃からコミュニケーションをとり「顔と心のみえる関係」を作ることが大切になる．

Teaching Point

　高齢患者さんに薬を処方するときの原則として，「always start low and go slow」がある．高齢者は薬を安全に使用できるストライクゾーンが狭く変動があるため，添付文書に記載されている量から開始しても，予想以上に薬に反応し有害事象を認めることがある．推奨開始量の 1/4~1/2 に減量したり，途中で増量する場合も慎重に経過をみる必要がある．例えば，通常量の降圧薬や利尿薬内服によって過度に血圧低下や脱水を来し，ふらつきや転倒を認めている高齢者の症例をよく経験する．一方で，抗菌薬などは最初から十分量を投与しないと効果を期待できないため，メリハリをつけて薬の量を調整する必要がある．

Ⅳ

2.　処方カスケード

1) 処方カスケードとは？

　くすりによる副作用を，副作用とは関係ない新たな問題と誤認して不適切に新規薬剤を開始してしまう流れを，処方カスケードと呼ぶ[6]．処方カスケードは，ポリファーマシー（多剤併用）を引き起こす要因の一つと考えられている[7]．処方カスケードの存在を意識しておかないと発見することは容易ではなく，しばしば長い経過をたどって深刻な問題を引き起こしてしまう．

2) 具体的な処方カスケードの例

　高血圧に対して ACE 阻害薬が処方されている高齢患者さんを考えてみよう[8]．あるときその患者さんに咳嗽が出現し，近医を受診し対症的にコデインが含まれている鎮咳薬が処方された．しかし改善がないためレボフロキサシンが追加されたが，その後より下痢症状が出現しせん妄も認めるために入院となった．下痢の原因は *Clostridium difficile* 関連腸炎と診断されメトロニダゾール内服で改善し，せん妄の原因はコデイン内服と下痢による脱水が原因と推測された．老年科の医師から，咳嗽の原因は ACE 阻害薬の副作用が考えられ，他の降圧薬に変更が提案され咳嗽の改善をみとめたという処方カスケードの例である（**Box 2**）．他にも気をつけたい処方カスケードをまとめる（**Box 3**）．

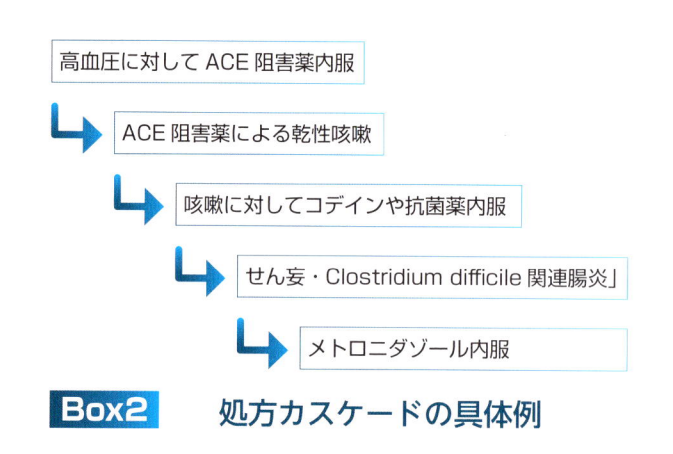

Box2　処方カスケードの具体例

処方カスケードの具体例（文献 9 を参照改変）
・コリンエステラーゼ阻害剤→嘔気→制吐薬→錐体外路症状→ L-dopa
・NSAIDs →高血圧→カルシウム拮抗薬→浮腫→利尿薬
・抗ヒスタミン薬→認知症状→コリンエステラーゼ阻害剤→尿失禁→抗コリン薬
・サイアザイド系利尿薬→高尿酸血症→尿酸降下薬→発疹→ステロイド
・カルシウム拮抗薬→便秘→マグネシウム製剤→高マグネシウム血症による嘔気→制吐薬
・コリンエステラーゼ阻害剤→徐脈→ PDE3 阻害薬→頭痛→ NSAIDs
・甘草含有の漢方→浮腫→利尿薬→低カリウム血症→カリウム製剤

Box3　注意したい処方カスケード

ここで差がつく

　くすりを処方するときに，対症療法的な思考になっていないか注意しよう．例えば患者さんの「寝れない」という訴えに対して，「寝れない→原因は何か？」ではなく，「寝れない→睡眠薬処方」という思考になっていないかということである．**症状の原因が何かを考えることで不必要な薬剤処方を回避できることがある**．

Teaching Point

　「女性をみたら妊娠を疑え」は救急外来での有名な格言であるが，高齢者を診療することの多い病院総合医は，**「高齢者をみたらくすりの副作用を疑え」**も意識しておこう．特に医師は良かれと思って薬を処方しているため，患者の訴える症状が薬によるものとは気づきにくいものである．

文献

1) Cockcroft DW, Gault MH . Prediction of creatinine clearance from serum creatinine. Nephron. 1976 ; 16 (1) : 31-41.

2) Matsuo S, Imai E, Horio M, et al . Revised equations for estimated GFR from serum creatinine in Japan. Am J Kidney Dis. 2009 : 53 (6) : 982-92.

3) 杉山　正康 . 薬の相互作用としくみ . 日経BP社 , 2016.

4) Doan J, Zakrzewski-Jakubiak H, Roy J, et al . Prevalence and risk of potential cytochrome P450-mediated drug-drug interactions in older hospitalized patients with polypharmacy. Ann Pharmacother. 2013 ; 47 : 324-32.

5) Dumbreck S, Flynn A, Nairn M, et al . Drug-disease and drug-drug interactions: systematic examination of recommendations in 12 UK national clinical guidelines.BMJ. 2015 ; 350 : h949.

6) Rochon PA, Gurwitz JH, et al . Optimising drug treatment for elderly people: the prescribing cascade. BMJ. 1997 ; 315 (7115) : 1096-9.

7) Hovstadius B, Petersson G . Factors leading to excessive polypharmacy. Clin Geriatr Med. 2012 ; 28 (2) : 159-72.

8) Liu PT, Argento VS, Skudlarska BA . Prescribing cascade in an 80-year-old Japanese immigrant. Geriatr Gerontol Int. 2009 ; 9 : 402-4.

9) Kalisch LM, Caughey GE, Rougheadet EE al . The prescribing cascade. Aust Prescr . 2011 ; 34 (6) : 162-166.

Ⅳ

（吉田　英人）

V 疾患名の前に病態を！ 総合診療医の考える症候学 Introduction

和足　孝之　　　阿部　智一

本書の執筆に携わる多くの医師と頻繁に言葉を交わし，励まし合う中で，誰しも若かりし頃悩んでいたことがわかり，なぜか無性に安心した．自分も総合診療医を目指すに至って，ロールモデルが少ないこの分野に進んで良いのか悩んでいたからである．本書を手にとっていただいた皆様も，きっと総合診療医を目指すことへの将来の希望と，先が見えない不安があるかもしれない．本章では，2名の編者が中心となって，病院で勤務する総合診療医が遭遇する症候・症状を独自にラインナップした．それぞれの重要な事項に対して単なるマニュアル的な対応を羅列した書籍ではなく，むしろちょっと上の上級医・指導医が，病態をひもといて説明してくれているかのようなコンテンツになるように工夫を行ってみた．それぞれの著者は編者らが尊敬する，若手を代表する総合診療医たちである．道はできつつある．今日より，明日へ，明日より明後日へ．一日少しずつでも成長して行きたい．それぞれの読者にあった様々なロールモデルをぜひさがしていただきたい．

1　めまい

（良性発作性頭位めまい症；benign paroxysmal positional vertigo：BPPV）

前失神なのか，回転性めまいなのか，それとも浮動感なのか

> **Learning Point**
> ・ めまい診療の第一歩は，回転性めまいなのか，浮動感なのか，前失神なのか区別することである．
> ・ めまいの問診は open-end に行う．「どのようなめまいなのですか？」めまいの表現は変わりうるので，めまいの性状を繰り返し聞くのが大切である．
> ・ BPPV とはなにか，暗唱できるようにしておく．
> 「頭位変換からわずかな潜時をおいて出現する回転性のめまい．発作の持続は数 10 秒〜 1 分，発作のたびにめまいの強さは減弱する．」
> ・ 頭位変換による水平**交代性眼振**は，BPPV に特徴的である．
> ・ 縦に回るめまい，縦揺れの眼振では小脳・脳幹卒中を考える．縦方向の眼振では，交代性眼振であっても中枢性めまいの除外はできない．
> ・ 持続性の急性回転性めまいでは，**HINTS (plus)** で中枢性めまいのリスクを評価する．

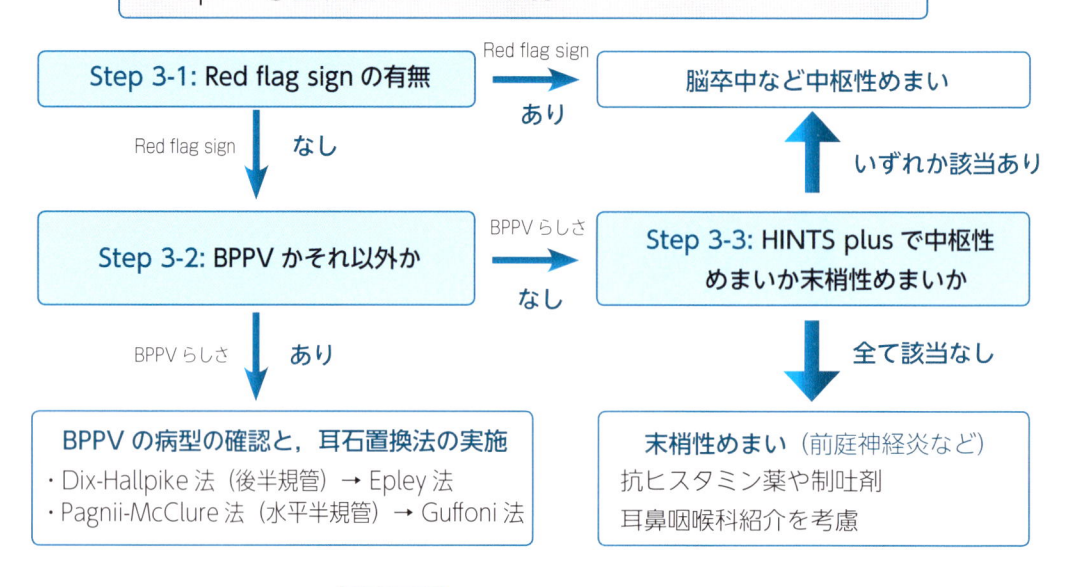

Step 1: どのようなめまいなのか？
Step 2: ①前失神 or ②回転性めまい or ③浮動感？
Step 3: ②回転性めまいの鑑別.

Box1　めまいの診療アプローチ

Introduction:

　めまいの診療では，はじめに前失神なのか，回転性めまいなのか，浮動感なのか区別することが大切である．またこういった質のめまいは初めてかどうか，以前から繰り返しているものではないかどうかという情報も鑑別に役立つ．

　前失神は眼前暗黒感や「血の気が引くような感じ」などと表現される．こういった場合は「失神」の原因をすみやかに鑑別する必要がある（→本章16「失神」の項を参照）．

　回転性めまいでは，末梢性らしさと中枢性らしさを意識して診療することが，診断に重要である．末梢性めまい，すなわち耳性めまいは前庭および前庭神経の障害で起こるめまいである．中枢性めまいは脳幹・小脳の疾患に伴って起こるめまいである．

　末梢性の回転性めまいの代表的疾患は，BPPV である．BPPV は「BPPV らしさ」を知っておくことで診断できる．BPPV に合わないサインがあれば，ほかの病因を探す．

　末梢性か，中枢性か—救急外来で出会う回転性，持続性のめまいのときには悩ましい．そのようなときには，神経学的巣症状の有無を問診・診察でみることと，身体所見の組み合わせである HINTS が有用である[1]．

　時間をおいて繰り返すめまいでは，Ménière 病が鑑別になるし，BPPV の再発のこともある．

めまいの鑑別

前失神：心原性失神を診断・除外することが重要である（「失神」の項を参照）．

持続性の急性めまい

　BPPV とそれ以外の末梢性めまい，中枢性めまいが鑑別になる．

　ここでのポイントは，片側の上下肢麻痺など，その他の神経学的巣症状がないかぎりは，脳梗塞であっても血栓溶解療法や血栓回収療法の適応とはならないので，診断に時間をかけられるということである．

　まずは，歩行ができたのかどうか構音障害や感覚障害，運動障害，複視，体幹失調などの神経学的巣症状がないかどうか調べる．見落としやすい点は，頭痛や後頸部痛は中枢性を疑う病歴だということである．

BPPV：BPPV は卵形嚢の耳石が半規管へ脱落し，耳石による半規管のクプラへの刺激がめまいを生じさせる．クプラに耳石が付着した場合には難治性のめまいを生じる．

　診断に重要なのは，BPPV らしさ知り，狙って問診することである．左右の交代性眼振があると，さらに BPPV らしさが高まる．病歴，身体所見で BPPV ではなさそうであれば，その他の末梢性めまいと中枢性めまいの鑑別を行う必要があり，**HINTS plus** で区別する．

■ **浮動感**：はじめの問診で浮動感と表現されても，繰り返して問診すると回転性だったり，前失神だったりと訴えが一貫しない場合がある．めまいの性状が異なると鑑別診断も異なるので要注意である．心因性のめまいであることが多い印象である．

BPPV の診断：患側を向くと，向いた方向に眼振が出る

　後半規管型・外側半規管型 BPPV では，患側を向いたときに患側方向急速相の眼振が出現する．つまり，**顔を向けた方向に眼振がでるならば，顔を向けた方向が患側だとわかる**．

■ **Dix-Hallpike 法**：後半規管型 BPPV を診断する方法である．座位で左右 45 度を向き，頭の向きはそのままで仰臥位となる．右を向けば右の半規管が刺激される．仰臥位になったときに下になる耳の方向へ上行回旋性の眼振がでれば，そちらが患側である．

（前半規管型では，下行回旋性の眼振となる．）

左右で眼振の方向が異なることも，BPPV らしさを高める．

■ **Pagnii-McClure 法**：水平半規管型 BPPV を診断する方法である．臥位で左または右を向く．耳が下になった方向へ水平性眼振が生じると，下になったほうが患側となる．

BPPV の治療：患側を向く動きでスタートする

■ **Epley 法**：後半規管型 BPPV の治療法である．

①臥位になったときに頭を懸垂位にできるように（臥位になったときベッドから頭がはみでる様に）座る位置を調整する．

②座位で患側 45 度方向を向き，仰臥位となって懸垂頭位となり 20 〜 30 秒間キープする．

③顔のみ懸垂したまま健側方向へ 90 度向きを変え，20 〜 30 秒保持する．

④さらに体幹を健側に 90 度回転し，20 〜 30 秒キープする．

⑤その姿勢のまま，ベッド上端座位になる．

■ **Gufonii 法**：水平半規管型 BPPV の治療法である．

①ベッドに端座位になり，患側へ体を倒して 1 分間キープする（枕があるとよい．枕の端に後頭部をのせる感じ）

②次いで顔面を患側へ 45 度回し，2 分キープする．

③顔の向きはそのままで，座位にもどる．

ここで差がつく

急性持続性回転性めまいの鑑別—中枢なのか，末梢なのか—HINTS (plus) が役に立つ！

身体所見の組み合わせであり，HINTS の中枢性めまいの感度は 100 %，特異度 96 % である．

■ **HI: Head Impulse test**：検者の鼻を注視してもらうようにして，顔の向きを左右任意の方向に，30 度素早く回転することを繰り返す．鼻から目が離れないと検査が陰性となり，中枢性を考える必要が出てくる．**頭部の回線に伴い鼻からいったん視線が離れ，そのあと鼻を注視するときは陽性で，末梢性のめまいである可能性が高まる．**

※ Reversed HIT という方法もあり，これは予め顔面を左か右に向けて検者の鼻に注視させ，顔面の向きをすばやく正中に戻す方法である．いずれの方法でもよいが，Reversed HIT の方がやりやすい．

■ **N：Nystagmus**：注視方向性眼振のことである．注視方向性眼振があると，中枢性めまいの可能性が高い．注：**正中より 30 度以上外側に注視させると，生理的に眼振が出るため**，角度は厳密にする．

■ **TS：Test of Skew deviation**：ペンライトを照らし，光を見つめるように指示する．瞳孔にペンライトの光が一致すると陰性である．陽性となる場合は中枢性めまいであり，左右で眼球が上方または下方に偏位する．下方視している方向が患側である．なお，両眼視の状態から片目を隠すと，隠されていない側の瞳孔に光が重なるように眼球が偏倚する（片眼視では正しく光を見られるようになる）．

■ **Plus**：新規に発症した難聴の有無

　HI 陽性，注視方向性眼振なし，TS なしだと，感度 100 ％で中枢性めまいを除外できる．一方，特異度は 96 ％で中枢性めまいの確定診断ができる．前下小脳動脈（Anterior inferior cerebellar artery: AICA）梗塞は HINTS では除外できないが，AICA 梗塞ではほとんどの例で難聴を伴うため，新規に出現した難聴があるかどうか聴取し，これがなければ AICA 梗塞の可能性はかなり低くなる．

Teaching Point

・**めまいの質を，オープンに聞く**

　めまいの「質」を尋ねるときに，「回るようなめまいですか？」などと聞くと患者は誘導に乗ってしまい，本当は前失神のふらつきだったのに，「そうです」と答えてしまうことがある．めまいの性状をとらえそこねると，めまいの原因診断のスタートラインに立てないのである．問診の原則は，患者の疾病体験を具現化することであり，映像化して説明できるような病歴をとれるように，患者の言葉をオープンに聴き，引き出すのがよい．**興味を持って患者の話を聞くことが，何よりも診断に役立つツールである**．めまい診療もその原則から外れない．

・**Closed に聞くべき徴候**

　いままでにも同様のめまいはなかったか，持続時間はどうなのか，めまいのほかに何か症状や背景疾患がないか（難聴，先行感染，耳鳴，耳痛，耳漏，頭痛，複視，霧視，嚥下困難，感覚障害，運動麻痺，痙攣，記憶障害，頭部外傷，pop 音（耳の奥ではじけるような音），ストレス，月経，薬歴，過換気，喫煙・飲酒），そういったことが診断に必要である．

Clinical Pearl

・「このような質のめまいは初めてですか？」，「**程度は違っても**，今までに同じようなめまいはありましたか？」と聞くこと．

・「うがい」の姿勢で出現する回転性めまいでは，椎骨脳底動脈灌流不全症を疑う．
　頸部の背屈で椎骨動脈の狭窄が起こり，脳底動脈還流不全となる．表現型として，回転性めまいや（前）失神が起こる．

・すべてのめまいは，頭位変換で悪化する．
　動くとめまいがひどくなる，逆に動かなければめまいが楽になるからといって，安易にBPPV と診断してはいけない．

・「寝ても起きても悪くなるめまい」は BPPV の可能性が高い．臥位になる際にめまいが悪化する場合のオッズ比は 15.5 倍になるという報告がある．

・発作を繰り返しても楽にならないめまいは，中枢性めまいを疑う．
　BPPV は発作を繰り返すと発作の強さが減弱する．

・フレンツェル眼鏡がない！そんなときには白い紙を用意する．
　無地の紙を目の前に広げることで，注視を抑制できる．

・片頭痛に伴うめまいでは，光過敏がある場合 OR（Odds Ratio オッズ比）41.8 となり診断に有用である[3]．

・垂直方向性の眼振では，まれな前半規管型 BPPV よりも，中枢性めまいを考える．
　小脳梗塞，出血だけでなく，BPPV のように頭位変化で出現消退するが中枢性めまいである，Central paroxysmal positional vertigo が存在する．特徴は垂直方向眼振，座位から仰臥位に体位変換すると下向きで，仰臥位から座位に体位変換すると上向きの眼振が出現する[4]．

まとめ

　ポイントは，中枢性であっても時間の余裕はあるので，病歴と身体診察をしっかり行い，行うべき例で画像検査を行うことだろう．

　また，最も重要な点は，めまい診療では患者さんのつらさに配慮することである．嘔気がひどければ，抗ヒスタミン薬やメトクロプラミドなどを使用して症状をとるように努める．BPPV の治療を行うために Epley 法などを利用するが，その前に投与しておいてもよい．患者さんの多くは，脳卒中ではないかと心配して受診してくる．診断がつかない状況が患者さんの不安をかき立てる．病歴と身体診察で診断・除外ができれば，たとえ判った病気が重くても，患者さんの満足につながることであろう．医師はそれに寄り添いつつ，必要な医療を提供するとよい．

文献

1）　Kattah JC, Talkad AV, Wang DZ, et al. HINTS to diagnose stroke in the acute vestibular syndrome: three-step bedside oculomotor examination more sensitive than early MRI diffusion-weighted imaging. Stroke. 2009 ; 40 : 3504-10.

2）　Kim JS, Zee DS. Clinical practice. Benign paroxysmal positional vertigo. N Engl J Med. 2014 ; 370 : 1138-47.

3）　Zhao JG, Piccirillo JF, Spitznagel EL Jr, et al. Predictive capability of historical data for diagnosis of dizziness. Otol Neurotol. 2011 Feb; 32 (2) : 284-90.

4）　Choi JY, Kim JH, Kim HJ, et al. Central paroxysmal positional nystagmus Characteristics and possible mechanisms. Neurology. 2015 ; 84 : 2238–46.

（鈴木 智晴）

2　発熱＋頭痛

細菌性髄膜炎を疑ったら時間勝負！迅速な髄液検査と治療開始を

Learning Point
- 発熱を伴う頭痛の鑑別疾患を知る.
- 重症あるいは致死的な緊急疾患を鑑別できるようになる.
- 細菌性髄膜炎を疑うポイント，診断する術を学ぶ.

V

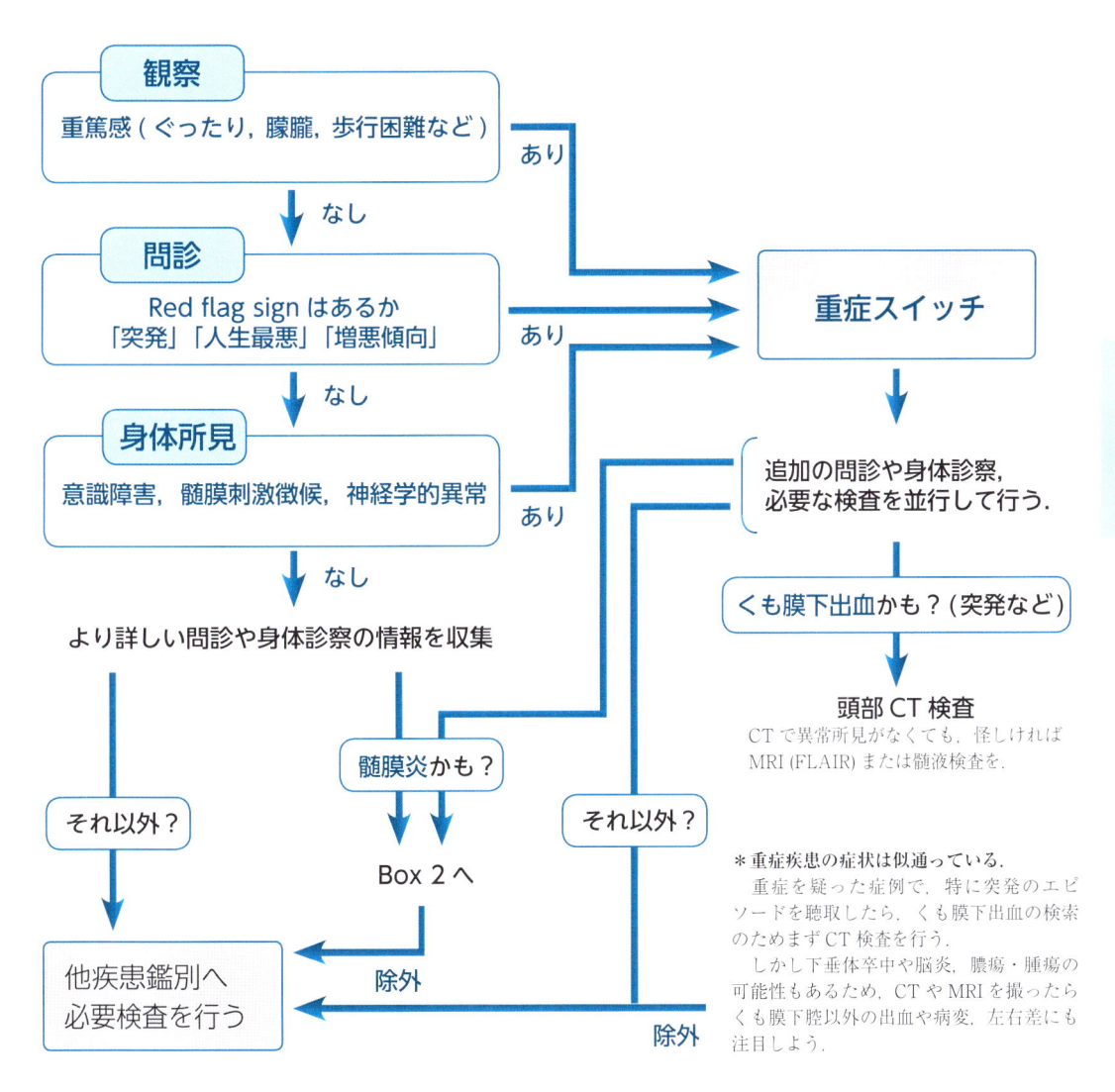

観察
重篤感（ぐったり，朦朧，歩行困難など）
→ あり

↓ なし

問診
Red flag sign はあるか
「突発」「人生最悪」「増悪傾向」
→ あり

↓ なし

身体所見
意識障害，髄膜刺激徴候，神経学的異常
→ あり

↓ なし

より詳しい問診や身体診察の情報を収集

重症スイッチ

↓

追加の問診や身体診察，
必要な検査を並行して行う.

くも膜下出血かも？（突発など）

↓

頭部 CT 検査
CT で異常所見がなくても，怪しければ
MRI (FLAIR) または髄液検査を.

それ以外？

髄膜炎かも？

それ以外？

Box 2 へ

*重症疾患の症状は似通っている.
　重症を疑った症例で，特に突発のエピソードを聴取したら，くも膜下出血の検索のためまず CT 検査を行う.
　しかし下垂体卒中や脳炎，膿瘍・腫瘍の可能性もあるため，CT や MRI を撮ったらくも膜下腔以外の出血や病変，左右差にも注目しよう.

他疾患鑑別へ
必要検査を行う
← 除外
← 除外

Box1　発熱＋頭痛の診療アプローチ

Introduction

　発熱時には頭蓋内の血管が拡張するため，頭痛が起きることがある．つまり，発熱を来す疾患に頭痛はよく随伴する．そのため，「発熱＋頭痛」は一般内科外来や救急外来において高頻度に遭遇する症候であり，大多数は感冒や副鼻腔炎など軽症である．

しかし，「発熱＋頭痛」は中枢神経の異常が懸念される症候でもあり，中には細菌性髄膜炎，くも膜下出血，ヘルペス脳炎など，致死的で緊急性も高いものや後遺症を残す危険があるものが紛れている．まずはそれらを除外するのが最優先である．

それ以外のものであれば，それぞれの特徴を調べ，他医師と相談しながらでも，じっくり鑑別していけばよい．

　「発熱＋頭痛」の代表的な鑑別疾患と，それらの鑑別のアプローチ法について述べる．簡単な診療の流れを Box 1 に示す．

1．「発熱＋頭痛」の鑑別疾患

　原因疾患は大きく3系統，中枢神経感染症，中枢神経以外の全身／局所感染症，感染症以外があり，それぞれ代表的な鑑別疾患を Box 2 に示す．

　この中でまず最優先で鑑別したいのは，細菌性髄膜炎とくも膜下出血である．

さらに，脳炎・脳症，巨細胞動脈炎なども早期治療が施されないと後遺症を残す危険が高く，初診時に捉えたい疾患である．

　また，実臨床では，頭痛の原因と発熱の原因が別の要因である場合も多いが（例えば長時間倒れていた頭蓋内出血に誤嚥性肺炎を併発した場合など），ここでは単独の疾患で発熱と頭痛を来すものを扱う．

原因の系統	代表疾患
中枢神経感染症	髄膜炎
	脳炎・脳症（インフルエンザ，ヘルペスなど）
	脳膿瘍
	硬膜下膿瘍
中枢神経以外の全身／局所感染症	細菌感染症（副鼻腔炎，中耳炎，尿路感染症など）
	ウイルス感染症
	HIV/AIDS
	その他全身感染症（寄生虫も含む）
感染症以外	家族性片麻痺性片頭痛
	下垂体卒中
	非感染性髄膜炎（癌など）
	非感染性脳炎・脳症（自己免疫性，抗 NMDA 受容体脳炎など）
	副鼻腔炎（好酸球性副鼻腔炎など）
	くも膜下出血
	中枢神経腫瘍
	膠原病：CNS ループス，巨細胞性動脈炎（側頭動脈炎）など
	熱中症
	薬剤性
	心因性

Box2　発熱＋頭痛の原因系統とそれぞれの代表的鑑別疾患

2.「発熱＋頭痛」の鑑別アプローチ

■ 観察

　患者が診察室に入ったとき(もしくは病院に入ってきたとき)から鑑別はスタートする.
けいれん継続中はもちろんのこと,ぐったりしている,体動時や発話時に響いて痛そうにする,
ふらつく,もうろうとしているなど,ぱっとみてわかる印象で重篤感がある場合は,まず「**重症スイッチ**」を入れよう.

ここで差がつく

　「重症スイッチ」とは,すなわちその患者が重症である(あるいは重症の可能性がある)という認識を自分と一緒に診療しているスタッフで共有し,チームの診療を重症モードにギアチェンジすることである.必要な人員招集,診察,処置,検査などを円滑に,同時並行で進めていき,可及的速やかに根本治療を開始できる体制を整え,かつ急変に備えよう.「頭痛＋発熱」の疾患の中では,特に細菌性髄膜炎とくも膜下出血を疑ったら,スイッチを入れてトップギアで診療に挑もう.

■ 問診

　痛みの OPQRST（**Box 3**）の聴取が頭痛の鑑別にも役に立つ.（本書Ⅱ－4「病歴聴取の基本」も参照）

　しかしまずは,**頭痛の red flag sign である「突然発症」「人生最悪」「増悪傾向」**の有無を必ず聴取しよう.「突然発症」は,くも膜下出血など血管系のトラブルが想起されるため,安静かつなるべく刺激を避けて早期に CT 撮影を手配しよう.「人生最悪」や「増悪傾向」は,重症疾患が想起される経過である.red flag sign がある場合にはゆっくり問診をしている場合ではない.重症スイッチを入れよう.

　それ以外であれば,聞き漏らしのないようじっくり OPQRST を聴取していこう.
病歴に特徴のある疾患を OPQRST ごとに **Box 4** に示す.

　現病歴に加え,一般の既往歴,内服歴,家族歴は必ず聴取する.
また focus 不明の感染症を疑う場合は,HIV を考慮し性行歴や薬歴,輸血歴も聴取しよう.

V

　・Onset：発症
　・Provocation and Palliation factor：増悪寛解因子
　・Quality and Quantity：性状と程度
　・Region and Radiation：部位と放散の有無
　・associated Symptom：随伴症状
　・Time course：時間経過

Box3　痛みの OPQRST

■ 身体診察

一通りの全身診察は必要だが，頭痛としては，特に意識レベルの評価と神経診察と髄膜刺激徴候 (項部硬直，Kernig 徴候，Brudzinski 徴候) は必須である．また重症であれば併せて視神経乳頭浮腫の有無も確認する．

神経診察で異常を認める場合は，中枢神経に異常を来している可能性が高い．

また髄膜刺激徴候は，比較的特異度の高い髄膜炎の身体所見として有名であるが，他の中枢神経感染症やくも膜下出血でも見られ，かつ感度も低いことから，単独では確定診断や除外には至らない．

しかしいずれの疾患だとしても，神経所見の異常や髄膜刺激徴候がある場合には重症スイッチを入れよう．

また，head jolt sign も髄膜炎の除外法として有名 (国内の報告で感度 98 % 以上) であるが，海外の報告では感度が低く，その所見のみで完全に否定してはいけない．

他に鑑別の助け特徴的な身体所見としては，Box 5 を参照．

■ 検査

血液検査：特異的な所見はあまり出ないが，病勢の把握や髄液糖との比較，膠原病精　査などで必要になる．

血液培養：細菌性髄膜炎を含め細菌感染を疑う場合は 2 セットを採取．

頭部 CT ／ MRI：中枢神経疾患や頭蓋内病変を疑う場合．特に突然発症など出血を疑うエピソードがある場合は早期に CT を考慮しよう．

髄液検査：髄膜炎や CT で異常のないくも膜下出血を疑った場合に施行．

	問診の特徴	代表疾患
O	突然発症の頭痛	くも膜下出血／下垂体卒中
P	項部前屈での前頭部や上顎の疼痛の増強	副鼻腔炎
Q	拍動性頭痛	家族性片麻痺性片頭痛／巨細胞性動脈炎／感染症など
	神経痛 (びりびり，ひりひり，ちくちく)	頭部帯状疱疹
	接触痛，圧痛	頭部帯状疱疹／巨細胞性動脈炎
R	片側性	副鼻腔炎／中耳炎／硬膜下膿瘍／巨細胞性動脈炎／頭部帯状疱疹／家族性片麻痺性片頭痛など
	両側性	好酸球性副鼻腔炎など
	意識障害	
S	嘔気	比較的多くの疾患に出現
	痙攣	
	先行または随伴する可逆性の神経症状 (片麻痺・脱力や小脳失調，痙攣，半盲，失語など)	家族性片麻痺性片頭痛
	失神	くも膜下出血
	鼻閉・嗅覚障害	副鼻腔炎 (特に両側性の場合は好酸球性を疑う)
	視力障碍	巨細胞性動脈炎／家族性片麻痺性片頭痛／下垂体卒中
	眼球運動障害	下垂体卒中
	耳痛・耳漏	中耳炎
	咀嚼痛	巨細胞動脈炎
	関節痛	膠原病／インフルエンザなどウイルス感染
	頚部痛	髄膜炎／くも膜下出血
	神経支配に一致した片側の皮疹	頭部帯状疱疹
T	先行感染	中耳炎／副鼻腔炎／髄膜炎
	繰り返す　1 回の持続時間 72 時間以内	家族性片麻痺性片頭痛
	高温環境などへの暴露	熱中症

Box4　発熱＋頭痛を来す疾患に特徴的な症状

ここで差がつく

腰椎穿刺前の頭部 CT は必要か.

　ルーチンでの CT 検査は不要とする報告が多い．特に成人においての腰椎穿刺と脳ヘルニアの因果関係や，頭蓋内実質病変の有無が腰椎穿刺後の脳ヘルニアに影響するかどうかは controversial である．しかし細菌性髄膜炎の場合，抗菌薬投与開始時間の遅れにより死亡率が継時的に上昇していくことがわかっているため，早期治療開始が最優先となっている．

　日本の細菌性髄膜炎ガイドライン 2014 では，意識障害，神経巣症状，けいれん発作，乳頭浮腫，免疫不全患者，60 歳以上の場合に頭部 CT 先行が推奨 (頭蓋内病変の検出率が高い) とされている．しかし CT 撮影までに 1 時間以上がかかる場合は，禁忌がなければ先に髄液検査を考慮する．また近年海外の研究ではガイドラインの CT 撮影基準から意識障害の項目が削除されたところ，治療開始までの時間が短縮し死亡率の改善につながったとの報告がある．ただ日本の病院は CT へのアクセスが非常に良いので，必ずしも CT 先行が治療開始の遅れにつながるとは言えないかもしれない．

脳炎の原因が意外な場所に！抗 NMDA 受容体脳炎

　若年女性に好発する，「発熱＋頭痛」が先行し，数日後に高度な意識障害や痙攣様の随伴症状が出る脳炎．多くは卵巣奇形腫に随伴する傍腫瘍の自己免疫性脳炎である．実際は画像的な腫瘍を認めないことも半数近くあるが，解剖して初めて微小腫瘍がみつかったケースもある．奇形腫を伴う場合は摘出術を行わないと薬物療法が効きにくいことが多い．

　健康な若年女性の高度な意識障害や錯乱を伴う「頭痛＋発熱」では，エコーや腹部 CT・MRI など卵巣腫瘍の検索もぜひ行いたい．

特徴的な身体所見	想起される疾患
神経支配に一致した片側の水疱性皮疹	頭部帯状疱疹
副鼻腔の圧痛・叩打痛	副鼻腔炎
鼻茸 (特に両側で切除しても再発)	好酸球性副鼻腔炎
鼓膜の発赤や，中耳の液体貯留	中耳炎
側頭動脈の怒張・数珠状硬結・圧痛・拍動消失	巨細胞性動脈炎
多数の注射痕	HIV/AIDS

Box5 発熱＋頭痛の疾患の特徴的な身体所見

3．細菌性髄膜炎

　上記で全体的な「発熱＋頭痛」のアプローチを見てきたが，何といってもその代表は細菌性髄膜炎である．緊急・致死的疾患であり，初診で見逃してはならない．

「発熱＋頭痛」の患者は細菌性髄膜炎を必ず鑑別疾患に挙げよう．以下に細菌性髄膜炎の特徴を示す．

経過：時間単位で増悪する劇症型から数日かかるものまであり，時間経過は様々である．外傷や術後でなければ，他部位の先行感染からの浸潤や菌血症などが感染経路である．

症状：四徴として「発熱，項部硬直，意識障害，頭痛」があるが，全ての症候がそろわないことも多い．この中の2つ以上があれば腰椎穿刺による髄液検査を考慮すべきであり，また1つだけでも否定はできない．四徴に加え，頭痛の重篤感，増悪傾向，体動時の増悪，嘔気嘔吐の随伴なども腰椎穿刺の敷居を下げる理由になりうる．

疫学：致死率は約20％．慢性副鼻腔炎，中耳炎，肺疾・心疾患，慢性尿路感染症，慢性消耗性疾患（アルコール依存症，糖尿病，血液疾患，悪性腫瘍），免疫抑制状態，外傷，髄液漏などが約半数に存在する．これらの存在も細菌性髄膜炎を疑う一助となる．

所見：身体所見の特徴は，髄膜刺激徴候（項部硬直，Kernig 徴候，Brudzinski 徴候），head jolt sign．眼底検査で視神経乳頭浮腫も確認．

検査：髄液検査，血液培養，頭部CTなど．

治療：抗菌薬治療．1時間以内の開始を目指す．

　実際の臨床の現場でも「発熱＋頭痛」の患者は，常に細菌性髄膜炎か否かで悩むところである．診断に至るためのこれぞというエピソードや身体所見はなく，少しでも懸念が残るのであれば髄液検査を行おう．手技に自信がない場合は上級医や神経内科医などに助けを求めるという手もあるが，コンサルテーションの時間も惜しいので早期治療を開始するためにも腰椎穿刺はぜひ身に付けておきたい．

　髄液一般検査では，初圧上昇，細胞数の上昇（特に多形核球の増多），髄液糖低下（髄液糖／血清糖比 ≦ 0.4），蛋白上昇，塗抹の Gram 染色陽性などの所見があれば，細菌性髄膜炎を示唆する所見である．具体的な髄液検査の項目は **Box 6** を参照していただきたいが，非細菌性髄膜炎や脳炎などを診断するにあたり，結核を疑う場合には髄液 ADA，単純ヘルペスなどのウイルス感染を疑う場合には PCR を加えることもある．

ここで差がつく

髄液検査所見でウイルス性髄膜炎と鑑別する方法

　上記の髄液の細胞分画など一般検査は継時的に変化するのであてにならないことがある．最近の研究やメタ解析では，髄液乳酸値や血清プロカルシトニンが有用との報告が多くみられる．

　髄液乳酸値はおおむねカットオフ値 3.5-3.8mmol/L あるいは 35mg/dL で感度特異度ともに 90% 以上，血清プロカルシトニンはカットオフ値 0.28 ng/mL で感度 95%，特異度 100% との報告もある．また，プロカルシトニンは施設により即時測定が困難な場合もあるが，髄液乳酸値は血液ガス分析器での測定でも信頼できるという報告があり，より簡便である．

Teaching Point

治療開始の遅れは死亡率を上げる

　「細菌性髄膜炎ガイドライン 2014」では 1 時間以内の治療開始を目標としている．治療開始に時間がかかる程，死亡率や後遺症の程度は悪くなることがわかっており，早期治療開始が必要な理由である．

　実臨床では，重症患者の「発熱＋頭痛」は細菌性髄膜炎を一度は疑うが，診断がついてから治療を開始するのでは，とても 1 時間には間に合わないだろう．

　そのため実際に疑ったら，とにかく血液や髄液など採るものを採って，結果が出そろう前に抗菌薬を開始することになる．必要あれば抗ウイルス薬も同時に使用し，結果が出てから随時不要な治療を終了していこう．

V

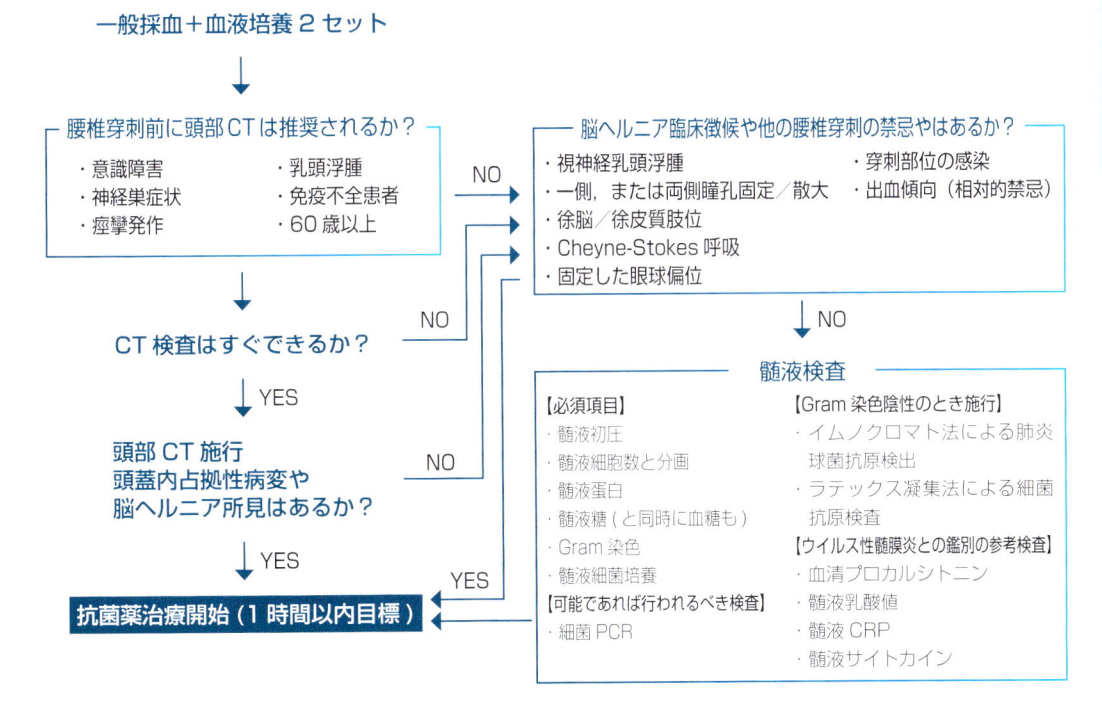

Box6　髄膜炎を疑った時の検査手順
(細菌性髄膜炎ガイドライン 2014 参考　一部加筆)

> **Clinical Pearl**
> ・細菌性髄膜炎を疑ったら腰椎穿刺．禁忌のない限り髄液検査は積極的に．
> ・細菌性髄膜炎は瞬発力勝負．重症スイッチを入れ，目標は抗菌薬開始まで 1 時間以内！
> ・くも膜下出血もときに発熱する．突発など怪しいエピソードは逃すな．

まとめ

　「頭痛＋発熱」の中で細菌性髄膜炎は，カットオフ値こそはっきり定まらないものの抗菌薬投与開始までの時間がものをいう疾患であるため，本来は ST 上昇型急性心筋梗塞と同じような勢いで治療まで一気にいきたいところである．ST 上昇は，心電図を見た人が所見を叫べば暗黙の了解のように周りも動くが，髄膜炎はこれぞという臨床所見がないのでエンジンがかかりにくい．しかしそのエンジンをかけなければならないのは，他ならぬ初療担当医師の自分である．少ない情報から他医師やコメディカルとのチームを動かすには，早期に重症を見極めるための知識や経験を積むのはもちろん，普段からの連携と信頼を大切にしたい．

文献

1) 細菌性髄膜炎の診療ガイドライン 2014　監修：日本神経学会，日本神経治療学会，日本神経感染症学会

2) Bajwa ZH, Wootton RJ. Evaluation of headache in adults: UpToDate. Waltham, MA: UpToDate Inc. http://www.uptodate.com (Accessed on February 22, 2018.)

3) Sakushima K, Hayashino Y, Kawaguchi T, et al. Diagnostic accuracy of cerebrospinal fluid lactate for differentiating bacterial meningitis from aseptic meningitis: a meta-analysis. J Infect. 2011 Apr ; 62 (4) : 255-62.

4) Viallon A, Desseigne D, Marjollet O et al. Meningitis in adult patients with a negative direct cerebrospinal fluid examination: value of cytochemical markers for differential diagnosis. Crit Care. 2011 ; 15 (3) : R136.

5) Vikse J, Henry BM, Roy J, et al. The role of serum procalcitonin in the diagnosis of bacterial meningitis in adults: a systematic review and meta-analysis. Int J Infect Dis. 2015 Sep ; 38 : 68-76.

6) Wei TT, Hu ZD, Qin BD, et al. Diagnostic accuracy of procalcitonin in bacterial meningitis versus nonbacterial meningitis: a systematic review and meta-analysis. Medicine (Baltimore). 2016 Mar ; 95 (11) : e3079.

7) 佐久嶋 研，新野 正明，秋本 幸子，他：血液ガス分析装置による髄液乳酸および糖の迅速測定の信頼性．臨床神経．2009 ; 49 : 275—277.

8) Hasbun R, Jekel J, Quagliarello VJ. Computed tomography of the head before lumbar puncture in adults with suspected meningitis. N Engl J Med. 2001 Dec 13 ; 345 (24) : 1727-33.

9) April MD, Long B, Koyfman A et al. Emergency medicine myths: computed tomography of the head prior to lumbar puncture in adults with suspected bacterial meningitis - due diligence or antiquated practice? J Emerg Med. 2017 Sep; 53 (3) : 313-321.

10) Glimåker M, Johansson B, Grindborg Ö, et al. Adult bacterial meningitis: earlier treatment and improved outcome following guideline revision promoting prompt lumbar puncture. Clin Infect Dis. 2015 Apr 15 ; 60 (8) : 1162-9.

（戒能 多佳子）

3　発熱＋咽頭痛

1分・1秒が勝負！気道閉塞を回避せよ！

Learning Point
・　発熱を伴う咽頭痛の鑑別疾患を知る.
・　気道閉塞症状の有無を判断できるようになる.
・　致死的な咽頭痛を見逃さないようになる.
・　気道緊急に備えよう.

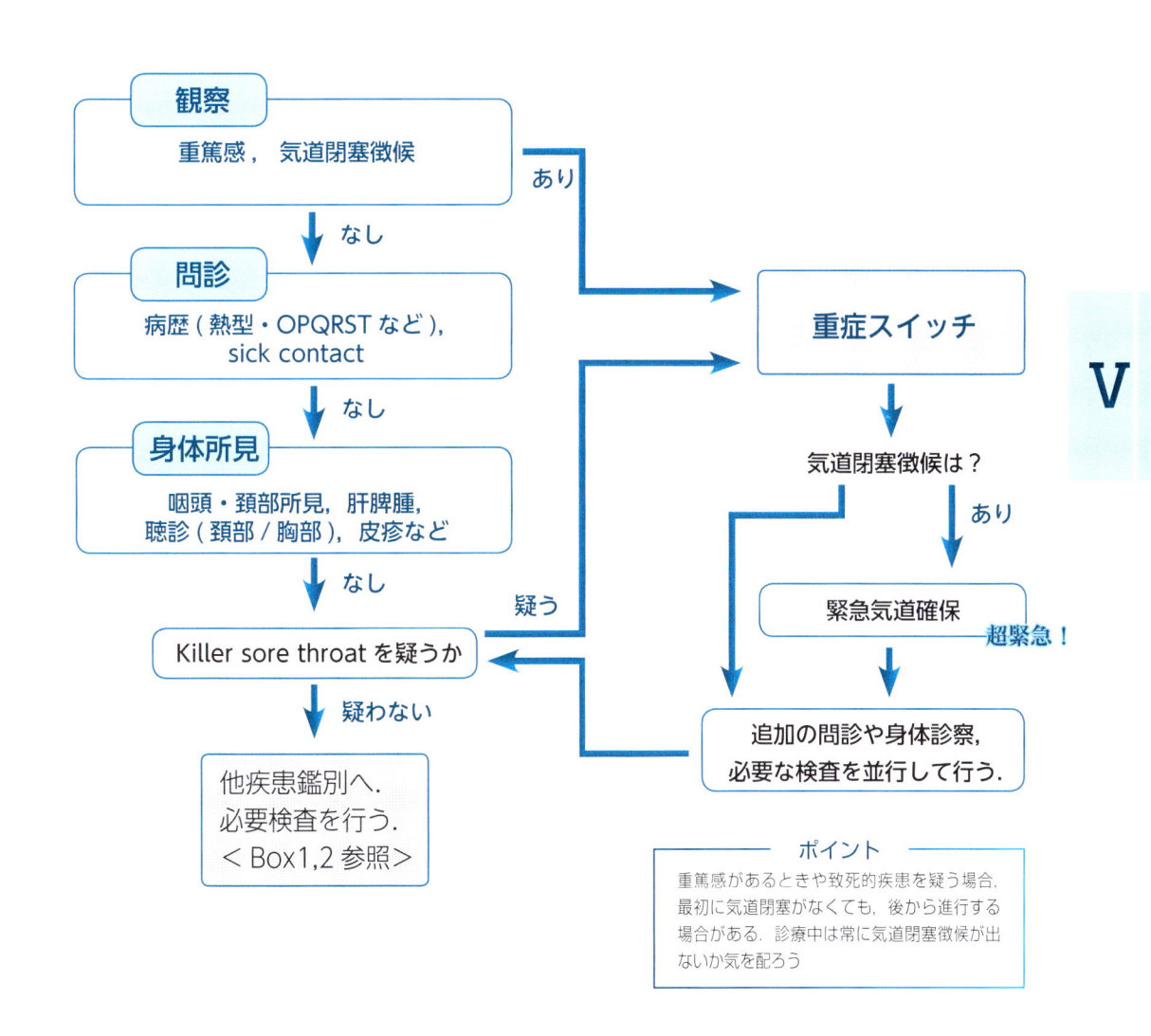

発熱＋咽頭痛の診療アプローチ

Introduction

　咽頭痛を来す疾患の中には窒息の危険が潜んでいる．致死的な疾患を知り，迅速な診断と気道緊急を学ぼう．それ以外にも感染症や自己免疫疾患など発熱＋咽頭痛を起こす疾患は意外と多く，代表疾患を挙げ鑑別ポイントを述べる．

　咽頭痛はいわゆる風邪でも診るように，ごくありふれた症状である．しかし恐ろしいことに，中には気道閉塞を来す疾患も紛れている．

1．「発熱＋咽頭痛」の鑑別疾患

　「発熱＋咽頭痛」を来す疾患の中で，頻度が高いものは感染性の咽頭炎であるが，咽頭痛の鑑別の中には致死的で緊急性が高いものが多くある．代表的なものは「killer sore throat」と呼ばれ，急性喉頭蓋炎，扁桃周囲膿瘍，咽後膿瘍，口腔底蜂窩織炎，Lemierre 症候群，アナフィラキシー，無顆粒球症などが含まれる．それらに加え，国内では稀ではあるがジフテリアもクループや偽膜により気道閉塞を来すことがあり鑑別に挙げたい．

　以上の疾患を最優先で診断・除外していこう．

　killer sore throat については後述する．

　それ以外の代表的な鑑別疾患とその特徴を感染症とそれ以外にわけて Box 1,2 に示す．

2．「発熱＋咽頭痛」の鑑別アプローチ

まずは気道閉塞の徴候があるかどうか，そして鑑別のための診療を進めていく．

■ 観察・問診

　診察開始時，ときには待合室など病院に踏み入れた瞬間から，「気道閉塞徴候の有無」と「重症感」を必ず最優先で確認する．それさえなければ，あとはゆっくり問診と診察をすればよい．気道閉塞を疑う症状や観察ポイントとしては，自覚的な呼吸困難や不穏，発声困難（無声，嗄声，含み声），犬吠様咳嗽，呼吸補助筋の使用や陥没呼吸，起坐呼吸などの努力呼吸，strider/wheeze の聴取，tripod position（椅子に座った際に顎を前に突き出すような前傾姿勢をとり，両腕をカメラの三脚のように座面について体重をえる姿勢）などがある．どれも患者と相対し会話さえすれば短時間でわかる所見ばかりなので，必ずチェックしよう．

　また，痛みの OPQRST や sick contact も漏らさず聞いておく．

■ 身体診察

咽頭，頚部診察を中心に行うが，咽頭炎の場合は肝脾腫の有無も確認しておく．

その他鑑別に役立つ特徴的な身体所見を Box 1,2 に示す．

■ 検査

　・採血（一般，甲状腺機能，感染症抗体検査，膠原病抗体検査など）

　・迅速抗原検査

　・頚部エコー

　・造影 CT・MRI

など．それぞれの診断法は Box 1,2 を参照．

疾患	原因微生物	特徴	検査
細菌性咽頭炎	A群連鎖球菌 (GAS)	「4. A群連鎖球菌咽頭炎」参照	迅速抗原検査 咽頭スワブ培養
	非A群連鎖球菌	C群とG群による．症状はGASと同様で臨床的に区別するのは困難．しかしリウマチ熱との関連はないとされている．	咽頭スワブ培養
	クラミジア クラミドフィラ	起炎菌により，肺炎を起こすものや性感染症を起こすものがある．性感染症の咽頭炎では無症候性も多く，症状があるとしても軽度の咽頭炎，発熱程度． 肺炎の場合は，嗄声および咽頭痛から始まり，咳嗽など下気道症状が起こる．	核酸増幅検査 咽頭スワブ培養
	淋菌	無症候性のことが多く，あっても軽度の咽頭痛と発熱程度．これも性感染症のひとつ．	核酸増幅検査 咽頭スワブ培養
	フソバクテリウム	Lemierr症候群の原因として有名．	咽頭スワブ培養
	ジフテリア	「3. Killer sore throat」参照	臨床診断＋偽膜の細菌培養やPCRで確認
	マイコプラズマ	頑強な咳など気道症状や，消化器症状，皮疹，関節痛などを伴う．胸部X線における肺炎像に比し，聴診所見が乏しいことも診断の一助となる．	PCR 血清抗体価 咽頭スワブ培養
	野兎病	咽頭型は稀．ウサギまたは野性げっ歯類との接触歴や媒介節足動物への曝露歴から数日後の発熱，リンパ節腫大，口腔内潰瘍．脱力や倦怠感が強い．	IgGペア血清
ウイルス性咽頭炎	アデノウイルス	一般的上気道炎症状＋眼球結膜充血，眼脂	迅速抗原検査
	ライノウイルス コロナウイルス エンテロウイルス RSウイルス メタニューモウイルス パラインフルエンザウイルス	一般的上気道炎症状など．	診断意義はあまりない
	インフルエンザウイルス	周囲の流行や，咳，筋痛．咽頭発赤はよくみる．痛みの割に浸出液はあまりみない．咽頭後壁の濾胞がみられると特異度が高いという報告も．	迅速抗原検査
	Epstein Barr ウイルス (EBV)	伝染性単核球症を来たし，倦怠感，頭痛，微熱から始まり，扁桃・咽頭炎，頸部リンパ節腫大・圧痛，中〜高熱に至る．びまん性のリンパ節腫大や脾腫，皮疹はEBVを一考する．	血液検査（異型リンパ球，肝機能障害） 抗体検査 (VCA-IgM or VCA-IgG ペア血清, EBNA)
	サイトメガロウイルス (CMV)	伝染性単核球症様の症候だが，咽頭炎やリンパ節腫大はEBVより少ない．遷延する発熱が特徴．	血液検査（異型リンパ球，肝機能障害） 抗体検査 (IgM, IgGペア血清)
	急性HIV	咽頭痛はよく見られる症状で有痛性の粘膜潰瘍が特徴的で，浅くて急激に形成され，紅斑の周りに白色の基盤がある潰瘍が口腔粘膜に観察されることがある．咽頭粘膜の浮腫や発赤はあるが，扁桃所見は乏しい．他には発熱や倦怠感，筋痛，リンパ節腫大，皮疹がよく見られる．	PCR, antigenemia法 抗体スクリーニング検査→抗体確認検査 (Western Blot 法，蛍光抗体法など) or PCR or ウイルス分離
	単純ヘルペス	強い咽頭痛を示す．頻度の高い症状は，咽頭浮腫，扁桃浸出液，口腔粘膜潰瘍との報告がある．初感染では歯肉の皮疹も特徴的，典型的な口唇の水疱性皮疹を合併する例は少なく，診断に苦慮することがある．	基本的には臨床診断．
唾液腺炎	ムンプスウイルス	頭痛，倦怠感，発熱から12-24時間程度で唾液腺の疼痛（耳下腺が多い）と高熱．両側性がほとんどで，咀嚼・嚥下時の疼痛，酸味のあるものを飲み込む際の痛みが初期から起こる．合併症として精巣炎・卵巣炎，髄膜炎・脳炎，膵炎など．	基本的に臨床診断 血清アミラーゼの上昇 抗体価 (IgM, IgGペア血清)，RT-PCR
それ以外咽頭炎・口腔潰瘍	カンジダ（真菌）	C. albicansは，拭き取るとびらんを残す白色でチーズ状のプラークが特徴．	検鏡，培養
	トキソプラズマ（原虫）	頻度は低いが，伝染性単核球症様の症状を来すことがある．	抗体価 (IgM, IgG)

Box1　「発熱＋咽頭痛」を来す代表的な感染症

疾患	原因微生物	特徴	検査
自己免疫性	ベーチェット病	口腔内アフタ, 外陰部潰瘍, 皮膚商法, 眼症状が主症状4つ. 若年者に多い. 口腔内アフタの頻度は最多で初発症状のことも多い. 口腔内粘膜ならどこでも発生する, 境界明瞭な有痛性潰瘍. 瘢痕は残さないが再発する）増悪寛解を繰り返す.	診断基準に基づく臨床診断. 補助所見として, 血清学的検査 (HLA-B51) や皮膚病変の生検など.
	成人発症 Still 病	弛緩熱・間欠熱, 関節痛, サーモンピンク疹, 肝脾腫, リンパ節腫大など.	診断基準に基づく臨床診断 血清フェリチン上昇など
	亜急性甲状腺炎	嚥下時痛として咽頭痛を訴える場合がある. 詳細は次章（発熱＋頚部痛）参照.	診断基準に基づく臨床診断 頚部エコー 甲状腺機能
	血管炎症候群	川崎病は1～8歳の小児に起こる. 5日間以上続く発熱（弛張熱）, 両側眼球結膜充血, 口唇・口腔内変化（充血, 亀裂, イチゴ舌など）, 四肢末梢変化（浮腫, 紅斑, 落屑など）, 体幹の皮疹, 頚部リンパ節腫大が主要徴候. 高安動脈炎は頚部痛を訴えることが多く, 次章参照.	診断基準に基づく臨床診断 心電図 心エコー
	PFAPA 症候群	小児期から繰り返す周期性発熱, 咽頭痛, アフタ性口内炎, 頚部リンパ節炎.	診断基準に基づく臨床診断
その他	悪性リンパ腫	発熱, リンパ節腫脹, 体重減少, 咽頭痛, 盗汗など.	血液検査 リンパ節生検 骨髄穿刺・生検 広がりをみる画像検査　など
	薬剤性 心因性		

Box2　「発熱＋咽頭痛」 を来す感染症以外の代表的疾患

3. killer sore throat

　killer sore throat についてそれぞれの特徴を少し詳しくみていく.

■ 急性喉頭蓋炎

　症状が1日以内に急激に進行し気道閉塞に至る劇症型から, 数日の経過で気道確保不要な症例まで程度は様々. 明確な気道確保の基準は未だ定まっていない.

症状：咽頭痛, 発熱, 含み声, 嚥下時痛・嚥下困難, 流涎, 呼吸困難, 吸気性喘鳴など.

身体所見：咽頭痛の強さの割には中咽頭の炎症所見が軽微. 頚部触診で喉頭部の圧痛.（ただし, 小さな刺激で気道狭窄が急激に進行する場合もあるので, 舌圧子での咽頭観察や, 喉頭部触診は慎重に. 喉頭蓋炎を強く疑う場合には避けたほうがよい）.

検査：喉頭内視鏡での観察.

　それらが使えない場合は頚部X線側面像（thumb printing sign）,

　CT（ただし, 臥位になると気道狭窄が悪化することがあるため注意）.

■ 扁桃周囲膿瘍

　細菌性扁桃炎から扁桃周囲間隙に炎症が波及して膿瘍形成したもの.

症状：咽頭痛, 発熱, 開口障害, 嚥下時痛,

　"hot potato" voice（熱いポテトが口に入っているような声）, 呼吸困難.

身体所見：開口障害, 口蓋垂の偏位, 患側扁桃周囲の粘膜の発赤・腫脹・排膿.

検査：造影CT, 必要に応じて試験穿刺.

■ 咽後膿瘍

主に5歳以下の小児が罹患することが多いが, 成人では医療機器や異物誤飲（魚骨など）による外傷に起因するものが多い. 頸部の動作時痛があり, Crowned dens 症候群と鑑別を要することもある.

症状：頸部痛のことが多いが, 嚥下時痛のため咽頭痛と訴えることもある

発熱, 頸部の動作時痛, 呼吸困難, 吸気性喘鳴.

身体所見：斜頸, 項部硬直, 吸気性喘鳴.

検査：造影CT または頸部X線側面像（頸部を伸展させて吸気時に撮影）.

■ 口腔底蜂窩織炎（Ludwig angina）

舌の下にある軟部組織の蜂窩織炎. 抗菌薬の普及により珍しくなってきているが糖尿病などの基礎疾患があることが多い. 齲歯や抜歯, 先行感染（扁桃周囲炎など）から波及する. 窒息の危険が高く, 数時間で閉塞が完成することも.

症状：咽頭痛, 発熱, 開口困難, 嚥下困難, 流涎, 呼吸困難など.

身体所見：舌下の腫脹.（進行すると舌が2枚になっているように見えることもある.）舌骨周囲の圧痛. 炎症が頸部表面まで波及すれば頸部皮膚の腫脹発赤.

検査：視診で診断. 広がりはCTで確認することもある.

■ Lemierre 症候群

細菌性上気道炎などの先行感染による血栓性静脈炎で, それに由来する内頸静脈血栓症や肺塞栓を代表とする敗血症性塞栓症, 肺膿瘍, 脳膿瘍や化膿性脊椎炎などの遠隔感染などを来す症候群である. またほとんどがFusobacterium属による感染であることから, 血液培養から同菌が検出された場合に疑われることもある.

症状：上気道炎（咽頭炎など）後の発熱遷延, 頸部痛, 臓器塞栓・膿瘍症状（肺：呼吸困難, 脳：巣症状や痙攣など）.

身体所見：頸部圧痛・腫脹, その他感染・塞栓臓器に準ずる所見.

検査：血液培養2セット, 造影CT, MRIなど.

■ アナフィラキシー

発熱を来すことは一般的ではなく, この章では詳しくは割愛する.

アレルゲンがはっきりしている場合を除き, 一般的には, 数分〜数時間で出現する「全身の膨疹／皮膚紅潮＋α（呼吸器・消化器・血圧低下のうちの1つ以上）」の症状から臨床診断されることが多い.

症状：膨疹, 皮膚紅潮, 浮腫, 粘膜疹, 掻痒感, 咽頭痛・違和感, 呼吸困難, 喘鳴, 嘔気嘔吐, 腹痛, 下痢, 血圧低下によるふらつきや失神など.

■ 無顆粒球症

主に薬剤投与に起因する顆粒球減少（500 /μL 以下）の状態. 易感染状態であり, 重症感染症に至ることもあるため, 緊急疾患である. 薬剤性のものが多い.

症状：発熱, 悪寒, 咽頭痛（初期の感染部位が咽頭扁桃のことが多い）, その他感染部位に準じた症状.

身体所見：特異的なものはない.

検査：採血による顆粒球の著明な減少.

薬剤歴の聴取が大事. 頻度が高い代表的なものは, 抗甲状腺薬のチアマゾールとプロピルチオウラシル, 抗リウマチ薬のサラゾスルファピリジン, 抗血小板薬のチクロピジンなどである.

■ ジフテリア

ジフテリア菌による上気道炎であるが，予防接種が普及した本邦ではかなり稀な疾患である．輸入感染が稀にあるので知識としては知っておきたい．気道感染による窒息や心筋炎合併例などで致死率は 5 ～ 10％といわれる．

症状：発熱，咽頭痛，嚥下痛など．

身体所見：咽頭ジフテリアは，口腔内の白～灰白色の偽膜形成が特徴的．

偽膜ははがれにくいが，はがすと出血しやすい．

喉頭ジフテリアによる真性クループでは，犬吠様咳嗽が特徴的．

頚部リンパ節炎，頚部に炎症が波及すると特徴的な頚部腫脹（牛頚）を来す．

他にも眼，鼻，皮膚，陰部などのジフテリアがあるが，ここでは割愛する．

検査：偽膜の Gram 染色，特殊培地による細菌培養．

ここで差がつく

気道緊急への対応

気道閉塞は 1 分 1 秒を争う超緊急事態である．

特にこの章にあるような上気道の閉塞疾患による気道狭窄の場合は，

- 物理的に視野や挿管経路の確保が困難．
- 完全臥位や全身麻酔で気道閉塞が進行するリスクがある．

　（無鎮静での意識下挿管や半座位挿管など，通常とは違う体勢で挿管を行う場合も）

- 一度失敗するとその刺激で急激に気道閉塞が進行するリスクがある．

など，挿管困難要素が満載．

救命のためには，

- 人を集め，その中で 1 番の熟練者が行う．
- 器具を選ぶ．通常より細めのチューブの使用や口腔内の腫脹が強い場合や無鎮静の挿管では経鼻挿管という手もある．また喉頭展開のデバイスも直視型喉頭鏡だけでなく，気管支鏡やビデオ喉頭鏡などがあり，実施者が一番確実だと思うものを使おう．
- 外科的緊急気道確保（輪状甲状靭帯穿刺／切開）のセットを，別に準備していつでも切り替えられるようにしておく．

診察時に既に窒息しかかっている場合や，進行がとても速い場合は他医師の応援が間に合わないかもしれない．現場の最前線に立ち初期診療にあたる総合診療医としては，早期に気道狭窄症状を見抜く嗅覚に加え，できれば緊急気道確保の手技（と土壇場で実行する度胸）を身に付けておくとよいかもしれない．

最低でも気管挿管，可能であれば是非外科的気道確保も学んでおく．施設によっては手技のシンプルな輪状甲状靭帯穿刺キットを導入しているところもある．

自分の働いている施設にどんなデバイスがあるのか事前に確認しておこう．

4．A 群連鎖球菌咽頭炎（GAS）

　急性発症の発熱，咽頭痛，扁桃浸出液，頸部リンパ節の圧痛，口蓋の点状出血を来し，通常は咳や鼻漏はない．合併症の頻度は多くはないが，副鼻腔炎，咽後膿瘍，扁桃周囲膿瘍への進展や，急性リウマチ熱や急性糸球体腎炎などがある．成人では小児より発生率も合併症の頻度も低い．

　GAS の診断意義は，抗菌薬で咽頭炎の治癒が見込めるというだけでなく，抗菌薬投与により合併症であるリウマチ熱を防ぐためでもある．

　GAS の治療指針と言えば，有名なのは modified Centor score であり，**Box 3** に示すので参考にしてほしい．

Teaching Point
溶連菌の検査

　IDSA の 2012 年のガイドラインによれば，診断のための検査は迅速抗原検査または咽頭培養，あるいはその両方が基本．ASO は既感染かどうかの検査であるため急性咽頭炎の診断には使用しない．

　迅速抗原検査は感度が低いが，陰性の場合の Back up の咽頭培養は小児と若者のみで良い．成人は溶連菌合併症のリスクが低いため通常は不要である．

　迅速抗原検査は小児でも成人でもウイルス性の可能性が強く示唆される症状（咳，鼻汁，嗄声，口腔内潰瘍など）がある場合は不要である．

　3 歳未満は，溶連菌咽頭炎の罹患率が低いため基本的には検査不要．ただし，年上の兄弟が罹患しているなどハイリスクは例外．

　患者の家族への迅速検査や経験的治療は無症候であれば基本は不要．

　フォローアップのための迅速検査は基本的に行わない．

Ⅴ

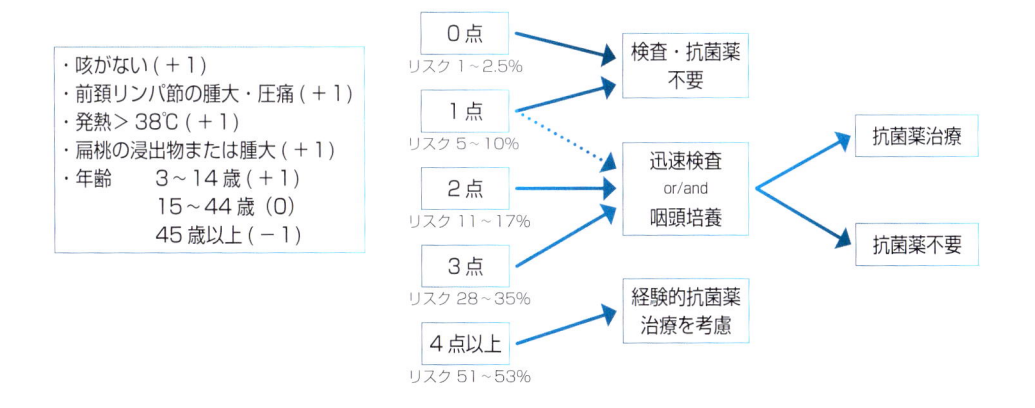

Box3　修正 Centor score

Clinical Pearl

- ・診察時の気道閉塞所見を見逃すな．
- ・気道閉塞徴候があれば，直ちに人を集めよう．
- ・まずは killer sore throat を鑑別．
- ・緊急気道確保を学ぼう．

まとめ

　「発熱＋咽頭痛」は日常診療で頻繁に遭遇する訴えであるが，まれに患者を短時間で死に至らしめる超緊急疾患が隠れている．しかも若年者での罹患も多い．

もちろん他科を巻き込んだ連携が大切になるが，超緊急であるが故に，応援や転送が間に合わないことがあるかもしれない．

　総合診療は日常診療の最前線である．疾患の鑑別法だけでなく，目の前の患者の命をつなぐために，シミュレーターでの緊急気道確保の修練，可能であれば耳鼻科や麻酔科，救急科での研修も含め，気道緊急への対応も学んでほしい．

文献

1) Chow AW, Doron S. Evaluation of acute pharyngitis in adults. UpToDate. Waltham, MA: UpToDate Inc. http://www.uptodate.com（Accessed on February 22, 2018）

2) Kalra MG, Higgins KE, Perez ED. Common questions about Streptcoccal Pharyngitis. Am Fam Physician. 2016 Jul 1 ; 94（1）: 24-31.

3) Shulman ST, Bisno AL, Clegg HW et al. Clinical practice guideline for the diagnosis and management of group A streptococcal pharyngitis: 2012 update by the Infectious Diseases Society of America. Clin Infect Dis. 2012 Nov 15 ; 55（10）: 1279-82.

4) 田中是，菊地 茂，大畑 敦，他．急性喉頭蓋炎 285 例の臨床的検討．日本耳鼻咽喉科学会会報．2015 ; 118 : 1301-1308.

5) Shimizu Y, Mori E, Wada K, et al. Airway intervention in cases of acute epiglottitis. B-ENT. 2016 ; 12（4）: 279-284.

（戒能 多佳子）

4　発熱＋頚部痛

首が痛い原因は首にあるとは限らない

> Learning Point
> ・発熱を伴う頚部痛の鑑別疾患を知る.
> ・致死的な頚部痛を見逃さないようになる.
> ・Crowned dens 症候群とは.

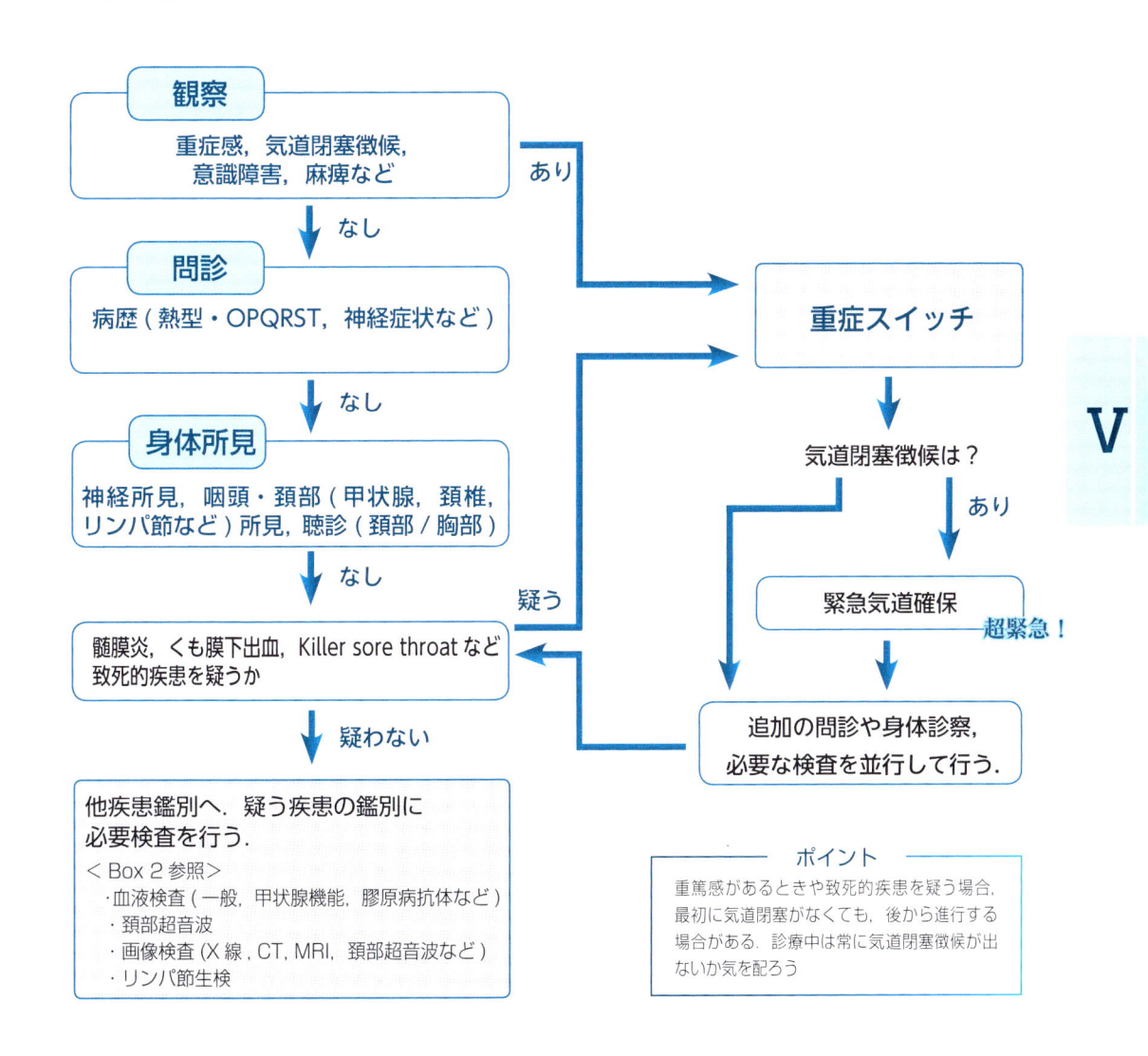

Ⅴ

Box1　　発熱＋頚部痛の診療アプローチ

Introduction

　頚部痛を来す疾患は前章の頭痛や咽頭痛と重複するものもあるが，頚部痛特有の疾患もある．重複する疾患はどちらの症候からでも鑑別に挙がるようにしておこう（**Box 1**）．

1.「発熱＋頚部痛」の鑑別疾患

　発熱と頚部痛を来す代表的な疾患を **Box 2** に示す．

　Crowned dens 症候群と石灰化頚長筋腱炎の結晶誘発性関節炎については後述する．

　その他の疾患についても詳細は割愛するが，鑑別に役立つ特徴や検査を **Box 2** にあわせてまとめた．

　前項の「発熱＋頭痛」にある，髄膜炎やくも膜下出血など項部硬直を来す頭部の疾患や，「発熱＋咽頭痛」で出てきた咽後膿瘍，亜急性甲状腺炎なども頚部痛を来す．

　また，頭部や上肢の感染の影響が頚部リンパ節に腫大や圧痛を来したり，悪性リンパ腫や血管炎，膠原病のような全身疾患が表立って現れるのが頚部のこともある．

　つまり「発熱＋頚部痛」は頚部の疾患だけを考えればいいというわけではない．

ここで差がつく

化膿性脊椎炎

　化膿性脊椎炎は，持続的血流感染となり致死的なうえ，進行すると椎体破壊により脊髄損傷を来しうる重症疾患であり，早急な診断・治療が求められる．

　しかし，他の「頚部痛＋発熱」を来す疾患と臨床症状や経過が類似しており，発熱を伴わないこともあることから，非感染性の疾患だと思われ抗菌薬を投与せず経過を見られてしまうことが問題になっている．見逃し続けていると，脊椎炎を起こす菌の持続的な血流感染は感染性心内膜炎の原因ともなるため（逆の経路のこともあるが），患者が心不全を起こして運ばれてくるかもしれない．

　ではどんな時に化膿性脊椎炎を疑い検査を行えばよいのだろうか．

　2015 年の IDSA（米国感染症学会）のガイドラインを参考にすると，

　・新規または増悪傾向の頚部または背部痛と，発熱があるとき．

　・新規または増悪傾向の頚部または背部痛と，CRP または ESR の上昇があるとき．

　・新規または増悪傾向の頚部または背部痛と，血流感染または感染性心内膜炎の存在．

　・発熱と，新規の神経症状（背部痛の有無は問わない）があるとき．

　・新規の限局した頚部または背部痛が，最近の黄色ブドウ球菌の菌血症に続いて新規に出現したとき．

　行うべき検査は，

　・全身診察，感覚 / 運動神経診察

　・血液検査（CRP, ESR などのベースラインの確認）

　・血液培養 2 セット

　・脊椎 MRI

　　MRIが撮影できないのであれば，

　　（ペースメーカー・除細動器や人工内耳植え込み患者，閉所恐怖症など）

　　Ga/Tc99骨シンチグラフィ，あるいはCT or PET

・ブルセラや結核，真菌など，感染リスクがあれば適宜それぞれの追加の検査を

・画像ガイド下穿刺生検は，

　　・血培や血清学的検査で起因菌が検出されなかったが，臨床的に化膿性脊椎炎が疑われる
　　　すべての患者に推奨

　　・臨床的，検査的にも化膿性脊椎炎が疑われる患者で，黄色ブドウ球菌，*Staphylococcus
　　　lugdunensis*，ブルセラ菌などの血流感染が確認された者，あるいはブルセラ血清凝集反
　　　応が強陽性の者には生検は推奨されない

上記を参考に化膿性脊椎炎が疑わしい患者には検査をしよう．

2．「発熱＋頚部痛」の鑑別アプローチ

■ 観察・問診

　まずは緊急疾患の除外であるが，髄膜炎やくも膜下出血，咽後膿瘍など前章や前々章で出てきたものが多い．重症感や気道閉塞徴候，意識障害，麻痺など注目しよう．また，高位の頚髄障害時には，呼吸筋を支配する神経も障害され，呼吸抑制がかかることがある．やはりここでも，呼吸困難や努力呼吸の有無がないかはおさえておこう．

その後は痛みのOPQRSTの聴取をし，一般の既往歴や薬剤歴，家族歴など聴取しよう．

■ 身体診察

　頚部で特に注目したいのは，リンパ節や甲状腺，頚椎の触診と，脊髄障害の徴候である．リンパ節や甲状腺のサイズ，圧痛，性状，可動性の診察や，対麻痺，膀胱直腸障害，呼吸補助筋の使用の有無に注意する．

■ 検査

　　・血液検査（一般，甲状腺機能，膠原病抗体）など
　　・頚部超音波
　　・X線，CT，MRI，頚部超音波など
　　・リンパ節生検

それぞれの診断に有用な検査も **Box 2** にまとめた．

3．結晶誘発性関節炎

　「頚部痛＋発熱」の原因として，髄膜炎や化膿性脊椎炎など重症・致死的疾患との鑑別に苦慮するのが痛風の仲間でもある結晶誘発性関節炎である．急性発症で痛みも強いが，意識障害は伴わず，全身状態は比較的良好である．

V

疾患名	特徴	検査
髄膜炎	項部硬直，頭痛など． 前々章「発熱＋頭痛」参照．	髄液検査
くも膜下出血	項部硬直，突然発症の頭痛など． 前々章「発熱＋頭痛」参照．	CT, MRI, 髄液検査
化膿性脊椎炎 / 椎間板炎	脊椎圧痛・叩打痛．	MRI，血液培養
頚部骨髄炎	脊椎圧痛・叩打痛．	MRI，血液培養
頚部硬膜外膿瘍	脊椎圧痛・叩打痛．	MRI，血液培養
咽後膿瘍	可動域制限，嚥下時痛． 前章「発熱＋咽頭痛」参照．	造影 CT
唾液腺炎 （流行性耳下腺炎，顎下腺炎など）	前章「発熱＋咽頭痛」参照．	
頚部リンパ節炎 （反応性リンパ節炎, 化膿性リンパ節炎など）	頚部リンパ節の圧痛・腫脹．	頚部超音波など
菊池病 （組織球性壊死性リンパ節炎）	若年女性に多い．上気道炎（扁桃腫大）に続発する，片側性の頚部痛，リンパ節腫脹．	血液検査（白血球正常〜低下） リンパ節生検
関節リウマチ （リウマチ性脊椎炎）	左右対称性多関節炎の存在，リウマチの既往．リウマチの罹患歴が長いと頚椎の関節も侵し，進行すると環軸椎亜脱臼を来すことがある．	血液検査（リウマチ因子，抗CCP抗体，ESR，CRP など） 関節 X 線など
リウマチ性多発筋痛症	左右対称の肩〜上腕の疼痛やこわばりで始まることが多い．側頭動脈炎の合併例も．少量ステロイドへの反応は良好．	特異的なものはない
Carotidynia	片側の前頚三角領域（頚動脈分岐部）の圧痛，嚥下・咀嚼痛，頚部回旋で増強．同側顔面への放散．2 週間程度で自然治癒．	造影 MRI や CT で患部頚動脈周囲の軟部組織陰影を示す 血管内の器質的異常を否定
川崎病	前章「発熱＋咽頭痛」参照．	
高安動脈炎	若年女性に多い．大血管とその第一分枝のどこでも起こり得るため，部位により症状は様々．脈なし病とも言われ，左上肢の脈減弱・冷感・血圧低値を認めることが多い．上肢挙上（洗髪，洗濯物干しなど）がつらく上肢跛行がみられる．頚部痛，上方視での脳虚血症状は特徴的．咀嚼痛・顎跛行なども．	造影 CT, MRI, 血管造影，超音波，PET-CT などでの血管の肥厚 /狭窄 / 拡張（瘤も）の確認 心臓超音波で大動脈弁閉鎖不全症の確認（上行大動脈拡張に伴う）
SAPHO 症候群 　Synovitis（滑膜炎） 　Acne（ざ瘡） 　Pustulosis（膿疱症） 　Hyperostosis（骨化症） 　Osteitis（骨炎）	基本的には前胸部痛が多いが，脊椎や骨盤に起こることも．発熱は伴わないことも多い．皮膚病変（掌蹠膿疱症やざ瘡，乾癬）の合併が特徴．炎症性腸疾患を合併することもある．	血液検査で HLA-B27 陽性のことも 画像（X 線，CT, MRI, 骨シンチグラフィ）
亜急性甲状腺炎	先行感染がみられることも多い． 移動性の前頚部痛が特徴． 嚥下時痛．頻脈を来すことも． 甲状腺圧痛あり．	血液検査（甲状腺機能T4 ↑，TSH ↓） 頚部超音波
悪性リンパ腫	基本的には無痛性のリンパ節腫大だが，急速増大する場合には有痛性のこともある．盗汗，体重減少や全身掻痒感をきたすことも．	リンパ節生検 CT 骨髄穿刺・生検　など
石灰化頚長筋腱炎	可動域制限，嚥下時痛．別途後述．	CT
Crowned dens 症候群	可動域制限．別途後述．	CT
薬剤性		
心因性		

Box2　「発熱＋頚部痛」の代表的な鑑別疾患

　ここでは頚部に起こる石灰沈着性頚長筋腱炎と Crowned dens 症候群を紹介する．

■ 石灰沈着性頚長筋腱炎

　20 ～ 50 代に好発する．ハイドロキシアパタイトが頚長筋腱に沈着し，その吸収過程に伴う頚長筋の炎症反応により生じると考えられている．

症状：発熱，頚部痛，可動域制限，嚥下時痛（咽後膿瘍との鑑別が必要）

身体所見：特異的なものはない

検査：頚部 X 線（咽頭後壁の腫脹や，環椎軸椎前方の頚長筋腱石灰化）

　　　　頚部 CT（頚長筋腱の石灰化や，咽頭後壁の造影効果のない低吸収域）

　　　　血液検査上の特異的所見はなく，炎症反応の上昇がある程度

■ Crowned dens 症候群

　高齢者に起こる激しい頚部痛と発熱を伴う環軸椎関節の偽痛風発作．ピロリン酸カルシウム2水化物（CPPD）やハイドロキシアパタイトによる石灰化が軸椎歯突起周囲に沈着して起こる．

　頻度は高くないが，髄膜炎やくも膜下出血，化膿性脊椎炎などとの鑑別を要するため，ぜひ知っておきたい疾患である．

症状：発熱，頚部回旋で増強する激しい頚部痛（特に左右の回旋で誘発），頚部可動域制限

身体所見：特異的なものはない

検査：頚部 CT（軸椎歯突起周囲の石灰化）

　　　　※ただし，この石灰化は非発作時も存在し，加齢につれて増悪する

　　　　血液検査上の特異的所見はなく，炎症反応の上昇がある程度

Teaching Point

百聞は一見にしかず

　ここで紹介した結晶誘発性関節炎は，どちらも画像所見が特徴的であるので，一度は典型的画像を見ておこう（見たことがない人は文献の3と4の文献を一度見てみよう）．ただし，Crowned dens 症候群は石灰化が蓄積され，石灰沈着性頚長筋腱炎も石灰化が残存する場合があり，今回の頚部痛の原因かどうかはっきりしない場合もあるため，特徴的な画像ではあるが，それだけで決め打ちしないように，臨床所見も合わせて鑑別を行っていこう．

Clinical Pearl

・化膿性脊椎炎を疑え．

・わすれがちな結晶誘発性関節炎を鑑別に挙げる．

・首の痛い原因は全身にあるかもしれない．

まとめ

　「発熱＋頚部痛」の鑑別疾患は意外と多いが，症状が似通っている．

　それぞれの特徴的な所見を拾い上げ，検査を進めていこう．

文献

1) Becker MA. Clinical manifestations and diagnosis of calcium pyrophosphate crystal deposition（CPPD）disease. UpToDate. Waltham, MA: UpToDate Inc. http://www.uptodate.com（Accessed on February 22, 2018）

2) Berbari EF, Kanj SS, Kowalski TJ, et al. 2015 Infectious Diseases Society of America（IDSA）Clinical Practice Guidelines for the Diagnosis and Treatment of Native Vertebral Osteomyelitis in Adults. Clin Infect Dis. 2015 Sep 15 ; 61（6）: e26-46.

3) Masami Matsumura, Satoshi Hara. Crowned dens syndrome. N Engl J Med. 2012 ; 367 : e34.

4) Tamm A, Jeffery CC, Ansariet K, al. Acute prevertebral calcific tendinitis. J Radiol Case Rep. 2015 Nov 30 ; 9（11）: 1-5.

（戒能 多佳子）

5　発熱＋皮疹

皮疹をていねいに観察し，発熱の病態に迫る！！

Learning Point
・紅斑と紫斑を見分ける.
・緊急度の高い皮疹を見逃さない.
・感染対策が必要な皮疹を見逃さない.
・皮疹の診断には生検を考慮する.

V

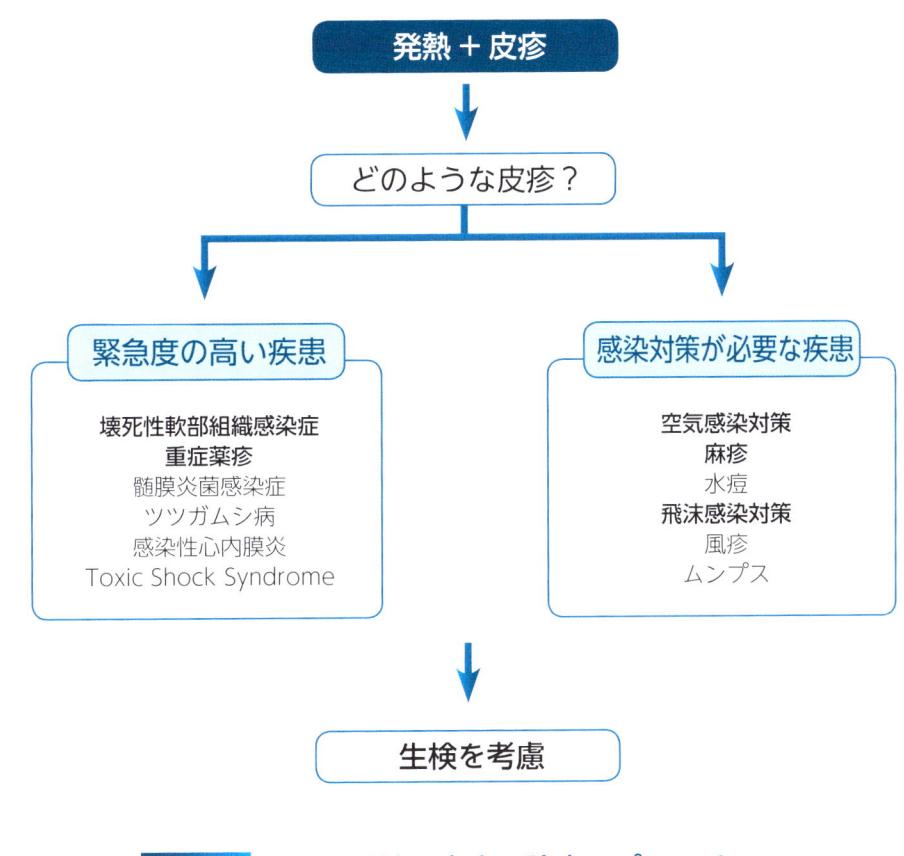

Box1　発熱＋皮疹の診療アプローチ

Introduction

　原因不明の発熱患者では，皮疹が診断の手がかりになることがあるが，皮疹を診断する際には，その形態的な特徴を正確に表現する能力が求められる．また，皮疹を伴う発熱患者の中には，緊急度の高い患者や感染対策が必要な患者が含まれるため，その見分け方を中心に伝える．

1．皮疹の病態生理[1]

　皮疹の診断にはその形態的な特徴を正確に表現することが重要である．皮疹の所見が皮膚科医と内科医の共通言語であり，鑑別診断を想起するきっかけとなる．正確に皮疹を表現するには発疹学の原則に従い，それぞれの発疹名の特徴を理解することが重要である．以下にその代表的なものを挙げる．

紅斑：平坦な発疹を斑と呼ぶ．紅斑は真皮乳頭および乳頭下層での血管拡張や充血により生じる紅色の斑で，圧迫により色が消褪する．
紫斑：血管外へ漏出した赤血球により生じる紫色の斑で，圧迫により消褪しない．
丘疹：径 5mm 未満の隆起性病変で，主に真皮の炎症性変化により生じる．
結節：径 5mm 以上の隆起性病変で，表皮から皮下組織にかけての浮腫，炎症，肉芽種性変化，腫瘍など様々な要因で生じる．径 3cm 以上のものは腫瘤と呼ぶ．
嚢腫：真皮以下に生じる被膜で包まれた腫瘤性病変を嚢腫と呼ぶ．内容物は角質や液体成分など様々である．
膨疹：24 時間以内に消失する扁平の隆起性病変で皮膚の限局性浮腫により生じる．蕁麻疹を示唆する発疹である．
びらん：表皮剥離により生じ，深さが基底層までの表皮内にとどまったものをびらんと呼ぶ．
潰瘍：組織欠損の深さが真皮から皮下組織までおよぶものを潰瘍と呼ぶ．

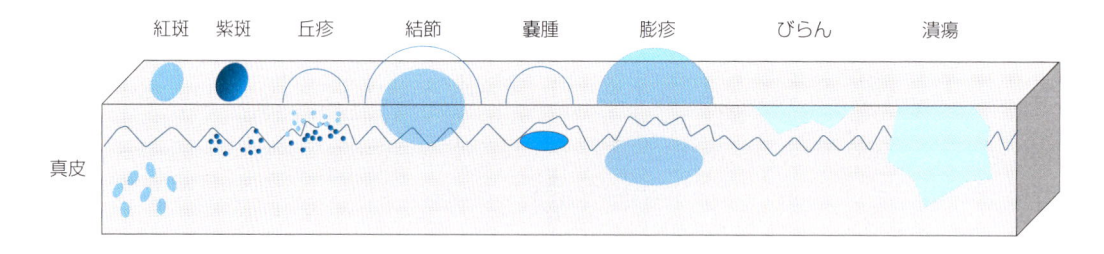

Box2　皮疹のイメージ

　上記の発疹名に発疹の大きさ，部位，分布，発症様式，経過，随伴症状(痛み，痒み)などを併記することでより正確な皮疹の表現が可能となる．

[Teaching Point]

　それぞれの発疹の特徴を理解し，皮疹を正確に表現できるようにする．

2.　緊急度の高い皮疹

■ 壊死性軟部組織感染症

　皮疹＋発熱をきたす細菌感染症としては皮膚軟部組織感染症の頻度が最も高いが，稀ではあるもののその重症型である壊死性軟部組織感染症を忘れてはならない．従来壊死性筋膜炎という用語が用いられることが多かったが，障害される組織は表皮から筋肉の広範囲に渡るため最近では壊死性軟部組織感染症という用語を用いるのが一般的である．壊死性軟部組織感染症は極めて進行が速いため，診断後速やかに広域抗菌薬の投与と感染組織のデブリードマンをしなければ致死率が高くなる．壊死性軟部組織感染症は複数の起因菌による Type 1 と単一の起因菌による Type 2 に分類され，Type 1 のリスクファクターとしては糖尿病，末梢性血管疾患，静注薬剤使用，肥満，免疫不全などがあるが，Type 2 はこれらの背景疾患がなくても罹患するため注意が必要である．壊死性軟部組織感染症を疑うポイントとしてガス産生を示唆する crepitus (捻髪音) や進行の速さなどが参考になるが，特に皮膚所見と合わない激痛を訴える患者では鑑別疾患に挙げるべきである．壊死性軟部組織感染症の補助的診断ツールとして血液検査を用いた LRINEC socre（**Box 3**）が提唱されているが，発症早期には血液検査の異常が出にくいこともあり，その特性を理解した上での使用が望ましい 2)．壊死性軟部組織感染症の唯一の診断方法は外科的な試験切開であり，疑った場合には外科へのコンサルトを躊躇すべきではない．

特徴	スコア
CRP(mg/dL) :	
<1.5mg/dL	0
≧ 1.5mg/dL	4
白血球数 (/μL) :	
<15,000	0
15,000-25,000	1
>25,000	2
ヘモグロビン (g/dL)	
>13.5	0
11-13.5	1
<11	2
ナトリウム (meq/L)	
≧ 135	0
<135	2
クレアチニン (mg/dL)	
≦ 1.6	0
>1.6	2
血糖 (mg/dL)	
≦ 180	0
>180	1

13点満点．6点以上は壊死性軟部組織感染症を疑う．

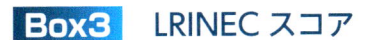

Box3　LRINEC スコア

Teaching Point

痛みの強い皮膚軟部組織感染をみたら壊死性軟部組織感染症を疑う.

■ 重症薬疹 (DIHS, Stevens-Johnson 症候群 , TEN)

　薬疹は様々な薬剤で起こるため，薬剤内服中の患者に皮疹が生じた際には必ず薬疹が鑑別疾患に挙がるが，特に発熱を伴う場合には重症薬疹に注意する必要がある．重症薬疹には一般的に DIHS，Stevens-Johnson 症候群，TEN などが含まれる．DIHS は HHV-6 の再活性化により起こり，皮疹＋発熱以外に肝機能障害などの臓器障害がみられる．Stevens-Johnson 症候群と TEN はそれぞれ皮疹の重症度によって分類され，国内の診断基準では障害された面積が 10% 未満のものを Stevens-Johnson 症候群，10% 以上のものを TEN と定義されている[3]．通常の薬疹と重症薬疹との鑑別には発熱以外に水疱や粘膜疹の確認が有用であり，眼瞼結膜や口腔内に粘膜病変がみられた場合には重症薬疹の可能性を考慮したフォローアップが必要となる．また，重症薬疹では発疹の出現前に発熱がみられることがあり，入院患者の原因不明の発熱では重症薬疹も鑑別疾患に挙げる[4]．薬疹の被疑薬は一般的に 2 週間以内に開始されたものの可能性が高いが，長期間内服していた薬剤に対して突然感作が成立することもあるため，内服中のあらゆる薬剤が被疑薬となる．薬疹が疑われた時点で患者が内服している全ての薬剤をリストアップし，開始時期や過去の服薬歴を併記することで被疑薬の絞り込みを行うことができる．日本国内の薬疹の頻度に関しては薬疹情報[5]などを参考にする．重症薬疹の治療の中心は薬剤の中止と全身性のステロイド投与である.

ここで差がつく

重症薬疹では皮疹の出現に発熱が先行することがある.

■ その他 (髄膜炎菌感染症 , ツツガムシ病 , 感染性心内膜炎 , Toxic shock syndrome)

　緊急度の高い発熱＋皮疹をきたす疾患として髄膜炎菌感染症，ツツガムシ病，感染性心内膜炎および Toxic shock syndrome などがある．これらの疾患に出会う頻度は高くはないが，それぞれの疾患の典型的なプレゼンテーションを覚えておき，疑わしい症例では鑑別疾患に挙げて診療する.

3. 感染対策が必要な疾患

■ 麻疹

　感染力の強いウイルスによる感染症では感染対策が必要となり，流行情報などに注意しながら診療にあたる必要があるが，中でも麻疹は極めて感染力が強く，空気感染対策が必要となる．日本は 2015 年 3 月に WHO より麻疹排除国と認定されたものの，海外の流行地からの持ち込み例は依然として確認されており，疑った場合には海外渡航歴やワクチン接種歴を確認する．麻疹では感染後 7 ～ 21 日間の潜伏期の後，鼻汁，咳嗽および結膜炎を伴うカタル期に至る．カタル期は 2 ～ 3 日間続いた後，いったん解熱し，その後皮疹を伴う発疹期に至る．カタル期が終わる頃に頬粘膜に点状の白色斑である koplic 斑がみられることがあり，確認できれば麻疹の診断がより確からしくなる．典型的な皮疹は癒合傾向のある淡紅色の紅斑で耳介後部や頬部から始まり，次第に体幹や四肢に広がっていく．皮疹が頭頸部から始まる点は薬疹など発熱＋皮疹を来す他疾患との鑑別に有用である．しかし，麻疹に対する免疫が不完全な状態で麻疹ウイルスに暴露した際には修飾麻疹と呼ばれる状態になり，経過や皮疹の特徴が非典型的になることに留意する．また，麻疹に感染すると数週間から長い場合は 2 ～ 3 年にわたり一過性に細胞性免疫が抑制されることが知られており，合併症に注意が必要である 6).

Teaching Point

　発熱を伴う皮疹が顔から始まっていたら麻疹や風疹を疑う．

ここで差がつく

　修飾麻疹では典型的な経過や皮疹がみられないことがある．

■ その他 (水痘，風疹，ムンプス)

　感染対策が必要なウイルス感染としては麻疹の他に，空気感染対策が必要な水痘や飛沫感染対策が必要な風疹，ムンプスなどがある．中でも水痘や風疹などは妊婦が罹患すると胎児に重篤な合併症が生じるため，早期に適切に診断し，周囲への注意を促す必要がある．

Clinical Pearl
・発疹の特徴を理解し組織像をイメージする．
・我慢できない程の痛みでは壊死性軟部組織感染症や動脈閉塞を疑う．
・薬疹では全ての内服薬が被疑薬になる．
・麻疹の最も重要な感染対策は早期に診断することである．

まとめ

　緊急性の高い皮疹や感染対策が必要な皮疹が除外できたら，次に皮疹が発熱を来している原疾患を診断する手がかりとなるかどうかを慎重に評価する必要があるが，その際には皮疹の所見を通した皮膚科医とのディスカッションが有用である．皮膚科医は皮疹を診断する際にその組織像が頭に思い浮かぶと言われている[7]が，これは皮膚科医であっても皮疹の正確な診断には組織像が必須であることを意味しており，皮疹の診断に迷ったら皮膚生検の依頼を躊躇するべきではない．皮膚生検の結果は悪性腫瘍の鑑別はもちろんのこと，真菌や結核などの感染症や血管炎やSLEなど内科外来で不明熱の鑑別に挙がる疾患の診断に有用である．

文献

1）　清水宏．あたらしい皮膚科学，第2版，中山書店，2011, pp 58-71

2）　Wong CH, Khin LW, Heng KS, et al. The LRINEC (Laboratory Risk Indicator for Necrotizing Fasciitis) score: a tool for distinguishing necrotizing fasciitis from other soft tissue infections. Crit Care Med. 2004 Jul；32 (7)：1535-41.

3）　塩原哲夫，狩野 葉子，水川 良子，他：重症多形滲出性紅斑スティーヴンス・ジョンソン症候群・中毒性表皮壊死症診療ガイドライン．日皮会誌．2016；126 (9)：1637-1685. 2016

4）　Roujeau JC, Stern RS. Severe adverse cutaneous reactions to drugs. N Engl J Med. 1994 Nov 10；331 (19)：1272-85.

5）　福田英三，福田英嗣（編）．薬疹情報第17版，薬剤別に分類した薬疹のデータブック．福田内科クリニック，2017

6）　Moss WJ, Griffin DE. Measles. Lancet. 2012 Jan 14；379 (9811)：153-64.

7）　梅林芳弘（編）．皮膚診療ができる！診断と治療の公式44(レジデントノート増刊 Vol.17 No.14), 羊土社，2015, pp10-18

（児玉 泰介）

6　発熱＋入院

入院患者の発熱は日々の回診で予防する

Learning Point
・入院患者の発熱は感染性と非感染性に分けて考える．
・感染性の発熱では Fever Work-up を行う．
・POCUS を活用して熱源に迫る．
・入院患者の管類は回診時に必ずチェックする．

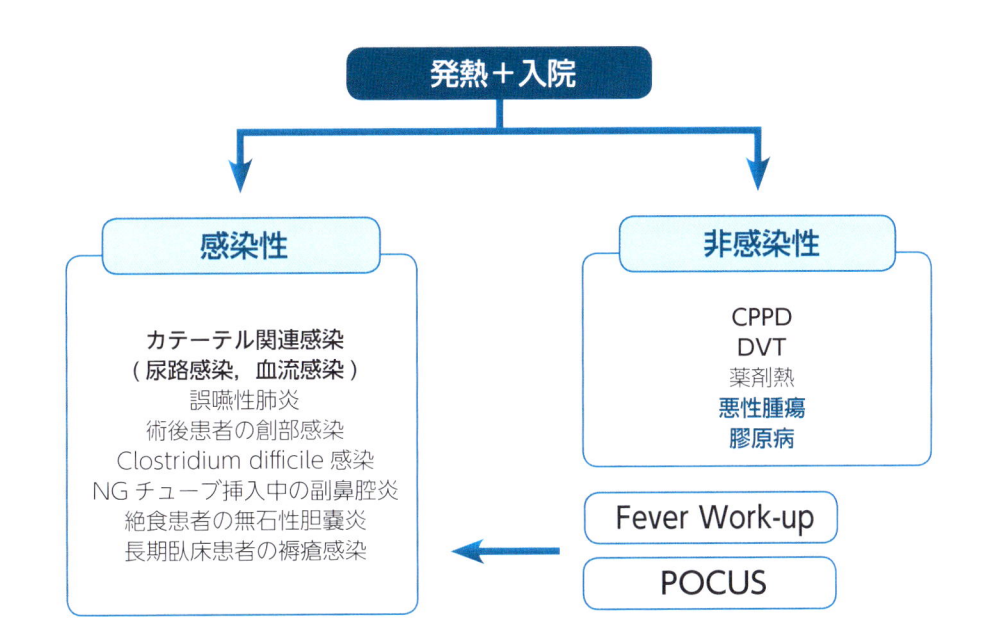

Box1　発熱＋入院の診療アプローチ

Introduction

　発熱を来す疾患の鑑別診断は多岐にわたるが，まれな原因を除けば入院後に発熱した患者の鑑別診断はかなり絞られる．入院患者の発熱について考える際には，鑑別診断を感染性と非感染性に分けたうえで，それらの可能性を網羅的に検討する．感染性の発熱を診断する際のaction plan として Fever Work-up は有用だが，あくまで感染症を診断するための手段の一つであり，詳細な患者の診察を省くことはできない．また，近年徐々に臨床現場に普及しつつあるベッドサイドエコーの活用方法に関するコンセプトである Point of Care Ultrasound（POCUS）も入院患者の発熱を評価する際には有用であり，それらについて述べる．

1．入院患者の感染性の発熱

■ Fever Work-up

　入院患者の発熱を診療する際の action plan として，Fever Work-up という言葉がよく用いられる．Fever Work-up には一般的に血液培養 2 セット，喀痰培養，尿培養，血液検査，尿検査および胸部 X 線が含まれるが，これらの検査を通して入院患者の感染性の発熱の主な原因である院内肺炎，尿路感染症，カテーテル関連血流感染症を診断することができる．しかし，担当医のシフト制や入院患者管理の効率化に伴い，患者を診察せずに Fever Work-up をオーダーするなど，結果的に非感染性の発熱に対する不必要な検査が増えていることが問題となっている[1]．入院後に採取された血液培養の陽性率はわずか3.6%であったとの報告もあり[2]，オーダーする際にはその適応を十分に吟味する必要がある．いずれにしても Fever Work-up は感染症を診断する手段の一つに過ぎず，診断する過程では必ず患者をていねいに診察し，感染症であればその Focus を想定した検査のオーダーを心がけるべきである．

Teaching Point

　診察なくして Fever Work-up なし．

■ カテーテル関連感染症

　入院患者に特徴的な感染症としてカテーテル関連感染症があり，特にカテーテル関連尿路感染症とカテーテル血流感染症の頻度が高い．カテーテル関連尿路感染症に関して，尿道カテーテルを留置すると 3～10%／日の割合で細菌尿がみられるようになると言われており[3]，発熱した際には熱源かどうかの判断がとても難しくなる．したがって，尿道カテーテルの留置が必要な患者に関しても，長期間の留置は可能な限り避けるべきである．また，カテーテル関連血流感染症に関しては中心静脈カテーテルだけでなく末梢静脈カテーテルの感染でも発症することが知られており，診断には刺入部の皮膚所見の確認が有用だが，皮膚所見がみられなくても感染を否定することはできない．確定診断のためには血液培養を採取するが，その際には末梢静脈からの採血に加えて，留置されたカテーテルからの逆血での培養が必要になる．ただし，末梢静脈からの採血が困難な場合には，異なるタイミングで同じカテーテルから採血してもよい．

■ その他

　入院患者の感染症として上記以外にもそれぞれの患者のシチュエーションに応じた鑑別診断を挙げる必要がある．例えば，高齢患者の誤嚥性肺炎，術後患者の創部感染，下痢がある患者の Clostridium difficile 感染，NG チューブ挿入中の副鼻腔炎，絶食患者の無石性胆嚢炎，長期臥床患者の褥瘡感染などである．

2.　入院患者の非感染性の発熱

■ Calcium Pyrophosphate Deposition Disease（CPPD disease）

　CPPD disease はピロリン酸カルシウム結晶が関節内に沈着して発症する疾患の総称であり，ピロリン酸カルシウム結晶による関節炎は経過により acute CPP crystal arthritis と chronic CPP crystal arthritis に分けられる．CPPD disease では全身症状として発熱を伴うことがあり，高齢入院患者の発熱では CPPD disease を鑑別に挙げて診察を行う．特に acute CPP crystal arthritis では膝関節に症状が現れる頻度が最も高い[4]ため，高齢入院患者の発熱では膝関節の診察が必須である．また，CPPD crystal arthritis の確定診断は組織や関節液内に存在するピロリン酸カルシウム結晶を検鏡で確認することによりなされるが，スクリーニングとしては両膝関節，両手関節および骨盤正面（恥骨結合）の 5 か所の単純 X 線で関節内の石灰化を確認することが有用である．

[Teaching Point]

　入院中の高齢者が発熱したら必ず大関節を診察する．

[ここで差がつく]

　acute CPP arthritis のスクリーニングには 5 枚の X 線（両膝関節，両手関節および骨盤正面）を確認する．

V

■ 深部静脈血栓症　（Deep Vein Thrombosis：DVT）

　入院患者はベッド上で長期臥床していることも多く，感染症や悪性腫瘍などのリスク因子を持つ患者も多いため，DVT を発症するリスクは高い．血栓症の発症機序としてはウィルヒョウの 3 要素（血管壁の障害，血流の停滞，過凝固状態）が知られており，各病態に応じて血栓症の予防を考慮する．DVT では約 5% の患者で発熱がみられるとの報告があり[5]，入院患者の発熱では鑑別に挙がる．Modified Wells Score などの診断予測スコアや D- ダイマーの測定なども診断の補助にはなるが，スクリーニングには後述するベッドサイドでのエコー検査が有用である．特に近位部の DVT は無治療で放置すると肺塞栓症のリスクとなるため早期に適切に診断し治療する必要がある．

■ 薬剤熱

　入院患者は治療のために何らかの薬剤を投与されていることが多く，原因不明の発熱では薬剤熱を必ず鑑別に挙げる．薬剤熱が起こる病態としては **Box 2** のような機序が考えられている．
　薬剤の中でも特に抗菌薬は薬剤熱を起こす頻度が高いが，抗菌薬投与中の患者が発熱した際には感染症の再燃なのか薬剤熱なのかを慎重に評価する必要がある．そもそも薬剤熱の診断は他疾患の除外が中心であり，実臨床では困難なことも多い．皮疹の有無や血液検査での好酸球の増加は診断の参考にはなるが，それらの所見がなくても薬剤熱は否定できない．また，発熱に比して脈拍数の上昇が乏しくなる比較的徐脈に関しては，確認されれば薬剤熱を疑うきっかけにはなるが，実際にみられるのは薬剤熱の患者のわずか 10 % 程度[6]と必ずしも多くはない．
　薬剤熱の診断は被疑薬の中止後に解熱を確認することでなされ，多くの薬剤熱の患者では被疑役の中止後 72 時間から 96 時間後に解熱が確認できる．

3. Point of Care Ultrasound（POCUS）

　エコー機器の小型化や画質の向上に伴い，現代の臨床現場においてエコーは欠かせないツールになっているが，2010 年頃より "Point of Care Ultrasound" というコンセプトが普及しつつある．POCUS とは臨床医自身が目的に応じて的を絞って行うベッドサイドでのエコー検査のことで，検査室で検査技師によって行われる包括的なエコー検査と異なり，限られた必要な情報を短時間にその場で入手できるという特徴がある．POCUS は診断や治療などあらゆる場面に応用されているが，発熱患者の診療との親和性も高い．例えば感染性の発熱を疑う患者では，胆嚢炎のスクリーニングのために胆石の有無，胆嚢壁の肥厚，胆嚢周囲の液体貯留および Sonographic Murphy Sign を確認する．その他，尿路感染症を疑う際の尿閉の確認や，胸腔および腹腔内感染を疑う際の胸水や腹水の確認なども可能である．さらに，POCUS の普及により近年特に注目が高まっている肺エコーでは，肺炎患者において PLAPS（側胸部背側における肺の実質像）と呼ばれる所見がみられることがある．非感染性の発熱に関しても DVT の確

機序	薬剤
体温調整の変化	抗コリン薬 (抗ヒスタミン薬，アトロピン，三環系抗うつ薬)，シメチジン，レボチロキシン，モノアミン酸化酵素阻害薬，フェノチアジン，交感神経作用薬 (アンフェタミン，コカイン，エピネフリン，3,4- メチレンジオキシメタンフェタミン)
投薬に関連した発熱	アムホテリシン B，ブレオマイシン，セファロスポリン，パラアルデヒドとペンタゾシン (筋注)，ワクチンとアレルゲンエキス，バンコマイシン
薬剤の薬理学的な反応	抗悪性腫瘍薬 (6- メルカプトプリン，ブレオマイシン，クロラムブシル，シスプラチン，シトシンアラビノシド, L- アスパラギン酸，ストレプトゾシン，ビンクリスチン)，ヘパリン，ペニシリン，ワーファリン
特異的反応	麻酔薬 (エンフルラン，ハロタン単剤またはサクシニルコリンとの併用，イソフルラン)，クロラムフェニコール，ドパミン D2 受容体作動薬 (ハロペリドール，フェノチアジン，チオチキセン)，メチルドパ，ニトロフラントイン，プリマキンリン酸，キニジン，キニーネ，サルファ薬
過敏反応	アロプリノール，抗菌薬，カルバマゼピン，ヘパリン，メチルドパ，フェニトイン，プロカインアミド，キニジン，キニーネ，サルファ薬

Box2　薬剤熱の機序と関連する薬剤 [6]

認や acute CPPD arthritis の診断に有用である．DVT の診断に関しては，下腿静脈の圧迫による確認にドップラーエコーによる血流評価を加えるべきかどうかは議論の余地があるが，圧迫のみでも DVT の診断に関する感度，特異度はともに 90 ％ 程度と高く[7]，簡便さを考えると圧迫による確認のみのスクリーニングが実践的である．

> **Teaching Point**
>
> Fever Work-up に POCUS を加える．

4. 入院患者の発熱を予防する

これまで入院患者が発熱した際のアセスメントに関して述べてきたが，入院患者の発熱に関して最も重要なことは，入院患者の発熱を予防することである．感染性の発熱に関しては手指衛生が最も基本的な予防方法であり，WHO は手指衛生を行うべき機会として患者に触れる前，清潔／無菌操作の前，体液に暴露した可能性がある時，患者に触れた後，患者周辺の物品に触れた後という 5 つの機会を提唱しているが，日々の回診でもそれらが遵守されている割合は必ずしも高くないように感じる．カテーテル関連感染症も予防が可能な感染症であり，いずれのカテーテルに関してもその適応をしっかり吟味し，不要になったカテーテルは早期に抜去するよう心がける．非感染性の発熱に関しても，入院患者の DVT は適切な予防により減少することが示されており，ACCP（米国胸部医学会）から予防に関するガイドラインも発行されている 8) が，国内では内科患者の DVT 予防は十分に普及していない．内科患者においても Padua criteria（**Box 3**）などを用いて血栓症のリスクが高いと判断した患者に対しては，出血リスクを考慮したうえでヘパリンなどによる適切な予防を検討すべきである．

> **Teaching Point**
>
> 日々の回診では患者に繋がっている全ての管の必要性を毎回検討する．

> **ここで差がつく**
>
> 内科患者に対しても血栓リスクを評価し DVT 予防を行う．

V

特徴	スコア
悪性腫瘍がある	3
静脈血栓塞栓症の既往 (表在性静脈血栓症は除く)	3
運動能の低下	3
血栓傾向がわかっている	3
1 ヶ月以内の外傷や手術	2
70 歳以上	1
心不全 and/or 呼吸不全	1
急性心筋梗塞もしくは脳梗塞	1
急性感染 and/or リウマチ性疾患	1
BMI30 以上	1
ホルモン治療中	1

0〜3点：低リスク
4点以上：高リスク

Box3　Padua prediction score

Clinical Pearl

- 診察の手間を省くと，入院患者の発熱は，入院患者の不明熱になる．
- 高齢者の発熱では Crystal（CPPD）を探しにいく．
- 現代の身体診察は視診，聴診，打診，触診 +POCUS．
- 入院患者が発熱しないよう，予防に熱を注ぐ．

まとめ

　入院患者が発熱すると，担当医には多大な負担がかかる．それが帰宅直前の夕方や休日であれば，さらに精神的な負担は大きい．そのような負担に耐えきれず，病棟管理に慣れてきた頃に，入院患者の発熱に対する Fever Work-up+ 広域抗菌薬投与という action plan が頭をよぎるが，その場しのぎの行動により後々病態は複雑化し，適切な診療をする機会を失うので行うべきではない．実際には入院患者の発熱には予防可能なものも多いことに気づき，日々の回診や他職種カンファレンスで予防についての共通意識を持つことが，結果的に最も病棟での業務負担を減らし，患者，医療者双方にとって利益の大きい方法なのではないかと考え，本稿をまとめた．

文献

1）Howard-Anderson J, Schwab K, Quinn R, et al . Choosing wisely overnight? residents' approach to fever. Open Forum Infect Dis. 2017 Apr 19 ; 4（2）: ofx080.

2）Linsenmeyer K, Gupta K, Strymish JM, et al . Culture if spikes? Indications and yield of blood cultures in hospitalized medical patients. J Hosp Med. 2016 May ; 11（5）: 336-40.

3）Saint S . A clinical and economic consequences of nosocomial catheter-related bacteriuria. J Infect Control. 2000 Feb ; 28（1）: 68-75.

4）Rosenthal AK, Ryan LM . Calcium Pyrophosphate Deposition Disease. N Engl J Med. 2016 Jun 30 ; 374（26）: 2575-84.

5）Barba R, Di Micco P, Blanco-Molina A, et al. Fever and deep venous thrombosis. Findings from the RIETE registry. J Thromb Thrombolysis. 2011 Oct ; 32（3）: 288-92.

6）Patel RA, et al . Drug fever. Pharmacotherapy. 2010 Jan ; 30（1）: 57-69.

7）Kearon C, Julian JA, Newman TE, et al . Noninvasive diagnosis of deep venous thrombosis. McMaster Diagnostic Imaging Practice Guidelines Initiative. Ann Intern Med. 1998 Apr 15 ; 128（8）: 663-77.

8）Gould MK, Garcia DA2, Wren SM, et al . Prevention of VTE in nonorthopedic surgical patients: Antithrombotic Therapy and Prevention of Thrombosis, 9th ed: American College of Chest Physicians Evidence-Based Clinical Practice Guidelines. Chest. 2012 Feb ; 141（2 Suppl）: e227S-e277S.

（児玉 泰介）

7　発熱＋好中球減少

発熱性好中球減少症は，内科的 emergency である

Learning Point
・免疫不全は4つの病態に分けて考える．
・好中球減少者患者の発熱の特徴を知る．
・発熱性好中球減少患者の感染源を探す．
・発熱性好中球減少症患者のリスクを評価する．

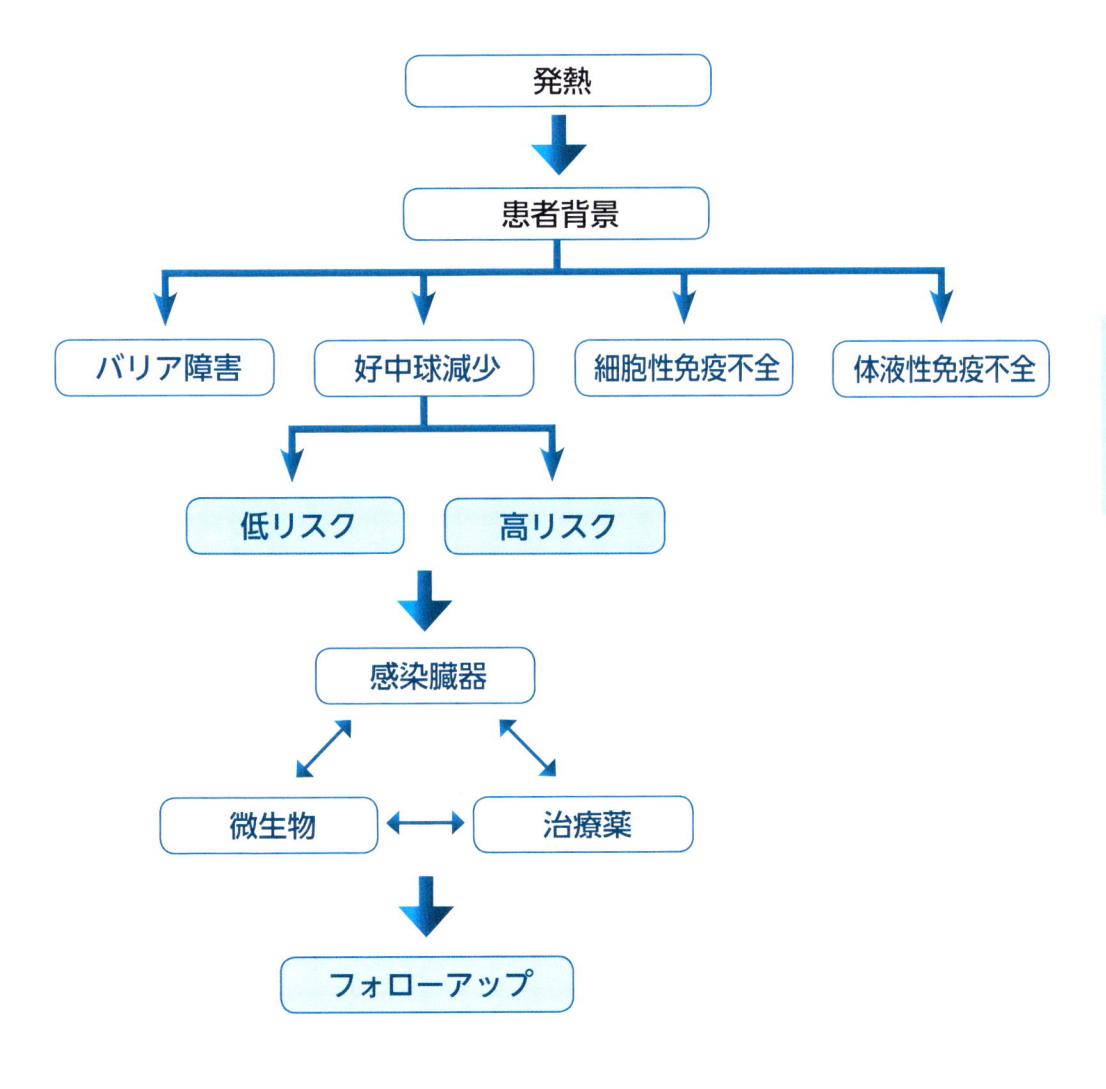

Box1　発熱＋好中球減少の診療アプローチ

Introduction

　化学療法などにより好中球が減少した患者が発熱した状態を発熱性好中球減少症 (Febrile Neutropenia；FN) と呼び，緊急の対応が必要な内科的 emergency の一つである．FN 患者の診療では Fever Work-up と広域抗菌薬投与を含む初期治療が非常に重要だが，初期治療後の評価を怠ると，感染源がわからないまま経過し，患者の状態が悪化した際に対応の遅れに繋がる．本稿では FN 患者に対しても，感染臓器や微生物を意識した感染症診療の原則[1]のフレームワークを適用できるように免疫不全の病態生理や FN 患者の感染源の特徴について述べる．

1．免疫不全の病態生理

　一般的に免疫不全患者の感染症は診断が難しく，重症化しやすいため，免疫不全患者が発熱した際には特別な注意が必要になる．一括りに免疫不全と言っても障害される機序により表現型が異なり，それぞれ標的となる微生物も異なる．本稿では好中球減少について主に扱うが，原因微生物を推定するためには自然免疫と獲得免疫に分けて 4 つの病態[2]を理解しておく．

■ 自然免疫

　自然免疫は機械的，化学的バリアや貪食細胞 (好中球，マクロファージ) などで構成され，炎症を起こしたり，ウイルス感染細胞を殺傷することにより微生物を体から排除する 3).

1）バリア障害

　免疫正常者では皮膚や消化管，気道および尿路などの管腔臓器の粘膜は外敵の侵入を防ぐバリアとしての役割を担うが，化学療法による粘膜障害などによりバリア障害が起こると皮膚や管腔内の常在菌による感染が起こる．また，末梢および中心静脈カテーテルや尿道カテーテルなどのデバイスもバリア障害であり，カテーテル関連血流感染症や尿路感染症を引き起こす．

2）好中球減少

　好中球は炎症部位に遊走し，外部から侵入した病原体を捕食することで感染を防ぐ役割がある．好中球減少の原因としては悪性腫瘍に対する化学療法や放射線治療の他に抗甲状腺薬など薬剤の副作用が挙げられる．好中球が減少している患者では，免疫正常者には感染を起こさないような病原性の低いブドウ糖非発酵陰性桿菌 (緑膿菌，アシネトバクターなど) や真菌 (アスペルギルス) による感染が問題となる．

■ 獲得免疫

　獲得免疫はリンパ球とその産生物質により構成され，細胞性免疫と体液性免疫という 2 種類の免疫機序により様々な種類の微生物を体から排除する[3].

3）細胞性免疫不全

　細胞性免疫は T 細胞を主体とした免疫で細菌やウイルスに感染した細胞を排除する役割がある．細胞性免疫不全患者では細胞内寄生菌 (レジオネラ，ノカルジア，抗酸菌など) による感染が問題となることが多い．日常診療で出会う細胞性免疫不全としてはステロイドや免疫抑

制剤などの薬剤によるものが多いが，急性リンパ性白血病や悪性リンパ腫などの血液腫瘍や，慢性腎不全や糖尿病などでも起こる.

4）体液性免疫不全

体液性免疫はB細胞や補体による免疫で抗体を産生して微生物を排除する．抗体は主に脾臓で産生されるため，脾臓摘出後の患者は体液性免疫不全になる．体液性免疫不全はその他に多発性骨髄腫や慢性リンパ性白血病などの血液腫瘍でも起こる．体液性免疫患者では莢膜を有する細菌（肺炎球菌，インフルエンザ桿菌など）の感染が問題となるが，これは本来莢膜を有する細菌に対して有効な防御過程であるオプソニン化が障害されるためである．脾摘患者におけるこれらの細菌による感染症は脾臓摘出後重症感染症（OPSI）と呼ばれ，進行が極めて早く致死率が高い．OPSIを予防するため，脾摘後患者に対しては術前より肺炎球菌ワクチンなどの予防接種が推奨されている.

> **Teaching Point**
>
> 免疫不全の病態を理解し，標的となる微生物を想定する.

2.　発熱性好中球減少症患者の熱源評価

好中球数が500/μL未満，あるいは1,000/μL未満で48時間以内に500/μL未満に減少すると予測される状態で，腋窩温37.5℃以上（口腔内温38℃以上）の発熱を生じた場合は発熱生好中球減少症と定義されている[4]．好中球が減少した患者の感染症は免疫正常者の感染症と比較して，①症状や所見が乏しい，②通常みられない部位に感染が起こる，③進行が早い，④まれな微生物による感染が起こるなどの特徴がある[5]ため，初期治療の遅れが重篤な転機に繋がる．FN患者で感染源が特定できるのは10〜20%とされており[4]，広域抗菌薬を投与した後の詳細な評価が省かれがちだが，通常の感染症と同様に感染源を検索することが重要である.

1）発熱性好中球減少症患者の肺炎

FN患者の35〜40%程度は肺炎が原因だと言われている[6]が，好中球減少患者では初回の胸部X線が正常なことも多いため，症状などから疑わしければ胸部CTなどの追加検査を考慮する[7]．FN患者の肺炎の起因菌としては一般的な細菌性肺炎の起因菌以外に緑膿菌や腸内細菌などのグラム陰性桿菌などが重要である．真菌による肺炎は好中球減少の期間が短い場合に罹患する可能性は低いと考えられており，empiricな抗真菌薬治療が推奨されるのは広域抗菌薬投与開始後4〜7日間が経過しても発熱が続く場合に限られる[8].

> **Teaching Point**
>
> 発熱性好中球減少症患者の肺炎は，胸部X線だけではわからない.

> **ここで差がつく**
>
> 真菌感染は好中球減少の期間が7日以上のときに考える.

2） 発熱性好中球減少症患者の血流感染症

　FN 患者の感染源の中で血流感染症は 15 〜 35％程度と考えられており[6]，FN 患者では末梢および中心静脈カテーテル刺入部の評価や抗菌薬投与前の血液培養採取は必須である．好中球減少患者では通常コンタミネーションと判断されることも多いコアグラーゼ陰性ブドウ球菌やBacillus 属も起因菌となるため結果の解釈に注意を要する．

3） 発熱性好中球減少症患者のその他の感染源

　上記以外の感染源としては，免疫正常者と同様に尿路感染症や皮膚軟部組織感染症の評価が必要だが，FN 患者に特徴的な感染症として好中球減少性腸炎がある．好中球減少性腸炎は化学療法後の FN 患者に発症し，発熱，腹痛，下痢，血便などの症状がみられる．腹部 CT 検査で 4mm 以上 (4 〜 15mm) の壁肥厚がみられる点は他疾患との鑑別に役立つ．もともと死亡率の高い疾患として報告され，過去には早期の手術が推奨されることもあったが，最近では早期の手術は穿孔や持続性の消化管出血がみられる症例に限られる．早期に手術を行わない症例に対しては，広域抗菌薬を含む保存的加療を行うことで，好中球が回復するまで手術を遅らせることができるようになり，生存率の改善が示されている[9]．

> **ここで差がつく**
> 発熱性好中球減少症患者の腹痛は，好中球減少性腸炎を疑う．

3.　発熱性好中球減少症のリスク評価

　発熱性好中球減少患者を診療する際にはリスク評価が重要であり，いくつかのスコアリングシステムが提唱されているが，中でも MASCC スコア[10]（**Box 2**）が広く用いられている．MASCC スコアは 26 点満点で 21 点以上を低リスク，20 点以下を高リスクと定義しているが，好中球減少の程度と期間が考慮されていないという欠点があるため，日本臨床腫瘍学会やIDSA などの治療アルゴリズムでは予想される好中球減少期間や患者側の因子と合わせて用いられている．リスク評価を行うことにより低リスクの場合には外来での経口抗菌薬治療も検討することができる．しかし，低リスク患者においても FN では初期治療開始後のフォローアップが非常に重要であり，引き続き毎日丁寧に患者を診察し，必要に応じて検査や治療を追加する．

特徴	スコア
病気の重さ：無症状もしくは軽度の症状	5
血圧低下がない	5
COPD がない	4
固形腫瘍である，もしくは以前の真菌感染がない	4
脱水ではない	3
病気の重さ：中等度の症状	3
外来患者	3
60 歳未満	2

Box2　MASCC スコア

Teaching Point

　発熱性好中球減少症患者の診療では初期治療だけで満足せず，適切なフォローアップを心がける．

Clinical Pearl

・免疫は患者を守る4つの壁．
・発熱性好中球減少症患者では大切なものが目に見えない．
・発熱性好中球減少症診療の原則＝感染症診療の原則．
・結果を見ずして成功はない．適切なフォローアップを心がける．

まとめ

　高齢化が進み，死因に占める悪性腫瘍の割合が増えるにつれて，内科医がFN患者に出会う可能性は高くなっていくものと思われる．日頃から免疫不全患者を扱い慣れていない診療科の医師や研修医がFN患者の診療にあたる際には，経験不足から免疫不全を一括りにして，広域抗菌薬を投与する初期治療のみで思考が停止しがちである．そこで，そのような免疫不全患者に苦手意識のある医師がFN患者を診療するにあたる際にも，日常診療で慣れ親しんだ感染症診療の原則のフレームワークを抵抗なく適用できるようになることを目指して本稿をまとめた．感染症診療の原則とは患者背景を考慮したうえで感染臓器と微生物を想定し，抗菌薬を選択することであり，この患者背景の理解こそがFN診療の醍醐味である．FN診療を通して患者背景が違うことで感染臓器や微生物が全く異なってくる，感染症診療のダイナミズムを体感できる．

文献

1) 青木眞 . レジデントのための感染症診療マニュアル第 3 版 , 医学書院 , 2015, pp 1-34.

2) 森信好 . 目からウロコ！ 4 つのカテゴリーで考えるがんと感染症 , 週刊医学界新聞第 3179 号 , 医学書院 , 2016

3) Abass AK. 分子細胞免疫学 , 原著第 9 版 , Elsevier, 2018, pp 1-11.

4) 日本臨床腫瘍学会 . 発熱性好中球減少症 (FN) 診療ガイドライン (改定第 2 版), Elsevier, 2018, pp 2-3.

5) Bodey GP. Unusual presentations of infection in neutropenic patients. Int J Antimicrob Agents. 2000 Oct ; 16 (2) : 93-5.

6) Nesher L, Rolston KV. The current spectrum of infection in cancer patients with chemotherapy related neutropenia. Infection. 2014 Feb ; 42 (1) : 5-13.

7) Heussel CP, Kauczor HU, Heussel GE, et al : Pneumonia in febrile neutropenic patients and in bone marrow and blood stem-cell transplant recipients: use of high-resolution computed tomography. J Clin Oncol. 1999 Mar ; 17 (3) : 796-805.

8) Freifeld AG, Bow EJ, Sepkowitz KA,et al. Clinical practice guideline for the use of antimicrobial agents in neutropenic patients with cancer: 2010 update by the infectious diseases society of America. Clin Infect Dis. 2011 Feb 15 ; 52 (4) : e56-93.

9) Nesher L, Rolston KV. Neutropenic enterocolitis, a growing concern in the era of widespread use of aggressive chemotherapy.Clin Infect Dis. 2013 Mar; 56 (5) : 711-7.

10) Klastersky J, Paesmans M, Rubenstein EB, et al . The Multinational Association for Supportive Care in Cancer risk index: A multinational scoring system for identifying low-risk febrile neutropenic cancer patients. J Clin Oncol. 2000 Aug ; 18 (16) : 3038-51.

（児玉 泰介）

8　体重減少

体重減少には Bio-Psycho-Social の要因がある．生活・社会的背景にも着目すべし．

> **Learning Point**
> ・　4 〜 5% ／ 1 年，10% ／ 5 〜 10 年での体重減少は死亡率と関連する（4 〜 5%/1 年の体重減少で，死亡率 2.34 倍となる）．
> ・　主な原因は，悪性腫瘍，消化器疾患，精神疾患である．
> ・　身体的・精神的な要因を診断するのはもちろんだが，患者背景にも目を向ける．

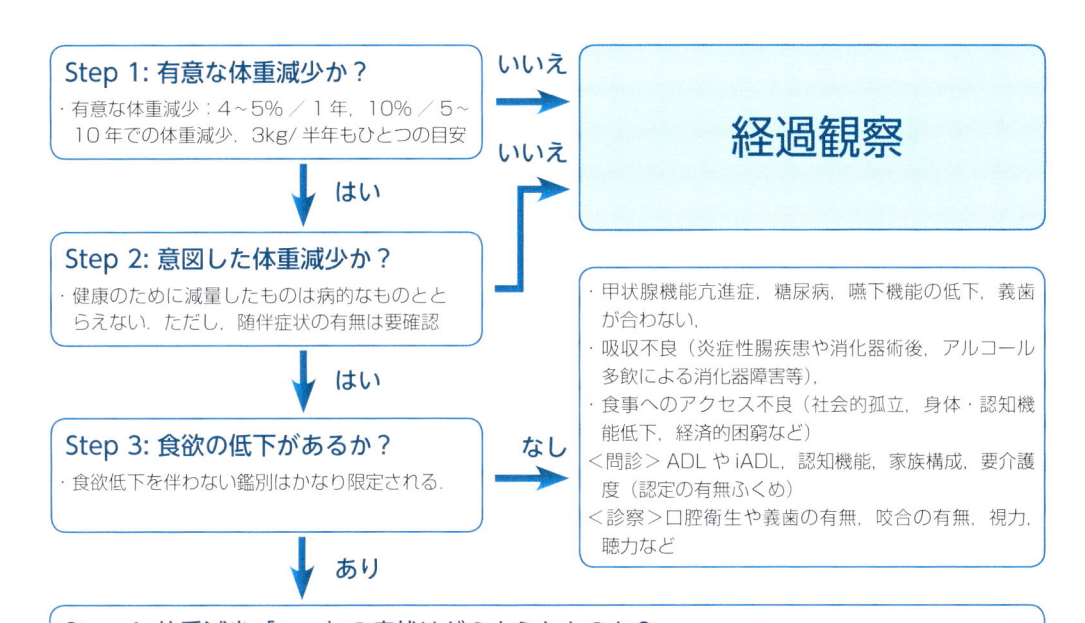

V

Box1　体重減少の診療アプローチ

Introduction

　体重減少は身体的，精神的，社会（Bio-psycho-social）な要因で起こりうるが[1]，まずは食事制限や運動での意図的な体重減少と，意図しない体重減少を区別する必要がある．

　有意な体重減少は，半年から1年で4～5%または5kgの減少とすることが多い[2,3]．

　非意図的な体重減少については，患者背景をふくめ，問診・診察していくことが診断につながる．Review of System (ROS) が診断の手がかりになることがある．

　身体的な要因は，悪性腫瘍，消化器疾患や内分泌疾患などの全身疾患，また摂食にかかわる生理機能の低下，そして薬剤による食欲低下に細分できる[4]．精神的な要因として，認知症やうつ病がある．6か月～3年間精査をしても原因の分からない体重減少は10～20%の例でみられる[5]．社会経済的な要因としては，貧困や孤立が食事摂取量の低下につながり体重減少を引き起こす．身体活動性や認知機能の低下により，買い物に行くことや，調理をすることが難しくなり，食事の摂取ができなくなり体重が減ることもありうる．

1．体重減少の原因疾患

　意図しない体重減少の内訳については複数の報告があるが，Gaddeyら[3]の研究によると次の通りである．悪性腫瘍 19～36%，悪性腫瘍以外の消化器疾患 9～19%，精神疾患 9～24%，内分泌疾患 4～11%，心肺疾患 9～10%，アルコール関連疾患 8%，呼吸器疾患 6%，神経疾患 7%，感染症 4～8%，腎疾患 4%，結合組織病 7%，全身炎症性疾患 4%，原因不明 6～28%，といった内訳であり，これらに加え，生活・社会要因が挙げられる．

　このように体重減少の原因は多岐にわたるため，下記のような語呂も参考にするとよい．

■ 体重減少の 10 Ds[5]

Dementia　認知症

Depression　抑うつ

Disease (acute or chronic)　急性ないし慢性疾患

Dysphagia　嚥下困難

Dysgeusia　味覚の低下

Diarrhea　下痢（栄養の吸収低下）

Drugs　薬剤性

Dentition　歯牙の問題（齲歯，義歯が合わない）

Dysfunction (functional disability)　日常生活動作の低下，社会的な孤立なども含む

Don't know　原因不明

より詳細な鑑別診断は下記のネモニクスで記憶できる．

■ "Meals on Wheels" [5]

M Medication effects　薬剤性

E Emotional problems（精神疾患，とくにうつ病）

A Anorexia nervosa, alcoholism（神経性食思不振，アルコール依存）

L Late-life paranoia（妄想性障害．被毒妄想で食事を摂らなくなる）

S Swallowing disorders（嚥下障害）

O Oral factors (齲歯や合わない義歯)

N No money（貧困）

W Wandering and other dementia-related behaviors（認知症周辺症状）

H Hyperthyroidism, hypothyroidism, hyperparathyroidism, hypoadrenalism
　（甲状腺機能亢進症 / 低下症，副甲状腺機能亢進症，副腎不全）

E Enteric problems（悪性腫瘍を含む，消化管疾患）

E Eating problems (日常生活動作の低下)

L Low-salt, low-cholesterol diet（低塩，低コレステロール食）

S Stones, social problems (胆石症，社会的に食事へのアクセスが悪い)

　身体疾患で**重要な慢性疾患には，悪性腫瘍や膠原病，慢性感染症がある**．
消化管の問題は多く，消化管悪性腫瘍はじめ，消化性潰瘍や吸収不良症候群も鑑別になる．慢性感染症では，明らかな感染巣がなければ結核や HIV，亜急性感染性心内膜炎，深部膿瘍も想起する必要がある．非感染性疾患では COPD や心不全，肝硬変，腎不全も体重減少の原因となる．電解質異常では低 Na 血症や高 Ca 血症（原発性・続発性）があり，内分泌疾患では上記の語呂でも記載があるように甲状腺機能亢進症 / 低下症，副甲状腺機能亢進症，副腎不全を考える必要がある．若年では神経性食思不振も鑑別になる．

2.　体重減少にまつわる病歴

・どれくらいの期間で，何 kg 体重が減ったのかを詳しくきく．
　入院歴がある患者では，その入院中に測定した体重も参考になる．
・食欲低下の有無と，食事摂取量を詳しく聴取する．
・嗅覚の低下や味覚の低下，下痢・便秘，嚥下困難などの有無についても聴取する．
　ROS が診断の突破口となりうる．
　認知機能低下がある患者では，家族や介護者からの病歴も重要である．
・生活・社会歴についての問診も行う．
　　アルコール摂取歴：アルコールは低栄養やビタミン欠乏に関与しうる．
　　喫煙歴：癌や COPD，心疾患などとの関連で重要である．
　　生活環境：家族構成と同居人・介護者の有無，食事を購入・準備するのは誰か，
　　　　　　　家族からの助けはあるか，買い物の際に交通手段はあるのか，など
・認知機能・うつ病：問診でスクリーニングを行う．

3. 体重減少にまつわる身体診察

腹部診察で触知するような腫瘍がないかどうかみる.

・また前立腺の診察, 乳房の診察も行う.

　腹部悪性腫瘍以外の疾患がないかどうか, 頭頸部や胸部, 表在リンパ節の診察も行う.

・口腔内の診察も重要である. 歯がない, 口腔衛生が悪い, 義歯が合っていない,

　口腔の乾燥や白苔の付着の有無にも注意する.

・内分泌疾患やその他膠原病も原因に含まれるため, 顔貌や筋骨格・皮膚（爪も含む）についても観察するとよい.

4. 体重減少にまつわる基本的な検査

後述する検査について評価を行う（Box 2）. 身体診察に異常がないことに加え, それらの検査に問題がなければ, 3か月間の経過観察を行ってもよい.[5]

検査項目	解説
血算	WBC ＞ 12,000/μL, Hb ＜ 11g/dL（女性）, 13g/dL（男性）をカットオフとする. WBC 上昇や貧血は悪性腫瘍や炎症性疾患, 感染症がある場合に観察されうる.
BUN, Cre, 電解質	尿毒症や電解質異常が嘔気や食欲不振に関与する可能性がある. 味覚障害がある場合には, Cu や Zn の測定も検討する.
肝胆道系逸脱酵素	体重減少のある患者で, 正常範囲であれば身体疾患の除外に利用できる可能性がある.
アルブミン	体重減少のある患者で＞ 3.5g/dL では悪性腫瘍の可能性が下がる（陰性尤度比 0.11）.
甲状腺機能	甲状腺機能亢進症の診断/除外に利用する
CRP, 血液沈降速度	CRP や ESR は担癌患者やほか全身性炎症疾患で上昇しうる.
血糖値	糖尿病も意図しない体重減少の重要な原因である.
LDH	LDH ＞ 500IU/L で悪性腫瘍を伴う特異度 92%, 陽性尤度比が 5.2
フェリチン	意図しない体重減少のある患者で, フェリチン＞ 100μg/L の場合は大腸癌の除外に有用である.（感度 93%, 陰性的中率 0.99, OR 0.13）.
胸部 X 線検査	悪性腫瘍や悪性腫瘍以外の肺疾患の存在を評価する.
尿検査・沈渣	非侵襲的で低コストだが, 体重減少における診断的価値は証明されていない.
便潜血	大腸内視鏡検査を行う前に実施するが, 大腸癌に対する感度は 80%程度であり除外には使えない. 陽性であれば下部消化管内視鏡検査を行う.
消化管内視鏡検査	体重減少の上部消化管悪性腫瘍に対する特異度は 96%, OR は約 7 倍になるというシステマティックレビューが報告されている. また, 体重減少以外に症状がない患者では, 38%で消化管悪性腫瘍があったという報告もある. 貧血や吐血・下血・血便のある患者では, 消化管内視鏡検査を行う.

Box2　初期検査リスト（文献 6 を参考に著者作成）

【ここで差がつく】

身体以外の要因が大切とはいうものの，やはり身体疾患の診断・除外は重要である．

身体疾患では，体重減少＋αで，原因疾患を探るとよい．たとえば，

α ＝ 発熱，関節痛→反応性関節炎や膠原病，50歳以上ではリウマチ性多発筋痛症や血管炎を考える．亜急性感染性心内膜炎も鑑別になる．

α ＝ 仮面様顔貌，安静時振戦など→パーキンソニズムを想起する．

日本では，結核は体重減少の原因の重要な鑑別診断であり，「α」としては結核の罹患歴や接触歴，3週間以上続く咳嗽，発熱，盗汗などが重要である．

＋αの探索にはシステムレビューが有用である．

【Teaching Point】

体重減少の割合がわからないということがときどきある．その際には，ベルトの穴がどれくらい縮んだか聞くとよい．腹囲1cmの変化は体重1kgの変化に相当する．

ベルトの穴の間隔は2.5cmであり，ベルトの穴が二つ分縮んだのであれば，5kgの体重減少ということになる．

また，初対面で体重減少の原因疾患が想起できることがある．お顔を診るのである．

顔貌の所見から，体重減少の原因を推定できることがある．

Hippocratic facies (Temporal wasting): 側頭筋の萎縮であり，低栄養を来す症候である．

慢性感染症や悪液質，COPDや筋疾患などが鑑別になる．

内分泌疾患であれば下記のような徴候がある．

甲状腺機能亢進症：バセドウ眼症（眼球突出，眼球充血，眼球の乾燥など）

甲状腺機能低下症：顔面の浮腫（粘液水腫），巨舌

副腎不全：原発性副腎不全であれば，皮膚の色素沈着が起こりうる．

上記，診たことがない所見については画像や動画検索を利用して確認しておくとよい．

Clinical Pearl

・体重減少の原因が悪性腫瘍の場合，予後は短い場合が多い．

1年生存率10%程度，はじめの2か月で55%が死亡するという報告がある[6]．そのため，精査に関してはご本人やご家族を交えて相談しながら進めていくとよい．

V

まとめ

　体重減少は Low yield な所見であり，診断には問診での絞り込みが非常に重要である．

　型どおり病歴を聞く，体重減少に加えて何か症状がないか聞く，生活背景や嗜好品，睡眠の状況や精神面での問題，独居ではないのか，買い物に出かけるのに身体的・経済的な制限はないか，セルフケアはできているのか，診断が着いた後のサポートは…．

　体重減少では全人的に患者をみる必要があり，総合診療医としての職能が試される．

文献

1) Stajkovic S, Aitken EM, Holroyd-Leduc J. Unintentional weight loss in older adults. CMAJ. 2011 ; 183 : 443-9.

2) Shabbir MH, Greenwood C, Payette H. An approach to the management of unintentional weight loss in elderly people. CMAJ. 2005 Mar 15 ; 172 (6) : 773–780.

3) McMinn J, Steel C, Bowman A. Investigation and management of unintentional weight loss in older adults. BMJ. 2011 ; 342 : d1732.

4) Gaddey HL , Holder K. Unintentional weight loss in older adults. Am Fam Physician. 2014 ; 89 : 718-22.

5) McMinn J, Steel C, Bowman A. Investigation and management of unintentional weight loss in older adults. BMJ. 2011 ; 342 : d1732.

6) Hernández JL, Riancho JA, Matorras P, et al. Clinical evaluation for cancer in patients with involuntary weight loss without specific symptoms. Am J Med. 2003 ; 114 : 631-7.

（鈴木 智晴）

9　浮　腫

浮腫は，発症の速さと部位，痛みの有無で緊急度を判断し，指と掌を使い病態を診る

Learning Point
- 浮腫の病態を知り，病態別の鑑別診断を行う．
- 浮腫の発症の速さと部位により，鑑別疾患と緊急度が異なる．
  発症が速く顔面や口腔の浮腫を伴う場合には，気道緊急の危険性もあるため注意が必要．
- 身体診察で中心静脈圧や圧痕の有無をみる．
- 浮腫は下腿「前面」に出るとは限らない．

浮腫の分類 1: 発症の速さは？

① 分〜時間 → アナフィラキシーや血管浮腫（顔面，口腔の浮腫があるかどうか診る）
気道閉塞が起こりうる．バイタルサインを確認し，アドレナリン筋注や，抗ヒスタミン薬の静脈投与，緊急気道確保の準備をすすめる．

② 日〜週 → 蜂窩織炎や深部静脈血栓症，上大静脈症候群，うっ血性心不全，ネフローゼ，急性腎炎，薬剤性浮腫など．
（薬剤の例：漢方，NSAIDs，ステロイド，Ca 拮抗薬，ピルなど）
浮腫に痛みを伴う場合，深部静脈血栓症（Deep venous thrombosis: DVT）や蜂窩織炎が鑑別となり，診断・治療を急ぐ必要がある．

③ 月〜年 → 慢性心不全や肝硬変，慢性腎不全，肺高血圧症，甲状腺機能亢進症／低下症，低アルブミン血症，膠原病関連の浮腫，リンパ浮腫，特発性浮腫，薬剤性浮腫など

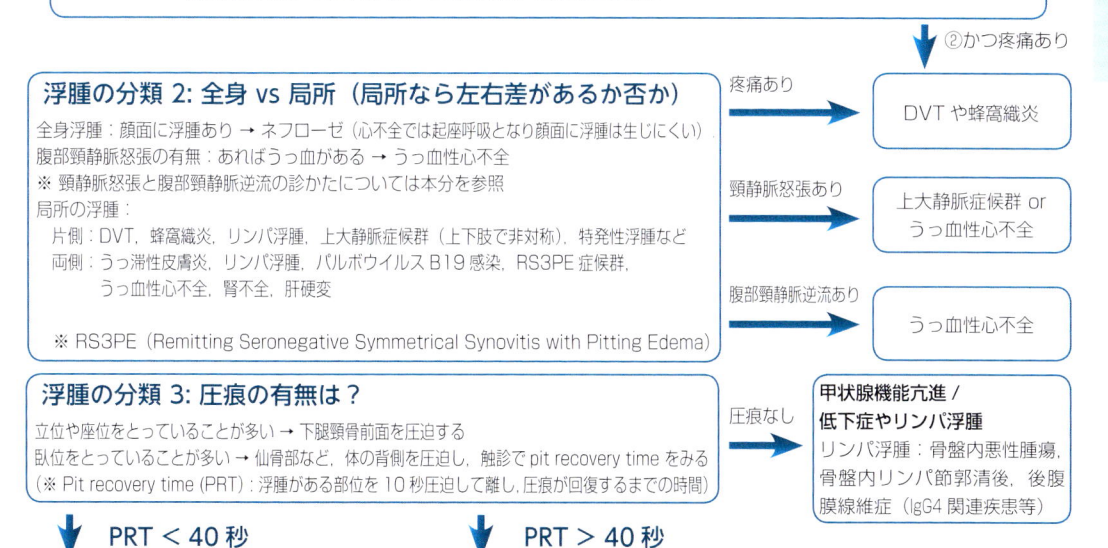

浮腫の分類 2: 全身 vs 局所（局所なら左右差があるか否か）

全身浮腫：顔面に浮腫あり → ネフローゼ（心不全では起座呼吸となり顔面に浮腫は生じにくい）
腹部頸静脈怒張の有無：あればうっ血がある → うっ血性心不全
※ 頸静脈怒張と腹部頸静脈逆流の診かたについては本分を参照
局所の浮腫：
　片側：DVT，蜂窩織炎，リンパ浮腫，上大静脈症候群（上下肢が非対称），特発性浮腫など
　両側：うっ滞性皮膚炎，リンパ浮腫，パルボウイルス B19 感染，RS3PE 症候群，
　　　　うっ血性心不全，腎不全，肝硬変

　※ RS3PE (Remitting Seronegative Symmetrical Synovitis with Pitting Edema)

②かつ疼痛あり

疼痛あり → DVT や蜂窩織炎

頸静脈怒張あり → 上大静脈症候群 or うっ血性心不全

腹部頸静脈逆流あり → うっ血性心不全

浮腫の分類 3: 圧痕の有無は？

立位や座位をとっていることが多い → 下腿脛骨前面を圧迫する
臥位をとっていることが多い → 仙骨部など，体の背側を圧迫し，触診で pit recovery time をみる
（※ Pit recovery time (PRT)：浮腫がある部位を 10 秒圧迫して離し，圧痕が回復するまでの時間）

圧痕なし → **甲状腺機能亢進 / 低下症やリンパ浮腫**
リンパ浮腫：骨盤内悪性腫瘍，骨盤内リンパ節郭清後，後腹膜線維症（IgG4 関連疾患等）

PRT < 40 秒
アルブミン低下の可能性が高い
低アルブミン血症（低栄養や吸収不良症候群）

PRT > 40 秒
静水圧上昇の可能性が高い
うっ血性心不全，慢性腎不全，肝硬変など

Box1　　浮腫の診療アプローチ

Introduction

　浮腫は，間質への過剰な水分の貯留である．その発生には種々の病態が関与している．

　浮腫の病態はスターリング力や血管透過性亢進によって説明され，①毛細血管内圧の上昇，②毛細血管透過性亢進，③血漿膠質浸透圧低下，④組織間の膠質浸透圧上昇，⑤リンパ管を介した組織間液のドレナージ障害，の5つに分類できる[1]．①〜⑤にあてはまる鑑別を記憶しておくとよい．

　また，浮腫の診断では発症の速さと部位が重要である．たとえば「分」から「時間」単位の顔面浮腫では，気道緊急となりうる疾患が鑑別になる．発症部位については，全身なのか局所なのか，局所であれば片側性なのかどうかを把握することが診断につながる．

　痛みを伴う浮腫では，診断・治療を急ぐ病態が多い．

　身体診察では，圧迫によって陥凹する圧痕浮腫と，陥凹しない非圧痕浮腫を区別することが病態の把握に役立つ．また全身浮腫では顔面に浮腫があるのかどうか，頸静脈圧怒張や腹部頸静脈逆流 Abdominojugular reflux[2] が重要な徴候である．

浮腫の鑑別その1：浮腫の発症の速さを評価する：分〜時間，日〜週，月〜年)

1 分・時間の単位で出現した浮腫

　口唇や口腔内を含め，分・時間の単位で出現した浮腫では，アナフィラキシーや血管浮腫による気道閉塞が起こりうる．アドレナリン筋注や，抗ヒタミン薬の静脈投与，緊急気道確保の準備を進める．

　以下，2項目は蘇生行為が必要となる機会は少ないため，バイタルサインの異常がなければ落ち着いて診察できる．

2 日〜週の単位で出現した浮腫

　蜂窩織炎や深部静脈血栓症，上大静脈症候群，うっ血性心不全などが分類される．ネフローゼや急性腎炎による浮腫や薬剤性浮腫もここに含まれる．

　浮腫に痛みを伴う場合，深部静脈血栓症や蜂窩織炎が鑑別となり，診断・治療を急ぐ必要がある．

3 月〜年の単位で出現した浮腫

　慢性心不全や肝硬変，慢性腎不全，肺高血圧症，甲状腺機能亢進症／低下症，低アルブミン血症，膠原病関連の浮腫，リンパ浮腫，特発性浮腫などが含まれる．

　薬剤性の浮腫は2または3の経過で出現する（漢方，NSAIDs，ステロイド，Ca 拮抗薬等）．

浮腫の鑑別その2：浮腫の部位別診断を行う：全身 vs 局所，局所なら左右差があるか否か

　全身の浮腫の場合，**起床時の顔面の浮腫があるかどうかがポイント**である．うっ血性心不全で全身浮腫をきたす場合，起座呼吸があり臥位をとれず，顔面に浮腫を生じにくい．一方，起床時に顔面浮腫が存在し，時間が経つと軽快する場合には静脈圧の上昇の有無が鑑別のポイントとなる．つまり頸静脈怒張があればうっ血性心不全や SVC 症候群が鑑別となり，腹部頸静脈逆流があればうっ血性心不全と考えてよい．

浮腫の鑑別その３：

　浮腫の診察には圧痕を生じるかどうかをみる．圧痕の持続時間も鑑別に重要である．圧痕が生じない場合は硬性浮腫と呼び，リンパ浮腫や甲状腺機能低下症／亢進症が鑑別になる．

■ **Pit recovery time:** 圧痕浮腫がある部位を 10 秒圧迫し，その後浮腫が回復するまでの時間をみる．40 秒以内に回復する場合には低アルブミン血症による浮腫を考える．40 秒以上の場合にはそれ以外の原因を考える．

■ **頸静脈怒張：**中心静脈圧の上昇があるかどうかをみる方法である．頸静脈の拍動の有無と，拍動が最大になる位置を観察する．座位（90 度または 45 度）で**静脈波が鎖骨よりも上でみえたら，頸静脈圧は亢進していると判断してよい．**

　頸「動脈」波は外にせり出すような拍動だが，頸「静脈」波は「へこむような」拍動である．座位 45 度で，鎖骨上窩より上に，（2 回）へこむような拍動がないかどうかみる．なお，座位90 度でも右房から鎖骨上窩までの高さは変わらないため，単純に座位をとってもらっても座位 45 度と同様に評価できる．

　頸部接線方向にペンライトをあて，患者さんの胸部あたりから首を見上げるようにして拍動を観察するとよい．

　文献 3 に，**頸静脈怒張の肺動脈楔入圧上昇に対する特異度は 93% であることが記載されている．感度は 53% と低い．**[3]

■ **Abdominojugular reflux:** 中心静脈圧が上昇しているかどうかをみる．患者さんを座位 45度とし，ジャンケンのパーを作って，その手で腹部全体を圧迫する．10 秒後，圧迫により頸静脈波が頭側に 3 cm 以上移動する場合は中心静脈圧が上昇していることが分かり，心不全の可能性が高まる．また頸静脈拍動のない，顔面・上肢の浮腫で Abdominojugular reflux が陰性なら，SVC 症候群の可能性が高まる．

　Abdominojugular reflux の肺動脈楔入圧に対する感度は 92% と上昇するが，特異度は 81%と劣る．[3]

■ **Kussmaul 徴候：**吸気時に頸静脈怒張が起こる状態であり，SVC 症候群や収縮性心膜炎，心タンポナーデなどでみられる．

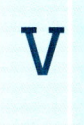

[ここで差がつく]

心不全？腎不全？
・　全身性の浮腫であって顔面に浮腫がなければ，心不全を考える．心不全では起座呼吸があり，患者は横になれないため顔面の浮腫は生じにくい．
・　頸静脈怒張の見方：拍動がかすかな場合に患者の首に「ふせん（付箋）」を貼ると，ふせんの揺れにより頸静脈の拍動が見やすくなる．
・　より簡便に中心静脈圧の上昇を見たい場合には，手背の静脈を利用する方法がある．
　座位をとり，手背の静脈が静水圧上昇により怒張しているのをみる．手を挙上し，患者の鼻の高さよりも高く挙げた場合でも手背の静脈が虚脱しなければ，中心静脈圧が上昇していると推定できるが，その腕の静脈還流が阻害されていないことが必要条件である．
　（SVC 症候群や，上肢深部静脈血栓症，収縮性心膜炎など）

Teaching Point

浮腫は下腿「前面」に出るとは限らない.

　臥床時間が長い患者さんの浮腫を診察するには，頸骨前面で浮腫の病勢を診るのが難しいことがある．静水圧の関係で浮腫は下方に出やすいため，臥位で上になりやすい頸骨前面では浮腫が出にくいためである．それでは，どこで診るとよいのか.

　臥位で下になりやすい，体の後面をみるとよい．仙骨部がよいが，ほか下腿後面や，腹部の側面〜後面に浮腫が顕著になることもあり観察すべきである.

　身体診察では，患者さんに協力してもらわないと見えにくいところを診ようとする努力が，患者さんの病状を把握するために重要である.

Clinical Pearl

・長期にわたる低アルブミン血症による浮腫では，Pit recovery time は延長する.

　低アルブミン血症による浮腫でも，症状が長期にわたる場合には皮下組織の線維化が起こり，圧痕がつきにくく，また圧痕が元に戻りにくい浮腫となる.

まとめ

　浮腫はコモンな訴えであるが，問診や身体診察で，浮腫がどのような病態生理で出現しているのかどうかを知ろうとすることが正確な診断につながるため，総合診療医の「ウデ」の見せ所となる．病態が判明したら，その病態を起こす疾患にはどのようなものがあるのか，鑑別診断を展開する．「低アルブミン血症による浮腫」では診断にならない．低アルブミン血症はどのような原因で起こるのか…と推論を展開し，病態から疾患に収束していくところは，診断の醍醐味であるといえる.

文献

1）Willis GC. Dr. ウィリス　ベッドサイド診断—病歴と身体診察でここまでわかる！ 松村理司監訳，医学書院，2008.

2）Butman SM. Bedside cardiovascular examination in patients with severe chronic heart failure: importance of rest or inducible jugular venous distension. J Am Coll Cardiol. 1993 ; 22 (4) : 968-74.

3）Jane M. Orient (著)，須藤 博，藤田 芳郎，徳田 安春，岩田 健太郎 (翻訳). サパイラ身体診察のアートとサイエンス，原書第4版，医学書院，2013.

（鈴木 智晴）

10　意識障害

眼が開いて，しゃべってくれても意識障害

Learning Point
・　意識障害の定義を知ろう.
・　意識障害を起こす原因について整理しよう.

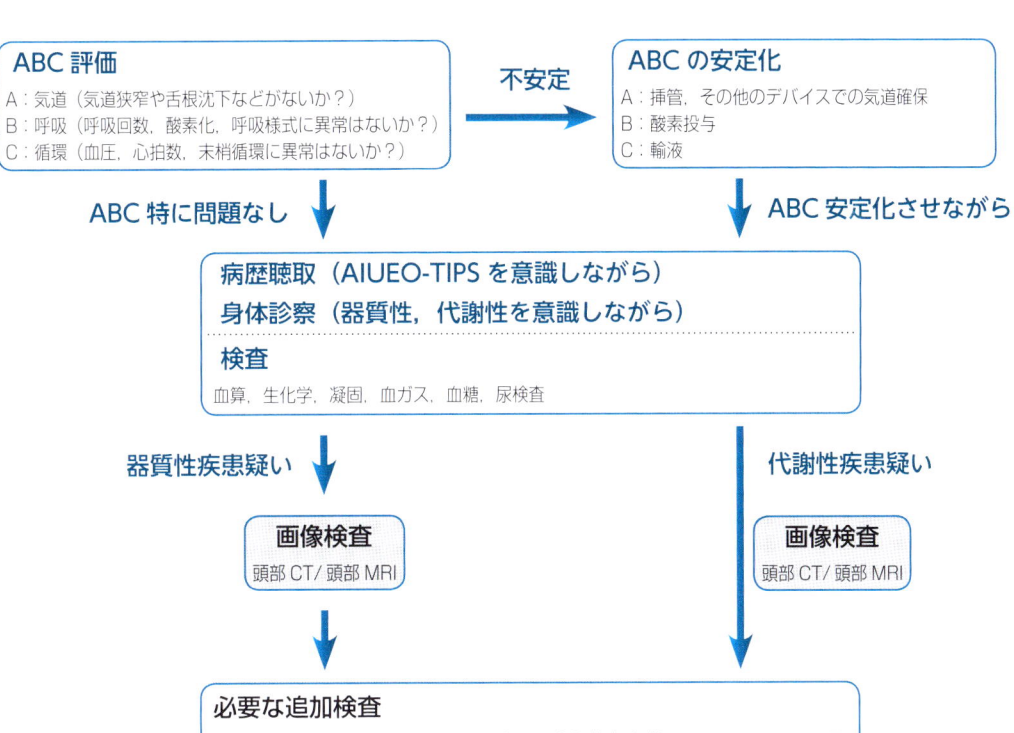

ABC 評価
A：気道（気道狭窄や舌根沈下などがないか？）
B：呼吸（呼吸回数，酸素化，呼吸様式に異常はないか？）
C：循環（血圧，心拍数，末梢循環に異常はないか？）

不安定 →

ABC の安定化
A：挿管，その他のデバイスでの気道確保
B：酸素投与
C：輸液

ABC 特に問題なし ↓

ABC 安定化させながら ↓

病歴聴取（AIUEO-TIPS を意識しながら）
身体診察（器質性，代謝性を意識しながら）
検査
血算，生化学，凝固，血ガス，血糖，尿検査

器質性疾患疑い ↓

代謝性疾患疑い ↓

画像検査
頭部 CT/ 頭部 MRI

画像検査
頭部 CT/ 頭部 MRI

↓

↓

必要な追加検査
AIUEO-TIPS の中の想定される疾患に見合う検査（ビタミン B1，アンモニア，甲状腺ホルモン，副腎皮質ホルモン，トライエージ，エタノール，髄液検査，各種培養，各種画像検査など）

Box1　意識障害の診療アプローチ

Ⅴ

Introduction

　意識とは，外界からの刺激を受け入れ，自己を外界に表出することのできる機能を意味し，意識障害とはこの認知機能と表出機能が低下した状態を指します．この定義を踏まえると，普段私達が外来や病棟で遭遇する患者の中に，眼が開いていても，会話ができていても，バイタルが安定していても，意識障害の状態に陥っている者が必ず紛れていることを知っておく必要があります．勘の良い医師なら直感的に『何か変だな』と気づくことができますが，意識障害という病態への理解が不十分だと簡単に意識障害を見逃します．意識障害の背景には，危険な病態が多数隠れている（後述する）ので，見落としのないように最善の注意を払って対応しましょう．

1. 意識障害の定義

　まず，意識障害の定義から確認しましょう．前述のように意識障害とは，『外界からの刺激を受け入れ，自己を外界に表出する機能が維持できなくなった状態』です．つまり，意識障害とは認知機能と表出機能が低下した状態を指します．もう少し細かく付け加えると，覚醒を司る上行性毛様体賦活系・視床下部調節系の障害（破壊性病変）による**意識レベルの低下**と，認知を司る両側大脳皮質の広範な障害（神経細胞の機能に影響する代謝性要因）によって生じる**意識変容**がそれぞれ単独に，あるいは，同時に起きてきます．また，時間経過による分類を行うと一過性意識障害，一過性反復性意識障害，持続性意識障害に分けられます（**Box 2**）[1]．

数秒から数分	数分から数十分，あるいは数時間
失神	全般てんかん（反復性）
起立性低血圧	
迷走神経反射	代謝性脳症
頸動脈洞症候群	肝性脳症
	尿毒症
低血糖	薬剤性脳症
てんかん	本態性昏迷
欠神発作	
その他の全般発作	
くも膜下出血	

Box2　時間経過による意識障害の分類

文献 1）より引用改変

2. 意識障害の評価

　次に意識障害の評価方法ですが，**意識レベルの低下**は「昏睡（deep coma）」，「半昏睡（semi coma）」，「昏迷（stupor）」，「傾眠（somnolence）」に分類され，スケールとしては，**Box 3** に示す Japan Coma Scale(JCS) と，**Box 4** に示す Glasgow Coma Scale (GCS) があります．また，**意識変容**に関しては様々な病態がありますが，論理的な思考ができず意識が混濁した状態である「錯乱（Confusion）」や，興奮・幻覚・誤認・不安などが強く現れ錯乱状態が悪化したり改善したりを繰り返す「せん妄（Delirium）」などが代表的です．

[Teaching Point]

　意識障害は，軽度なものから重度のものまでかなり幅がありますので，一見単に元気がなさそうなだけに見える患者や，認知症，精神疾患，発達障害等で普段からコミュニケーションが困難な患者の場合には，簡単に意識障害を見逃します．ですから，意識障害をまずは疑う発想を持っておくことが非常に大切です．

O	意識清明	
Ⅰ	覚醒している	
	Ⅰ-1	大体清明だが今ひとつはっきりしない
	Ⅰ-2	見当識障害がある
	Ⅰ-3	自分の名前，生年月日が言えない
Ⅱ	意識清明	
	Ⅱ-1	普通の呼びかけで容易に開眼する
	Ⅱ-2	大きな声または体を揺さぶることにより開眼する
	Ⅱ-3	痛み刺激を加えつつ呼びかけを繰り返すと辛うじて開眼する
Ⅲ	刺激しても覚醒しない	
	Ⅲ-1	痛み刺激に対して，払いのけるような動作をする
	Ⅲ-2	痛み刺激で少し手足を動かしたり顔をしかめる
	Ⅲ-3	痛み刺激に全く反応しない

Box3　Japan Coma Scale(JCS)

	開眼 (eye opening,E)	
	4	自発的に開眼
E	3	呼びかけにより開眼
	2	痛み刺激により開眼
	1	開眼なし
	最良言語反応 (best verbal response,V)	
	5	見当識あり
	4	混乱した会話
V	3	不適当な発語
	2	理解不明の音声
	1	発語なし
	最良運動反応 (best motor response,M)	
	6	命令に応じて可
	5	疼痛部へ
M	4	逃避反応として
	3	異常な屈曲運動
	2	伸展反応 (徐脳姿勢)
	1	反応なし

Box4　Glasgow Coma Scale (GCS)

V

3. 意識障害を疑うきっかけ

・意識レベル低下が明らか

・会話が全く噛み合わない

・言動がいつもと違う（家族などからの情報収集が重要）

・目線が合わず，話す内容もどこか曖昧

・見当識障害（名前，場所，時間が正しく言えない）がある

・指示に従えない（目を開けてもらったり，四肢を動かしてもらったり）

・もともとコミュニケーションが取れない

など

ここで差がつく

　特に最後の，「もともとコミュニケーション取れない」患者の対応をする際には，意識障害を明らかにする情報聴取は，ほぼ不可能です．情報が得られないからこそ，コミュニケーションの取れない患者を見たら，まずは意識障害とそれを引き起こす病態がないかを，まず疑うべきなのです．

4. 鑑別疾患

　意識障害の存在を見抜いた後（または疑う場合）は，背景に隠れている鑑別疾患を漏れることなく評価していくことが非常に大切です．意識障害の原因は大きく分けて，脳障害による意識障害（**器質性**）と，全身疾患に伴う意識障害（**代謝性**）に分けることができます．原因はたくさんあり覚えきれませんが，周知の通り有名な語呂合わせに，AIUEO − TIPS というものがあるので，紹介します（**Box 5**）．これらの表を見ながら，指差し確認の様に一つずつ評価していくことが大切です．病理学的に疾患を考え指差し確認していく場合には，VITAMINS と言う語呂合わせ（**Box 6**）も有用です[1]．

A	Alcoholism：急性アルコール中毒
	Acidosis：各種原因によるアシドーシスの状態
I	Insulin：低血糖，高血糖
U	Uremia：尿毒症
E	Endocrine：甲状腺，副腎
	Encephalopathy：肝性脳症，Werniche 脳症（VitB1 欠乏），高血圧脳症，薬剤性脳症，傍腫瘍性脳症
	Encephalitis：急性散在性脊髄脳炎（ADEM），その他の免疫介在性脳炎
	Electrolyte：高・低 Na 血症，高 Ca 血症，高・低 Mg 血症，低 P 血症，高 NH3 血症
O	Oxygen：低酸素，一酸化炭素中毒，CO2 ナルコーシス
	Opiate・Overdose：麻薬，薬物中毒
T	Trauma：外傷，Temperature：低体温，高体温，Tumor：脳腫瘍
	Thrombosis：脳静脈洞血栓症（CVT），血栓性微小血管症（TMA）
I	Infection：感染
P	Psychiatric：各種精神疾患，Porphyria（ポルフィリア症）
	Pharmacology：使用中の薬剤による，Pituitary：下垂体卒中
S	Stroke：脳梗塞，脳出血
	Subarachnoid hemorrhage(SAH)：くも膜下出血
	Seizure：てんかん発作
	Shock：各種ショックによる血圧低下の状態

Box5　AIUEO − TIPS

5. 外来での意識障害へのアプローチについて

まずは，ABC 評価（気道：Airway, 呼吸：Breathing, 循環：Circulation）し，具体的なバイタルサインを把握します．もし，ABC に不安定な項目があれば，まずはその安定化が最優先になります．その理由は 2 つで，ここを安定させない限りは次の検査に進めないからです．また，ABC の不安定性そのものが意識障害の原因となり，鑑別が複雑になるからです．

次に，患者背景の把握です．家族や本人・関係者からの情報，カルテやお薬手帳などから既往歴，薬剤歴などの患者背景を整理しながら，Box 5 に示した AIUEO-TIPS の中のどの病態らしいのか考えていきます．この段階で，背景疾患が器質性か代謝性か区別していくことがとても重要です．神経学的異常所見がある場合，または，症状に左右差がある場合には器質性の原因を疑うため，頭部 MRI/CT が有用です[2]．そうでない場合には，代謝性の原因を疑い総合的な判断が重要になるため，画像さえ撮れば常に有用な所見が得られるとは限りません[3]．

しかし，脳卒中などの急性・亜急性脳病変に起因する意識障害では，神経学的巣症状を示さないことがあり，意識障害患者，せん妄患者では巣症状の有無にかかわらず，頭部 CT 検査が推奨されます[4]．どちらにしても，意識障害患者対応では頭部 CT 検査を行うことになります（Box 1）．

実際の慌ただしい現場では，一気にいろいろと進めることになると思いますので，ABC 評価を瞬時に済ませながら，採血（血算，生化学，凝固，血ガス，血糖），尿検査を直ぐに行い，頭部 CT 検査に向かい，必要に応じて頭部 MRI を検討する流れになるでしょう．また検査も必要に応じて，トライエージ，ビタミン B1，アンモニア，甲状腺ホルモン，副腎皮質ホルモン，エタノール濃度などの検査や，各種培養検査，髄液検査，トライエージなど加えることになるでしょう（Box 1）．

> **ここで差がつく**

アンモニア濃度と脳症の程度は比例しません．また，酒の匂いと血中アルコール濃度も比例しません．救急外来などで，意識障害の原因をアルコールやアンモニアのせいにしたいはやる気持ちをおさえて，冷静に判断していきましょう．

V	Vascular：血管性
I	Infection/Inflammatory：感染性，炎症性
T	Trauma/Toxic：外傷性，薬剤性
M	Autoimmune：自己免疫性
I	Idiopathic/Iatrogenis：特発性，医原性
N	Neo p astic：腫瘍性
S	Structural：解剖学的異常

Box6　**VITAMINS**　文献 1）より引用改変

6. 重要な身体所見と検査

　AIUEO-TIPS でまとめた鑑別疾患の一つ一つの細かい情報をここで全て述べることは紙面の関係上できませんが，遭遇頻度の高い疾患の重要な身体所見や検査をピックアップしてまとめたいと思います．意識障害の原因で最も多いとされるのは神経疾患です[5] [6]（Box 7）．意識障害の程度の評価は先述したとおりですが，続いて背景にある意識障害の原因疾患を見つけていくために重要なバイタルサインや身体所見を紹介します．

■ バイタルサイン

血圧

　血圧上昇と脈拍数の減少を伴う状態を Cushing 徴候といい，頭蓋内圧の亢進を示唆する所見です．特に収縮期血圧が180mmHg 以上で，頭蓋内に器質的病変がある可能性が高くなります（尤度比は 26.43）[7]．ただし，いつも典型例があるわけではないので，Cushing 徴候がはっきりしないからと言って，頭蓋内病変が無いと考えてはいけません．血圧低下に関して，Box 8 に示すように4つの分類があります．どのショックに該当し，何の病態が背景にあるのか調べましょう．ショックの目安として脈脈拍数 100 回 / 分以上，収縮期血圧 100mmHg 以下のバイタルが参考になります．ただし，ショックと言っても，必ずしもこの基準を満たすとは限りません．普段の血圧との比べて下がり始めている場合，tilt テストで体位変換時に血圧が下がるなどの情報も重要になります．

原因疾患	18〜64 歳	65 歳以上
神経疾患	12%	23%
感染症	4%	14%
内分泌疾患	4%	8%
中毒	6%	2%
循環器疾患	2%	6%
臓器固有疾患	5%	2%
精神疾患	1%	1%
外傷	1%	1%
その他	3%	5%

Box7　意識障害の原因疾患　文献 6) より引用

脈拍

　数，リズム，強さを意識した脈診を行いましょう．脈が速いということが意味するのは，頻脈性不整脈の可能性もありますが，広く捉えると患者の背景に何らかの精神的，肉体的ストレスが存在するということになります．単に脈が速いだけで，特定の疾患に鑑別を絞りこめる訳ではありませんが，背景に何か異常があることを意識付けることは非常に大切です．脈が遅い場合も同様で，心原性の可能性がもちろん高いですが，それ以外に代謝性の原因や中枢神経系の器質的な原因が背景に隠れていることがあるので注意しましょう．また，基本的に体温と脈拍はほぼ平行に変動し，体温が1℃上がれば脈拍は8～10拍／分増加する．一般的に38℃以上の発熱時のおおよその脈拍は「体温(℃)×18 － 590」の式で表されます．しかし，発熱時に脈拍数が思ったより増えていないことに気づくことがある（比較的徐脈）ので，その場合は背景にある疾患の鑑別が重要です（Box 9）．

体温

　発熱していれば非常にわかりやすいでが，熱がない，あるいは微熱だからと言って病態を軽視してはいけません．例えば，敗血症時には低体温に至ることも多いため，むしろ解熱が発熱よりも恐ろしいことさえあります．他の情報とともに総合的な判断が要求されます．

呼吸

　回数や様式に注目しましょう．回数の異常（徐呼吸，頻呼吸），深さの異常（過呼吸，減呼吸），回数と深さの異常（チェーンストークス呼吸），周期の異常（クスマウル呼吸，ビオー呼吸），そして起座呼吸，喘鳴などがないか見分けましょう（Box 10）．

Hypovolemic shock	血管内ボリュームの低下によって起きるショック．出血によるものや，嘔吐・下痢，多尿などの非出血性の原因がある．	例：消化管出血，急性胃腸炎，熱中症，膵炎など
Distributive shock	末梢血管の拡張により起きるショック．初期は抹消は温かい（warm shock）が，進行すると血管が収縮し，抹消は冷たくなる（cold shock）．	例：敗血症，アナフィラキシー，神経原性，内分泌性（副腎，甲状腺），薬物・毒素，熱傷など
Cardiogenic shock	心臓のポンプ機能失調によって起きるショック．	心筋梗塞，拡張型心筋症，心筋炎，不整脈，重症弁膜症など
Obstructive shock	心臓以外の要因で，心拍出量が低下することで起きるショック．	肺塞栓，肺高血圧症，緊張性気胸，心タンポナーデ，収縮性心膜炎など

Box8　ショックの分類

感染性	非感染性
チフス，パラチフス，クラミジア肺炎，ブルセラ，オウム病，レジオネラ感染症，ツツガムシ病 チフス(リケッチア)，マラリア，Q熱，デング熱，レプトスピラ感染症，黄熱病，バベシア症	薬剤熱，中枢神経疾患，悪性リンパ腫，βブロッカー使用，詐熱

Box9　比較的徐脈の原因

頻呼吸	ざっくり言えば，しんどい時に起きると覚えておけば良い（肉体的，精神的ストレス化に呼吸回数は増加する）．つまり，呼吸回数が速いと言うことで，背景に何かあると気づくことが重要である．
起座呼吸	呼吸困難が臥位で増強し，起坐位または半坐位で軽減するという状態．一般的には左心不全の徴候として見られるが，それ以外にも喘息や COPD の急性増悪時にも見られる．
喘鳴	末梢気道の狭小化や圧迫により空気が通る際に生じる高調な笛様の雑音．呼気で生じるものは COPD，喘息，心不全などがあり，吸気で生じるものとしては上気道狭窄・気道異物などがある．
チェーンストークス呼吸	小さい呼吸から一回換気量が漸増し大きな呼吸となった後，一回換気量が漸減し呼吸停止（10～20秒程度の無呼吸）がおこり，その後再び同様の周期を繰り返す呼吸．脳疾患・心不全・尿毒症・中毒・各疾患の末期で見られる
クスマウル呼吸	代謝性アシドーシスに起因する，速く深い規則正しい呼吸．糖尿病性ケトアシドーシスや尿毒症などでアシドーシスを補正するための代償性呼吸として現れる．
ビオー呼吸	中枢神経系の障害時（特に橋や延髄レベルの障害）に現れる不規則な呼吸．予後不良．

Box10　代表的な呼吸状態

ここで差がつく

　バイタルサインはベースラインの個体差があるので，普段のバイタルサインとの比較が大切になります．また内服薬によって，容易にバイタルサインの変動がマスクされます．ステロイドや各種解熱薬内服により発熱がないとか，β ブロッカー使用のため頻脈がないなど様々です．必ず，服用薬剤の薬理学的作用を全てチェックしましょう．

■ 身体所見

　疾患毎の重要な所見を全て挙げることはできないので，ここでは神経学的な所見のみ紹介します．

眼位

　典型的には，テント上の器質性脳障害では病側をにらむ共同偏視，脳幹部の器質性障害では健側をにらむ共同偏視，てんかんでは神経細胞の過剰興奮（機能亢進）を背景に健側をにらむ共同偏視が起きます．共同偏視の方向と筋力低下の患側が一致するばあいはてんかん発作かテント下の器質性脳障害，一致しなければテント上器質性障害を考えます．

瞳孔径・対光反射

　左右の瞳孔径が 1mm 以上の差や，対光反射の消失が認められると器質性障害を示唆します．

頭位変換眼球反射

　頭を素早く左右・上下に動かした際に，通常では眼球は正中に眼位を保とうとしますが，この反射が消失する場合には脳幹の器質的障害を示唆します（代謝性障害では薬物中毒やビタミン B1 欠乏による Wernicke 脳症で反射が消失することがあります）．

睫毛反射・角膜反射

　通常は睫毛や角膜に何かが触れると瞬目が反射的に誘発されますが（誘発する場合はティッシュなどで），この反射が消失している場合には脳幹の器質性障害を示唆します．

Visual thread

通常はいきなり何かが目の近くに来ると，反射的に瞬目してしまいます．これを Visual thread と言います．指や手を患者の目の近くに素早く差し出す際に，この反射が消失していれば，患者は物が見えていないことを意味します．

四位・左右差の比較

まず四肢の位置，左右の違いがないか観察しましょう．例えば，広範な大脳障害によって起きる除皮質硬直があれば，上肢は屈曲位で下肢は股関節と膝関節が進展し足関節は底屈します．

脳幹の障害によって起きる除脳硬直であれば，上肢下肢ともに伸展し回内位をとります．

筋トーヌス

上肢下肢を他動的に動かして，筋緊張をチェックしましょう．一部の急性期の例外を除き，基本的には上位運動ニューロン障害では痙性麻痺，下位運動ニューロン障害では弛緩性麻痺となります．筋強剛を伴う意識障害では，セロトニン症候群，悪性症候群，パーキンソン病の増悪などが考えられます．

腱反射

一部の急性期の例外を除き，基本的には上位運動ニューロン障害では反射が亢進し，下位運動ニューロン障害では反射が低下します．

病的反射

Babinski 反射や Chaddock 反射があれば，上位運動ニューロン障害を疑います（通常は片側性の所見なので，左右差があります）．両側でこれらの病的反射が出現している場合には，他の所見と併せて総合的な判断が必要になります．

V

髄膜刺激徴候

髄膜炎，くも膜下出血などで認められる所見です．項部硬直，Kernig 徴候，Brudzinski 徴候が代表的な所見ですが，感度が低いため所見が陰性の場合に髄膜炎を否定する根拠にはなりません．Jolt accentuation も感度は低いとされていますので注意してください．項部硬直は頸部の屈曲制限を指しますが，もともとパーキンソン病などがあると首が固くなっていて評価に困ることがあります．ただし，この場合は左右への首の回旋制限ですので，屈曲制限と区別しましょう．

Clinical Pearl

・診察時に典型的な所見がないことが，疾患を完全否定できるという意味にはなりません．疾患には重症度の違い，経時的変化，他の影響因子が相まって，様々な彩りを呈します．疾患を点ではなく線で追いかけ，時間・空間的に把握することが重要です．

まとめ

　意識障害といっても，覚醒度の低下なのか，意識の変容なのかを区別しましょう．冒頭に示したように，開眼していても，会話をしていても，意識障害はありえるので，しっかり意識障害を見抜きましょう．また，意識障害は結果であり，原因ではありません．背景にある病態を見極め，適切な治療ができるように，現場では疾患の鑑別リストを一つずつ指差し確認することが大切です！

参考文献

1）福武敏夫　神経症状の診かた・考えかた，第 2 版 , 医学書院 , 2017 年

2）Edlow JA, Rabinstein A, Traub SJ, et al. Diagnosis of reversible causes of coma. Lancet. 2014 Dec 6 ; 384 (9959) : 2064-76.

3）Rahimi RS , Rockey DC. Overuse of head computed tomography in cirrhosis with altered mental status. Am J Med Sci. 2016 May ; 351 (5) : 459-66.

4）Benbadis SR, Sila CA, Cristea RL. Mental status changes and stroke. J Gen Intern Med. 1994 Sep ; 9 (9) : 485-7.

5）Kanich W, Brady WJ, Huff JS,et al. Altered mental status: evaluation and etiology in the ED. Am J Emerg Med. 2002 Nov ; 20 (7) : 613-7.

6）Leong LB et al. Prospective study of patients with altered mental status: clinical features and outcome. Int J Emerg Med. 2008 Sep ; 1 (3) : 179-82.

7）Ikeda M, Jian KHW,Vasu A,et al. Using vital signs to diagnose impaired consciousness: cross sectional observational study. BMJ. 2002 Oct 12 ; 325 (7368) : 800.

（藤田 浩二）

11　ショック

"ショック＝血圧低下" ではない！

> Learning Point
> ・　末梢循環不全徴候，頻脈を見たら，ショックと宣言せよ．
> ・　ショックと思った瞬間に，酸素投与，輸液全開，モニター装着．
> ・　疾患名を考える前に，目の前のショックを4分類でとらえよ．
> ・　末梢冷感，頸静脈怒張を確認せよ．
> ・　ショックに対してまず行う検査は RUSH exam.

Ⅴ

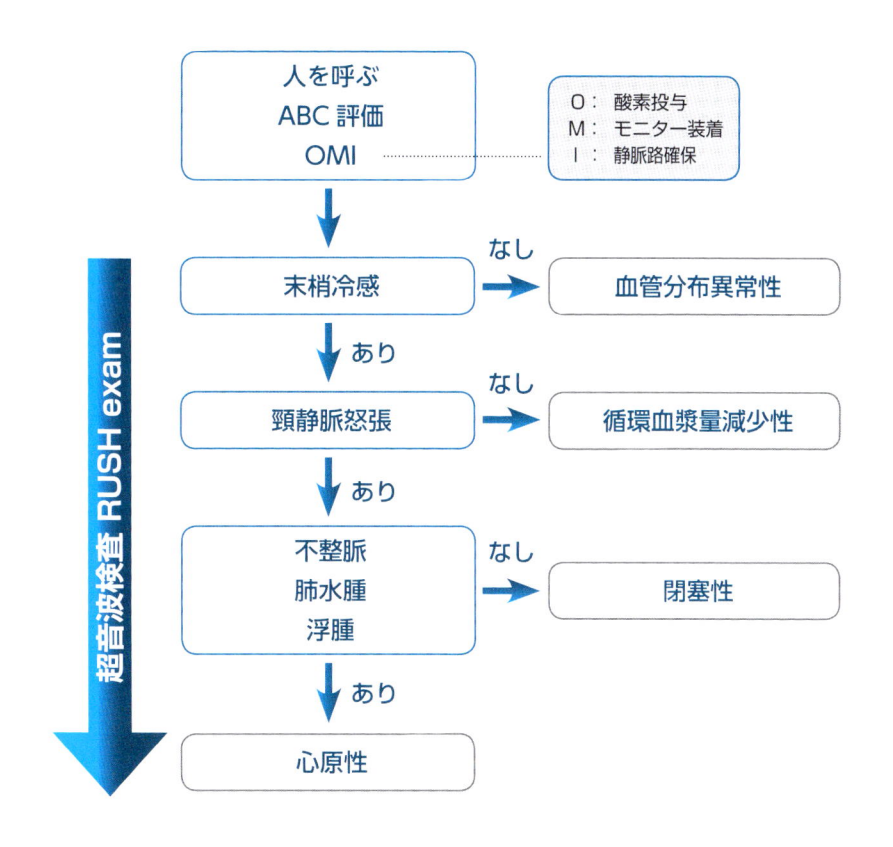

Box1　ショックの診療アプローチ

Introduction

　言うまでもないことではあるが「ショック」は緊急事態である．緊急事態においては，診断名にこだわらず，まずは生理学的異常をとらえて，診断名がつく前から治療を開始することが原則である．ショックを疑ったときも然り．ショックに至った原因の検索が重要なことは間違いないが，初動としては診断名を考える前にまずショックを病態で4分類し，原因検索と同時に治療を開始することが大切である．細かい病歴がわからない，ていねいな診察ができていない，検査もすぐには行えない，そんな初期対応時にどのように総合診療を始めるか，その戦術を共有しよう．

1.　ショックの定義

　ショックの話になると「血圧」の話題になることが多い．しかし，ショックの定義に「血圧」は含まれておらず，**ショックとは血圧低下のことではない**と認識することがショック診療の第一歩である．

> ここで差がつく
>
> ショックの定義
> 　末梢の血流減少により，細胞や組織へ十分な酸素を供給できない状態

　つまり，血圧低下はショックに至った際のひとつの所見に過ぎない．しかも，頻脈や末梢血管収縮など様々な代償機構により，血圧低下が起こらないように保たれているため，血圧低下が生じるのはショックの中でも重篤な状態とも言える．
　緊急性が高いショックは，早期発見・早期介入が重要であることは言うまでもない．早期発見のためには，血圧低下の所見で判断せず，ショックを示唆する徴候がひとつでもあれば，ショックを疑い診療のギアを上げる必要がある．

　ショックの徴候（5P）
　　蒼白（Pallor）
　　虚脱（Prostration）
　　冷汗（Perspiration）
　　脈触れにくい（Pulseless）
　　呼吸不全（Pulmonary insufficiency）

　重症感漂う症例に出会ったら，話しかけながらまず末梢に触れる．血圧低下に至ってなくても，顔面蒼白で冷汗があったり，頻呼吸で橈骨動脈を触れにくくかったりすれば，それはショックとして認識することが大切なのだ．

> Teaching Point
> ・ ショック≠血圧低下
> ・ ショック徴候（5P）のどれかがあれば，ショックと認識

2. 考える前に ABC-OMI ！

　ショックは緊急性が高い．心停止の蘇生と同じく，人を集めることから始めよう．次に，頭を捻って診断を考える前に，勇気を出して処置をする前に，「ABC-OMI」と唱えてみよう．「ABC」すなわち「A (気道)，B (呼吸)，C (循環)」の評価を行う．患者に話しかけながら，呼吸回数・呼吸様式・呼吸音聴診，意識状態・皮膚所見・橈骨動脈触知を確認するのだ．そして，それと同時に，「OMI」すなわち「O₂(酸素投与)，Monitor(モニター装着)，IV line(静脈路確保)」を指示する．

　なぜ，ショックに対して，酸素投与や静脈路確保を行うのだろうか？

ここで差がつく

酸素供給の公式

$$DO_2 = CO \times (1.34 \times Hb \times SaO_2 + 0.0031 \times PaO_2)$$

酸素供給量　　心拍出量　　　　　　　　　　　　動脈血酸素飽和度　　　　　　　　酸素分圧
　(DO₂)　　　　(CO)　　　　　　　　　　　　　　　(SaO₂)　　　　　　　　　　　(PaO₂)

　前述のショックの定義の通り，酸素供給を改善するために介入を行わなければならない．直ちに行える介入としては，上記の公式の「心拍出量」を改善するために静脈路確保と大量輸液を，動脈血酸素飽和度を改善するために酸素投与を開始する．

Teaching Point

　・ショックをみたら，人を集める
　・ショックをみたら，ABC-OMI ！

3. ショックの4分類

　緊急性が高いことと，重症度が高いことは異なる．**ショックは重症であるだけでなく，緊急性も高い**．つまり，介入が遅れると病態はより悪化し，最悪の結果となることもある．確定診断を行ってから治療を開始するのではなく，確定診断を待たずに介入を開始するのである．診断前に評価や治療の方針をたてるのに有用なツールとして，ショックの4分類がある．ショックの病態を分類することに主眼を置き，速やかな介入につなげるのである．

ここで差がつく

ショックの4分類
　血液分布異常性 (Distributive)：敗血症，神経原性，アナフィラキシーなど
　循環血液量減少性 (Hypovolemic)：出血，脱水，血管外漏出など
　心原性 (Cardiogenic)：心筋梗塞，心筋炎，不整脈，弁膜症など
　心外閉塞性・拘束性 (Obstructive)：肺塞栓症，緊張性気胸，心タンポナーデなど

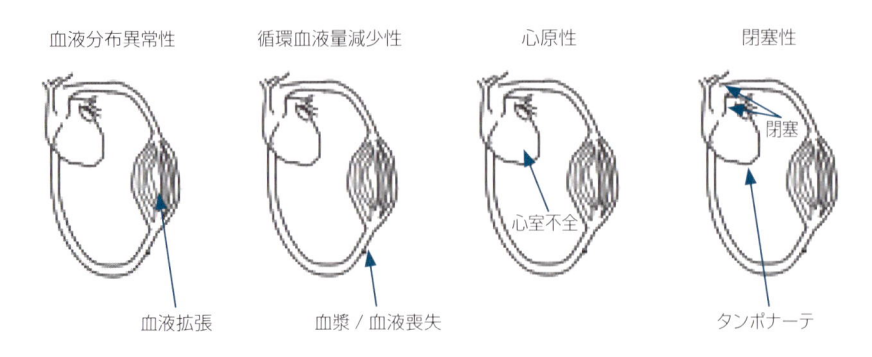

血液分布異常性　　循環血液量減少性　　心原性　　閉塞性

血液拡張　　血漿／血液喪失　　心室不全　　タンポナーテ　　閉塞

Box2　ショックの４分類

　もちろん確定診断のためには，他の診断学と同様に細やかな病歴聴取や身体診察が必要である．ただし，「待ったナシ」の緊迫する初期対応では，洗練された診療が要求される．身体診察では「末梢が冷たいかどうか」と「頸静脈怒張があるかどうか」から診察を開始することが有用だろう．ショックの徴候があるのに末梢が冷たくなければ「血液分布異常性 (Distributive)」を疑い，ショックの徴候があるのに頸静脈怒張があれば「心原性 (Cardiogenic)」や「心外閉塞性・拘束性 (Obstructive)」を疑う．肺水腫を示唆する肺の副雑音，気胸を示唆する呼吸音の左右差なども必ず確認する．特に，頻度は少ないが治療方針が大きく変わりうる Cardiogenic/Obstructive のショックは，常に鑑別にあげて，そのヒントを見落とさないように診療するのである．

　頭から爪先まで網羅的に身体診察を行うのではなく，ショックを分類することを念頭に攻めの診察を行うのである．

Teaching Point

- ・ ショック初期対応は，確定診断を考えるのではなく，病態を分類する
- ・ Cardiogenic/Obstructive を見逃さないように意識する
- ・ 末梢冷感と頸静脈怒張は，最初に診察すべき所見

4. ショックの検査は RUSH から

　非侵襲的で繰り返し施行できる超音波検査は，救急外来などで重宝され，「検査というよりは，むしろ身体診察の延長である」とさえ言う人もいる.
ショックの診療ではどのように超音波検査を活用すべきだろうか？

[ここで差がつく]

RUSH (Rapid Ultrasound in SHock) exam

	循環血液量減少性	血液分布異常性	心原性	心外閉塞・拘束性
Pump	心収縮↑ 心腔虚脱	心収縮↑ 心収縮↓ (進行した Sepsis)	心収縮↓ 心拡大あり	心収縮↑ 心嚢液貯留 右室負荷 心腔内血栓
Tank	IVC 平坦化 胸水・腹水	IVC 平坦化 胸水・腹水	IVC 拡張 胸水・腹水 肺水腫	IVC 拡張 気胸
Pipes	大動脈瘤 大動脈解離	正常	正常	DVT

　ショックは前述の4分類を意識して診療するが，ときにその病態は分類ができなかったり，重複していたりする. RUSH exam を駆使して，ショックの病態を知るための情報を迅速に集めることが有用である.

[Teaching Point]
・ ショック初期対応では，超音波検査で RUSH exam を行う
・ RUSH exam は，Pump, Tank, Pipes の評価を行うプロトコール

Ⅴ

Clinical Pearl
・ ショックなのに徐脈
　　神経原性ショック，心原性ショック（右冠動脈領域の心筋梗塞，徐脈性不整脈）では，ショックなのに徐脈を呈することがある.
・ ショックなのに徐脈
　　降圧薬（βブロッカー，Ca チャネル拮抗薬など）内服していたり，自律神経障害（高齢者，糖尿病，パーキンソン病など）が背景にあったりすると，頻脈を呈さず，病態がマスクされることがあるので注意.

まとめ

　今回，ショックへのアプローチを，身体診察と超音波検査（RUSH exam）に重点を置いて紹介した．もちろん，実臨床ではこれらだけではなく，血液検査や画像検査など他の検査も参考にしながら診療を行う．しかし，ショック診療では，複数の病態が存在したり，病状が悪化したりするため，病態の評価をくり返す必要がある．そんなときに，簡便かつ無侵襲な身体診察や超音波所見は必ず役に立つはずである．

参考文献

1)　Vincent JL, De Backer D. Circulatory shock. N Engl J Med 2013 ; 369 :1726.

2)　Richards JB, Wilcox SR. Diagnosis and management of shock in the emergency department. Emerg Med Pract. 2014 Mar ; 16 (3) : 1-22

3)　Perera P, Mailhot T, Riley D. Rapid Ultrasound in Shock in the evaluation of the critically ill patient. Ultrasound Clin. 2012 ; 7 : 255-278.

（関根 一朗）

12　頭　痛

緊急性の高い二次性頭痛を見逃さない！

Learning Point
・　頭痛診療は緊急性の高い二次性頭痛の除外から．
・　二次性頭痛の可能性をあげる病歴と所見を積極的に取りに行く．
・　頻度の高い一次性頭痛に特徴的な病歴，所見を取りに行く．

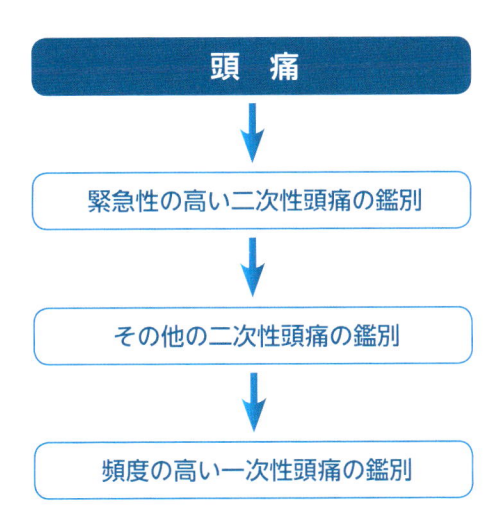

Box1　頭痛の診療アプローチ

Introduction

　頭痛というありふれた主訴で来院する患者のなかから，見逃してはいけない緊急性の高い二次性頭痛症例を拾い上げるポイントを重点的に述べ，二次性頭痛を除外したあとの一次性頭痛の鑑別についても簡単に触れる．

1.　頭痛診療の流れ

　国際頭痛分類[1] では頭痛を一次性頭痛，二次性頭痛，有痛性脳神経ニューロパチー，他の顔面痛およびその他の頭痛に分類している．原因となる疾患のない頭痛を一次性頭痛，器質的疾患による頭痛を二次性頭痛としている．**頭痛診療は緊急性の高い二次性頭痛の除外から始まる．**

　緊急性の高い二次性頭痛を起こしうる病態として Box 2 にまとめた．ここでの「緊急性の高い」とは治療開始が遅れることで生命予後，機能予後が大きく悪化する可能性がある病態を挙げた．頭痛診療でも（気道，呼吸，循環が安定していれば），病歴・身体所見が重視されるのは言うまでもない．二次性頭痛の可能性をあげる病歴，身体所見について Box 3 にまとめた．なかでも色文字で示してあるものは緊急性の高い病態を示唆するものとなっている．各病態について具体的な疾患をあげながら概説していく．

- ・脳血管障害：頭頚部血管の出血／梗塞／解離
- ・中枢神経の感染症と炎症：髄膜炎，脳炎，脳膿瘍，頚部化膿性脊椎炎，硬膜外膿瘍
- ・中枢神経腫瘍：脳腫瘍，硬膜外腫瘍
- ・一酸化炭素中毒
- ・側頭動脈炎
- ・緑内障
- ・頭部外傷：硬膜外血腫，硬膜下血腫，脳動脈解離

Box2　緊急性の高い二次性頭痛

二次性頭痛の可能性を上げる病歴	二次性頭痛の可能性を上げる身体所見
・突然発症	・異常高血圧 /Cushing 徴候
・経験した中で最悪	・髄膜刺激兆候
・徐々に増悪する	・神経脱落症状
・普段の性状と異なる	・硬い眼球
・雷鳴様	・散瞳
・発熱を伴う	・ホルネル徴候
・眼痛を伴う	・側頭動脈の圧痛や硬結
・嘔吐を伴う	・鼓膜の変化
・精神状態の変化を伴う	・疼痛を伴う皮疹
・体動，呂律の変化を伴う	・副鼻腔圧痛
・頭部外傷のエピソード	・後頭部圧痛点
・換気の悪い室内にいたエピソード	・頚椎可動制限
・集団発生	
・50 歳以上で初発	
・免疫不全のリスク	
・担癌患者	

Box3　二次性頭痛の可能性をあげる病歴，身体所見

2. 緊急性の高い病態

■ 脳血管障害

　頭頚部の血管が詰まる（梗塞），破れる（出血），避ける（解離）ことで発症する．血管病変であるため「突然発症」，「徐々に増悪」，「人生で最悪の痛み」がキーワードとなる．頭蓋内圧上昇による嘔気嘔吐，一般的な血管リスク（高血圧，高脂血症，糖尿病，喫煙，アルコール，肥満，動脈硬化性疾患の家族歴，高齢者）も忘れずに聴取したい．身体所見では，頭蓋内圧上昇による異常高血圧やCushing徴候，意識障害，神経脱落症状を確認する．出血量が少ないくも膜下出血，麻痺が目立たない椎骨脳底動脈解離症例などはwalk-inで来院し身体所見が目立たないことがある．また，神経脱落症状のチェックだけに気をとられると椎骨脳底動脈解離によるホルネル徴候や脳動脈瘤の圧迫による複視，散瞳，眼球運動障害を見落とすことがあり注意を要する．脳血管障害を疑った際の検査として，CT,MRIの頭部画像検査が知られているが，いずれも感度100％の検査ではなく，画像検査で異常を認めなくても脳血管障害の否定はできない．くも膜下出血に関しては頭部画像検査に腰椎穿刺による髄液中赤血球とキサントクロミーの有無を追加することでより鑑別をすすめることができる．

> ### ここで差がつく
>
> ・ 脳血管障害は中高年以降にみられることが多いが，脳動脈奇形やもやもや病による頭蓋内出血は10代でも発症するため，**若年者の頭痛でも安易に脳血管障害を否定しない**．
>
> ・ 画像検査の感度は100％ではない．「CTで出血ないから大丈夫」と過信せず，慎重に経過を観察する．

V

■ 中枢神経の感染症と炎症

　頭蓋内圧上昇による嘔気嘔吐に加え，「増悪」する頭痛がキーワードとなる．脳膿瘍では発症様式として周辺の解剖（副鼻腔，中耳，乳様突起等）の炎症からの直接の波及や感染性心内膜炎等の血流感染からの血行性感染性塞栓が知られており，先行する症状の聴取も重要となる．バイタルサインでは発熱，身体所見で髄膜刺激症状や膿瘍占拠部位による巣症状注に注意が必要だがいずれも感度は高くはない．

病歴，身体所見ともに感度，特異度は高くはないので，**髄膜炎を疑ったときは腰椎穿刺を躊躇しない**．「後ろ髪を引かれたら腰椎穿刺」の姿勢を忘れない．脳膿瘍を疑ったときは頭部画像検査を行う．

■ 中枢神経腫瘍

　古典的には脳神経腫瘍による頭痛の特徴として，早朝に悪化する症状，嘔気嘔吐を伴う頭痛，症状がひどい頭痛が言われていたが，脳腫瘍患者111例を集めた研究で早朝の頭痛を認めたのは19例（36％）のみで，早朝の頭痛という病歴だけでは脳腫瘍の可能性を挙げられないとされている[2]．特異的な病歴や身体所見はなく，頭部画像検査で積極的に鑑別を行う．

■ 一酸化炭素中毒

中毒診療に共通していることだが疑わなければ診断に至らないことが多い．一酸化炭素中毒を疑う病歴としては集団発生，換気の悪い室内で発症が挙げられる．動脈血液ガス検査でCOHb濃度を測定し診断する．

■ 側頭動脈炎

血管炎の症状として倦怠感，全身疼痛，体重減少がみられるが特異的な病歴はない．顎跛行が有名だが，側頭動脈炎以外の血管炎でもみられる．身体所見では，側頭動脈の圧痛，硬結がみられる．造影CT，エコー，PET も参考になる．早期のステロイド投与が行われなければ失明のリスクとなる．

■ 緑内障

50歳以上の女性に多く，片側の眼痛，嘔吐，視力低下があれば緑内障発作を疑う．硬い眼球，角膜周囲の結膜充血，角膜混濁，視力低下の所見を積極的に取りに行く．

■ 頭部外傷

明らかな頭部外傷による頭蓋内出血以外にも，カイロプラクティックによる脳動脈解離も報告されている．頭痛発症時の病歴から疑う．

3.　その他の二次性頭痛の鑑別

上記以外にも Box 3 にあげているような二次性頭痛を疑う病歴と身体所見があれば，二次性頭痛を疑う．具体的な疾患名として副鼻腔炎，帯状疱疹，中耳炎，後頭神経痛などが挙げられる．

　Teaching Point

二次性頭痛は見逃すと予後が重篤になる疾患が多く含まれる．検査に頼らず，二次性を疑う病歴と身体所見を積極的に取りに行く．

4.　頻度の高い一次性頭痛を鑑別する

頭痛を主訴とする患者は「緊急性の高い頭痛の診断」以外に「症状の緩和」も希望し受診することが多い．頭痛診療としては上記のように緊急性の高い二次性頭痛の鑑別から行うが，二次性頭痛の可能性が低くなったあとの対応として，「アセトアミノフェンや NSAIDs を処方して帰宅」としてはいないだろうか？頭痛診療のレベルアップ，患者満足度の上昇のためには一次性頭痛の鑑別と治療法を学ぶ必要がある．詳細は成書に譲るが，頻度の高い一次性頭痛の特徴について述べる．

■ 片頭痛

　後述する筋緊張性頭痛と並び，頻度の高い一次性頭痛で頭痛の程度も強く，臨床的に問題となることが多い．米国のデータでは人口の 12 ％ [3]，本邦でのデータでは 8.4 ％の罹患率 [4] となっている．男性よりも女性に多く，年代別では 30 〜 40 歳代に有病率のピークがある．

　片頭痛の可能性を挙げる問診として，日常生活に支障のある頭痛，嘔気，羞明，聴覚過敏，身体活動で増悪する頭痛，片側性，拍動性，片頭痛の家族歴がある [5,6] ことが知られている．筋緊張性頭痛と比較し持続時間が 4 〜 72 時間と長く，チョコレート，チーズ，ワインなどの誘発因子や，視野変化や閃輝暗点などの前兆を伴うことがある．高齢発症の片頭痛はまれで，他の疾患の可能性を探る

■ 筋緊張性頭痛

　報告により有病率に大きな差があるが，1 年を通して持続的症状がみられる人が 21.6 ％ [7]，本邦のデータでも 1 年間の有病率 21.7 ％とされている [8]．

　片頭痛よりも持続時間が短く，日常動作で増悪がないこと，随伴症状がみられにくいことが，片頭痛との鑑別となる．筋緊張が高まる夕方になると増強し，筋緊張が緩和される入浴で改善する頭痛は，筋緊張性頭痛を示唆する．

■ 群発頭痛

　上記片頭痛と筋緊張性頭痛と合わせ 3 大機能性頭痛とされているが，群発頭痛の有病率は 0.07 〜 0.09 ％ [9] とされており，前述の 2 疾患と比較するとかなりまれな疾患である．

　若年男性で片側の眼周囲から前頭部・側頭部にかけて激しい頭痛が，数週から数か月群発する頭痛．夜間睡眠中の頭痛発作が起こりやすく，頭痛に結膜充血や流涙，鼻汁鼻閉を伴う．縮瞳と眼瞼下垂を伴うこともありホルネル徴候と鑑別を要する．頭痛発作中にじっとしていることが多い片頭痛と比較し，興奮多動状態になることが多いのが特徴である．

■ 薬物乱用頭痛

　慢性的，日常的な頭痛が背景にあり鎮痛剤の頻回の服用（3 か月以上の期間，月 15 日以上服用）し，内服頻度が増加した時期に一致して頭痛増悪がみられるときに薬物乱用性頭痛を疑う．女性に多い．

> ### ここで差がつく

　一次性頭痛に対し漫然と NSAIDs，アセトアミノフェンで経過観察せず，詳細な病歴から一次性頭痛を鑑別していく

Clinical Pearl
・緊急性の高くない二次性頭痛を，病歴と身体所見で鑑別する．
・一次性頭痛の型の鑑別を進め，特異的な治療を検討する．
・慢性化しているときには，薬物乱用頭痛，カフェイン離脱頭痛を疑う．

まとめ

　頭痛で来院した患者の初期診療で留意すべき点について述べた．頭痛診療に限らないが，検査を過信せず病歴・身体所見を重視し鑑別を進めていく．救急外来，一般外来，病棟と診療セッティングにより異なる部分はあるが，緊急性の高い二次性頭痛から鑑別することを忘れない．頭痛に苦しむ患者にとって鑑別を進めることも大事だが，症状緩和も同様に重要である．緊急性の高い二次性頭痛を除外するだけで満足せず，他の二次性頭痛，一次性頭痛の型まで病歴・身体所見で落とし込んでいき，治療方法を検討する．

文献

1) 国際頭痛分類第3版，医学書院，2014

2) Forsyth PA1, Posner JB. Headaches in patients with brain tumors: a study of 111 patients.　Neurology. 1993 Sep; 43（9）: 1678-83

3) Lipton RB, Stewart WF, Diamond S, et al. Prevalence and burden of migraine in the United States: data from the American Migraine Study II. Headache. 2001 ; 41（7）: 646.

4) Sakai F, Igarashi H. Prevalence of migraine in Japan: a nationwide survey. Cephalalgia. 1997 ; 17（1）: 15-22.

5) Lipton RB, Dodick D, Sadovsky R, et al. A self-administered screener for migraine in primary care: The ID Migraine validation study. Neurology. 2003 Aug 12 ; 61（3）: 375-82

6) Smetana GW. The diagnostic value of historical features in primary headache syndromes: a comprehensive review. Arch Intern Med. 2000 Oct 9 ; 160（18）: 2729-37

7) Russell MB, Levi N, Šaltyte-Benth J, et al. Tension-type headache in adolescents and adults: a population based study of 33,764 twins. Eur J Epidemiol. 2006 ; 21（2）: 153.

8) Takeshima T1, Ishizaki K, Fukuhara Y, et al. Population-based door-to-door survey of migraine in Japan: the Daisen study. Headache. 2004 ; 44（1）: 8-19.

9) Russell MB. Epidemiology and genetics of cluster headache. Lancet Neurol. 2004; 3（5）: 279.

（笠 芳紀）

13　呼吸困難

・呼吸困難は短時間で命を落とす可能性がある

・診断のみならず重症度や初期対応の知識を必要とする

Learning Point
・　呼吸生理より呼吸困難の原因を考える．
・　致死的な気道（Airway：A）の異常にまず気づく．
・　急性経過をたどる呼吸困難の原因を抑える．

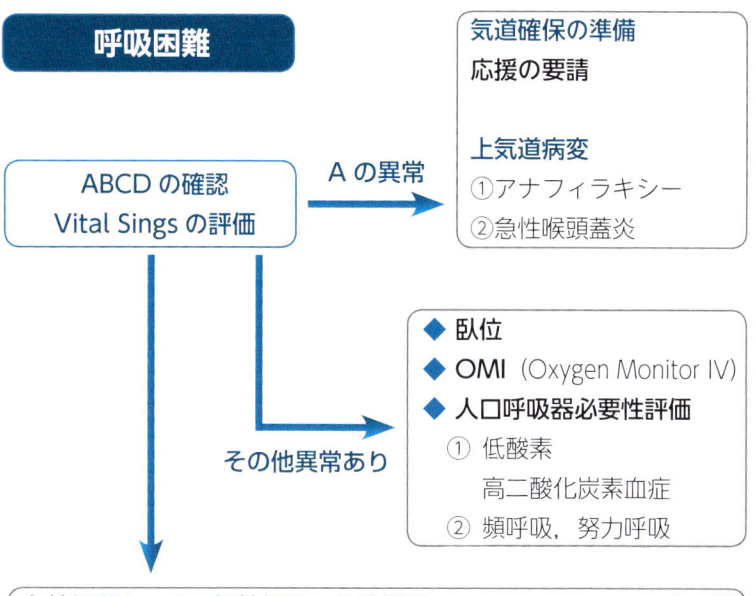

呼吸困難

ABCD の確認
Vital Sings の評価

A の異常

気道確保の準備
応援の要請

上気道病変
①アナフィラキシー
②急性喉頭蓋炎

その他異常あり

◆ 臥位
◆ OMI （Oxygen Monitor Ⅳ）
◆ 人口呼吸器必要性評価
① 低酸素
高二酸化炭素血症
② 頻呼吸，努力呼吸

急性経過もしくは慢性経過の急性増悪
① 急性心不全　② COPD 急性増悪　③ 喘息発作　④ 肺炎　⑤ 気胸
⑥ 肺塞栓　⑦ 心タンポナーデ　　　など

既往歴 ：心不全，COPD，喘息，癌
内服薬 ：女性ホルモン製剤
生活歴 ：喫煙歴，月経状態，アレルギー歴
ROS　 ：起座呼吸，胸痛，下気道症状，背部痛

慢性経過
心血管・呼吸器系の他に血液疾患，胸郭運動制限を来す疾患も念頭
におき問診診察を

Box1　呼吸困難の診療アプローチ

Ⅴ

Introduction

呼吸困難の定義

　自覚症状としての呼吸を不快に意識することを指し，また観察者の見た目で「努力呼吸」の他覚的所見も含めて呼吸困難と呼ぶことがある．過換気症候群のように必ずしも呼吸不全と一致するものではない．

呼吸困難の鑑別疾患

　呼吸困難がどのように生じるかについては正確なメカニズムは明らかになっていない．しかし鑑別疾患を考える際に正常な呼吸と酸素運搬の流れについて考えると，原因疾患が想起しやすい．
　① 呼吸中枢の刺激により呼吸開始
　② 胸郭が拡大し胸腔内が陰圧になり吸気が開始
　③ 上気道を経て最終的には肺胞まで吸気が到達
　　（胸郭が閉じて胸腔内が陽圧となり呼気が開始）
　④ 肺胞にて血液を介した酸素と二酸化炭素の受け渡しが行われる
　⑤ 血液中で酸素はヘモグロビンと結合し運搬
　⑥ 血液は肺静脈を経由し心臓へ到達し，全身へと酸素運搬が行われる
　他にも呼吸自体はアシドーシスや交感神経刺激，精神的な要素により促進される．
　すなわち上気道，呼吸器，心血管，血液，胸郭，その他（中枢性，代謝性，心因性）と大別される．

1.　呼吸困難患者へのアプローチ

■ 事前の情報収集

　診察前に可能な範囲で情報の確認を行う．特に既往については確認しておくことが重要で，慢性疾患であればその急性増悪，またその疾患に続発しやすいものも想定することができる．例えば心不全の既往があれば急性心不全の可能性が高くなり，実際に心不全の診断に対する陽性尤度比は高い．そうすることでフォーカスをしぼった問診・診察を行うことが可能となり，診断・治療までの時間の短縮へとつながる（**Box 2**）．

Teaching Point

　既往だけで決めつけてしまうとバイアスに陥ってしまうので注意が必要である．例えば過換気症候群の既往があり，今回も同様の発作だろうと判断したために診察を怠り，実際は身体疾患だったということはありえるため，総合的な判断を常に必要とする．

心不全	→	急性心不全
COPD	→	COPD 急性増悪，気胸
喘息	→	喘息発作
慢性腎臓病	→	肺うっ血，代謝性アシドーシス
糖尿病	→	糖尿病ケトアシドーシス
担癌患者	→	肺塞栓，腫瘍による閉塞，胸腹水貯留，肺動脈腫瘍塞栓
関節リウマチ	→	薬剤性肺炎，間質性肺炎

Box2　既往からの原因推測

2. 呼吸困難の初期対応

　致死的疾患の可能性があるため，まずは **ABCD・vital signs の確認と必要に応じ OMI を行う**. ABCD の異常を伴う場合は，その異常単体もしくは呼吸様式・呼吸数・血液ガス検査結果などを参考にてして気道確保・人工呼吸器接続の必要性の判断を下す. A の異常の場合は数分で心肺停止へと至る可能性もあるため注意が特に必要である. ショックの原因疾患は呼吸困難を呈することが多いため vital signs の評価は確実に行う. ショックの際の詳しい対応は別項を参照されたし.

Teaching Point

　人工呼吸器の役割で忘れてはいけないのは，呼吸仕事量の軽減である. そのため酸素化が保たれていたとしても，頻呼吸や呼吸補助筋を使用しているような努力様呼吸があれば，早晩呼吸筋疲労が生じ，Ⅱ型呼吸不全から呼吸停止といったシナリオが予想される. そのため呼吸数や呼吸形式の評価が重要となる.

3. 急性か慢性か

　疾患の発症様式により鑑別疾患をさらに絞り込むことができるため，緊急性を判断した後に病態判断を行う際には重要となってくる. 迅速な対応が必要となるのは，急性発症の呼吸困難，慢性経過の呼吸困難の急性増悪である (**Box 3**).

Teaching Point

　慢性経過の呼吸困難があったとしても，患者は「急に苦しくなった.」としか話さないことがある. これは急性の症状に気をとられているためであり,「もともと動くときに苦しくなかったですか？」「他の人と同じペースで歩くと息苦しくなっていませんか？」といったように，こちらから具体的に確認をすると聞き漏らしが少ない.

上気道
　異物，アナフィラキシー，急性喉頭蓋炎，血管性浮腫
呼吸器
　COPD 急性増悪，喘息発作，肺炎，気胸
心血管
　心不全，急性心筋梗塞，心タンポナーデ，肺塞栓
代謝
　代謝性アシドーシス
心因性
　過換気症候群

 Box3　急性呼吸困難の鑑別疾患

4. 病態別の特徴

■ 上気道：緊急性のある病態が多いためまず確認

Aの異常（しゃべれない）があれば即座に疑う！

気道確保がいつでもできる準備をしつつ診察にあたる.

① アナフィラキシー

皮疹を伴った突然発症の呼吸困難が発症様式. アナフィラキシーの既往やアレルギー歴を確認し, 症状が出る前の食事や活動内容について確認を行う. 診察では頸部で Stridor の有無を確認する. 症状からアナフィラキシーを疑う場合はあまり誘因評価にこだわらず, 迅速なアドレナリンの投与を行う.

② 急性喉頭蓋炎

咽頭痛を伴った急性経過の呼吸困難が発症様式. **つばが飲み込めない, 嗄声や sniffing position** などが認められるため注意して観察を行う. 疑った際には耳鼻科にコンサルトを行い, ファイバーにて観察してもらう. 他に気道閉塞を伴う感染症として深頸部膿瘍などがあり頸部痛などを伴う場合は画像的な評価が必要となる.

高齢者（特に脳血管疾患既往やフレイル状態にある方）の食後の呼吸困難では気道異物を考慮する. ほかには血管性浮腫による咽頭浮腫があり, 眼瞼・口唇などに浮腫が生じていないか診察しながら, 反復性のエピソードの有無, 家族歴や ACE 阻害薬の内服歴などを確認する.

■ 循環器疾患

①心不全

うっ血性心不全であれば慢性経過の呼吸困難が急性に悪化するのが一般的である. うっ血性心不全の診断基準にフラミンガムの発表した診断基準があり, 問診や診察で判断できるため有用性が高い. **発作性夜間呼吸困難あるいは起座呼吸やⅢ音の存在**は特に有用であり確認を行う. ただし拡張不全が背景にある場合は何らかの原因で急激に血圧が上昇し発症する CS1 の心不全となり, **慢性経過をたどらないこともある**ため注意が必要である. 浮腫もその際には目立たないことがあるため合わせて注意が必要となる. 疑えば胸部 X 線やエコーなどで肺うっ血の有無を評価する. また心不全は症候群であるため, その**背景疾患を確認することが重要**である.

Forgot meds	薬の飲み忘れ
Arrythmia and **A**nemia	不整脈と貧血
Ischemia and Infection	虚血と感染症
Lifestyle	塩分過剰摂取
Upregulators	甲状腺機能亢進症や妊娠
Rheumatic	リウマチ性を含めた弁膜症
Embolism	肺栓塞

Box4 心不全の原因の語呂合わせ（FAILURE）

③心タンポナーデ

　原因疾患により急性〜慢性経過をたどり，急激に心嚢腔内に液体貯留が生じた場合には，少量でも心タンポナーデを来す．呼吸困難＋ショック＋頸静脈怒張で想起し，すぐに心エコーにて心嚢液貯留を確認する．もし認めれば心嚢穿刺ができる該当科（循環器科，救急科）に応援を要請する．

Teaching Point

　腫瘍性や膠原病を背景とした場合は慢性経過をたどる場合があるものの，経過がわからない場合はまず急性として扱い対応．

④肺塞栓

　突然〜急性発症の呼吸困難が発症形式．原因として深部静脈血栓症があるため下肢・上肢の左右差のある浮腫や把握痛がないかの確認を行う．またエストロゲン製剤の使用有無，活動性のある癌の既往，最近の外傷や入院歴といったものを確認する．診断や除外には上記確認事項を含んだ **Wells スコアや D-dimer 検査の組み合わせが有用である**．

■ 呼吸器疾患
① COPD，喘息

　発作性の呼吸困難と喘鳴を主症状とする．いずれも慢性的なコントロールを行われていることがあるため，既往を確認する．なかには初発の患者もおり，同様の発作の有無や労作時呼吸困難の有無，喫煙歴，アトピー素因の確認も重要である．身体所見では Wheeze の聴取，COPD では気管短縮などの特徴的な身体所見を認めることもある．

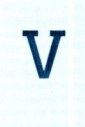

②肺炎

　急性経過の呼吸困難と下記道症状を主症状とする．身体所見では coarse crackles の聴取を認め，胸部画像評価にて陰影の確認を行う．起炎菌推定のため周囲での流行，循環式温泉の利用の有無，インフルエンザウイルス感染の有無や既往といった患者背景の確認やグラム染色を行う．

③気胸

　急性経過の呼吸困難と胸痛を来す．頸静脈怒張がある場合は緊張性気胸が懸念されるため，確認を行っておくことが重要．自然気胸はやせ型で背が高い若年者に多い．リスクとなる COPD や肺線維症といった呼吸器疾患の既往，喫煙や月経随伴性気胸（生理の前後で発症）もあるため月経歴の聴取を行う．診察では打診にて鼓音，呼吸音の左右差，皮下気腫を認めることがあり，胸部画像評価で診断や虚脱の程度を判断する．

■ 血液疾患
貧血

　一般的には慢性経過の呼吸困難を来す．黒色便の有無や NSAIDs などの薬剤歴，感度は低いものの眼球結膜蒼白といった貧血所見は確認しておく．重度になると高拍出性心不全に至る．消化管出血など比較的急性発症の貧血では急性経過をたどることがあるので注意が必要である．

■ 胸郭

　亜急性〜慢性経過の呼吸困難を来す．胸郭の動きに関わるのは呼吸筋と胸郭を形成する骨である．肋間筋の問題としては神経筋疾患が挙げられ，数日経過で悪化を認める場合は，Guillain − Barré 症候群を疑い，先行感染の確認を行う．胸郭自体の問題としては側弯，結核に対する胸郭形成術後，肥満などが挙げられ，診察にて形態的な異常がないか注意深く観察する．

■ その他

　酸塩基平衡の代償や，交感神経の興奮によって促進され頻呼吸となることはある．実際に SpO_2 の低下はないが，頻呼吸などの際に疑う．既往で糖尿病や慢性腎障害の既往を確認し，甲状腺の腫大・圧痛などがないかの確認を行い，血液ガスにて酸塩基平衡の確認を行う．

Clinical Pearl

・心収縮能正常で浮腫のない心不全はあり，その際は血圧に注意．
・心タンポナーデの原因疾患として常に大動脈解離の評価を行う．
・胸部画像で異常がない急性発症の呼吸困難では肺塞栓を考慮する．
・慢性経過で検査異常に乏しい場合に胸郭運動制限を来す疾患を考慮する．

まとめ

　繰り返しになるが，呼吸困難は呼吸に関連する異常で症状が出現し，致命的となる疾患も多い．そのため生命徴候の異常に気づき適切な処置を行いつつ診断につなげていくことが必要である．したがって急性経過のものに関しては的をしぼった問診と診察が重要となる．また慢性経過のものについては検査異常がないが進行性の疾患も含まれているため，問診・診察の基本的な診療スタイルを活かせる症候でもある．

参考文献

1）松村理司．診察エッセンシャルズ新訂版，酒見英太（編）．呼吸困難，日経メディカル開発，2009．pp.226 〜 237．

2）Morgan WC, Hodge HL. Diagnostic evaluation of dyspnea.Am Fam Physician. 1998 Feb 15 ; 57 (4) : 711-716.

3）Schwartzstein RM.Approach to the patient with dyspnea. UpToDate（閲覧日 2018 年 2 月 22 日）

4）Wang CS, FitzGerald JM, Schulzer M,et al. Does this dyspneic patient in the emergency department have congestive heart failure? JAMA. 2005 ; 294 : 1994-1956

5）猪原拓，小山田亮裕，藤井健夫，他．チーレジ step 1，岡田定（編），『心不全〜急性期から慢性期まで〜』pp.20 〜 35,医学出版 ,2014

（吉井 肇）

14　胸　痛

初療医も循環器医も胸が騒ぐ「胸痛」診療はフレームワークとチーム診療で迅速に．
緊急疾患の除外で胸のつかえが取れたら，じっくり胸に聴きながら病態鑑別するべし．

Learning Point
・　緊急性の高い疾患「5 killer chest pain」の鑑別・診断法を理解する．
・　疾患臓器ごとの病態生理に基づき，特有の胸痛症状，身体所見，検査所
　　見を理解する．

V

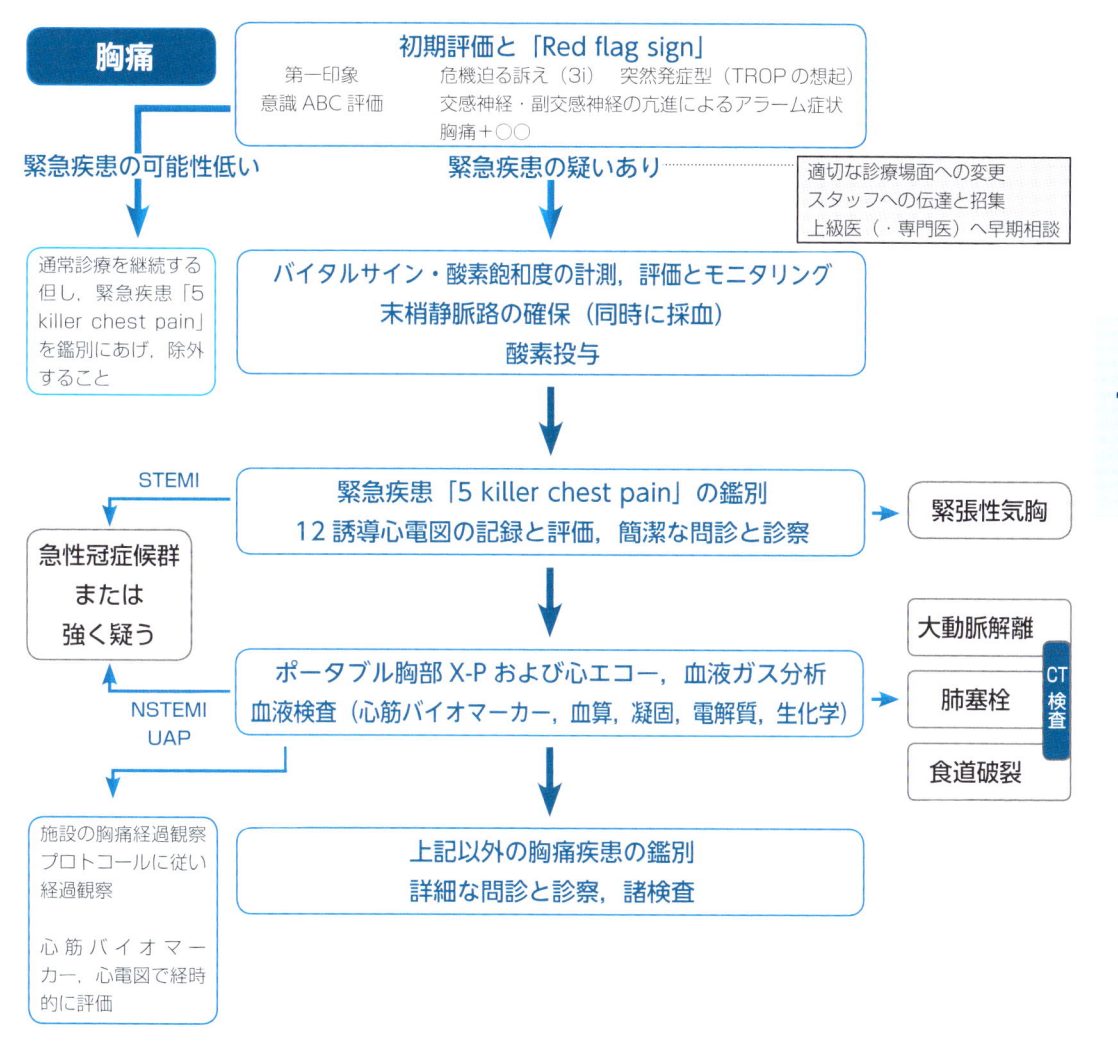

Box1　胸痛の診療アプローチ

Introduction

胸痛を来す疾患は多岐にわたるが，まずは緊急性の高い疾患である．以下の5つの病態を除外する．

■ 「5 killer chest pain」[1]

① 急性冠症候群

② 緊張性気胸

③ 大動脈解離

④ 肺塞栓

⑤ 食道破裂

　これらの緊急症を除外した後は，詳細な問診と診察により，その他の疾患を鑑別していく．急性冠症候群においては，初めから疑いをかけるにも関わらず，診療初期には確定診断に至らず，経過観察後にようやく診断に至ることもある．最後の最後まで気が抜けない疾患であると言える．

胸痛のアプローチ法

1. 初期評価と「Red flag sign」

　胸痛を訴える患者を診察する場合，まず初期評価（Box 2）を行い，「Red flag sign」（Box 3）の有無を確認する．両者のいずれかに異常を認めるときは緊急疾患を疑い，迅速な対応が求められる．

■ 緊急疾患が疑われるときのギアシフト

① 適切な診療場面へ変更

　一般外来から救急外来へ移動，あるいはイスでの対座診察からベッドやストレッチャーへの臥床診察へ変更（バイタルモニタリングが可能となる）

② スタッフへの伝達と招集

　「緊急症を疑います！」と初療医としての問題意識を周囲に伝え，招集する

③ 上級医（すでに疾患を特定できていれば専門医）への早期相談

　このギアシフトでより速やかなチーム診療と急変への対応が可能となる．次項の「さるも聴診器がすき」の履行もスムーズである．専門医へのコンサルテーションが早すぎると，時に「お叱り」を受けることもあるかもしれない．しかし診療依頼の電話口で，現在の患者の初期評価情報，患者に認める「Red flag sign」を伝えれば，まさに上級医・専門医の頭の中にも，「フラグが立つ瞬間」となる．

第一印象

　苦悶表情，顔面蒼白などの重症感があるか

意識 ABC 評価

　意識レベル，発語から気道，視診で呼吸（数，様式），触診で循環（末梢動脈の拍動の強さや数，皮膚の冷感や湿潤）の評価を行う

Box2　胸痛の初期評価[3]

2. 「さるも聴診器がすき」

　多くの救急診療で頻用される「さるも聴診器がすき：（酸（さん）素，点滴ルート確保，バイタルモニター，超（ちょう）音波（心，腹），心（しん）電図，胸（きょうぶ）部 X 線，血液ガス分析（がす）」は病態安定化のための処置，緊急疾患の鑑別に有用なフレームワークである．胸痛診療においても，緊急疾患「5 killer chest pain」の鑑別・診断の糸口として活用できる．

3. 緊急疾患「5 killer chest pain」の鑑別

① 12 誘導心電図の記録と評価

　胸痛診療においては，急性冠症候群の緊急性と頻度からも，12 誘導心電図はまず初めに施行されるべき検査である．急性冠症候群が疑われる場合，患者到着後の 10 分以内に 12 誘導心電図の記録が求められる．心電図に T 波の先鋭・増高（hyperacute T），T 波の陰転化，R 波の減高，ST 上昇もしくは下降，異常 Q 波の所見がないか判読する[2]．判定に迷うとき，過去の心電図記録が参照できれば比較する．新規の ST 上昇（>1mm）または新規の左脚ブロックの出現あるときは ST 上昇型心筋梗塞（STEMI）を疑い，即時に循環器内科に診療依頼する．STEMI の場合，迅速な冠動脈造影検査と再灌流療法を要し，その時間は door（あるいは first medical contact）-to-needle time：30 分以内，もしくは door-to-device time：90 分以内を目標としている．

危機迫る訴え（3i）

耐え難い痛み intolerable pain　「痛みで眠れない，じっとしていられない，苦悶顔貌」
未経験の痛み inexperienced pain　「今までに経験したことのない痛み」
増悪する痛み increased pain　「痛みがおさまらず，悪くなっている」

突然発症型の胸痛は，下記病態（TROP）が推測される [4]

Tear/Torsion 裂ける / 捻じれる，
Rupture 破ける，
Obstruction 閉塞する，
Perforation/Penetration 穴があく・貫く

交感神経・副交感神経の亢進によるアラーム症状 [5]

交感神経：冷汗，冷感（皮膚），動悸
副交感神経：悪心・嘔吐，尿失禁，便失禁

「胸痛＋○○」があるときに想起すべき病態

胸痛＋呼吸困難	肺うっ血（心不全）伴う心筋梗塞，あるいは気胸，肺塞栓などによる呼吸不全
胸痛＋眼前暗黒感（もしくは失神）	肺塞栓あるいは，急性冠症候群の発症による一時的な循環破綻
胸痛＋局所的麻痺・痛み	大動脈解離と分枝血管（頚動脈，四肢動脈，脊椎動脈など）の閉塞
胸痛＋腕・肩への放散痛	急性冠症候群を疑わせる放散痛[6]

Box3　胸痛の Red flag sign

ここで差がつく

ここで差がつく

■ 心電図あれこれ

- 初回の心電図で診断できない場合にも，症状が持続し急性冠症候群が疑われる場合には，5 〜 10 分毎の心電図記録をする．
- 各誘導が心臓のどこの部位を反映しているのかを理解して診断する．閉塞部位の推測には①2つ以上の隣接する誘導の ST 上昇，②対側の変化 reciprocal change，③肢誘導の Cabrera sequence を参考にする．それぞれの用語を各々調べてみてほしい．
- 右側誘導（V3R，V4R，V5R）で右室梗塞，背部誘導（V7,V8,V9）で後壁梗塞の診断に役立つことがある．診断がつかないときや，経時的観察の折に施行すると良いと考える．
- STEMI のうち前壁梗塞の場合，前胸部誘導の ST 上昇に加えて，aVR 誘導（左室心基部を反映）の上昇やⅡ，Ⅲ，aVF 誘導の ST 下降（対側の変化）を認めたとき，前下行枝近位部の閉塞を示唆し，広範な心筋梗塞（より重症な心筋梗塞）を想起する（特異度は高いが感度は低い）．
- Wellens 症候群：間欠的胸痛を訴える患者の，痛みのない時期に V2-V3 において陰性 T 波もしくは2 相性 T 波を認める場合，左前下行枝近位部の高度狭窄を意味する．見逃されることがある．
- 四肢誘導で R 波が低い場合，ST 上昇を見逃してしまうことがある（**Box4**）．
- 非 ST 上昇型急性冠症候群（NSTEMI や不安定狭心症）において，ST 下降から虚血責任部位を診断するのは困難であるが，ST 下降が高度で誘導数が多い場合は，より重症・広範な心筋虚血を反映すると考える．広範な誘導で ST 下降を認め，aVR 誘導（右肩から左室内腔全体を覗き込む誘導 cavity lead）での ST 上昇を認めた場合，冠動脈の左主管部や多枝病変を示唆する．
- 肺塞栓の心電図変化にはⅠ誘導で S 波，Ⅲ誘導で Q 波と T 波陰転（S1Q3T3 型），前胸部誘導で T 波陰転を認めることがあり，診断に有用なことがある．
- 急性冠症候群の超急性期 T 波変化，ST 変化を診る目を鍛えたければ，循環器内科研修中に PCI 中の心電図変化（冠動脈のバルーン拡張時など）に注目すると良い．循環器医も喜びとともに，指導してくださるはずである．

②簡潔な問診

簡潔な問診には以下の「SAMPLE」を活用する．

　Symptom 主訴

　Allergy アレルギー

　Medication 内服歴

　Past medical history/Pregnancy 既往歴 / 妊娠

　Last meal 最終経口摂取

　Event 受傷状況

胸痛を「OPQRST」を活用して評価する．

　Onset 発症様式

　Palliative/Provocative 増悪・寛解因子

　Quality/Quantity 症状の性質・程度（例：発症時の痛みを 10 として，今はどれくらいか．今まで経験した一番ひどい痛みを 10 として，今はどれくらいか）

　Region/Radiation：場所・放散の有無

　associated Symptom 随伴症状

　Time course 時間経過

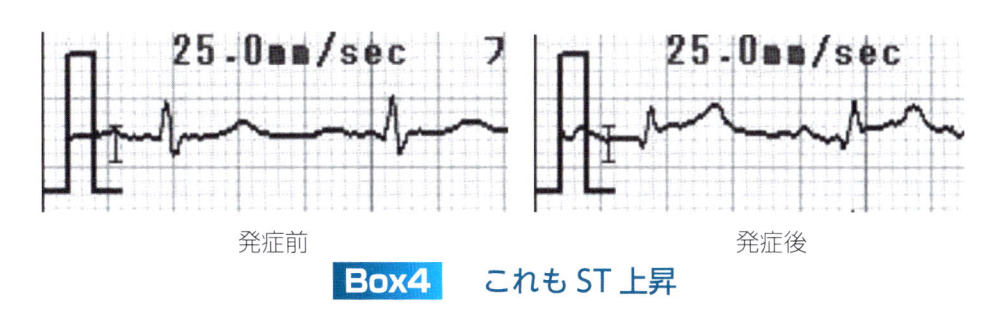

発症前　　　　　　　　　　　　　　発症後

Box4　これも ST 上昇

ここで差がつく

■ リスクスコア

以下の病態では有名なリスクスコアが存在する．リスクスコアを理解すれば（一読するだけでも），自身の問診・診断の力に磨きがかかると考える．

- ・ 急性冠症候群：TIMI リスクスコア[7]，Vancouver chest pain rule[8]
- ・ 肺塞栓：改訂ジュネーブスコア[9]，Wells スコア[10]
- ・ 大動脈解離：ADD リスクスコア[11]

③緊急疾患「5 killer chest pain」の鑑別

5つの疾患ごとに，キーワードとなる「発症前状態」，発症時の「症状」や「身体所見」を Box 5 にまとめた．"さるも聴診器がすき"にある，ベットサイドで施行できる簡易検査（胸部 X-P 所見，エコー所見など）も追記している．それぞれの疾患の病態生理から，その表現型である自覚症状・身体所見，検査所見を結び付けて理解してほしい．各病態の確定診断は造影 CT，心臓カテーテル検査等の特異検査に委ねるとして，本 Box では診断の「入り口」として参考にしてほしい．

④非 ST 上昇型心筋梗塞（NSTEMI）や不安定狭心症（UAP）について

初診時心電図で新規の ST 低下や陰性 T 波を認めた場合は，NSTEMI または UAP を除外しなければならない．この場合，症状，病歴，心電図，身体所見，心筋バイオマーカー，心エコー所見らをもとに総合的に判断し，循環器医と連携して治療方針を決定する．初診時心電図に決定的な所見がない場合は，症状・身体所見の観察，心電図や心筋バイオマーカーの再検査を行い，患者の経過観察を行う（詳細は次項「胸痛観察プロトコール」）．[12]

4．胸痛観察プロトコール

急性冠症候群は初めから疑いをかけるにも関わらず，診療初期には確定診断に至らず，胸痛の経過観察後にようやく診断にいたることもある．最後の最後まで気が抜けない疾患である．そこで急性冠症候群を見逃さないための，胸痛観察プロトコールを紹介する．

救急部門で急性冠症候群を除外し，胸痛患者を安全に帰宅させるためのプロトコールが報告されている[13]．救急外来で来院時と2時間後あるいは来院時と3〜6時間後に心筋バイオマーカーを測定し，心電図，臨床リスクスコア（TIMI リスクスコア，Vancouver rule など）らも同時に評価し，安全な患者を同定するというものである．これらのプロトコールでは急性冠症候群の偽陰性率が 1% 未満と，精度の高いもので，参考にすべき手法である．しかし，仮に救急外来で3〜6時間後の心筋バイオマーカーを測定する場合，救急医の負担や外来の診療スペースを占拠してしまうという短所もある．疑わしい症例や否定しきれない症例は積極的な入院適応

として経過観察を行うことを推奨する．自施設で採用されている心筋バイオマーカーの種類と経過時間毎の診断精度を確認しておくことも必要である．

　患者の疾患リスクの評価方法と階層化，心電図や心筋バイオマーカー，経過観察のための病床運用などを組み合わせた「胸痛経過観察プロトコール」を自施設で策定し，活用されることを提案する．

疾患	発症前状	病態	症状	身体所見	単純レントゲン	エコー
緊張性気胸	若年 やせ形男性 喘息，閉塞性肺疾患，非定型抗酸菌症など肺疾患	肺虚脱と低酸素血症	呼吸苦	呼吸音左右差 打診左右差 胸郭運動左右差	肺虚脱像	
		縦隔シフト・閉塞性ショック	ショック	頸静脈怒脹 気管偏位	縦隔シフト	
肺塞栓	長期臥床 術後 片側の下肢浮腫 担癌状態 深部静脈血栓症の既往	肺動脈塞栓による低酸素血症	呼吸苦	頻呼吸，頻脈	末梢肺動脈影消失 （低酸素血症の割に，肺野に異常陰影が乏しい）	
		肺動脈塞栓による肺動脈圧上昇 閉塞性ショック	失神，ショック	II音固定分裂	肺門部肺動脈増幅	右室拡大，左室圧排像（D-shape）
		肺梗塞	胸膜痛・血痰			
		深部静脈血栓による下肢静脈圧上昇・循環障害	下肢の痛み	下肢の浮腫・色調変化		血栓と血栓より末梢の静脈内腔拡大，圧迫で虚脱しない
大動脈解離	マルファン症候群 大動脈解離家族歴 既知の大動脈瘤	大血管の解離			縦隔拡大 calcification sign	intimal flap 大動脈弁逆流
		分枝動脈の閉塞による臓器虚血				
		・脳虚血	麻痺など	神経脱落所見		
		・上肢虚血	患肢の痛み，色調変化	上肢血圧左右差（20mmHg 以上）		
		・冠動脈虚血	胸痛			心筋壁運動異常
		・脊椎虚血	下肢麻痺	対麻痺		
		・腸管虚血	腹痛		イレウス像	
		破裂（心タンポナーデ，胸腔内出血）	ショック	頸静脈怒脹	心拡大 CP angle 鈍化	心嚢液貯留
食道破裂	嘔吐，食道内圧上昇するエピソード	食道裂傷・破裂，縦隔・胸腔への穿破，縦隔炎，閉塞性ショック	胸痛，腹痛 ショック	皮下気腫	縦隔気腫 CP angle 鈍化	
急性冠症候群	冠危険因子 虚血性心疾患既往	冠動脈急性閉塞	胸痛，放散痛			心筋壁運動異常
		急性期合併症 ・急性心不全　弁膜症 ・心破裂・タンポナーデ ・不整脈（徐脈，房室ブロック，VT，Vf）		急性期合併症に準じた理学所見		心嚢液貯留

Box5　「5 killer chest pain」の鑑別

行動目標：
　計測：キャリパーで計測値を出せる．
　評価：有無，程度（良，悪）が visual で判断できる
計測・評価項目（断面像）：
　下大静脈径の計測（心窩部）
　Echo free space 有無の評価（心窩部，胸骨左縁長軸）
　左室収縮能 visual EF の評価（胸骨左縁，心窩部）
　局所壁運動異常の評価（胸骨左縁短軸）

Box6　Quick-look method of cardiac sonography

ここで差がつく

■ ポイントオブケア超音波検査

　疾患に的を絞った超音波検査法が注目されている．胸痛診療で役立つ心エコー法は FATE [14]，RUSH[15] が，深部静脈血栓症に対する two-point compression method[16] が有用である．筆者も「Quick-look method of cardio sonography」と題して，自院研修医や実習生に指導している（Box 6）．

5.「5 killer chest pain」疾患以外の胸痛疾患の鑑別

　5つの緊急疾患以外の疾患については，詳細な問診と診察，諸検査の結果から鑑別を行う．
　Box 7 に示すように，胸痛疾患のうち筋骨格由来の疾患の頻度は高い．経験的には，局所的な痛みや筋緊張（例「ここが痛い」と指で指し示せるような），再現性のある圧痛，動作による痛みの増強（例 関節，筋の動作時）がある場合は，まず筋骨格由来の疾患を想起する．筋骨格由来の胸痛疾患，胸膜にまで波及した呼吸器疾患，腹壁に波及した消化器疾患などは，いわゆる「体性痛」の特徴で症状を説明できることがある（例：胆嚢炎の場合，胆嚢が腫大し周囲に炎症波及した場合，右季肋部の叩打痛や Murphy 兆候として，局所的な体性痛の所見を得る）．「内蔵痛」の場合，痛みの部位が不明瞭なことがよくあり，例えば心筋梗塞は胸の全体あるいは一定の領域をもって（局所的ではない，指では指さない，手のひらでさするような領域），胸痛，圧迫感や絞扼感を訴える．呼吸器疾患の場合は，胸痛以外に，咳，痰，呼吸困難，喘鳴などの呼吸器症状がある場合に想起しやすい．消化器由来の胸痛についても同じで，消化器症状，食事と主訴との関連，腹部身体所見が鑑別の参考になる．痛み以外に，発熱，熱感，腫脹などの身体所見があれば，感染症が疑われる．

Teaching Point

　胸痛診療では，緊急度の評価（初期評価，Red flag sign）と共に「さるも聴診器がすき」のフレームワーク履行で，速やかな病態の安定化の処置と緊急疾患の鑑別を行う．病態生理を鍵に，問診と診察で疾患を推測できるようにトレーニングする．

分類	頻度	臓器	代表的な疾患（頻度）
筋骨格	48.7 %	胸郭（胸骨, 肋骨, 肋軟骨, 胸椎, 胸壁組織など）	肋骨骨折, 肋軟骨炎, 胸鎖関節炎, 腫瘍, 神経障害性疼痛, 肋間筋痙攣など
心血管	16.1 %	心疾患	虚血性心疾患（12.7%）, 不整脈（1.5%）, 心筋症（0.6%）, 心膜炎, 心筋炎, 大動脈弁狭窄, 僧帽弁逸脱症
		大血管	大動脈解離
		肺血管	肺塞栓（0.3%）
心因性	11.5%		不安状態（4.8%）, パニック発作（2.5%）, 身体化障害（3.3%）
呼吸器	10.3%	気管支・肺	急性気管支炎（5.5%）, 肺炎, 気管支喘息・慢性閉塞性肺障害（1.5%）, 肺癌（0.6%）,（緊張性）気胸
		胸膜	胸膜炎, 膿胸
		縦隔	縦隔炎
消化器	8.2%	食道	食道炎（6.3%）, 食道痙攣（0.7%）, 食道癌, 食道破裂, アカラシア
		胃・十二指腸	胃炎・胃潰瘍（0.7%）, 消化管穿孔
		胆嚢・胆管	急性胆嚢炎, 胆管炎, 胆石症
		肝臓・膵臓	膵炎
その他	2.2%		乳腺炎・乳房痛（0.7%）, 帯状疱疹

引用文献 17）を参考に著者作成

Box7　胸痛の鑑別疾患と頻度

> ## Clinical Pearl
> ・胸痛症状は，緊急疾患の可能性をはらんでいる．緊急疾患が見過ごされた場合には有害な結果が生じることとなる．したがって，応援要請，上級医への相談，検査の施行，専門医へのコンサルト，あるいは積極的な経過観察入院などは躊躇・遠慮せず行うべきである．

まとめ

　緊急疾患「5 killer chest pain」の鑑別において，急性冠症候群以外は問診，診察，諸検査を経て，初診の段階で確定診断に至ることがほとんどである．一方で急性冠症候群は，「最後まで分からない」の通り，経時的な経過観察を要する診療となる．救急・総合診療医と循環器医が連携して，自施設の胸痛観察プロトコールを策定する必要がある．後期研修医には，自身の成長，自施設の発展のためにも，本プロトコール作りに関わることを提案したい．

文献

1) Bent S, Gensler LS, Frances C et al. Saint-Frances Guide : Clinical Clerkship in Outpatient Medicine. 2nd edition. Lippincott Williams & Wilkins , 2008.

2) 日本循環器学会，ST 上昇型急性心筋梗塞の診療に関するガイドライン（2013 年改訂版）

3) 日本内科学会. 内科救急診療指針，総合医学社，2016.

4) 志水太郎. 診断戦略 診断力向上のためのアートとサイエンス，医学書院, 2014.

5) 徳田安春. Dr. 徳田の診断推論講座，日本医事新報社, 2015

6) Swap CJ, Nagurney JT. Value and limitations of chest pain history in the evaluation of patients with suspected acute coronary syndromes. JAMA. 2005 ; 294 (20) : 2623-2629.

7) TIMI リスクスコア. http://www.timi.org

8) Christenson J, Innes G, McKnight D, et al. A clinical prediction rule for early discharge of patients with chest pain. Ann Emerg Med. 2006 Jan ; 47 (1) : 1-10.

9) Le Gal G , Righini M, Roy PM, et al. Prediction of pulmonary embolism in the emergency department : the revised Geneva score. Ann Intern Med 2006 ; 144 : 165-171.

10) Wells PS. Anderson DR, Rodger M, et al. Derivation of a simple clinical model to categorize patients probability of pulmonary embolism: increasing the models utility with the SimpliRED D-dimer. Thromb Haemost. 2000 ; 83 : 416-420.

11) Rogers AM, Hermann LK, Booher AM, et al. Sensitivity of the aortic dissection detection risk score, a novel guideline-based tool for identification of acute aortic dissection at initial presentation. Circulation. 2011; 123 : 2213-2218.

12) 日本蘇生協議会，JRC 蘇生ガイドライン 2015, 医学書院

13) Cullen L, Mueller C, Parsonage WA. et al. Validation of high-sensitivity troponin I in a 2-hour diagnostic strategy to assess 30-day outcomes in emergency department patients with possible acute coronary syndrome. J Am Coll Cardiol. 2013 Oct 1 ; 62 (14) : 1242-1249.

14) Jensen MB, Sloth E, Larsen KM, et al. Transthoracic echocardiography for cardiopulmonary monitoring in intensive care. Eur J Anaesthesiol. 2004 ; 21 : 700-7.

15) Perera P, Mailhot T, Riley D, et al. The RUSH exam: Rapid ultrasound in shock in the evaluation of the critically ill. Emerg Med Clin North Am. 2010 ; 28 : 29-56.

16) Bernardi E, Camporese G, Büller HR, et al. Serial 2-point ultrasonography plus D-dimer vs whole-leg color-coded Doppler ultrasonography for diagnosing suspected symptomatic deep vein thrombosis: a randomized controlled trial. JAMA. 2008 ; 300 : 1653-9.

17) Verdon F, Lilli Herzig, Burnand B, et al. Chest pain in daily practice: occurrence, causes and management. Swiss Med Wkly. 2008 ; 138 (23–24) : 340–347.

（鈴木 健太郎）

15　動　悸

詳細な問診と身体所見で「動悸」のパターン認識をする！

> Learning Point
> ・Vital が不安定な場合は，疾患の鑑別診断の前に治療を並行する．
> ・心原性・内分泌性・交感神経性・心因性　を鑑別の軸に考える．
> ・擬態語を用いて問診や目の前でリズム表現することで患者は理解しやすい．

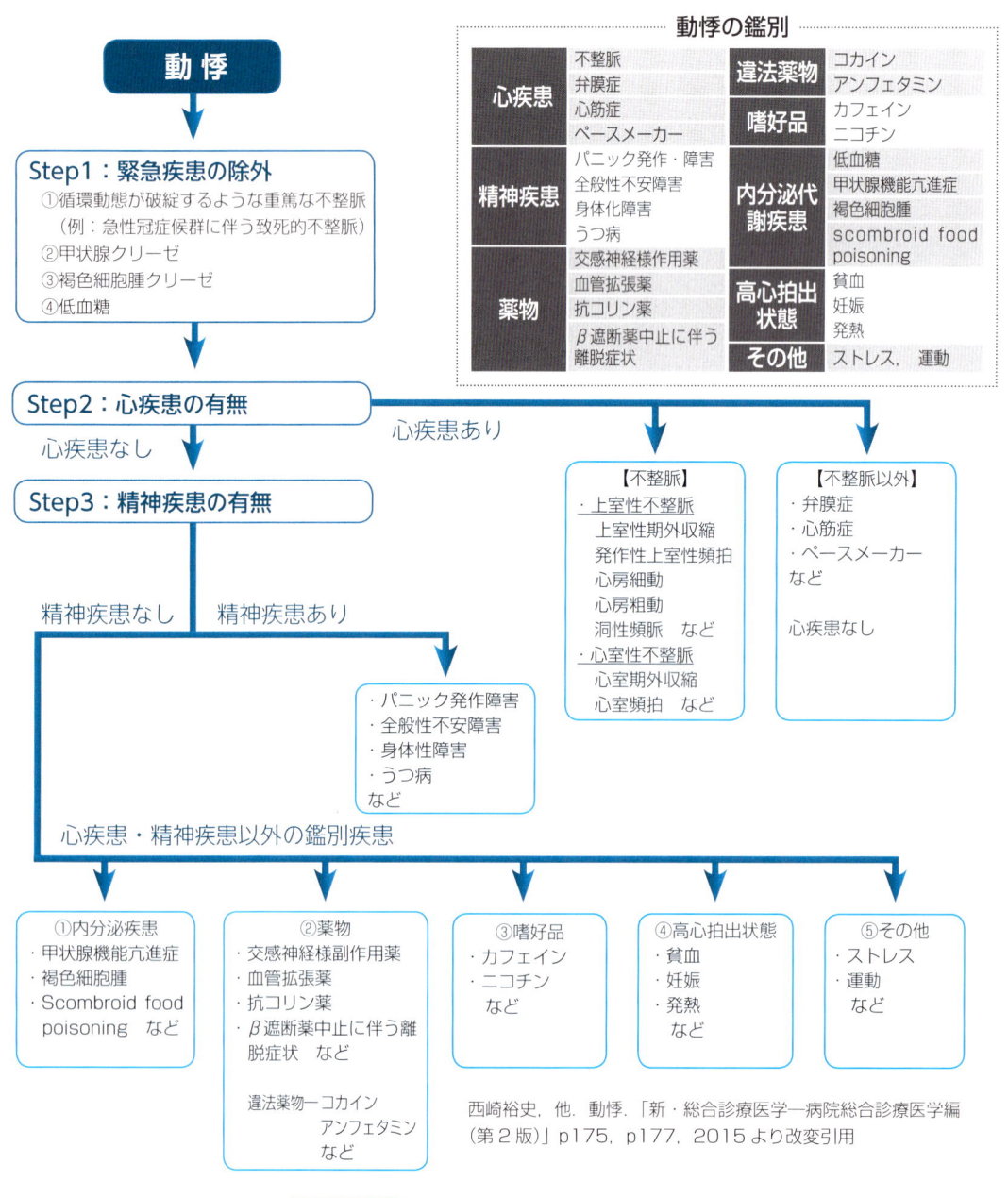

西崎裕史，他．動悸．「新・総合診療医学―病院総合診療医学編（第 2 版）」p175，p177，2015 より改変引用

Box1　動悸の診療アプローチ

Introduction

　動悸を主訴に受診する患者は多い．間欠的に胸部に感じる，どきんと大きく打つような，ドキドキと早く強く鼓動するような，またはパタパタとはためくような胸部の感覚として表現される．一言で「動悸」といっても，患者によってその意味するところは様々なので，医療者と患者との間にギャップを生じることが多い．そのギャップを埋めるためにも，診察の場で「トントントン …」や「トトトトットン …」「トン，，，トントン」といったように擬態語を用いることは鑑別に非常に有用である．

　緊急性の高い心疾患や内分泌疾患から，そうではない common disease まであるので，バイタルサインを確認して，自分の中のギアチェンジがすぐできるようにする．

1.「動悸」を訴える患者に出会ったら

① バイタルが安定しているか確認．
② バイタルが安定していなければ，ギアを上げて，安定化を図りながら，図の鑑別を頭に入れて動く．
③ 特に，心疾患のときには急ぐ必要がある．
④ 安定しているときは，詳細な問診 (擬態語を用いて) をとる．
⑤ 随伴症状がないか確認する．
⑥ 身体所見をとり，各種必要な検査オーダーをする．

　心因性の動悸であることも多いが，心電図上で明らかな不整脈や頻脈・徐脈を認める場合は，病態を考える上で，心臓自体を動かしている以下のメカニズムを考える．

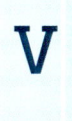

　・心臓自体の問題 (心原性)
　・内分泌機能による刺激の問題 (内分泌性)
　・交感神経系の刺激の問題 (交感神経性)

2. バイタルが不安定

■ 血圧が保てていない・意識障害を伴っている・呼吸苦を伴っている・発汗著明がある場合

　患者をストレッチャーへ移動し，仰向けにして，モニター，酸素投与，点滴確保を同時に行う．問診をとる際にも，橈骨動脈や内頚動脈を触知し，脈の性状を確認しながら診察を進めていく．心電図モニター上でモニター波形を確認する際のポイントは，以下である．

　「頻脈 or 徐脈」×「脈の整 or 不整」

　それぞれの波形によりアプローチは少し異なるが，バイタルが不安定なときは，点滴確保まで行ったあとに，12 誘導心電図をすぐに行う．ST 変化を認める場合は，虚血性心疾患を疑い，上級医や循環器医師への連絡をすぐに行う．バイタルが安定している場合は，問診をする際に橈骨動脈を触知しながら，話を聞くようにすると，脈の不整も確認出来る．動悸の性状については，特に注意して聞かなければいけないが，患者と医療者の間で表現のギャップがあり，伝わりにくいことが多い．そのため，擬態語を用いて，以下のように聞くと効果的である．

　「トントントントントントン …」と早く規則正しく感じますか．
　「トットントトットントン …」と不規則に感じますか．
　「トントントントン————————トントン」と脈が抜けるような感じがありますか．

① 心原性

　循環器医への紹介になることが多いが，そのための評価が必要となる．まずは 12 誘導心電図での心電図分類が基本の分類である．その次に，波形から，心原性しか疑われないもの，またはその他基礎疾患が原因となっているものを考える．

パターン	鑑別する モニター波形	特徴
頻脈×整	上室性頻拍 心房粗動 心室頻拍	伝導路障害の疾患が鑑別になる 薬剤による影響も考える必要がある バイタルが安定している場合には， いつから動悸を感じているのか 初発か 薬剤歴がないか 家族歴はないかと問診を加える
頻脈×不整	心房細動 心室細動	心室細動は脈が触れない 動悸を主訴にやってきて 　目の前で具合が悪いと言ったり 　急に意識障害をきたすことがある すぐに心肺蘇生が行えるように人を呼び，電気的除細動ができるように準備 をする
徐脈×整	洞性徐脈 完全房室ブロック	薬剤歴を確認する バイタルが安定している場合は， 心エコー検査を用いて心機能評価を加える 循環器科へペースメーカー挿入のための相談が必要になることがある
徐脈×不整	徐脈性心房細動 洞不全症候群	「徐脈×整」の場合と同様 追加検査を行う 循環器科へ紹介する必要がある．

Box2　心原性の動悸の鑑別

② 内分泌性

甲状腺ホルモンやカテコラミンは心拍に対してアクセルを踏む作用がある．洞性頻脈であることが多いが頻脈性心房細動でも鑑別に挙げる必要がある．

甲状腺機能亢進症を疑うときは，家族歴，随伴する発汗著明，眼球突出といった特徴的な身体所見を認めることが多い．甲状腺クリーゼは甲状腺機能亢進症の治療中断，薬剤変更の有無，手術後，感染症などを契機に発症することがあるため，問診で必ず確認をする．

症状の経過は気分障害(うつ気分や認知機能障害様変化)，下痢，脱力や振戦といった非特異的経過をたどったのちにバイタルが不安定となり来院することが多い．治療も集約的治療が必要となることが多いので，疑った際には，上級医や救急医への相談を早めにすること．

褐色細胞腫もカテコラミンを放出するため，頻脈，動悸の訴えで来院することが多い．随伴する症状は頭痛，発汗発作がある．甲状腺機能亢進症と異なる点は，発作的・便秘傾向の点である．

③ 交感神経性

発熱や緊張，疼痛，薬物などにより，洞性頻脈となる．熱の原因，疼痛の原因をしっかり検索する．

ここで差がつく

動悸の性状を上手に聞き出す(表現する)ことができると診断へ近づく．

精神疾患の患者や全般性不安障害の患者が動悸を主訴で来院したときも，心因性のものと決めつけず，毎回必ず基礎疾患の有無を確認する問診をするよう心がける．いつもと異なる症状や訴えがある場合には，必要な検査を行うようにする．

Teaching Point

実診療では，心疾患，心因性の動悸が多く，診断が偏りがちになるため，甲状腺疾患，褐色細胞腫などをいつも頭の片隅に鑑別として残しておく．内科救急疾患の一つである甲状腺クリーゼや副腎クリーゼに対しては，初期対応表を作成しておくことも有用である．

V

Clinical Pearl

・交感神経性の動悸の鑑別に，交感神経作動性の薬剤によるものがある．異常発汗などを伴う若い男性などを見たときに，甲状腺疾患や褐色細胞腫だけでなく，アンフェタミンや合法ドラッグと呼ばれるような薬物の鑑別が挙げられると素晴らしい．

まとめ

　繰り返しになるが，動悸の中には，緊急疾患が紛れ込んでいることがある．そのため，バイタルに注意しながら，診断と治療を並行に進めないといけないときもある．初期対応が遅れないようにするためには，話を聞きながらもすぐに脈拍を触知すること．急ぐと判断したら，まずモニターをつける．それだけでも，診断がつくことが多いので忘れずに行う．その一方で，心因性の動悸のケースも多い．身体的疾患の鑑別へのアプローチだけでなく，きっかけとなる出来事や社会的背景，要因などについてもさりげなく問診をすることが大切である．

　動悸の対応が総合診療の力の見せどころでもあるのは，原因疾患が心疾患，内分泌疾患，心因性，薬剤性と原因疾患が多岐にわたることもある．モニターに映る脈の性状だけでなく，その背景にある現病歴と身体所見をスムーズにとり，動悸以外の特徴的な所見をとり，診断・治療へと進めて欲しい．

文献

1）ハリソン内科学第5版メディカルサイエンスインターナショナル，2017

2）上田 剛士，酒見 英太．ジェネラリストのための内科診断，医学書院，2014.

3）Tintinalli J E , Stapczynski J S , John Ma O , et al. Tintinalli's Emergency Medicine, 8th Edition, McGraw-Hill Education ／ Medical, 2015.

（青木 信也）

16　失　神

詳細な問診で本物の「失神」を見逃さない！

Learning Point
・　一過性の全脳虚血（酸素不足）になる病態を考える．
・　心原性（心血管性）　起立性低血圧　反射性（神経調節性）　を鑑別に考える．
・　非痙攣性てんかん発作・くも膜下出血・椎骨脳底動脈領域の一過性脳虚血発作は「病名」としての失神には含まない．
・　詳細な問診が一番大事．

大原則：失神の原因がすぐに想定できる病歴や身体所見があれば，その初期治療と診断を優先する

---- 緊急性がある場合 ----

徐脈
心原性　薬剤性
完全房室ブロック 洞不全症候群

モニター ルート確保 酸素投与
心電図

頻脈
心原性　出血性
心室頻拍 心室細動

整脈
出血性　心原性
（βブロッカーなど 内服合併）

V

---- 緊急性がない場合 ----

起立性低血圧
自律神経障害 薬剤性 循環血漿量減少

詳細な 問診
必要であれば 心電図 頭部 CT など

反射性
血管迷走神経性 状況性

それ以外
非痙攣性てんかん発作 くも膜下出血 椎骨脳底動脈領域の 一過性脳虚血発作

Box1　失神の診療アプローチ

Introduction

　臨床の現場で，「失神」か「意識障害」か，間違うことがよくある．主訴の入り口を間違えると鑑別が大きく異なってくるので，しっかりとした問診を行うことが非常に重要である．検査をルーチンですることよりも詳細な問診が有用となる．

　失神とは「何らかの原因で，一過性の全脳虚血によって引き起こされる病態」であり，「一過性に姿勢が保てなくなるが，自然に，かつ完全に意識が回復する病態」であることを認識する．これを認識しておけば，全脳に血液が行き届かない病態を鑑別に挙げながら，臨床に臨むことができる．緊急性の高い「心疾患」からそうではない common disease まであるので，自分の中のギアチェンジがすぐできるようにする．

1.「失神」患者に出会ったら

① バイタルが安定しているか確認
② バイタルが安定していなければ，安定化を図りながら Box1 の鑑別を頭に入れて動く
③ 特に，心疾患のときには急ぐ必要がある
④ 安定しているときは，詳細な問診（「失神」を起こした場面）をとる
⑤ 随伴症状がないか確認する
⑥ 身体所見をとり，各種必要な検査オーダーをする

　失神を，「病名としての病態」と「病名としてではない病態」で分類する．

2. 失神（病名として）の分類

① 心原性（心血管性）

心臓をポンプと考えて血液を送り出すための障害は以下の3つである．

■「力（収縮 / 拡張）不足」
慢性心不全 … 血液を押し出す力が弱い
心筋梗塞 …… 心筋が部分的に動かなくなり押し出す力が弱くなる
心室細動 …… 不規則な収縮または拡張が十分でないために押し出す力が弱い
心室頻拍 …… 心室内に血流を引き込むことが十分に出来ない（拡張不全）ため拍出量が落ちる

■「回数（脈）不足」
完全房室ブロック…必要量の拍出回数を作れない

■「邪魔するものがある（弁機能異常）」
大動脈弁狭窄症……心筋が収縮して血液を送りだそうとしても弁が固すぎるために十分な血液を送り出せない

「より心原性を疑う病歴」
高齢（60 歳以上）　男性　虚血性心疾患　弁膜疾患　過去の不整脈　左室機能低下の既往歴
動悸の前駆症状　　前駆症状のない失神　運動中の失神　臥位での失神
初回または 2 回目の失神　50 歳以下の突然死の家族歴　　先天性心疾患の存在

「より非心原性を疑う病歴」
若年　心疾患の既往がない　立位での失神　仰臥位または坐位から立位への姿勢変換後の失神
悪心・嘔吐・熱感の前駆症状　脱水，痛み，苦痛，医療受診など特異的な契機の存在
同様の失神を頻回に繰り返す

Box2　心原性を疑う病歴・非心原性を疑う病歴

　心原性失神（特に徐脈・頻脈性の失神）は，前兆がなく突然失神することが多く，どのような姿勢，状況でも起こりうる．「何もしていないのに突然気を失って気付いたら倒れていた．」「バスに乗ろうとしたら意識がなくなっていた．」このようなエピソードを確認したら，心原性を疑って慎重に診療を進める必要がある．胸痛の有無を確認して，身体所見をとる際にも，脈拍数，脈の不整の有無，大動脈弁領域の収縮期雑音，右頸部へ放散する収縮期雑音の有無を注意深く確認する．

②　起立性低血圧

　立ち上がったときに血管内 volume を維持することができず，頭蓋内血流量を維持できない状態である．

原発性 自律神経障害	純型自律神経失調症，他系統萎縮，自律神経障害を伴う Parkinson 病 レビー小体型認知症
続発性 自律神経障害	糖尿病　アミロイドーシス　尿毒症　脊髄損傷
薬剤性	アルコール　血管拡張薬　利尿薬　フェノチアジン　抗うつ薬
循環血漿量減少	もともと血管内 volume が少ない（脱水　出血）下痢　嘔吐

Box3　起立性低血圧による失神

・**出血性失神**は重要である．

　胸腔・腹腔内・後腹膜腔といった空間に血液が溜まるので，エコー評価が有用である．

消化管出血	上部・下部ともに考慮．特に上部消化管出血に注意 NSAIDs 内服歴・肝硬変の既往など確認
異所性妊娠　破裂	妊娠可能年齢の女性全員に妊娠の可能性を確認
胸部・腹部 大動脈瘤破裂	随伴する胸痛や腹痛の有無を確認
特発性腹腔内出血	突然発症の腹痛の有無
肝細胞癌破裂	既往歴の確認

Box4　出血性失神

　上部消化管出血でヘモグロビン 8g/dL 未満の感度は 65 〜 68 ％ と低いので，採血結果だけで判断してはいけない．起立時の眼前暗黒感，冷汗を伴う失神，洞性頻脈がある場合は，出血性失神を意識する．

　女性の起立性低血圧は頻度が非常に高いが，腹痛を伴うときに異所性妊娠による腹腔内出血が原因にあることを必ず意識する．

③　反射性（神経調節性）

血管迷走神経性失神	感情ストレス（恐怖・疼痛・侵襲的器具の使用・採血など） 起立負荷
状況失神	咳嗽くしゃみ　消化器系（嚥下　排便　内臓痛） 排尿後　運動後　食後 その他（笑う，金管楽器吹奏　重量挙げ）
頸動脈症候群	
非定型	明確な誘因がない

Box5　反射性（神経調節性）失神

　これは，たいへん頻度が高い．特徴的な状況下で失神することが多く，前駆症状（嘔気，発汗）があるため本人も転倒などを予防できることがあるが，必ず心原性や出血性の失神ではないか確認をする．

ここで差がつく

　内因性の出血性失神を疑ったときには，採血結果が出るよりも先に直腸診をする．強く疑うときは，経鼻胃管チューブを挿入して出血の確認をすることも考慮する．

Teaching Point

　反射性の失神歴がある患者を診るときに，いつもと異なる状況で失神したときに安易に反射性の失神だと診断させない．

3.　それ以外の失神（病名としてではない）の分類

・非けいれん性てんかん発作
　診断にたどり着くまでに時間がかかる．
　もともとの既往歴がないか確認が必要．
　身体所見として，失禁や舌咬傷などがないか確認する．

・くも膜下出血
　突然発症の頭痛を伴っていないか確認する．

・椎骨脳底動脈領域の一過性脳虚血発作
　意識が戻ったあとも，軽度構語障害や小脳失調，片麻痺などが一過性になかったか確認する．

ここで差がつく

　これらは，準緊急性があるため見逃してはいけないが，見逃しやすい．「失神」が起きたときのことを詳細に確認する．血管リスクの評価（高血圧・脂質異常症・糖尿病・喫煙）・心房細動の評価を適切に行う．

Teaching Point

　初学者は特に「失神」＝「頭蓋内病変」と考える傾向にあるので，頻度としては少ないことを強調する．特に，**脳卒中と答える初学者へは，解剖を意識して神経学的所見がどのようなものが随伴するかを一緒に考える．**

Clinical Pearl
・頭痛を伴う場合に，くも膜下出血の警告出血だけでなく椎骨脳底動脈解離も鑑別に挙げる．
・胸痛を伴う場合に，肺塞栓症も鑑別に挙げる．
・起立性低血圧を起こす頻度の高い薬剤を，横断的に評価し，複数科を定期受診している患者の代弁者になる．
・12誘導心電図だけではなく，心臓超音波検査，Holter心電図，入院して継続的心電図モニター・電気生理学的検査・外付けループレコーダー・植込み型ループレコーダー検査があることを知っておく．

まとめ

　臨床現場では，失神患者の診療は時間がかかりやすい．その理由は，医療者側が重症疾患を見落としていないかと不安になるあまり，不要な検査をしすぎることが挙げられる．繰り返しになるが「問診力」が問われる．「失神」したときは，本人の記憶がないので，その時の状況については本人からの情報も大切だが，救急隊や家族，周囲の目撃者から徹底的に話を聞くことがたいへん重要である．その情報をもとに必要と判断したら，早い段階で問診をしながら身体所見をとり，できる検査は同時並行できるようにする（心電図・点滴確保・採血など）．検査が不要だと情報から判断できたら，その根拠を診療録へ記録し，上級医や他の医療者へ，抜けがない説明が出来ることが大切である．逆に言うと，抜けがない説明ができるぐらいに問診を取るよう心掛ける．

参考文献

1）　2017 ACC/AHA/HRS Syncope Guideline :
　　Executive Summary.
　　JAMA.2012 Mar 14; 307（10）: 1072-9.

（青木 信也）

17　嘔気・嘔吐

嘔気・嘔吐の鑑別疾患は，内臓，脳，耳，薬剤，妊娠を考える

Learning Point
- 嘔気・嘔吐が発現する機序は，末梢性の刺激（内臓疾患），大脳皮質系の問題，Chemoreceptor Trigger Zone(CTZ) の刺激，前庭器の問題の4つに分けられる．
- CTZ の刺激は，薬剤と内分泌・代謝異常によって引き起こされる．
- 嘔気・嘔吐を生じる末梢性の問題として，消化器疾患以外の内臓疾患にも注意する．
- 高頻度に使用される制吐薬の作用機序を理解する．

Common Disease の軸
ウイルス性胃腸炎・食中毒・薬剤性・非消化器疾患の感染症（高齢者の急性腎盂腎炎や小児の急性上気道炎・中耳炎）・耳疾患など

重要度・緊急度の高い疾患の軸
妊娠・緑内障・頭蓋内出血（血腫）・虚血性心疾患・精巣捻転・胃十二指腸潰瘍（穿孔）急性胆のう炎/胆管炎・脱水に伴う急性腎臓病

- 上記の2軸で鑑別疾患を考えつつ，問診では特に**食事内容・薬剤・基礎疾患・妊娠**に注意を払う．
- 高齢者の診察は，バイタルサインの中でも"**意識**"を忘れず，神経学的評価も行う．また腹部診察では，腹部の叩打診が時に有用である．

高齢者は，問診・診察からの情報収集が困難なことも多く，心血管疾患，重症な消化器疾患（消化管出血，急性膵炎・急性虫垂炎など），頭蓋内疾患といった鑑別を想定しながら，血液検査・心電図・胸部X線・頭部/腹部CT 検査を考慮する．

Box1　嘔気・嘔吐の診療アプローチ

1. 鑑別を考える2つの軸がある．
   common disease の軸と重症度・緊急度が高い疾患の軸
2. 2つの軸を意識しながら，想起した鑑別疾患をもとに問診と診察を行う．
   問診については，特に食事内容・薬剤・基礎疾患・妊娠
   診察については，高齢者の意識レベル含めたバイタルサイン，消化器疾患では腹部の叩打診が有用．
3. 高齢者は特に上記からの情報が不十分になりやすく，幅広く鑑別を考えて，検査を考慮していく．

Introduction

　嘔気・嘔吐のメカニズムは，末梢性の刺激や中枢性の刺激が最終的に延髄の嘔吐中枢に伝わることによって嘔気が認識され，さらに遠心性の臓器の反応によって嘔吐が生じる.

　急性の嘔気・嘔吐の原因疾患の多くは感染性胃腸炎や食中毒であるが，鑑別疾患は幅広く存在する. 嘔気・嘔吐を生じる病態と，その際に考慮すべき鑑別疾患，さらにどうマネジメントしていくのかを中心に伝える.

1.　嘔気・嘔吐を引き起こす要因

　嘔気は，今にも嘔吐しそうな不快感といった主観的な感覚である. 嘔吐は，胃の内容物を口から強制的に排出する一連の運動及び自律神経の反応である[1]. 嘔気・嘔吐の症状が1か月以上続く場合は慢性の嘔気・嘔吐と判断され，より詳細な評価（問診・身体診察・検査）が必要となる[2].

　嘔気・嘔吐の入力経路の刺激は，**末梢性**（腸管の $5HT_3$ 受容体や各種臓器での NK_1 受容体及びサブスタンス P 放出）と**中枢性**（**大脳皮質，第4脳室にある CTZ，前庭器**）に分けられる. CTZ は，様々な神経伝達物質・代謝物質・薬物・毒素（ドパミン，セロトニン，サブスタンス P，高カルシウム，モルヒネ，ジギタリスなど）によって刺激される[3,4]. 代表的な嘔気・嘔吐の原因疾患を **Box 2** に示す. また **Box 3** に嘔気・嘔吐を来す主な要因を，**Box 4** に嘔気・嘔吐を来す主な薬剤を示すが，嘔気・嘔吐の原因として**薬剤は常に考慮**する必要がある. 時に，すぐに中止できない薬も含まれるが，最近開始した薬や増量した薬を確認し，慢性の嘔気・嘔吐では一度は薬剤レビュー（全ての処方薬・市販薬・サプリメントの把握やコンプライアンスの確認など）[5]を行い，薬の減量・中止について検討する.

　ここで差がつく
- 急性の嘔気・嘔吐を引き起こす高頻度疾患は，胃腸炎，非消化器疾患の感染症（高齢者の急性腎盂腎炎など），薬剤性である.

　Teaching Point
- 嘔気・嘔吐の鑑別疾患では，**内臓疾患だけでなく，大脳皮質系，耳疾患，薬剤および内分泌代謝疾患**も考える.
- 嘔気・嘔吐は，**消化器疾患以外の内臓疾患**でも生じる.

Ⅴ

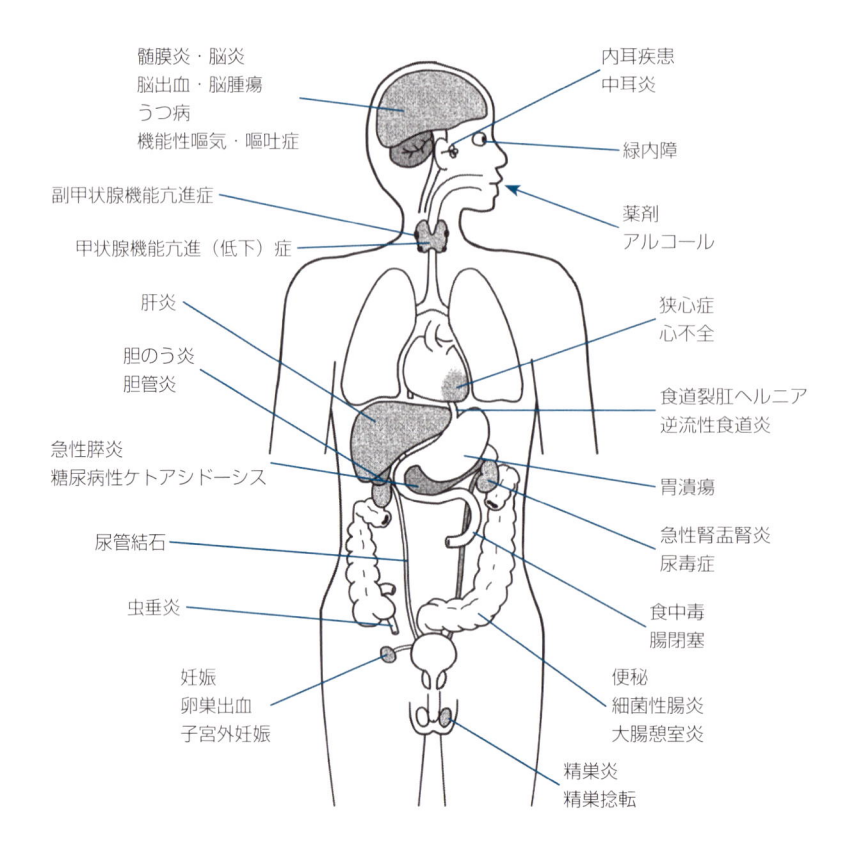

Box2　嘔気・嘔吐の原因　文献 2），6）を参考に著者作成．

【末梢性】	【中枢性：大脳皮質】	【中枢性：CTZ】	【中枢性：前庭器】
1．消化器疾患	1．頭蓋内圧亢進	1．内分泌	1．前庭障害
2．心疾患	2．腫瘍	2．代謝異常	2．姿勢・回転運動
3．婦人科疾患	3．脳循環障害	3．薬剤性	3．中耳感染症
4．泌尿器疾患	4．精神的要因	4．中毒	
5．眼疾患			

Box3　嘔気・嘔吐を来す要因　文献 1），3），4）を参考に著者作成．

抗癌剤	経皮吸収ニコチン製剤
NSAIDs	オピオイド鎮痛薬
心血管系薬剤（ジゴキシン［治療閾でも］，抗不整脈薬）	抗パーキンソン病薬
経口糖尿病薬（メトホルミン，αグルコシダーゼ阻害薬）	抗てんかん薬（治療閾でも）
抗生剤（エリスロマイシン，ST合剤）	高容量のビタミン剤
サラゾスルファピリジン製剤	

Box4　嘔気・嘔吐を来す主な薬剤　文献 1），2）を参考に著者作成．

2. 嘔気・嘔吐のアプローチ

　嘔気・嘔吐を来す患者の診察では，**高頻度疾患である感染に関連する問診**（周囲の流行状況，経口摂取内容，本人の基礎疾患）をていねいに聴取しながら，その他の症状（腹痛，下痢，頭痛，胸痛，めまいなど）を確認し，さらに薬剤性と妊娠の可能性を忘れない．そして嘔気・嘔吐の結果として生じる状態（脱水など）の確認と，原因の鑑別疾患を考えながら，血液検査・微生物検査・画像検査・補液の必要性を検討しつつ，診療を進めていく．また特に**高齢者では，頭蓋内疾患（慢性硬膜下血腫など）も想定**して"意識レベルの変化"も含めたバイタルサインの確認や神経学的な評価を忘れない．

　ウイルス性胃腸炎と判断される際にも嘔気・嘔吐に付随して生じる**脱水症の評価**は必ず行い，疑われる場合にはさらに低カリウム血症や代謝性アルカローシスなどにも注意を払う．特に慢性腎臓病などの基礎疾患がある場合は，数日の経過のうちに急性腎障害に至り，入院加療が必要となることがある．問診（水分摂取状況や尿量）およびバイタルサインの確認（体位による血圧や脈拍の変化も含めて），脱水の身体所見（ツルゴールの低下，舌や腋窩の乾燥，毛細血管再充満時間［CRT］の延長など）を確認する．また頻回の嘔吐に伴って生じるマロリーワイス症候群，食道破裂，特に高齢者で問題となりやすい誤嚥性肺炎など，嘔気・嘔吐の原因疾患が軽症と思われても付随して生じる状態で致命的になることがある．

ここで差がつく
- 消化器感染症に関係する病歴は，できるだけ具体的に聴取する．
- 毎回，妊娠可能な女性では妊娠の可能性を考える．
- 高齢者では，頭蓋内疾患にも注意しながら神経学的評価を行う．

Teaching Point
- 原疾患が軽症であっても，嘔気・嘔吐の結果として生じる状態（脱水症・急性腎臓病・肺炎）にも注意しながら診療を行う．

V

3. 嘔気・嘔吐のマネジメント

　根治療法ができる場合はそれを行う（腸閉塞に対する手術治療など）が，対症療法を行いながら経過観察することがほとんどである．その際に，嘔気・嘔吐以外の症状が乏しく判断に困るケースもしばしば経験する．受診タイミングが早すぎて判断し難い状況（例：急性虫垂炎のごく初期，下痢が出る前の急性ウイルス性胃腸炎）では，代表的な鑑別疾患の経過を考慮した次の受診タイミングの説明が求められる．また，症状に乏しい高齢者（例：腹痛の訴えもなく，また腹部の圧痛も乏しい急性膵炎や肝胆道系疾患）で急な嘔気・嘔吐のみの場合では，基礎疾患を考慮して重症疾患を見逃さないように，検査の閾値を下げるなどの対応が必要である．また特に高齢者の腹部診察においては，急性胆のう炎・胆管炎・膵炎の診察において，腹部の圧痛よりも叩打診の方が有用となることもあり，叩打診もあわせて行う．救急外来の場面では腸閉塞，腸間膜動脈閉塞，急性膵炎，心筋梗塞などの重篤な疾患をより想定する必要があり，診療場面に応じた対応が求められる．

　・ 高齢者の診療では，非典型的な膵炎，胆嚢炎，虫垂炎に注意する
　・ 腹部の診察では，腹部の圧痛だけでなく叩打診も併用する

4. 基本的な薬剤について理解する

　メトクロプラミド（プリンペラン）とドンペリドン（ナウゼリン）の2つの薬剤は，学生実習中や初期研修中に必ず出会う薬剤と思われるが，まずはこれらの薬の作用機序と相違について理解しておく．

　両者ともドパミン D_2 受容体に拮抗する作用を持つ薬剤で，これらは共に末梢性ドパミン D_2 受容体拮抗薬に分類されるが，中枢性のドパミン D_2 受容体拮抗作用もある．末梢では，消化管におけるドパミン D_2 受容体拮抗作用がアセチルコリン遊離に作用し，最終的に消化管運動促進作用や胃排泄促進作用を示す．その作用機序を利用してスルピリド（ドグマチール）という薬剤は食欲増進効果を期待して用いられることがあるが，この薬は逆に薬剤性パーキンソニズム（錐体外路症状）を引き起こすことでも有名である．**末梢性の消化管に対する作用**を期待していたのに，**中枢系のドパミン D_2 受容体拮抗作用**による副作用が出てくるところが注目すべきポイントで，このバランスを考慮しながら行われる診療場面は多々ある．例えば，パーキンソン病の治療薬で用いられるドパミンアゴニスト使用時には嘔気・食欲低下が生じやすく，ドンペリドンを併用したりする．また癌性疼痛に対してオピオイド薬を開始した際には強力な制吐作用が必要となるため，よりドパミン D_2 受容体拮抗作用が強い抗精神病薬（例：ハロペリドール，リスペリドンなど）を用いるが，経過中にアカシジアが出現し坑ヒスタミン薬（プロメタジン）を併用することがある．制吐薬の話から，さらにパーキンソン病，統合失調症やせん妄に関する薬の話まで加わると複雑に思うかもしれないが，ドパミンやアセチルコリンの刺激と抑制のバランスや副作用の症状についての全体像が見えてくると，関連する薬剤の使用後に生じる問題を想定しながら診療ができるようになる．

　メトクロプラミドとドンペリドンの話に戻ると，2つの薬の違いはメトクロプラミドの方が中枢神経系の作用が強いため，小児や高齢者で錐体外路症状の副作用をより懸念した際にはドンペリドンの方が好まれる．ただ女性で妊娠の可能性がある場合には，催奇形性に関する安全性の問題でメトクロプラミドの方が好まれる．

　その他に使用頻度の高い薬剤としては，前庭神経系の問題が考えられる場合の抗ヒスタミン薬である．乗り物酔いでよく用いられるトラベルミンには，ジフェンヒドラミン（レスタミン）という抗ヒスタミン薬が含まれている．

　ドパミン D_2 受容体の刺激と抑制で生じる疾患およびその際に生じる症状についてイメージがわくと，薬の使用後の副作用についても想像しやすくなる

　メトクロプラミドとドンペリドンの作用機序と，それらの特徴をまずおさえておく

> ## Clinical Pearl
> - 嘔気・嘔吐を来たす疾患は多数あり，診療場面に応じて検査の閾値を変動させる．
> - 慢性の嘔気・嘔吐を呈する症例では，原因の特定は時に非常に困難となる．精神的要因も考慮した詳細な問診を行い，ていねいな身体診察，薬剤レビュー，副腎不全も含めた内分泌代謝疾患の確認，内視鏡検査や複数部位の CT 検査など幅広い検査を行っても不明で，しばらくしてから精神疾患の一症状だったことがわかることもある．
> - ドパミン D_2 受容体拮抗作用を持つ薬剤を長期使用している症例では，パーキンソニズムの症状が出ていないか，問診・身体診察で確認することが必要である．

まとめ

　救急外来や内科外来で出会う嘔気・嘔吐を主訴とする症例は，そのほとんどが比較的軽症の消化器疾患である．その一方で，多岐にわたる鑑別を考えても，最初の時点では何が原因なのか判別しにくいことも多い．その際は基礎疾患や診療場面における高頻度疾患と重症疾患の除外の必要性を考慮して，検査の閾値を随時変動させながら，今後の受診目安などの説明を行う必要がある．まずは嘔気・嘔吐を呈する症例に出会う度に，高頻度疾患と除外疾患を考慮して，鑑別疾患を列挙することが重要である．

　また嘔気・嘔吐について学ぶ機会は消化器内科，救急外来，内科外来だけではない．**抗癌薬を使用する症例や疼痛緩和ケアの症例**では，様々な制吐薬が使用されるため嘔気・嘔吐について学びを深めるよい機会である．また**精神科や神経内科の症例**ではドパミンやアセチルコリンに関連した病態が，どんな症状・身体所見を呈するのかを学べる貴重な機会である．

Ⅴ

文献

1) Hasler WL, Chey WD. Nausea and vomiting. Gastroenterology. 2003 ; 125 (6) : 1860-1867.
2) Metz A, Hebbard G. Nausea and vomiting in adults: A diagnostic approach. Australian Family Physician. 2007 ; 36 (9) : 688.
3) 武井大輔, 成田　年, 塩川　満, 他. 嘔気・嘔吐の薬物療法. 日本緩和医療薬学雑誌. 2009 ; 2 : 117-117.
4) 松野一彦. 悪心・嘔吐　一目でわかる病態整理. メディカル・サイエンス・インターナショナル, 2008, pp.30-31.
5) Blenkinsopp A, Bond C, Raynor DK. Medication reviews. British Journal of Clinical Pharmacology. 2012 ; 74 (4) : 573-580.
6) Nausea and vomiting. In Douglas CR. Differential diagnosis in primary care. Lippincott Williams & Wilkins, 2008, pp. 321-325.

（木島 庸貴）

18　急性下痢と慢性下痢

入院中の下痢は，患者が受けた医療行為を省みる絶好の機会である

Learning Point
・　急性下痢の 90％は感染症が原因である．
・　慢性下痢では，分泌性下痢・浸透圧性下痢・炎症性下痢・脂肪便に分けて考える．
・　患者の電解質異常，脱水などの全身状態を把握する．

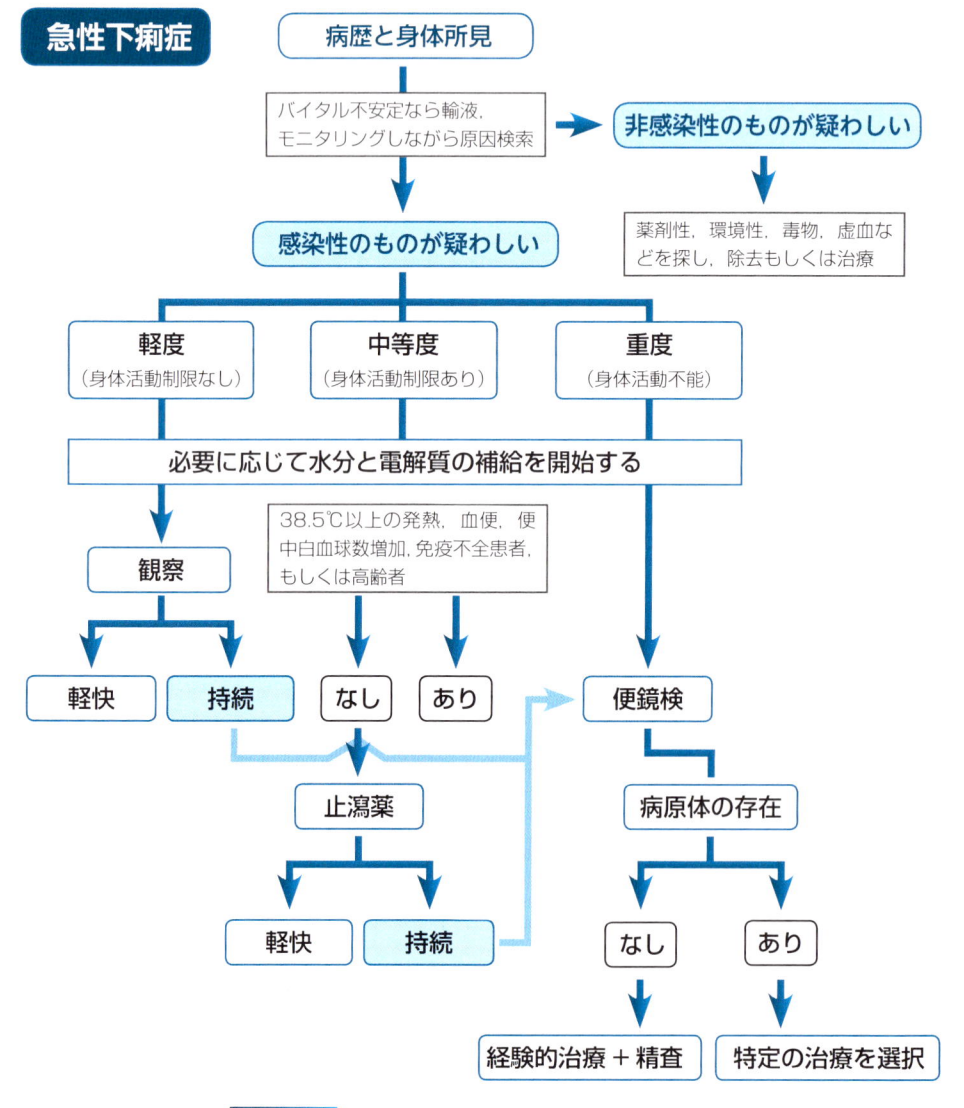

Box1　急性下痢の診療アプローチ　文献 5) より改変

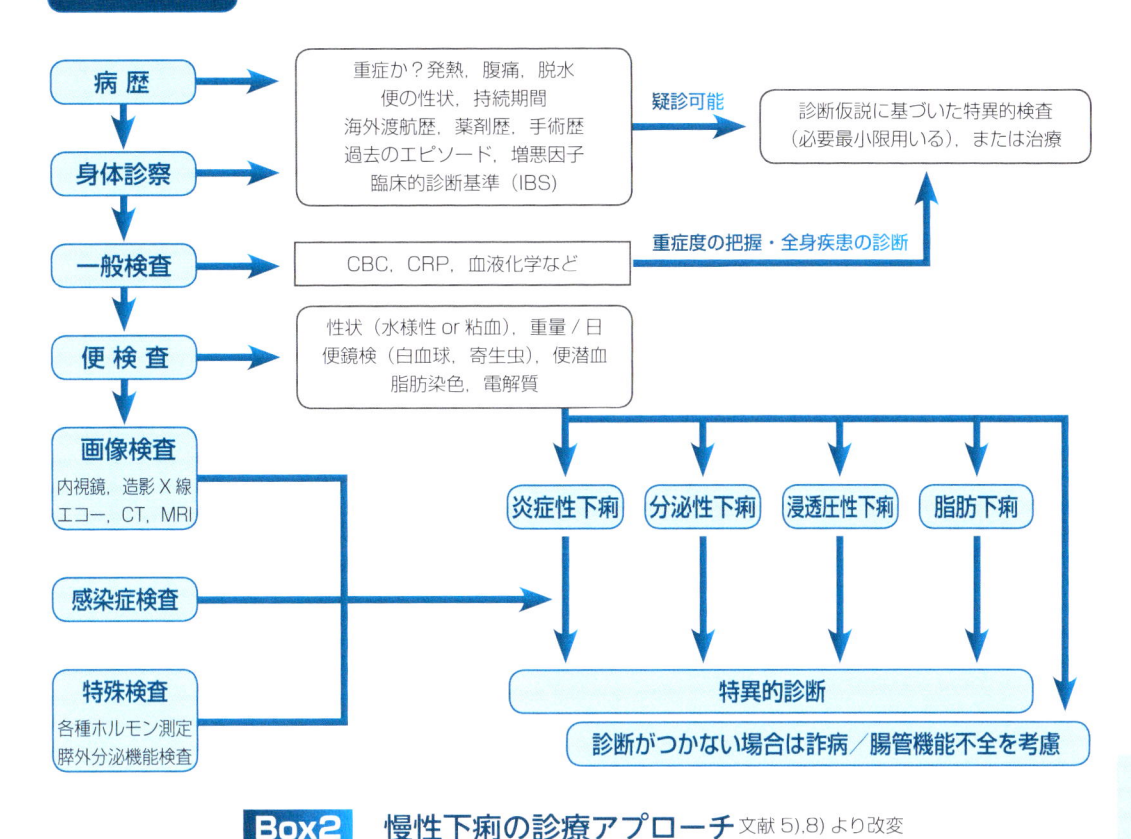

Box2　慢性下痢の診療アプローチ文献 5),8) より改変

Introduction

　下痢は，便回数の増加と水分を多く含む便形状を来した状態であり，『1 日の便重量（水分含有量）が 200 mL 以上である場合』と定義される．持続期間が 2 週間以内なら急性，2 ～ 4 週間では持続性，4 週間を超える場合は慢性と定義されている．急性下痢は急性下痢症の患者の 90 % 以上は感染症が原因で，約 10 % は薬物，中毒，虚血，暴飲暴食や異物摂取，その他の原因によって引き起こされる．慢性下痢では急性下痢症とは対照的に，慢性下痢症の原因のほとんどは非感染性である．多くの疾患が複数の機序で下痢を引き起こすが，原因を病態生理にもとづいて分類することによって系統的な診療が可能となる．下痢性状から浸透圧性（腸管内の浸透圧上昇），脂肪性（腸管・粘膜での消化・吸収不良），炎症性（腸管の炎症に伴う腸管壁の透過性亢進や吸収障害），分泌性（腸管での電解質と水分の分泌が異常亢進：浸透圧は正常），その他と分類し説明する．Box 1, 2 に急性・慢性下痢のアプローチチャートを記載したので参考としてほしい．

1. 急性下痢

　感染性下痢の多くは，汚染された食物や水を介して経口的に感染して起こる．旅行者，特定の食物摂取，免疫不全者，介護サービスなどを受けている患者とその家族，入院・長期入所患者は高リスク群である．病態としては，毒素産生型（細胞毒素を含む）によるものと，病原体そのものが腸管壁に浸潤する型もしくは付着し下痢を引き起こす型がある．それぞれ，潜伏期間や下痢以外の症状が異なり診断の手助けとなる（**Box 3**）．感染性下痢症は全身症状を伴う場合があり，腸管出血性大腸菌（O157:H7）や赤痢菌の感染で，死亡率の高い溶血性尿毒症症候群を起こすことが有名である．

　非感染性の急性下痢症の原因としては，薬物の副作用が最も多い．頻度が高いのは，抗菌薬，抗不整脈薬，降圧薬，非ステロイド性抗炎症薬（NSAID），ある種の抗うつ薬，抗癌薬，気管支拡張薬，制酸薬，下剤などである．コリンクリーゼ（ジスチグミン服薬に伴う）やセロトニン症候群の症状の1つとして下痢が起こっている場合もある．閉塞性もしくは非閉塞性の虚血性大腸炎は典型的には50歳以上に起こるが，急性の下腹部痛と，最初は水様性でのちに血性になる下痢が出現した場合にはこの疾患を想起する．この虚血性腸炎には，NOMI（非閉塞性腸間膜虚血）や腹部大動脈瘤破裂に伴う虚血なども含める．有機リン系殺虫剤や，環境毒素（キノコ，海産物，ヒ素など）を摂取した後や，食事摂取による急性のアナフィラキシーでも下痢を伴うことがある．

Teaching Point

　急性下痢症の診断には，下痢の程度と持続期間や，さまざまな宿主要因を考慮する必要がある．急性下痢症の多くは軽症で自然治癒するため，診断手技や薬物治療を行うことは，費用や合併症のリスクを考えると見合わない．病院で精査の適応となるのは，脱水を伴う重度の下痢，明らかに血性の下痢，38.5℃以上の発熱，48時間経過しても改善がない，最近の抗菌薬使用，地域でアウトブレイクが起こっている，50歳を超えていて重度の腹痛がある，70歳以上の高齢者，免疫不全患者である．

ここで差がつく

　急性下痢の中には上記した大動脈瘤破裂やNOMI，アナフィラキシーのように致死的疾患でも起こり得るため，バイタルサインや皮疹などの全身症状に留意し，治療と鑑別診断を同時に行う必要がある場合もある．また，慢性下痢症は，発症早期には急性下痢症と間違えられることがあるため，患者へは寛解後も症状が再発する場合医療機関の受診を指導すべきであり，医療者は経過を観察しなければならない．2週間以上持続した下痢は慢性下痢も含め新たて鑑別診断を行う．

病態生理 / 病原体	潜伏期間	嘔吐	腹痛	発熱	下痢	
毒素産生性微生物						
すでに産生された毒素						
Bacillus cereus,　黄色ブドウ球菌	1～8時間	3～4+	1～2+	0～1+	3～4+	水様性
Clostridium perfringens	8～24時間					
エンテロトキシン（腸毒素）						
コレラ菌，腸管毒素原性大腸菌，肺炎桿菌	8～72時間	2～4+	1～2+	0～1+	3～4+	水様性
Aeromonas 属						
腸管付着性微生物						
腸管病原性大腸菌および腸管付着性大腸菌，	1～8日	0～1+	1～3+	0～2+	1～2+	水様性，軟便
Giardia,　*Cryptosporidium*,　蠕虫						
細胞毒素産生性微生物						
Clostridium difficile	1～3日	0～1+	3～4+	1～2+	1～3+	通常は水様性，ときに血性
腸管出血性大腸菌	12～72時間	0～1+	3～4+	1～2+	1～3+	初期は水様性，すぐに血性になる
腸管侵入性微生物						
軽い炎症						
ロタウイルス，　ノロウイルス	1～3日	1～3+	2～3+	3～4+	1～3+	水様性
さまざまな程度の炎症						
Salmonella, *Campylobacter*, *Aeromonas* 属	12時間～11日	0～3+	2～4+	3～4+	1～4+	水様性または血性
Vibrio parahaemolyticus,　*Yersinia*						
強い炎症						
Shigella 属，腸管細胞侵入性大腸菌，赤痢アメーバ	12時間～8日	0～1+	3～4+	3～4+	1～2+	血性

Box3　急性下痢の病態生理 / 病原体　文献 3) より改変

分泌性	炎症性	腸管運動機能不全
非浸透圧性刺激性下剤	特発性炎症性腸疾患 (Crohn 病，慢性潰瘍性大腸炎)	過敏性腸症候群（感染後の過敏性腸症候群も含む）
慢性のアルコール摂取	リンパ球性およびコラーゲン性大腸炎	内蔵ニューロミオパチー
その他の薬物や毒素	免疫関連粘膜疾患（1 度または 2 度の免疫不全，食物アレルギー，好酸球性胃腸炎，移植片対宿主病）	甲状腺機能亢進症
内因性の下痢因子（ジヒドロキシ 胆汁酸）		薬物（消化管運動促進薬）
特発性分泌性下痢症もしくは胆汁性下痢症	感染症（浸潤性の細菌，ウイルス，寄生虫，ブレーナード下痢症）	迷走神経切断術後
ある種の細菌感染	放射線腸炎	**脂肪性**
腸管切除，腸管疾患，腸管瘻	胃腸管悪性腫瘍	管内吸収不良（膵外分泌機能不全，細菌の過剰増殖，肥満手術，肝疾患）
（吸収低下）	**浸透圧性**	粘膜吸収不良（セリアック病，Whipple 病，感染症，無βリポ蛋白血症，虚血，薬物性腸疾患）
部分的腸閉塞または便の嵌頓	浸透圧性下剤（Mg，PO^4　SO^4），	
ホルモン産生性腫瘍（カルチノイド，VIP 腫瘍，甲状腺髄様癌，肥満細胞症，ガストリノーマ，結腸直腸絨毛腺腫）	経管栄養	粘膜吸収後の閉塞（1 度または 2 度のリンパ管閉塞）
Addison 病	ラクターゼおよび他の二糖類分解，酵素欠損	**医原性**
先天性の電解質吸収不全	非吸収性の糖質	胆嚢摘出術
詐病	（ソルビトール，ラクトース，ポリエチレングリコール）	回腸切除術
ミュンハウゼン症候群	グルテン，FODMAP 不耐症	肥満手術
摂食障害		迷走神経切断術，噴門形成術

Box4　慢性下痢　文献 4),5) より改変

2. 慢性下痢（Box 4）

① 分泌性

　分泌性の下痢は，腸管粘膜を通した水電解質輸送の乱れが原因で，臨床的には痛みを伴わず，絶食後も持続する水様性で大量の便排出を認める．原因として最も多いのは，薬物や毒素の定期的な摂取による副作用である．長期のアルコール摂取や，環境素因（ヒ素など）にも注意が必要である．腸管術後，腸管疾患では分泌された体液や電解質の再吸収不良を起こし，分泌性の下痢の原因となることがある．他の分泌性の下痢とは異なり，この状態は食事をすることで増悪する．腸疾患（Crohn 病による小腸病変など）や，回腸末端から100cm 以内の小腸切除術，また腸管の不完全閉塞や人工肛門狭窄，便塊の嵌頓は，体液の過分泌によって下痢を引き起こす場合がある．ホルモン分泌腫瘍（ガストリノーマ，VIPoma，甲状腺髄様癌，神経内分泌腫瘍など）では頻度は低いものの，分泌性の下痢の古典的な原因となる．

② 浸透圧性

　浸透圧性の下痢は，吸収されにくく浸透圧の高い物質が摂取されて腸管内に多くの液体を吸い込み，その量が結腸の再吸収能を上回る場合に起こる．便への水分排出は，そうした溶質の摂取量に比例して増加する．浸透圧性の下痢は，絶食や原因物質の摂取を止めることでおさまるのが特徴である．原因としては，浸透圧性下剤（マグネシウム含有制酸薬，健康サプリメント，下剤）やラクターゼ（ラクトース分解酵素）欠乏症，小麦および FODMAP 不耐などがあり，食事内容に注意が必要である．経管栄養自体による下痢はこの浸透圧性が主体である．また，普段摂取していない食事内容を入院中に開始した場合（経管栄養を含む）に下痢が出現した場合は考慮したほうがよい．

③ 脂肪性

　脂肪の吸収不良は，油分が多く，悪臭を伴い，流しにくい下痢を生じ，体重減少，およびアミノ酸やビタミンの吸収不良による栄養失調を引き起こす．腸管内での吸収不良は，膵外分泌機能不全（慢性膵炎が最も多く，囊胞性線維症や膵管閉塞，まれではあるがソマトスタチノーマ）で起こることが最も多い．高齢者では，腸管内容の停滞が原因で小腸における細菌の過剰増殖により胆汁酸の抱合がはずれるとミセル形成が妨げられ，脂肪の消化不良が起こりやすい．粘膜での吸収不良はセリアック病が有名であるが本邦では報告例は少ない[1]．熱帯性スプルーは組織像も臨床症状もよく似ており，熱帯地方の住人やその地方への旅行者に生じる．その他に感染症（桿菌，原虫など），薬物，アミロイドーシス，慢性虚血などがある．

④ 炎症性

　炎症性の下痢は一般的に，疼痛，発熱，血性，その他の炎症所見を伴う．慢性炎症性下痢を有する中年および高齢の患者で，特に血便がある場合には，直腸肛門あるいは結腸の腫瘍に留意する．特発性炎症性腸疾患では Crohn 病や慢性潰瘍性大腸炎が，成人の慢性下痢症の原因として最も頻度が高い．顕微鏡的大腸炎は，NSAID やスタチン，糖尿病治療薬（アルカボース），プロトンポンプ阻害薬，選択的セロトニン再取り込み阻害薬の経口治療中の中年女性に多く，薬剤性として留意が必要である．その他の好酸球性胃炎，免疫不全症，原因放射線腸炎，慢性移植片対宿主病，Behçet 病などがある．

⑤ 腸管運動機能不全

　原発性の腸管運動機能不全はまれで，主に二次性が主体である．過敏性腸症候群が機能不全としては有名である．甲状腺機能亢進症やカルチノイド症候群，または特定の薬物（プロスタグランジンや消化管運動促進薬など）が腸管運動の亢進を引き起こし，下痢となることがある．原発性内臓ニューロミオパチーや特発性後天性小腸偽閉塞では，腸管内容の停滞による細菌の過剰増殖が起こり，下痢を引き起こすことがある．糖尿病性下痢症は近年腸管機能不全が原因とも言われていたが，腸管運動異常による便秘の結果出現する細菌の過剰増殖が原因とも言われている[2]．

⑥ 詐病

　詐病による下痢は，三次医療センターに紹介される原因不明の下痢の15%近くを占めるといわれている．ミュンハウゼン症候群（二次的利得のために，人をだましたり自傷行為に及ぶ）あるいは摂食障害では，下剤を単独あるいは他の薬物（利尿薬など）と一緒に飲んだり，便に水や尿を混ぜて検査にだしたりする患者もいる．典型的な患者像は，女性で，しばしば精神疾患の病歴があり，医療従事者であることが多い．便性状や病歴，身体所見を含め下痢が改善しない場合には考慮する．

Teaching Point

　病歴，身体所見，ルーチンの血液検査によって，下痢の機序，診断上有用なポイント，水電解質バランス，栄養状態を把握する．病歴聴取では，発症時期，持続期間，パターン，増態因子（特に食事），緩和因子，便の性状をたずねる．便失禁，発熱，体重減少，疼痛，特定のものへの曝露（旅行，薬物，下痢患者への接触），よくみられる腸管外症状（皮膚変化，関節痛，口腔内アフタ性潰瘍）などの有無にも注意を払う．家族歴も重要であり，家族性ポリポーシスや甲状腺髄様癌は家族内発症が一般的である．

ここで差がつく

　高齢者の慢性下痢において常に考慮が必要なのは大腸癌や悪性リンパ腫などの悪性腫瘍，薬剤性（顕微鏡的腸炎），抗菌薬関連性下痢（*C.difficile* を含む）がある．**経管栄養を行っている患者の下痢にでは，上記に加え，栄養剤自体の問題（乳糖不耐や食物アレルギー，浸透圧），投与ルートの問題（栄養ボトル，ルートの汚染），投与方法（速度や栄養剤の温度）などが原因となり得る**．

Clinical Pearl

・バイタル変化を起こした急性下痢は重症疾患が隠れている．
・血性下痢，重症患者，1週間以上持続する下痢を有する患者，地域流行を認めた場合，免疫不全者では便培養をすべきである．
・入院中の下痢では，患者の受けた治療を振り返ることが鑑別の近道である．
・いつでも悪性腫瘍は念頭に置く（悪性腫瘍は下痢も便秘も起こし得るうえに病態は分泌性，炎症性と様々である）．

まとめ

　下痢は，体液損失を伴うことが多く慢性下痢では栄養素欠乏を伴うこともある．総合診療医は，鑑別診断を行いつつ，栄養状態の改善，電解質異常やビタミン・微量元素欠乏への対処，アシドーシスの補正を行う必要がある．また，上記を伴っていない療養病棟などの長期入院患者や施設入所者はしばしば放置され，止痢剤長期投与や高カロリー輸液を併用されていることもある．自身が下痢を呈する患者の診察をする場合には，患者に使用されている薬剤を改めて確認し顕微鏡的腸炎などを疑った場合には被疑薬を中止することで治療的診断を行うことも検討する．患者の口から入るものは全て把握することが下痢診療の第1歩と考える．

参考文献

1）Watanabe C, Komoto S, Hokari R et al : Prevalence of serum celiac antibody in patients with IBO in Japan. J Gastroenterol. 2012 ; 49 : 825- 834.

2）中村光男，田中 光，丹藤雄介，他．糖尿病と 消化管運動異常．老年消化器病．2002; 14 : 89-94.

3）Powell DW,in Yamada T（ed）: Textbook of Gastroenterology and Hepatology, 4th ed. Philadelphia, Lippincott Williams & Wilkins, 2003

4）Fine KD,Schiller LR. AGA technical review on the evaluation and management of chronic diarrhea. Gastroenterology. 1999 ; 116（16）: 1464–1486.

5）ハリソン内科学第5版，メディカルサイエンスインターナショナル，2017

6）高岸 勝繁，上田 剛士．内科病棟・ER トラブルシューティング，金芳堂，2017

7）特集 プライマリ・ケア医のための消化器症候学．Medicina. 2017 ; 54（6）

8）特集　下痢と便秘．Medicina. 2012 ; 49（2）

9）金城光代，金城紀与史，岸田直樹．ジェネラリストのための内科外来マニュアル 第2版，医学書院，2017

（重冨 雄哉）

19　急性腹症

腹膜刺激徴候の確認より先に ABCD 評価

> Learning Point
> ・　腹痛診療は ABCD 評価から行う.
> ・　"突然発症" と "腹部所見乏しい強い腹痛" で血管緊急を疑う.
> ・　症状を "OPQRST" で確認する型を身につける.
> ・　腹部診察は疼痛の部位だけでなく疼痛の深さも評価する.

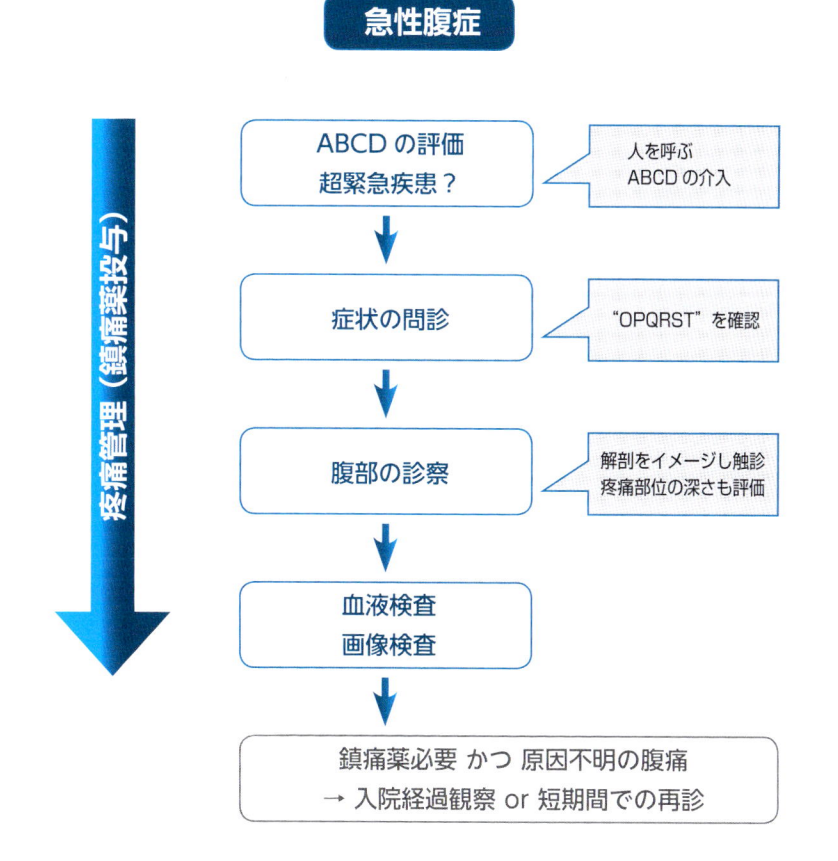

急性腹症

疼痛管理（鎮痛薬投与）

- ABCD の評価
  超緊急疾患？　→　人を呼ぶ ABCD の介入
- 症状の問診　→　"OPQRST" を確認
- 腹部の診察　→　解剖をイメージし触診 疼痛部位の深さも評価
- 血液検査
  画像検査
- 鎮痛薬必要 かつ 原因不明の腹痛
  → 入院経過観察 or 短期間での再診

V

Box1　急性腹症の診療アプローチ

Introduction

　CT が便利なことに異議はない．画像診断の発展により，見逃される疾患が激減したことは間違いないだろう．しかし，腹痛の原因となる疾患は多岐にわたり，中には CT で診断できない疾患も，原因が腹腔内にない場合すらある．つまり，急性腹症の総合診療は，画像の読影力を高めるだけでは不十分である．本稿では急性腹症の患者を診療するときに考えるべきポイントを述べる．

1.　急性腹症へのアプローチ

　急性腹症とは，**発症 1 週間以内の急性発症で，手術などの迅速な対応が必要な腹部疾患のこと**である．急性腹症の鑑別には無数の疾患が含まれる．確定診断にこだわって治療が送れることを避けるため，急性腹症という概念が生まれた．目の前の腹痛を訴える患者が急性腹症であると判断した時点で，診療のスピードを上げなくてはならない．

　Teaching Point

　腹痛の総合診療は，「急性腹症かどうか」を判断することから始まる．

2.　最初に ABCD 評価を行う

　急性腹症の鑑別疾患は多岐にわたる．その数ある鑑別疾患の中でも，特に緊急度が高い「超緊急疾患」は常に念頭に置かねばならない．ていねいな問診と身体診察で鑑別疾患を考える以前に，ABCD 評価などの全身状態の把握と「超緊急疾患」の可能性を考えるようにしてほしい．超緊急疾患の多くは血管性病態である．血管が詰まった，もしくは，やぶけた場合は，分単位で病状が悪化し，致命的な状況となる可能性が高い．

　ここで差がつく

　どのような主訴に対しても最初に ABCD 評価を行う．

A　Airway：気道
B　Breathing：呼吸
C　Circulation：循環
D　Dysfunction of ventral nerve system：意識

　ABCD の系統に異常を来している患者は重症かつ緊急の状態である．急性腹症の鑑別を考える以前に介入を開始する必要がある．腹痛の原因は突き止めたが，救命はできなかった・・・では済まない．

3. 緊急を要する血管性病変

　緊急を要する血管性病変には，大動脈瘤破裂，大動脈解離，肺塞栓症，心筋梗塞などが鑑別診断にあげられる．特にこれらを積極的に疑うのは，ずばり"突然発症の腹痛"や"疼痛の割に腹部所見が乏しいとき"などである．

　患者が「突然痛くなった」と言ったとしても，真の"突然発症（sudden onset）"かどうかは別問題である．発症様式を問診するときは「突然痛くなったのか？」と尋ねるのではなく，「痛くなったときに何をしていたか？」と尋ね，発症時の様子をどれだけ細かく答えられるかによって，真の発症様式を判断するとよい．

　例えば，「テレビを観ているときに"突然"痛くなった」と患者が言ったとしよう．「観ていたお笑い番組の中で，芸人がツッコミを入れた瞬間に」痛みが生じたのであれば，それは真の突然発症である．「10分程のコントを観ている間に」痛みが生じたなどのように，数分〜10分程度の発症であれば，"急性発症（acute onset）"と捉えるべきである．「昼食後，夕方までテレビを観ながらダラダラしている間に」痛みが生じたなどのように，数十分〜数時間の発症であれば，"緩徐発症（gradually onset）"と捉えるべきである．

Teaching Point

　発症様式が真の"突然発症"かどうか，探偵の如く攻めの問診を行う．

　そして，疼痛の割に身体診察で異常所見が乏しいときも要注意である．腹膜刺激徴候がないから安心・・・ではない．**身体所見に不釣り合いな強い疼痛は"pain out of proportion"と呼ばれ**，腹痛を訴える患者だけではなく，壊死性筋膜炎，コンパートメント症候群などの診療でもキーワードとなる．腹痛診療では，急性大動脈解離，腹部大動脈瘤破裂，腸骨動脈瘤破裂，腸間膜動脈塞栓症，心筋梗塞などやはり血管緊急を疑うキッカケとなる．

Teaching Point

　"Pain out of proportion"は血管緊急による腹痛を示唆する要注意キーワード

4. 症状評価の"OPQRST"

　ABCDが安定していて，かつ，超緊急疾患を疑わなければ，問診と身体診察で急性腹症の原因を推察する．問診では，上述の発症様式（onset）だけでなく，疼痛の性状を漏れなく確認するために，語呂"OPQRST"が用いられる．

V

ここで差がつく

症状評価の "OPQRST"

O　onset：発症様式
P　palliative/provocative：増悪・寛解因子
Q　quality/quantity：症状の性質・ひどさ
R　region/radiation：場所・放散の有無
S　associated symptoms：随伴症状
T　time course：時間経過

　身体診察は，解剖学的アプローチをもとに評価する．Box 1 のように，腹痛部位によって鑑別疾患がまとめられることが多い．しかし，腹部診察時には，腹痛部位で機械的に鑑別疾患を考えるだけではなく，今自分がどの臓器を評価しているかイメージしながら診察することが重要である．「右下腹部に圧痛あるかな」ではなく，「虫垂はどこにあるかな．盲腸裏ならこのあたり，骨盤内ならこのあたりかな」というように臓器を思い浮かべながら診察すると，身体診察の感度が高まる（Box 2）．

「心窩痛で発症する急性腹症」
① 急性虫垂炎（発症時）
② 十二指腸潰瘍穿孔
③ 腸管膜動脈血栓症
④ 急性膵炎初期
⑤ 特発性食道破裂

「右季肋部痛で発症する急性腹症」
① 十二指腸潰瘍穿孔
② 肝癌破裂
③ 急性胆嚢炎（胆管炎）
④ 胆石発作

「左季肋部痛で発症する急性腹症」
① 胃穿孔
② 左横隔膜下膿瘍
③ 脾破裂　脾梗塞

「臍部痛で発症する急性腹症」
① 大動脈瘤破裂
② 腸閉塞
③ 腸管膜動脈血栓症

「右下腹部痛で発症する急性腹症」
① 急性虫垂炎
② 上行結腸憩室炎（憩室穿孔）
③ 十二指腸潰瘍穿孔
④ 腸重積
⑤ 右大腿そけいヘルニア嵌頓
⑥ 産婦人科疾患
　（子宮外妊娠破裂　卵巣出血
　卵巣嚢腫茎捻転など）
⑦ 尿路結石

「左下腹部痛で発症する急性腹症」
① S 状結腸茎捻転
② S 状結腸憩室炎（憩室穿孔）
③ 虚血性腸炎
④ 左大腿ヘルニア嵌頓
⑤ 産婦人科疾患
　（子宮外妊娠破裂　卵巣出血
　卵巣嚢腫茎捻転など）
⑥ 尿路結石

Box2　部位別にみた急性腹症を来す代表的疾患

　また，解剖学的に評価するということは，腹部の9分画して疼痛の部位を探ることだけではない．体表からの深さも評価すべき重要な要素である．腹部触診も，「浅い触診」と「深い触診」で分けて行うことは基本事項であり，※ Carnett 徴候なども病巣が腹腔内かどうかの判断の参考になりえる（Box 3）．

※ Carnett 徴候：患者に仰臥位で両腕を胸の前でクロスさせ，圧痛最強点を押したまま，頭部をベッドから浮かせるように指示して，腹部の筋肉を緊張させる診察法である．圧痛が変わらない，もしくは増強したら陽性，減弱したら陰性である．腹腔内病変の除外や腹壁痛の診断に有用であることがある．

Teaching Point

　疼痛部位の解剖学的診断は，触診の使い分けや Carnett 徴候で体表からの深さも評価する

　解剖をイメージしながら腹部診察を行ったが，局在がはっきりしない場合もある．
腹部全体が痛くなる疾患や，腹腔内に病巣がない疾患である．身体診察で有用な所見がないときは，これらの疾患を想定した問診や診察を追加する必要がある．

ここで差がつく

腹部全体が痛くなる疾患（腹痛が限局しない疾患）
血管系：大動脈瘤破裂，大動脈解離，腸間膜動脈閉塞症，腸間膜静脈血栓症
消化器系：消化管穿孔，絞扼性腸閉塞，急性腸炎，臓器破裂，膵炎
代謝系：糖尿病性ケトアシドーシス，アルコール性ケトアシドーシス，急性ポルフィリン症
その他：中毒（鉛，ヒ素など），IgA 血管炎，肺炎

V

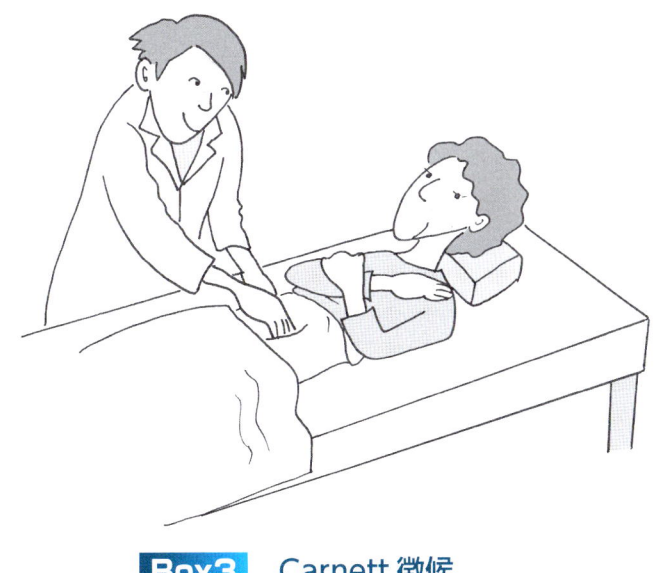

Box3　Carnett 徴候

ここで差がつく

腹腔内に病巣がない疾患

呼吸器系：肺炎，肺塞栓症，膿胸

血管系：急性冠症候群，心筋炎，心内膜炎，心外膜炎

婦人科系：炎症性骨盤内疾患，異所性妊娠，正常妊娠

代謝系：糖尿病性ケトアシドーシス，アルコール性ケトアシドーシス，急性ポルフィリン症

腹壁・後腹膜：帯状疱疹，腹壁血腫，尿膜管遺残症，後腹膜出血，腸腰筋膿瘍

その他：脊椎圧迫骨折，溶連菌感染症，中毒（鉛，ヒ素など），IgA 血管炎

Teaching Point

異常所見がないことからも，鑑別はアプローチできる．

Clinical Pearl

・急性腹症の疼痛管理どうする？

　原因に関わらず，診断前の早期の鎮痛薬使用が推奨されている．早期に鎮痛薬を使用することにより，診断も治療も行いやすくなると報告されている．日本ではアセトアミノフェン1,000mg を投与し，必要に応じて麻薬性鎮痛薬を追加することが多い．

　注意すべきことは，強い鎮痛を要したが，診断がつかなかった腹痛の患者を，鎮痛薬使用後に疼痛が軽減したからといって安易に帰宅させてはならないということである．強い鎮痛を要した患者は，原因が同定できなかったときこそ，経過観察目的の入院や極めて短い期間での再診指示が必要である．

まとめ

　腹痛を訴える患者は多い．腹腔内は直視できず，鑑別疾患も無数にある．診断がつかないこともある．さまざまな理由で急性腹症の診療は難しい．大事なことを 2 つ覚えておいて欲しい．1 つは，ABCD 評価を疎かにしないことである．ショックや敗血症など致死的な合併症を生じる急性腹症も多い．腹痛の総合診療は診断学を完遂するだけでなく，救命することが重要なのである．

　もう 1 つは，急性腹症の原因はすべてが緊急疾患ではあるが，その緊急度に差があることである．分単位で病状悪化が起こり得る疾患もあれば，翌日までに手術を要する疾患もある．当然，"超緊急疾患" を疑った場合には，上級医や専門診療科医師などにすぐに繋ぐことを忘れないで欲しい．確定診断をつけることは重要だが，患者を救命することはもっとも重要である．

文献

1) 急性腹症診療ガイドライン 2015. 医学書院

2) Macaluso CR, McNamara RM, et al. Evaluation and management of acute abdominal pain in the emergency department. Int J Gen Med. 2012 ; 5 : 789-97.

3) Sinert R, Blackstock U. Evidence-based emergency medicine/systematic review abstract. Analgesia in patients with acute abdominal pain: to withhold or not to withhold? Ann Emerg Med. 2008 Nov; 52（5）: 563-6.

4) Cope's Early Diagnosis of the Acute Abdomen, 22nd edition. Oxford UP, 2010.

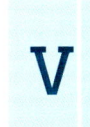

（関根 一朗）

20　吐血・喀血

・吐血，喀血は気道と循環の崩れに注意！

・吐血か喀血かの判断をしっかりと行うこと！

Learning Point
・　吐血，喀血患者での観察のポイントをおさえる．
・　吐血と喀血の鑑別のポイントは随伴症状と既往．
・　頻度の高い原因をおさえておく．

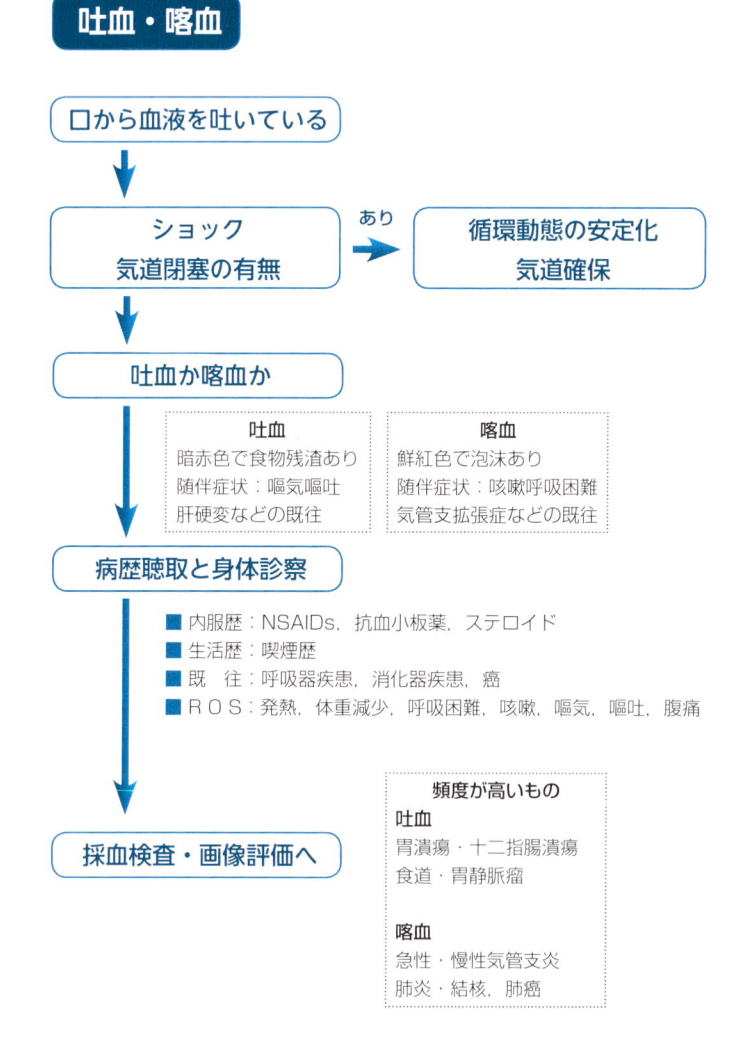

Box1　吐血・喀血の診療アプローチ

1. 吐血と喀血の違い

　口から血液を吐いている患者をみたときには**吐血，喀血，口腔・鼻咽頭からの出血**を考慮する．本稿では特に吐血と喀血について説明する．吐血であればコーヒー残渣様の吐物・食塊を認め，喀血では鮮紅色で泡沫様のものを認めるという違いが一般的には言われている．しかし胃・食道静脈瘤の破裂，胃十二指腸からの大量出血やマロリーワイス症候群の場合には鮮紅色となるため単純に色調だけでは区別することは難しく，さらに咳嗽と共に排出された場合は喀血の可能性が高い．そのため随伴症状や基礎疾患の確認も合わせて重要となる．

2. 吐血・喀血患者の初期対応

　ABCD，バイタルサインの確認，OMI といった基本的な評価と対応を行う．特に出血性ショックや窒息といった致死的イベントが起こりやすいため注意を要する．ショックの状態であれば循環動態の安定化，気道の問題であれば気道確保を行う．

ここで差がつく

　気道確保をする場合は，**出血の影響で視界が悪いため挿管困難が懸念**される．そのため，各種挿管デバイスの準備や挿管手技に精通した科（麻酔・救急・集中治療科など）に応援を要請するが重要である．

Teaching Point

　初期対応の段階から**先を見据えた行動をする**ことが**大切**である．例えば採血の際に輸血が必要になるかもしれないという観点から，血液型やクロスマッチを提出し，造影 CT の撮影が必要になるかもしれないことから造影用のルートで静脈ルートを確保する．

V

	吐血	喀血
色調	暗赤色 （原因により鮮紅色のことも）	鮮紅色
性状	食物残渣あり	泡沫あり
随伴症状	嘔気・嘔吐	咳嗽・呼吸困難
基礎疾患	消化管・肝疾患 （肝硬変など）	呼吸器疾患 （気管支拡張症，肺癌など）

Box1　吐血と喀血の違い

3. 吐血患者へのアプローチ

■ 吐血の重症度

　ショック状態の有無が重要となっており，ショックの場合は循環動態の安定化を図りつつ，緊急内視鏡の適応に関して消化器内科へのコンサルトを行う．ほかにもバイタルサインや簡単な採血項目よりスコアリングを行い，緊急内視鏡の必要性や死亡率を評価するものもあるため参考にされたい．（Glasgow Blatchford score や AIMS65）

■ 吐血の鑑別疾患

　吐血の場合は食道，胃，十二指腸からの出血が問題となることが多い．日本において上部消化管出血に対し止血術を行った原因についての報告では，出血性胃潰瘍，出血性十二指腸潰瘍の頻度が高い．他に頻度が高く日常診療で考慮すべきものを下記に挙げる．また頻度は低いものの胆膵疾患でも胆嚢出血などで吐血を来すことがあるため上部消化管に原因が乏しい場合は考慮する．（Box 2）

■ 鑑別のポイント

・胃潰瘍・十二指腸潰瘍

　最も頻度が高い疾患．薬剤歴としては **NSAIDs，抗血小板薬，ステロイド製剤の服用の有無** を聴取する．症状としては一般的に食事により疼痛が改善し，夜間に疼痛が強くなるのが特徴である．上部消化管出血やヘリコバクター・ピロリ感染の既往を確認する．

・食道・胃静脈瘤

　基礎疾患が重要であり肝硬変や門脈圧亢進症の既往を確認する．さらにその原因である肝炎ウイルスの既往や飲酒歴の確認も重要である．身体所見としては肝硬変の所見である手掌紅斑やクモ状血管腫といったものがないか確認する．

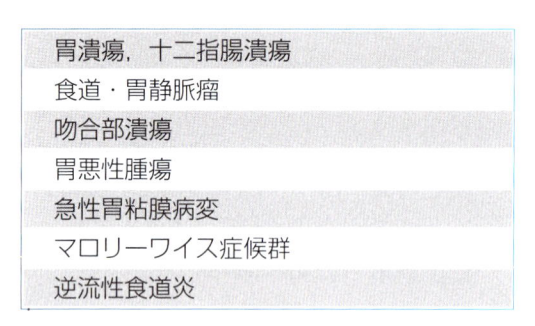

胃潰瘍，十二指腸潰瘍
食道・胃静脈瘤
吻合部潰瘍
胃悪性腫瘍
急性胃粘膜病変
マロリーワイス症候群
逆流性食道炎

Box2　**頻度を考慮した吐血の鑑別疾患**

（文献 4 より一部改変）

　吻合部潰瘍であれば上部消化管の手術の既往を確認する．胃悪性腫瘍であれば全身症状としての体重減少や胸のつかえといった消化器症状，喫煙やヘリコバクター・ピロリ菌感染といったリスクファクターの有無を確認する．マロリーワイス症候群であれば頻回嘔吐の有無を確認し，当初の嘔吐は問題なかったが次第に血液が混入してきたことを確認する．またその場合は嘔吐の原因に関してもしっかりとアセスメントを行うこと．

[Teaching Point]

　腹部診察は，吐血の場合に一見して原因の評価になりにくいと思われるが重要である．例えば潰瘍病変の場合は合併症としての消化管穿孔があり，腹部診察を怠ると腹膜刺激徴候に気付かずに内視鏡検査に向かってしまうということもある．治療の遅れにもつながり，起こりうる病態も変化してくるため注意が必要である．

■ 検査

　吐血の場合は，通常上部消化管内視鏡を行い出血点の評価を行う．他に胃洗浄を行うことがあり，血液やコーヒー様残渣の内容物が確認された場合は診断的に有用性が高く，上部消化管内視鏡施行までの時間の短縮を図ることができる．ただし胃洗浄自体は予後に影響を及ぼすものではなく[5]，またすでに止血している状態や，幽門より遠位の出血の場合は捉えることができないため，陰性であった場合に単純に出血がないとは言えず，患者のリスク因子などに応じて総合的な判断が必要となる．診断のためではなく，内視鏡検査時の視界確保のために行うこともある．腹膜刺激徴候を認め，上部消化管穿孔に伴う腹膜炎を疑うときには腹部画像評価も行う．

4. 喀血患者へのアプローチ

■ 喀血の重症度

　大量喀血（massive）かそうでないか（non-massive）に分類される．１日当たりの量が多いことや短時間で急速に出血が進行していることと定義されているものの，具体的な数字については統一されたものはない．24時間に200〜600mL以上と定義されているものや24時間で1000mL以上と定義されているものまで様々である．大量喀血ではないとしても，全く予期していないタイミングで大量に喀血する可能性はある．重症度にとらわれすぎることなく，気道や循環の破綻がないかを適宜確認することが重要である．

■ 喀血の鑑別疾患

　気管・気管支，肺実質，血管の３つに大きく鑑別疾患は分けられ，鑑別疾患の一覧を示す．プライマリ・ケアのセッティングで多いのは**急性・慢性気管支炎，肺炎，結核，肺癌**とされている．（**Box 3**）

V

■ 鑑別のポイント

・結核

　診療している地域が結核流行地では他に比べて確率は高くなる．いままでの暴露歴（自身の既往や家族の既往），栄養状態，免疫低下を来すような疾患や薬剤の使用（HIV 感染症，ステロイドなど）といった感染が成立する背景因子があるか確認する．症状としては，慢性経過を示す症状を認め，長引く発熱や湿性咳嗽，体重減少などを認める．結核とは異なるが非結核性抗酸菌症でも喀血を来すため，こちらも既往を確認することが大切である．

・肺癌

　喫煙歴が大きなリスク因子となり，症状として慢性咳嗽や体重減少を認める．

　喀血が疑われる場合には，胸部X線による評価を行う．異常があれば単純CT 検査や造影CT 検査を行い，診断と出血の状態の評価を行う．大量喀血ではない場合は胸部X線にて異常がなくとも，疑う疾患のリスク因子に応じて追加で画像検査は行うこともある．

気管・気管支が出血源
悪性腫瘍（気管原発肺癌，気管支内転移性腫瘍，Kaposi 肉腫，カルチノイド） 気管支炎（急性・慢性），気管支拡張症，気管支結石症，外傷，異物
肺実質が出血源
肺膿瘍，肺炎，結核，真菌菌種（fungus ball），Goodpasture 症候群 特発性肺ヘモジデローシス，多発血管炎性肉芽腫症，ループス肺炎，肺挫傷
血管が出血源
肺動静脈奇形，肺塞栓症，肺静脈圧の上昇（特に MS によるもの） 肺動脈破裂（肺動脈カテーテルによる二次的損傷）
全身疾患や稀なもの
肺子宮内膜症 凝固異常（抗血小板薬や抗凝固薬による薬剤性）

Box3　　喀血の鑑別診断　　（文献 3 より一部改変）

臨床的な手がかり	想定される疾患
抗血小板薬・抗凝固薬の使用	薬剤性
労作時呼吸困難，起坐呼吸 夜間発作性呼吸困難，ピンク状泡沫痰	心不全
発熱・湿性咳嗽	急性気管支炎，肺炎，肺膿瘍
乳癌，大腸癌，腎細胞癌の既往	転移性肺癌
胸膜痛，下腿把握痛	肺栓塞
喫煙歴	急性気管支炎，慢性気管支炎，肺癌
体重減少	肺癌，結核，気管支拡張症，肺膿瘍

Box4　　喀血の臨床的な手がかりと想定される疾患

> ## Clinical Pearl
> ・喀血については各科と管理・治療面で連携する場面が多く，中には普段行わないような手技も含まれている．
> ・挿管管理については片側の肺より出血を来している場合には片肺分離換気を行い，健側に血液が垂れ流れていかないよう管理を行う．
> ・治療についても原因疾患や出血の状態により気管支鏡による止血術，血管内治療，外科的治療と選択肢が変わってくる．そのため一人で判断せずに各科の医師に相談し最善が尽くせるよう行動していくことが重要である．

まとめ

　吐血喀血は緊急性を要する病態である．ただし出血源がどこであるか判断に迷うことは多々あるため，その補助となる情報をしっかりと確認し，診断・治療につなげることが非常に重要となってくる．

文献

1 ）松村理司．診察エッセンシャルズ新訂版，酒見英太（編），吐血下血 pp.412~425，日経メディカル開発，2009

2 ）Bidwell JL, Pachner, RW. Hemoptysis: diagnosis and management. Am Fam Physician 2005 ; 72 : 1253-60.

3 ）Weinberger SE. Etiology and evaluation of hemoptysis in adults.UpToDate（閲覧日 2018 年 3 月 1 日）

4 ）山口淳正，内園　均，谷口　保，他．上部消化管出血の内科的治療　日本臨床内科医会雑誌 2002 ; 17 : 28-34

5 ）Aljebreen AM, Fallone CA, Barkun AN. Nasogastric aspirate predicts high-risk endoscopic lesions in patients with acute upper-GI bleeding. Gastrointest Endosc. 2004 Feb ; 59 (2) : 172-8.

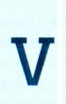

V

（吉井 肇）

21　下血・血便

下血と血便は病態が異なる．両者の鑑別を絞り込む病歴聴取が重要である．

Learning Point
- 下血・血便を見たときは病態生理を考える．
- 病歴・身体所見・便の色が重要な手掛かりとなる．
- BUN/Cre 比が上昇しない消化管出血が存在する．
- 疾患の想定なくして的確な診断・治療方針なし．

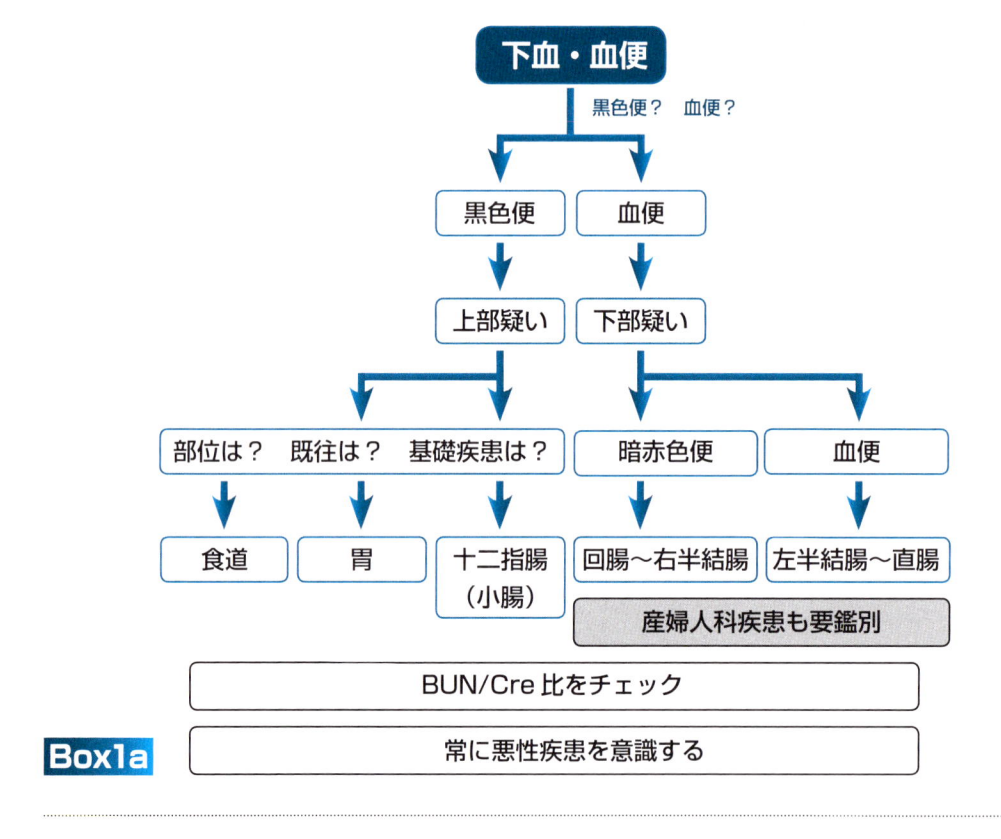

Box1a

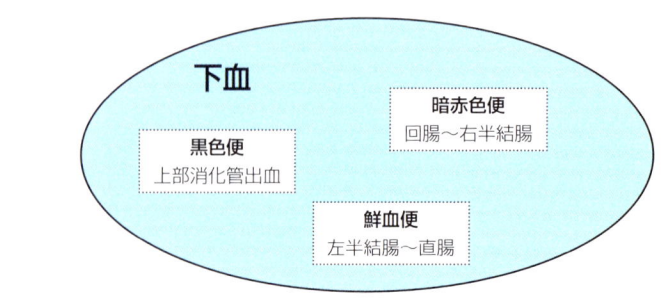

Box1b

Introduction

　下血と血便は一見似ているが，原因や部位によって，想定する疾患が大きく異なる．ここでは両者を鑑別するために必要な病態生理やアプローチについて解説する（**Box 1**）．

1.　下血

　下血は消化管内に出血した血液が便に混じり排出されることである．黒色便，タール便を呈する下血は Treitz 靱帯より口側の出血であり，50mL 以上の出血で認められる．

　消化管全体の出血でみられる病態とされるが，実際の現場では上部消化管出血を示唆する所見として用いられることもある．すなわち，下血はしばしば黒色便と同じ意味で用いられることがある．ここでは，下血を主に上部消化管出血（黒色便）を来す疾患として解説する．

　以下に上部消化管出血を来す代表的な疾患を示す．

食道疾患：食道静脈瘤　逆流性食道炎　マロリーワイス症候群　食道癌
胃疾患：胃潰瘍　急性胃粘膜病変　胃癌　悪性リンパ腫　胃静脈瘤
十二指腸（小腸）疾患：十二指腸潰瘍　十二指腸炎　十二指腸癌　悪性リンパ腫

　これらは，上部消化管出血を来しうる代表的な疾患である．このうち，食道静脈瘤，逆流性食道炎，胃潰瘍，十二指腸潰瘍は common な疾患である．しかし，食道静脈瘤や胃・十二指腸潰瘍などは出血量が多量となり，重篤な病態となりうることがあるので注意が必要である．便の性状のみならず，のちに示すようなポイントを押さえた病歴聴取やバイタルサインなどを総合的に考慮して，病態推定，重症度評価を行うことも重要である．また，常に出血の背後に悪性疾患が隠れていないかを念頭に置くことも重要である．原発性胃癌や消化器の悪性リンパ腫が，出血の原因として多く認められる．

V

発症時期	直前　数分前　数時間前　数日前
便性状	黒色便　暗赤色便　鮮血便
量	少量　中等量　多量 （コップ一杯？　洗面器一杯？　など具体的な量が良い）
既往歴	胃・十二指腸疾患（潰瘍などの推定）　肝疾患（食道静脈瘤の推定） 悪性疾患　大腸憩室　虚血性腸炎　炎症性腸疾患 糖尿病・高血圧など生活習慣病
内服歴	抗凝固薬　NSAIDs　鉄剤　など
健診歴	最終検診歴と指摘疾患の有無
随伴症状	腹痛の有無　閉塞症状の有無
その他	女性なら月経・不正性器出血の有無

Box2　問診事項

Teaching Point

「その人，本当に下血ですか？」

　上部消化管の下血（黒色便）を疑う場合，ある内服薬が思わぬ盲点となることがある．**それは，鉄剤である**．黒色便を呈するのは，出血によって腸管（胃内）に出たヘモグロビンが胃酸と交じりあい，ヘマチン（ヘモグロビンに OH 基が結合したもの）を形成し，これが黒色をしているためであり，鉄剤を内服している場合，普段から医原性に腸管内に鉄を補充していることになる．つまり，**鉄剤を内服している人の便は普段から黒くて当たり前なのである**．加えて，鉄剤は高齢者の小球性貧血に対してしばしば処方されている．貧血があり，便が黒く，満を持して消化管出血と消化器内科にコンサルトしてから，患者に「え，先生，いつもから便は黒いですよ．だって，鉄剤飲んでますから」と言われ，などということは避けなければならない．逆に，**鉄剤を飲んでいる患者に上部消化管出血が合併すると病態把握に難渋する場合があるが，その際は便色の変化，新規症状が出現していないかなど，総合的に判断する必要がある**．

2. 血便

　血便は，Treitz 靭帯よりも肛門側の下部消化管出血により発生する．一般的に，肛門に近くなるほど鮮血便になるとされるが，大腸でも上行結腸など上部消化管に近い部位からの出血では暗赤色便となるなど，黒色便との鑑別が重要である．さらに，上部消化管出血の場合でも，出血量が多量で一気に消化管を通過する場合には，黒色便とならず血便を呈する場合もあり注意を払う必要がある．大量鮮血便の 10 ％以上が上部消化管出血によるもので，バイタル不安定症例，BUN/Cre ≧ 30 であれば上部からの出血を考えるとする報告もある．重度の血便を来した症例のうち，下部消化管出血は 70 ％以上，上部消化管出血は 18 ％，小腸出血 4 ％との報告もある．

　血便を来す代表的な疾患を以下に示す．

大腸疾患：憩室出血　潰瘍性大腸炎　Crohn 病　虚血性腸炎　大腸癌　悪性リンパ腫　感染性腸炎
　　　　（下部小腸疾患：小腸癌　悪性リンパ腫　Crohn 病　毛細血管拡張　小腸潰瘍）

　このうち，**憩室出血は出血の割に腹部症状が乏しいことが鑑別のポイント**になることがある．血便を来している患者で腹部の触診で圧痛がなければ，念頭に置くべき疾患である．逆に，便秘や糖尿病などの基礎疾患を背景に，高齢者が突如左下腹部痛を来し鮮血便が出た場合は虚血性腸炎を考える．なお，両者に共通するのは再発しうる点である．過去に同様の既往がある場合は，再発も疑って疾患を推定する．また，上部同様に悪性疾患の可能性も常に考える．便中の変化や閉塞症状の有無なども念頭に置きながら診察を進める．

　さらに，**女性では月経，不正性器出血も重要な鑑別になり得る**．産科，婦人科疾患を念頭に置き，**月経周期や性交歴などを聴取することも必要である**．

　下血・血便両者に共通する重要な点は，絶えず病態を意識して出血部位を推定することである．大まかに，上部消化管出血なのか，下部消化管出血なのか，その「当たり」をつけることが大切である．確定診断はその後でも問題ないと考える．自分の中で立てた仮説，根拠に基づき，画像検査や内視鏡検査で出血源を確認していく姿勢が大切である．さらに，出血源を特定したのちには，それが自分の立てた仮説と比較して正しかったか違ったか，どのように違ったか，次はどのようにすればより正しい診断につながるか，絶えず考え続ける姿勢も大切である．

ここで差がつく

　便の色・性状は上部，下部の鑑別に非常に重要である．**下血，血便の患者さんを見たら，必ず便を確認する**．タイミング悪く便が出ていないときは**直腸診が必須である**．若い女性や羞恥心の強い人の場合も同様である．臆することなく，しっかり必要性を説明し，必ず同性の看護師に同席してもらって実施する．**相手に遠慮して致命的な疾患を見落としてはならないからで**ある．

Teaching Point

　消化管出血，特に下血と暗赤色便は時として鑑別に苦慮する場合がある．その際，BUN/Cre 比に注目すると鑑別が可能な場合がある．生理学的に BUN/Cre が上昇する機序は，上部小腸で出血した血液の蛋白質が再吸収され，BUN が上昇するからである．つまり，**下部消化管出血では小腸での再吸収がないため，BUN/Cre 比が正常である場合がある**．このような場合，両者を鑑別するのに有用な場合がある．

V

Clinical Pearl

・初期研修を終えて専攻医として活躍されている先生方は，出血源の把握と病態生理の推定もさることながら，止血方法について具体的に選択できるようになることが大切である．出血部位を想定し，クリッピング，凝固止血，EVL，アンギオなど病態に応じた治療法の選択も重要であると考える．
・小腸出血の際はカプセル内視鏡が有用な場合がある．リアルタイムで小腸内を観察できるカプセル内視鏡が，小腸内視鏡のアプローチ法決定の一助となる可能性がある．

まとめ

　下血，血便は消化器内科，特に消化器救急領域では比較的 common な疾患である．しかし，ここまでの項でも述べたように，その原因は多岐にわたり，当初は原因を特定できず経過中に判明することもしばしばあり得る．そのような確定診断できないときこそ，病態生理に立ち返ることが重要である．バイタルサインの変化，症状から緊急性と出血源を予想し対応することで，適切な診断，治療につながるものと考える．そして，その感覚は日々の診察や診療を経験することによって養われる．学生であれば，臨床実習でいかに患者さんに触れ，病態を考えたか，研修医の先生であれば，それに加えて自分が施した治療がどのような変化をもたらしたのか，絶えず意識しながら診療することで，必ずステップアップできるので，実践していただきたい．

文献

1) 花田敬士（編）．増刊レジデントノート消化器診療の疑問，これで納得！ 2013；15(8)：253.

2) 福井次矢（編）．内科診断学，第2版，医学書院，2010，1314p

3) 藤城光弘，井口幹崇，角嶋直美，他．非静脈瘤性上部消化管出血における内視鏡診療ガイドライン，日本消化器内視鏡学会誌，2015；57（8）：1648-1666.

4) 瓜田純久．シリーズ：内科医に必要な救急医療　吐血・下血．日本内科学会雑誌．2011；100（1）：208-212.

5) 日本内科学会，内科救急診療指針 2016，総合医学社，2017，p302.

6) 上田剛士．ジェネラリストのための内科診断リファレンス，医学書院，2015，p111-114.

7) Machicado GA, Jensen DM. Endoscopic diagnosis and treatment of severe lower gastrointestinal bleeding. Indian J Gastroenterol, 2006 Nov；25 Suppl 1：S43-51.

（片岡 祐俊，　木下 芳一）

22　黄　疸

黄疸は患者の見た目以上に重症である

Learning Point
・黄疸を見たら，まず緊急性の高い肝胆道系疾患・血液疾患を鑑別にあげる．
・常に外科的介入が必要な疾患を忘れない．
・緊急疾患でも無症状のことがあり，その目で見ることが重要である．
・原因不明の黄疸を見たら，敗血症を忘れない．

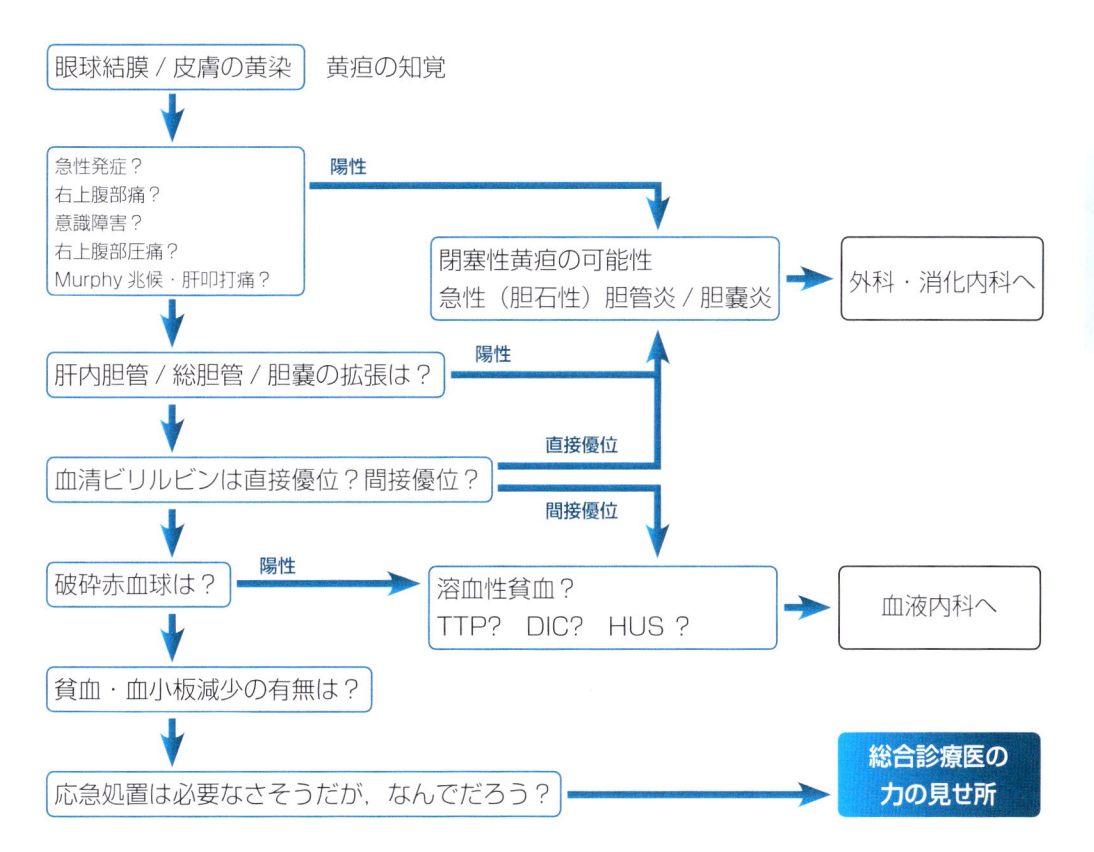

Box1　黄疸の診療アプローチ

Introduction

　黄疸と聞いてまず頭に浮かぶのが肝胆道系疾患であるが，実はその鑑別はとても広い．病状が進めば黄疸を起こす疾患は多数ある．しかし，総合診療医としてゲートキーパーの役割を果たすためにも，黄疸をきたす緊急疾患をまず除外する必要がある．緊急疾患の中にも外科的介入が必要なものや内科的な介入が必要なものの2種類がある．常にそれを念頭に置き，迅速にコンサルテーション並びに加療に移れるような頭の整理が必要である．総合診療医として，安定した状態から緊急性のある状態まで一貫した初期対応方法を身につける必要がある．今回，黄疸をきたす緊急疾患から時間をかけた精査の必要な疾患までを取り上げ，総合診療医に必要な網羅的なアプローチ方法を検討したい．

1. 黄疸とは？

　黄疸は**皮膚や眼球結膜が黄染している**状態に対して使われる．なんらかの原因でビリルビンが身体に蓄積することによって起こる．黄疸には直接ビリルビンと間接ビリルビンの蓄積によるものがあり，両者それぞれで原因が異なる．ビリルビンの大本は赤血球が破壊されることによって漏出するヘムである．さらにヘムが網内系によって biliverdin から間接ビリルビンへ作り変えられる[1]．そして肝細胞に取り込まれて直接ビリルビンになり，肝胆道系を通して腸管内に排出される[1]．病態生理として，ビリルビンが作られ，胆管から腸管に流れるまでの過程のどこかが障害されることによって黄疸は生じる．**血清ビリルビンが3 mg/dLを超えたとき**に初めて観察可能とされるが，身体所見のみで判断することは難しく，また人種差もある[2]．急性黄疸は背景に重大な疾患があることがあり，迅速な対応が必要とされている[3]．急性黄疸の原因の多くは，肝疾患でウイルス性肝炎，アルコール性肝疾患，薬剤性肝障害などである．またそれ以外にも胆石，結石性胆管炎，胆嚢炎などの外科的処置の必要とする疾患や溶血，悪性腫瘍などがある[4]．黄疸を引き起こす疾患に関して，**間接ビリルビンが優位になるもの**，と**直接ビリルビンが優位になるもので鑑別診断が変わる**（**Box 2,3**）[3]．

自己免疫性溶血性貧血	赤血球内酵素異常（つづき）
寒冷反応性	Glucose-6-phosphate isomerase deficiency
薬剤誘発性（約150種類の薬剤）	Pyrimidine-5'-nucleotidase deficiency
混合型	Pyruvate kinase deficiency
温暖反応型	**赤血球細胞膜異常**
ヘモグロビン関連疾患	楕円赤血球症
鎌状赤血球症	卵形赤血球症
サラセミア	遺伝性球状赤血球症
遺伝性抱合異常	その他
Crigler-Najjar syndrome	"骨髄増殖性疾患（特に真性多血症）"
Gilbert syndrome	
赤血球内酵素異常	
Glucose-6-phosphate dehydrogenase deficiency	

Box2 非抱合型高ビリルビン血症の原因

肝臓内：肝細胞性損傷または肝内胆汁うっ滞	肝外胆汁うっ滞
ウイルス性肝炎 (e.g., A, B, C, E)	胆石
アルコール性肝疾患 (e.g., **アルコール性脂肪肝**, アルコール性肝炎）肝硬変	胆管炎（細菌性，原発性硬化性，二次性），胆嚢癌，胆管嚢胞，慢性膵炎，胆管癌，膵癌
非アルコール性脂肪性肝炎，薬剤性肝障害	胆管狭窄，胆管血管漏胆道閉鎖症，感染症（HIV/AIDS）
敗血症	
自己免疫性疾患 (e.g., 原発性胆汁性胆管炎，自己免疫肝炎)	
虚血性肝炎	
遺伝性肝疾患（ウィルソン病，ヘモクロマトーシス）	
肝内腫瘍による障害（肝細胞癌，転移性腫瘍）	
注：肝内，肝外の原因に関して，最も一般的なものから並べてある．	

Box3 抱合型高ビリルビン血症の原因

2. 黄疸を来す緊急疾患たち

　黄疸患者を診た際の一般的な対応方法で重要なことは緊急性を考え，その原因が**肝胆道系由来なのか，それ以外からなのかを鑑別する**（**Box 4**）．そのためには，まずは病歴・身体所見から肝胆道系疾患の有無を**右上腹部の所見**を中心に検索する（病歴として急性発症なのか，右上腹部痛がないか，意識障害がないのか，身体所見として，右上腹部の圧痛・Murphy 兆候・肝叩打痛・肝脾腫の有無など有用とされている）．**肝叩打痛**に関しては肝胆道系感染に関しては Murphy 兆候よりも感度が高いという報告もあり，肝胆道系の炎症性疾患の可能性を上昇させる[5]．血液検査で肝胆道系酵素のチェック，血算で貧血・血小板減少の有無をチェックする．その際に末梢血で破砕赤血球がないかどうかのチェックを行う．万が一破砕赤血球が見えた場合は，**緊急血漿交換の必要性があるため**，血液内科へのコンサルテーションが必要である．緊急疾患として**閉塞性黄疸**をきたす疾患がある．血液検査はすぐに出ないため，その除外に必要な次の手として**超音波検査**がある．血液検査が出るのを待ちながら，肝内胆管の拡張がないか，総胆管の拡張がないか，可能なら膵管の拡張や脾腫の有無がないかを確認できれば，鑑別診断のプロセスに大きな利点となる．もし上位の症状が一つでもあれば，さらなる精査を進めるか，外科や血液内科へのコンサルテーションを検討する．明らかな緊急疾患がないことを確認し，さらなる鑑別診断を進める．

3. 外科的緊急？内科的緊急？

　総合診療医として，黄疸をきたす緊急疾患を早期に診断し，コンサルテーションまたは加療を開始する必要がある．緊急疾患の中でも外科的緊急疾患と内科的緊急疾患がある．

　まず**外科的緊急疾患**について考えたい．外科的緊急疾患の代表例として，急性胆囊炎がある．多くは胆石が胆囊管を閉塞させることによって起こるもので，激しい右上腹部痛を起こす．高齢者では，**非特異的な腹痛や不明熱で来院する**こともあり注意が必要である．早期診断から観

V

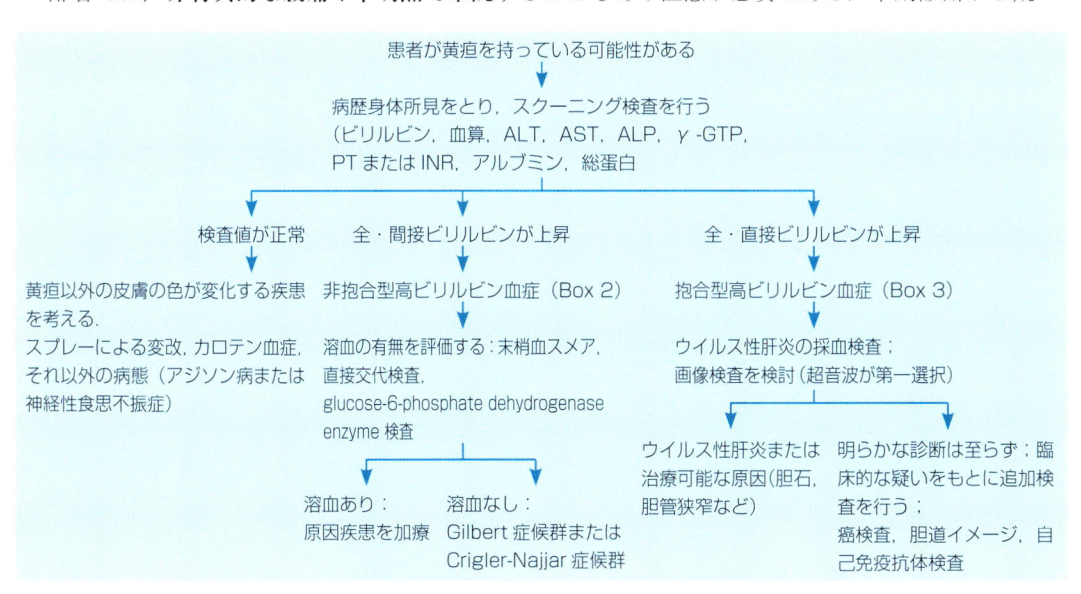

Box4　成人の黄疸の評価

血的治療を行うことによって，予後改善につながる．大切なのは，採血を行った後，**習慣として腹部超音波検査を行うこと**である．それによって胆嚢腫大を見逃すことがなくなり，胆嚢の圧痛をエコー下で確認することで，それが胆嚢炎の診断確率をさらに上げる[6]．さらに総胆管結石が胆管炎を合併し，それが胆嚢炎を併発することもあり，その際は，手術による胆嚢摘出術をおこない，また胆石除去を行うこともある．**黄疸患者における緊急外科的疾患の可能性**を常に念頭において診療を行うことが大切である．

　緊急外科的疾患が**除外**されれば，後は**救急内科疾患の除外**が必要である．多くの黄疸を起こす疾患で進行すれば重篤化するものが多い．しかしその中で特殊な治療を必要とするものをまず鑑別に挙げて診療したい．まずは**血栓性血小板減少性紫斑病（TTP）**である．これはADAMS13の異常やそれ以外の要因によって，血管壁に異常血栓が形成され，溶血反応，それにともなう間接ビリルビンの増加が起こる．それが意識障害，貧血，血小板減少，腎機能低下を起こす[7]．同様の疾患に**溶血性尿毒症候群（HUS）**があり，これは大腸菌による腸炎が誘発となり，同様の症状を起こす[8]．両疾患ともに，緊急治療として**血漿交換**が必要となる．そのため透析が可能な専門施設での治療が必要となる．また輸血が症状を増悪させることを知っておくことも重要である．それ以外にも膠原病関連溶血性貧血，敗血症によるDIC，遺伝性疾患，代謝性疾患などがあり，TTP・HUSを除外した後はこれらの疾患の鑑別を始める．

4．落ち着いて考えるが，どうやって？

　緊急疾患を除外した後のプロセスとして**Box 4**を示す[3]．繰り返しになるが，大切なのは，**病歴でどこまで情報を収集できるか**である．病歴で緊急疾患の可能性を十分に下げることによって，この後の鑑別診断を楽にする．落ち着いて考える上で，①**採血上あきらかな異常がないこと**，②**血清ビリルビンは直接と間接どちらが優位なのか**の2点が重要である．①の場合，胆石がなければ，基本的に皮膚の問題と考える（みかんなどの過剰摂取によるCarotenemiaが有名である）．②に関して，肝胆道系内外疾患の鑑別に重要である．直接ビリルビンが優位である場合は，肝胆道系疾患をまず考える．間接ビリルビンが優位である場合は，肝胆道系疾患以外の疾患（溶血の有無が鑑別に大きく関わる）を考える．緊急性は低いが日常診療でしばしば遭遇する**Box 3**の肝内障害からの肝不全にみられる黄疸があり，肝臓専門医に相談する必要もある．

ここで差がつく

　黄疸は見た目は派手！それでもまずは徹底した病歴と身体所見から始めることが診断プロセスを効果的にする．

Teaching Point
・ 黄疸を起こす外科的緊急疾患，内科的緊急疾患を常に頭におき，速やかなコンサルテーション並びに加療へ移れる準備が大切である．
・ どんな症状でも病歴・身体所見のプロセスを大切にする．
　　緊急疾患として閉塞性黄疸をきたす疾患がある．血液検査はすぐに出ないため，その除外に必要な次の手として超音波検査がある．血液検査が出るのを待ちながら，肝内胆管の拡張がないか，総胆管の拡張がないか，可能なら膵管の拡張や脾腫の有無がないかを確認できれば，鑑別診断のプロセスに大きな利点となる．もし上位の症状が一つでもあれば，さらなる精査を進めるか，外科や血液内科へのコンサルテーションを検討する．明らかな緊急疾患がないことを確認し，さらなる鑑別診断を進める．

Clinical Pearl
・総合診療医として，安定した状態から緊急性のある状態まで一貫した初期対応方法を身につける必要がある．

文献

1) Levitt DG, Levitt MD. Quantitative assessment of the multiple processes responsible for bilirubin homeostasis in health and disease. Clin Exp Gastroenterol. 2014 ; 7 : 307-28.

2) Hung O, Kwon NS, Cole AE, et al. Evaluation of the physician's ability to recognize the presence or absence of anemia, fever, and jaundice. Acad Emerg Med. 2000 ; 7 (2) : 146-56.

3) Fargo MV, Grogan SP, Saguil A. Evaluation of Jaundice in Adults. Am Fam Physician. 2017 ; 95 (3) : 164-168.

4) Vuppalanchi R, Liangpunsakul S, Chalasani N. Etiology of new-onset jaundice: how often is it caused by idiosyncratic drug-induced liver injury in the United States? Am J Gastroenterol. 2007; 102 (3) : 558-62 ; quiz 693.

5) Ueda T, Ishida E. Indirect Fist Percussion of the Liver Is a More Sensitive Technique for Detecting Hepatobiliary Infections than Murphy's Sign. Curr Gerontol Geriatr Res. 2015 ; 2015 : 431638.

6) Handler SJ, Ultrasound of gallbladder wall thickening and its relation to cholecystitis. American Journal of Roentgenology. 1979 ; 132 (4) : 581-585.

7) George, JN, Nester C. Syndromes of thrombotic microangiopathy. N Engl J Med. 2014 ; 371 (7) : 654-66.

8) Fakhouri F, Zuber J, Frémeaux-Bacchi V, et al. Haemolytic uraemic syndrome. The Lancet. 2017 ; 390 (10095) : 681-696.

Ⅴ

（太田 龍一，服部 修三）

23　排尿のトラブル
（ 血尿，排尿困難，尿失禁 ）

排尿のトラブルはイコール泌尿器のトラブルではなく，
原因を考えた適切なアプローチが重要である

Learning Point
・ 血尿に対するアプローチは糸球体性 (腎性) か非糸球体性 (非腎性) かを鑑別することが重要である.
・ 排尿困難症状は排尿時間が長い，尿線が細い，腹圧をかけないと排尿できない，残尿感などであり，蓄尿症状も同時に訴える場合もあり，原因を正しく判断して原因に応じた対応を行う必要がある.
・ 尿失禁は自分の意図とは関係なく尿が漏れる状態であり，年齢と共に頻度が高くなるが，自分ではあまり訴えない患者が多いため，問診が重要である.

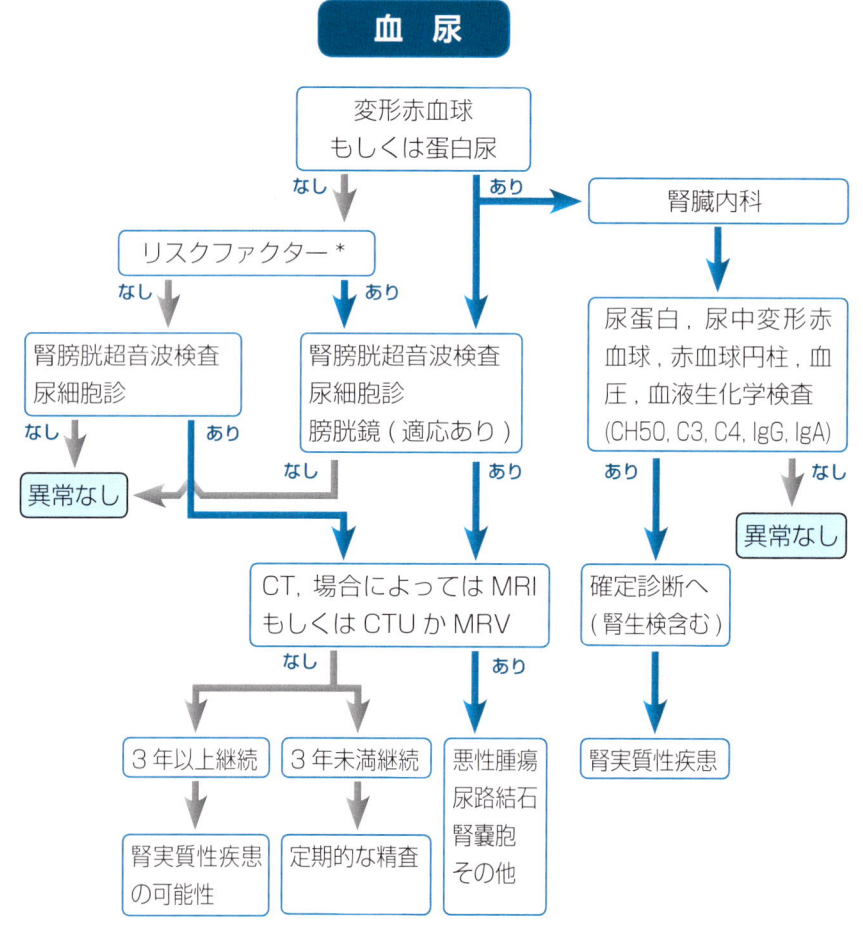

* 高リスクを示す要因：40 歳以上男性 / 喫煙歴 / 化学薬品暴露 / 肉眼的血尿 / 泌尿器科系疾患 / 膀胱刺激症状 / 尿路感染既往 / 鎮痛剤多用 / 骨盤放射線照射 / シクロホスファミド治療

Box1　血尿の診療アプローチ

Introduction

　排尿のトラブルを診たらどう考えるか，血尿，排尿困難，尿失禁の3つに分けて，原因をどう考え，どうアプローチするかを伝える．

1.　排尿トラブルの考え方

■ 血尿

　血尿には肉眼的血尿と顕微鏡的血尿の2種類があり，本稿では肉眼的血尿を主に扱う．患者さんが「尿が赤い」と訴えた時，尿の濃縮やミオグロビン尿などで赤くみえることもあるため，それが血尿かどうかを実際に尿検査で確認する必要がある．尿沈査検査で赤血球 $\geq 5/(400$ 倍$)$ 強拡大視野を血尿と考えるとよい[1]．原因として，糸球体性（腎性）か非糸球体性（非腎性）かを鑑別するのが大切であり，非糸球体性（非腎性）疾患が90%と多くを占める．尿中に凝血塊がある場合は糸球体性（腎性）疾患ではなく，非糸球体性（非腎性）疾患の尿路からの出血の可能性が高い．

■ 排尿困難

　排尿困難を訴えた時，実際には尿量自体が低下しており乏尿や無尿のこともあり，尿閉で膀胱内に貯留した尿を排出できない状態のこともあり，確認が必要である[2]．尿閉には症状の出現の緩急により，比較的短期間に生じた急性尿閉と長い経過で残尿量が増加した慢性尿閉に分けられる．排尿困難（排尿時間が長い，尿線が細い，腹圧をかけないと排尿できない，残尿感など）を以前から自覚していたかを聴取することによって区別することができる．病態としては膀胱収縮の減弱と尿道抵抗の増強の2つと膀胱と尿道の協調運動の不調和が関与しているとされる．原因としては，薬物や飲酒が関与していることがある．また，男性の場合は前立腺肥大症，尿道狭窄などが関与していることが多い．

■ 尿失禁

　自分の意図とは関係なく尿が漏れる状態をさす[3]．疫学としては，40代女性では約3割が症状を経験したことがあるともいわれ，年齢と共に有訴率は漸増していくことがわかっている[4]．病態としては，膀胱の不随意収縮あるいは尿道機能の減弱が関与している．病態に基づき，腹圧性尿失禁，切迫性尿失禁，溢流性尿失禁，機能性尿失禁，反射性尿失禁に分類される．切迫性尿失禁と腹圧性尿失禁の症状の両方を認める混合性尿失禁があり，20%程度を占める．

2.　排尿トラブルへのアプローチ

1）血尿 (Box 1,2)

　血尿をきたす疾患として Box 2 のような疾患が挙げられる．尿検査にて尿中赤血球の存在を確認したのちに，血尿が一時的なものが持続的なものを区別する必要がある．無症候性，感染，外傷，運動などで一時的な血尿が生じることを理解しておく必要がある．持続的な血尿が疑われる場合，診断までのアプローチは Box 1 のように考えていく．

① まず，糸球体性（腎性）疾患か非糸球体性（非腎性）疾患か鑑別する．「赤血球円柱」，「変形赤血球」「蛋白尿」が存在すれば糸球体性（腎性）疾患を疑う．「蛋白尿」認める場合には，0.5g/ 日以上の蛋白尿の存在が確認されればより糸球体性（腎性）疾患を疑う指標となる．

② 非糸球体性（非腎性）疾患の血尿が疑われる場合

　　結石や悪性腫瘍を疑い早朝の尿細胞診3回以上[5]と超音波，CT，MRI，膀胱鏡などの画像検査を検討する．

③ 糸球体性（腎性）疾患の血尿が疑われる場合

　「赤血球円柱」，「変形赤血球」「蛋白尿」が存在する場合には腎炎を検索する血清学的な検査（抗核抗体，各種感染症，補体など）を考慮するが，最終的な確定診断は腎生検になる．腎炎の原因として日本で多いのはIgA腎症であり，血清IgA濃度が350mg/dL以上あれば８０％以上の可能性で疑わしいと言われている[6]．

ここで差がつく

　血尿は一過性のこともあり，一過性か持続性かを鑑別することも重要である．

Teaching Point

　血尿が疑われた場合には尿中赤血球血尿 ≧ 5/HPF をまず確認し，認める場合には糸球体性（腎性）疾患か非糸球体性（非腎性）疾患かを検討する．

2) 排尿困難

救急対応を要する急性尿閉について解説する[7]．

① 前立腺肥大症による尿閉

　　排尿困難症状（排尿時間が長い，尿線が細い，残尿感，夜間頻尿など）が主な症状である．前立腺肥大症の治療として前立腺部尿道の拡張作用がある α 1 遮断薬を内服していることが多い．泌尿科で α 1 遮断薬を処方されている患者が飲酒や感冒薬の内服をきっかけに急性に増悪して尿閉となることがよくある．

② 前立腺炎による尿閉

　　多くの場合は逆行性の細菌感染で発症し，前立腺に炎症をきたして，前立腺が浮腫むことで尿閉となる．同時に排尿時痛，発熱を伴うことがある．尿検査では尿中白血球陽性，触診で前立腺に圧痛を認める場合には前立腺炎と診断する．

糸球体疾患	IgA腎癌，菲薄糸球体基底膜症候群
悪性腫瘍	膀胱癌，腎癌，前立腺癌，尿管癌
感染症	腎盂腎炎，膀胱炎，前立腺炎，尿道炎，尿路結核
結石	腎結石，尿管結石，膀胱結石
凝固異常	薬剤性（抗凝固薬など），播種性血管内凝固症候群，血友病
その他	腎梗塞，腎動静脈奇形，腎嚢胞・多発性嚢胞腎，遊走腎，ナットクラッカー症候群など

Box2　血尿を来す疾患

③ 神経因性膀胱による尿閉

　　男性の前立腺肥大症は多いが，高齢者では膀胱機能低下による神経因性膀胱もある．糖尿病，脳血管障害，薬剤性排尿障害 (Box 3) により尿閉を来すこともある（Box 4）．

④ 血尿による尿閉

　　血尿を伴った尿閉では感染，悪性腫瘍，前立腺からの出血を考える．血尿を来す悪性腫瘍としては膀胱癌が多い．腎癌，尿管癌も血尿を来すことがある．高齢女性では神経因性膀胱から膀胱炎を来して高度の血膿尿となることがある．また，前立腺は非常に血流豊富なため表面の血管から突発的に出血することがある．

⑤ 外傷による尿閉

　　交通事故がスポーツによる会陰部外傷が原因となる．尿管カテーテル留置操作によって血尿を生じて尿閉になることもある．

ここで差がつく

　排尿困難が続くと食欲低下，浮腫，意識障害などの腎後性腎不全の症状で受診することもあるため注意が必要である．

Teaching Point

　飲酒や総合感冒薬の投薬など誘因について病歴聴取も重要である．

作用部位	分類
脳レベル	麻薬
	中枢性骨格筋弛緩薬
	抗精神病薬
膀胱レベル	頻尿，尿失禁治療薬
	鎮痙薬
	抗ヒスタミン薬
	三環系抗うつ薬
	抗精神病薬
	精神安定剤
	気管支拡張薬
その他	総合感冒薬

Box3　排尿障害を生じうる代表的薬剤

脳疾患	脳血管障害，認知症，多発性硬化症，パーキンソン病，脊髄小脳変性症，脳腫瘍，脳炎
脊髄疾患	脊髄損傷，脊髄腫瘍，脊髄血管障害，二分脊椎，脊髄髄膜瘤
末梢神経疾患	糖尿病，帯状疱疹，骨盤内手術（子宮癌，大腸癌），椎間板ヘルニア，脊柱管狭窄症

Box4　神経因性膀胱を来す代表的疾患

V

3) 尿失禁

下記のように分類して考えるとよい．また，それらの原因疾患としては **Box 5** のようなものがある．

① 腹圧性尿失禁

咳，くしゃみ，重いものを持つ，走る・階段を上るなどで腹圧がかかるときに尿が漏れる状態

② 切迫性尿失禁

急に尿がしたくなり，我慢できずに尿が漏れる状態．咳，冷水に触れる，水の流れる音などの刺激が引き金になることがある．

③ 溢流性尿失禁

膀胱に尿が充満し，尿道から尿があふれ出る状態．頻回に，持続的に少しずつ尿が漏れ出る状態．

④ 機能性尿失禁

認知症や身体の障害によって，トイレに行くのが間に合わない，服を脱ぐのに時間がかかる，上手く尿器に排泄できないなどで尿が漏れる状態．

⑤ 反射性尿失禁

下肢の麻痺などを生じる脊髄レベルの障害によって，尿意を伴わずに膀胱内に尿がたまると膀胱の不随意収縮により尿が漏れる状態．

＊混合性尿失禁

（ア）腹圧性尿失禁と（イ）切迫性尿失禁のどちらもがみられる状態．今回は詳細は扱わないが，治療も両者の治療を併用することになる．

1．前立腺・下部尿路の疾患・病態

前立腺疾患
　前立腺肥大症，前立腺炎，前立腺癌

膀胱の疾患・病態
　過活動膀胱，膀胱炎，間質性膀胱炎，膀胱癌，膀胱結石，膀胱憩室，その他

尿道の疾患
　尿道炎，尿道狭窄，尿道憩室，尿道括約筋損傷

骨盤底の脆弱化
　腹圧性尿失禁，骨盤臓器脱

2．神経系の疾患（神経因性膀胱）

脳疾患
　脳血管障害，パーキンソン病，多系統萎縮症，認知症，脳腫瘍

脊髄・脊椎疾患
　脊髄損傷，多発性硬化症，脊椎変性疾患（脊柱管狭窄症，間板ヘルニア），
　脊髄梗塞，脊髄腫瘍

末梢神経疾患
　糖尿病，骨盤内手術後

その他

3．その他の疾患・病態

薬剤性

多尿・夜間多尿

睡眠障害

心因性

Box5 尿失禁の原因となる疾患・病態 [8]

ここで差がつく

混合性尿失禁の割合が多く，様々な症状が混合しており，治療もそれに準じて行うことを理解する.

Teaching Point

尿失禁とは自分の意図とは関係なく尿が漏れる状態であり，うまく蓄尿できていないことを示唆するが，その原因疾患は多彩である.

Clinical Pearl
・排尿困難と尿失禁 (溢流性尿失禁など) のどちらの症状も尿閉に関与していることがあり，腹部診察を行い下腹部の膨満がないか確認し，腹部超音波などで**残尿がないかを確認することは重要**である.
・排尿後の腹部超音波で 50mL 以下は残尿なし，200mL 以上は残尿あるため尿閉をきたしていると判断してよい.　迷う場合には泌尿器科にコンサルトを行う.

まとめ

排尿のトラブルには，血尿，排尿困難，尿失禁は頻度が高く，それらの病態やアプローチ法や原因疾患を考えることは重要である.　年齢と共に頻度は上昇し，40 代の女性の約 3 割に尿失禁を一度は自覚しているなど，排尿のトラブルは頻度が高いことを医師は認識する必要がある.　**患者さんは羞恥心もありなかなか訴えないことがあるため，疑って積極的に問診することが大切**である.

V

引用文献

1) 血尿診断ガイドライン検討委員会 . 血尿診断ガイドライン 2013. ライフサイエンス出版 , 2013.

2) 児玉浩一 . 排尿に関する訴えへの対応 , レジデントノート (増刊). 2014 ; 16 (11) : 162 (2126) - 168 (2132)

3) 泌尿器科領域の治療標準化に関する研究班 . EBM に基づく尿失禁診療ガイドライン . 東京：じほう , 2004, p1-23.

4) 道川武紘 . 中高年者における尿失禁に関する調査 . 日本公衛誌 . 2008 ; 53 (7) : 449-455.

5) Cohe RA, Brown RS. Microscopic hematuria. N Engl J Med. 2003; 348: 2330.

6) 堺　秀人 . IgA 腎症 , 別冊日本臨牀 (上), 1997, p95-98

7) 村田憲彦 .　泌尿器科編 ˋ 緊急性の判断と適切な対応：尿閉～導尿が困難な場合 .　レジデントノート . 2009 ; 11 (9) : 1306-1310.

8) 荒木勇雄 . 排尿障害 頻尿・尿失禁 . Modern Physician. 2009 ; 29 (11) :1623-1626.

参考文献

長浜正彦・小松康宏 . 血尿 , 新・総合診療医学病院総合診療医学編 , 第 2 版 , カイ書林 , 2012

（西口　翔）

24　腰背部痛の Red flag

FACET 鑑別のために Red flag を確認

Learning Point
・　腰痛診療は ABC 評価とバイタルサイン確認から.
・　FACET を鑑別するために Red flag をチェック.
・　脊髄神経根障害は身体診察で高位診断.
・　腰痛にルーチンの画像検査は不要.

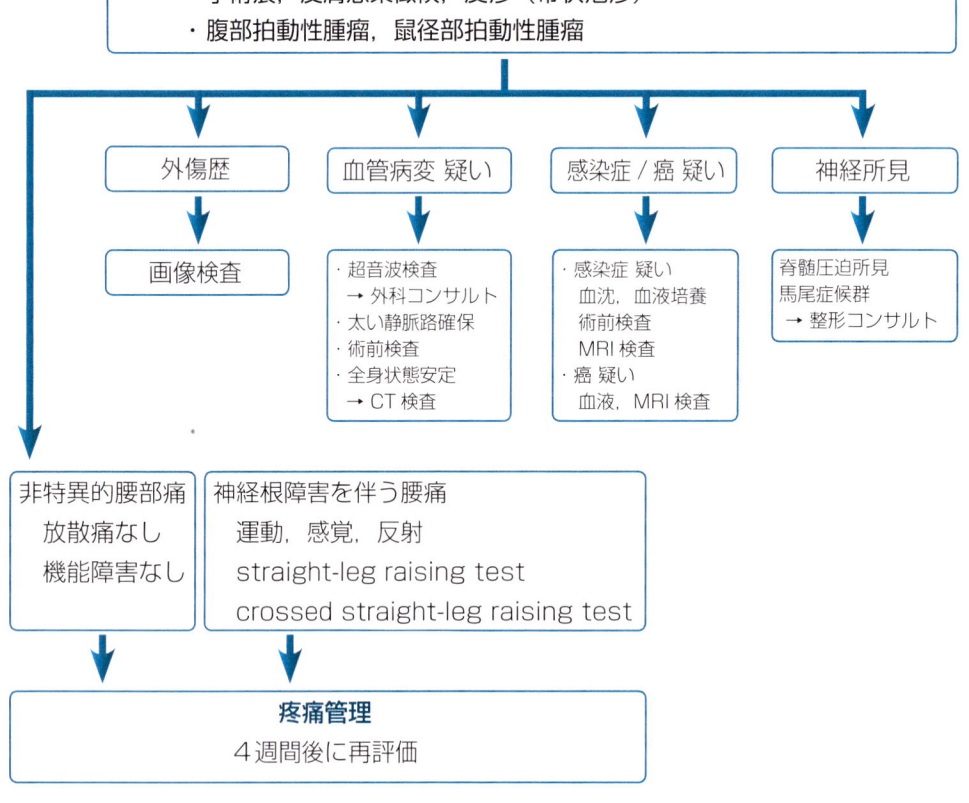

・バイタルサインの確認
・問診＆身体診察（Red flag，持続時間，外傷歴，常用薬）
・神経学的診察（脊髄圧迫所見，対麻痺，馬尾症候群，神経根障害）
・限局する脊椎叩打痛
・手術痕，皮膚感染徴候，皮疹（帯状疱疹）
・腹部拍動性腫瘤，鼠径部拍動性腫瘤

| 外傷歴 | 血管病変 疑い | 感染症 / 癌 疑い | 神経所見 |

外傷歴 → 画像検査

血管病変 疑い
・超音波検査
　→ 外科コンサルト
・太い静脈路確保
・術前検査
・全身状態安定
　→ CT 検査

感染症 / 癌 疑い
・感染症 疑い
　血沈，血液培養
　術前検査
　MRI 検査
・癌 疑い
　血液，MRI 検査

神経所見
脊髄圧迫所見
馬尾症候群
　→ 整形コンサルト

非特異的腰部痛
　放散痛なし
　機能障害なし

神経根障害を伴う腰痛
　運動，感覚，反射
　straight-leg raising test
　crossed straight-leg raising test

疼痛管理
4週間後に再評価

Box1　腰背部痛の診療アプローチ

Introduction

　急性腰痛症（非特異的な腰痛）は1週間で50％が，2週間で90％が自然に軽快する．そして，X線検査は患者の満足度を上げるが，撮影することで疼痛は強くなる可能性があるとの報告もある．では，腰痛を訴える患者に出会ったときに，何もせずに自然軽快することを祈っていればよいのだろうか？もちろん，そんなことはない．腰痛診療ではある一定の割合でまぎれ込んでくる"見逃してはいけない危険な腰痛"をしっかりと診断する力が求められる．

1. 腰背部痛の鑑別疾患

　脊椎や筋肉の疼痛以外にも，後腹膜腔の臓器も腰背部痛を来す．疼痛の鑑別では解剖学的にどの部位由来の疼痛かを考えることが大切である．ここでは鑑別疾患を整形外科的な脊椎関連疾患，非整形外科的な脊椎関連疾患，非脊椎関連疾患の3つに大別し記載する（ Box 2 ）．

> **ここで差がつく**
>
> 腰背部痛の鑑別は非脊椎関連疾患も考える．

2. 問診・身体診察

　大原則，**全ての主訴に対して，ABC 評価から始める**．腰痛を訴える患者に対して，いきなり疼痛部位を触診するようでは，診断はおろか救命すらできないことがある．例えば低血圧や冷汗を伴っていることを察知できず，尿路結石症を疑って鎮痛薬使用しCT検査に行った途端に心肺停止になるなどということが実際に起こり得る（腰痛の真の原因は，腹部大動脈瘤切迫破裂であった）．バイタルサインの確認を含め，ABC 評価を終えてから，初めて詳細な問診や身体診察を始めることを忘れてはならない．

> **ここで差がつく**
>
> 腰痛の診療も，ABC 評価とバイタルサイン確認から始める

　問診では，腰痛の性状だけでなく，既往歴や随伴症状を細かく確認する．
　発熱，血圧低下，説明のつかない頻脈などがあれば，腰痛の病態は筋骨格系由来ではないことを考える．腰痛とともに失神，前失神，発汗などの症状があれば，大動脈性病変を疑う．発熱やドラッグ使用歴，易感染性があれば，硬膜外膿瘍を合併した感染性心内膜炎を鑑別にあげる．癌の既往があれば，溶骨性病変による病的骨折など悪性の腰痛のリスクととらえる．これらの"Red flag"と呼ばれる危険な腰痛疾患を示唆するヒントがないかに注意する．

> **ここで差がつく**
>
> 腰背部痛の"Red flag"（Box 3）

> **Teaching Point**
>
> Red flag は医師から積極的に問診する．

V

原因	Key になる病歴・所見
整形外科的な脊椎関連疾患	
打撲傷	明らかな誘因
靭帯損傷	
椎間板ヘルニア	
脊柱菅狭窄症	
椎体関節炎	
脊柱側弯症	
骨粗鬆症による脊椎圧迫骨折	
外傷による脊椎骨折	
非整形外科的な脊椎関連疾患	
転移性骨腫瘍	骨転移しやすい癌の既往
多発性骨髄腫	腰背部痛，高 Ca 血症，腎機能障害
化膿性脊椎炎，椎間板炎	菌血症のリスク，発熱，静注薬物使用
強直性脊椎炎	若年，HLA-B27 陽性
乾癬性脊椎炎	乾癬
硬膜外膿瘍	菌血症，発熱
非脊椎関連疾患	
尿路結石症	血尿，吐気，発汗
急性膵炎	アルコール依存症，胆石の既往
穿通性潰瘍	腹痛
大動脈瘤，大動脈解離	血管リスク，年齢
後腹膜血腫・腫瘍	抗凝固療法，貧血
腎盂腎炎	膿尿
前立腺炎	膿尿，前立腺圧痛
子宮内膜症	反復性，周期性
帯状疱疹	皮疹

Box2　腰背部痛の鑑別疾患

病歴・所見	想起すべき疾患
＜20 歳 or 50 歳＜	感染症，癌，血管病変
癌の既往	転移性腫瘍
病的体重減少	癌，感染症
発熱，盗汗	硬膜外膿瘍，脊椎炎
免疫不全，HIV	硬膜外膿瘍
ステロイド長期使用歴	脊椎炎，椎間板炎
注射ドラッグ使用歴	転移性脊椎腫瘍
最近の細菌感染症	脊椎・傍脊椎組織の感染
大動脈瘤の既往	後腹膜出血
麻痺症状	脊髄・根圧迫
尿閉，便失禁	馬尾症候群

Box3　腰背部痛の "Red flag"

3.　見逃してはいけない疾患

　腰背部痛の red flag を紹介したが，実際の診察は red flag を丸暗記するのではない．Red flag はあくまで見逃してはいけない疾患のヒントであり，それらの疾患を鑑別にあげた上で red flag を探すのである．

　見逃してはいけない疾患を想起するための語呂として "FACET" がある．

ここで差がつく

"FACET"　（facet：椎間関節）

F　Fracture：骨折

A　Aorta：腹部大動脈瘤，大動脈解離

C　Compression：脊髄圧迫症候群（馬尾症候群，腰椎椎間板ヘルニア，腫瘍，硬膜外転移，硬膜外血腫など）

E　Epidural abscess：硬膜外膿瘍や骨髄炎などの感染症

T　Tumor：脊椎腫瘍，癌の骨転移

Teaching Point

　FACET を鑑別するために Red flag をチェックする

4.　腰痛の 3 分類

　腰痛を訴える患者に対する問診の目標は，その腰痛が下記の 3 つの分類のどれにあたるかを判断することである．この分類を行った後に，詳細な身体診察を経て，診断をつけていくのである．

V

■ Red flag を伴う腰痛

　すでに述べたように腰痛を来たす疾患は整形外科的疾患だけではない．頻度は少なくても，Red flag を伴っていれば，至急積極的な精査を行わなくてはならない．

■ 神経症状を伴う腰痛

　腰髄神経根障害を来し神経症状を呈している場合，緊急の外科的介入が必要かどうかを判断するため神経症状の進行速度や重症度を評価する．外科的介入が必要なかったとしても，疼痛管理を含めたフォローアップの計画を考えなくてはならない．

■ 非特異的腰痛

　非整形外科的な他疾患がなく，神経症状も伴わない腰痛は，非特異的腰痛と呼ばれ，腰痛を訴える患者の 85 ％ を占めると言われている．疼痛管理が主な治療方針となる．

5. 身体診察

　腰痛を来すのは整形外科疾患だけではない．帯状疱疹を示唆する皮膚所見がないか，感染性心内膜炎を示唆する新規の心雑音がないかなど，"腰だけ" ではなく全身を評価する必要がある．化膿性脊椎炎を疑った場合には椎体一個一個を揺らすように圧痛を確かめることが有用である．整形外科的診察も，**ただ陽性か陰性かを確認するのではなく，その身体診察の結果が何を意味しているのかを意識しながら行う必要がある**．例えば，straight leg raising test は，感度91%（95% confidence interval [CI], 82 ～ 94%），特異度26%（95% CI, 16 ～ 38%）であり，陽性よりも陰性のときのほうが有用となってくるなどである．

　神経症状を伴う腰痛を診療するときは，どのレベルで腰髄神経根障害が起きているかを身体診察から "高位診断" する必要がある．例えば，腰椎椎間板ヘルニアは90% 以上がL4/L5 もしくはL5/S1 で生じるが，その**高位診断は，運動障害，感覚障害，深部腱反射などの身体診察から行う**（Box 4）．

> **ここで差がつく**
> 神経症状を伴う腰痛は，身体診察で病名診断だけでなく高位診断も行う

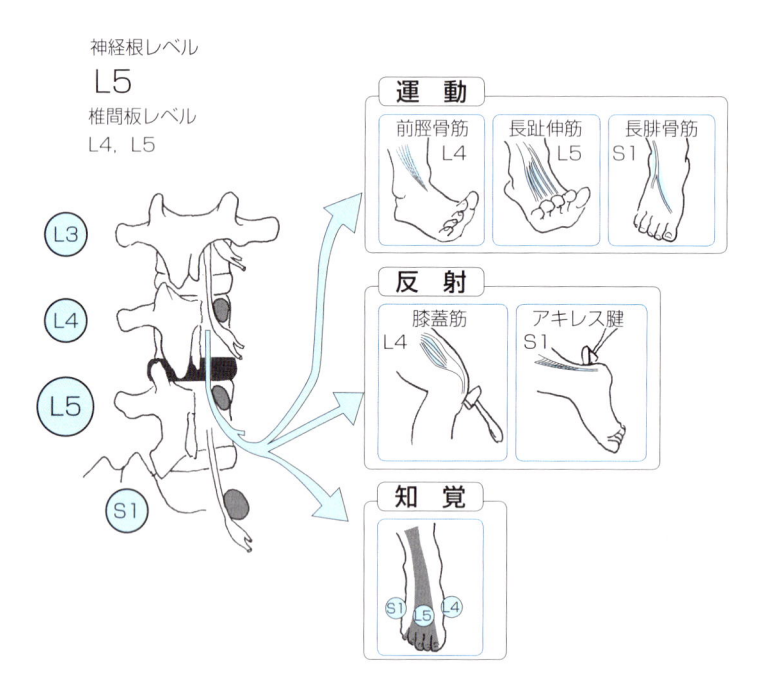

Box4　腰背部痛の身体診察

6. 検査

■ 画像検査

非特異的な腰痛は自然軽快するため，**腰痛を訴える患者のほとんどが検査を要しない**．単純X線検査が推奨されるのは，外傷性の腰痛や脊椎圧迫骨折が疑われる腰痛，もしくは強直性脊椎炎が疑われる若年患者の腰痛である．来院時に増悪傾向もしくは重度の神経症状を呈している場合や，red flag がある場合は，緊急治療で予後が変わる可能性があるため MRI などの画像検査を行う．特に感染症や腫瘍を疑っている場合は，ガドリニウム造影 MRI が推奨されている．

また，**腰痛の精査で腹部エコーも有用である**．救急医がベッドサイドで行う腹部エコーは，腹部大動脈瘤の診断において感度 100%，特異度 98%，陽性的中率 93%，陰性的中率 100% と言われている．他にも馬尾症候群による尿閉の診断にも用いることができる．

■ 血液検査

発熱を随伴している場合や化膿性脊椎炎を疑われている場合，特異度は低いが感度が高いと言われる血沈検査を行うべきである．癌や多発性硬化症でも血沈は亢進しうる．クレアチニン上昇や高カルシウム血症が多発性骨髄腫の診断のキッカケになることがある．

【ここで差がつく】

単純 X 線撮影を含め，腰痛にルーチンで検査は行わない．

【Teaching Point】

化膿性脊椎炎を除外したいときには血沈をうまく利用する．

Clinical Pearl
・癌の既往がある，もしくは，病的体重減少など癌を疑うような病歴があれば，そうでないと否定されるまでは，癌による腰背部痛を考え続けなくてはならない（**Box 3**）．高齢発症，月単位で持続する腰痛なども注意が必要である．Red flag などのリスクがある腰痛は，積極的な精査を行わなくてはならないことをキモに命じておかなくてはいけない．

まとめ

　"転んでから腰が痛い"という病歴を聞いたときにどう考えるか．想起しやすい急性腰痛症や圧迫骨折から考え始めるべきではない．実は，失神後に転倒してから腰痛を訴えていることがわかれば，腹部大動脈瘤切迫破裂が鑑別に挙がる．ぜひ整形外科的な腰痛以外から鑑別を開始して欲しい．もちろん，脊髄損傷の高位診断を始めとして，整形外科的疾患も的確に評価し，方針決定を行ってほしい．危険な腰痛にも，危険ではない腰痛にも寄り添える総合診療医を目指していこう．

文献

1) Borczuk P. An evidence-based approach to the evaluation and treatment of low back pain in the emergency department. Emerg Med Pract. 2013 Jul ; 15（7）: 1-23.

2) Kendrick D, Fielding K, Bentley E, et al. Radiography of the lumbar spine in primary care patients with low back pain: randomised controlled trial. BMJ. 2001 Feb 17 ; 322（7283）: 400-5.

3) 林　寛之．ステップ ビヨンド レジデント 5 外傷・外科診療のツボ編 Part 2．羊土社，2008．

4) Hoppenfeld（著），津山 直一（翻訳）．整形外科医のための神経学図説―脊髄・神経根障害レベルのみかた，おぼえかた．南江堂，2005

（関根 一朗）

25　認知症

認知症スクリーニングツールは，認知症見逃しを防ぐ

> Learning Point
> ・　外来で短時間に行える認知症のスクリーニング法：AD-8, CGA7 を知る．
> ・　認知症の多くが見逃されている可能性がある．

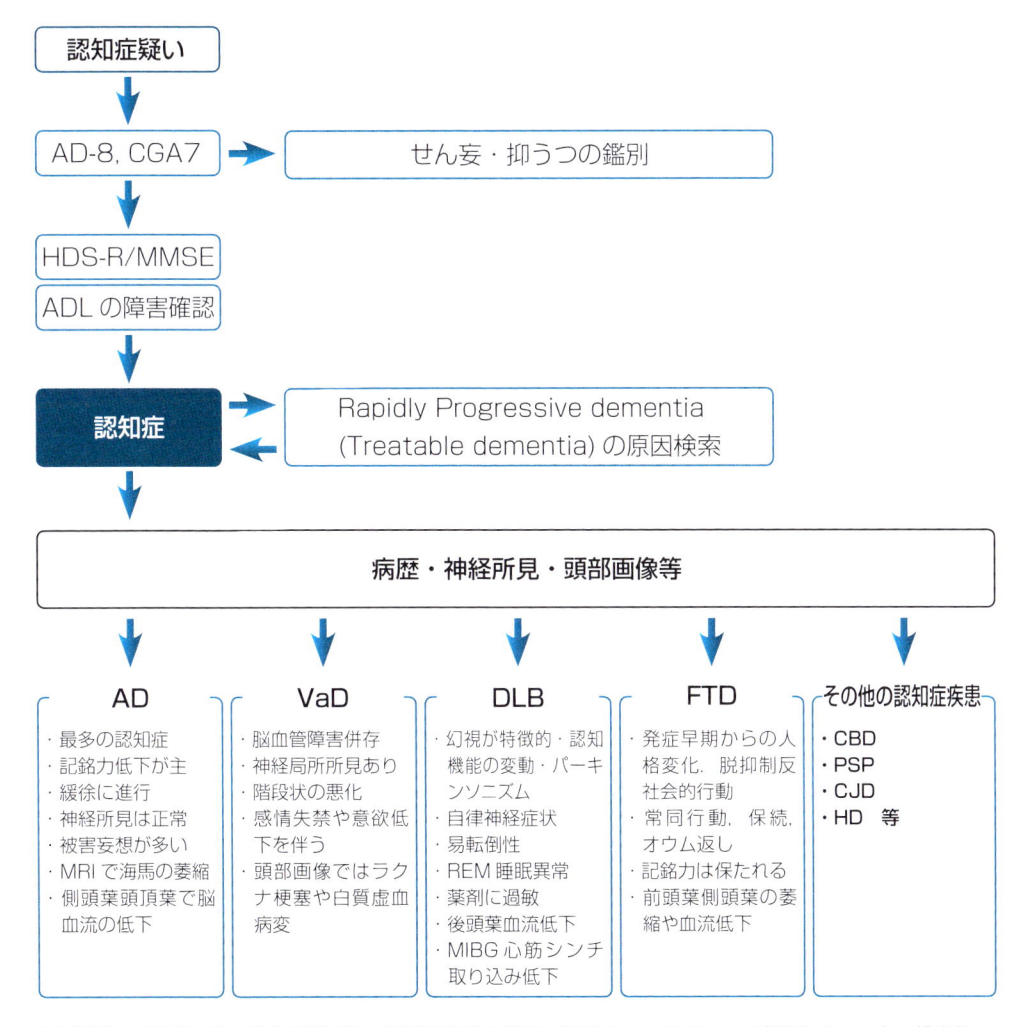

脇坂達郎．認知症，新・総合診療医学—病院総合診療医学編，第 2 版，p 358．カイ書林の Box 1 を一部改変

Box1　認知症を疑った場合のアプローチ方法

Introduction

　認知症とは，正常に発達した知的機能が，うつや意識障害がないにも関わらず持続的に低下し，日常生活や社会生活に支障を来すようになった状態である．

　認知症の早期診断は，その後の予後改善が期待できるが[1]，66.7％の認知症が見逃されていると言われている[2]．

　Mini-Mental State Examination（MMSE）[3]や長谷川式認知機能スケール（HDS-R）[4]は認知機能評価には有用であるが，日常生活の障害，本人の能力全般の評価を拾い上げることが難しいため，認知症を見逃す可能性がある[5,6]．

　日々，多種多様な症状に向き合う総合診療医は，認知機能低下を疑う患者の診療に当たることも多いと思われる．本稿では，認知症を疑った場合のアプローチ方法（**Box 1**），認知症予防法に関して文献の知見を踏まえて記載する．

Case

　83 歳，男性．

　数年来，定期通院されている．

　最近，急に物忘れが増えてきたと訴える．今まで通り畑仕事は行い，外来でも礼儀正しくきちんとお話をされるため，明らかな認知症ではないと判断し，2 か月後の定期外来予約を取得して帰宅とした．

　あなたは，「もっと，他に評価方法がなかったのか」と疑問に思い，アプローチ方法を検索することとした．

1.　AD-8, CGA7 を活用する

　生活上の障害も拾い上げることで，認知症の見逃しを防ぐツールに the Alzheimer Disease 8（AD-8）（**Box 2**）と Comprehensive Geriatric Assessment（CGA7）（**Box 3**）がある．

　AD-8 は認知症，Mild Cognitive Impairment（MCI）に対する感度，特異度も優れた検査である[7,8]．2 点以上を検査陽性とした場合，認知症診断の感度 88.4 %，特異度 82.2 % と報告されている[6]．

　CGA7 は高齢者特有の認知機能，身体機能の問題点を拾い上げ次の介入方法につなげるための検査である[9]（**Box 3**）．

2.　アプローチ

　認知症診療の 1st ステップでは，せん妄，抑うつの除外が必要である．AD-8, CGA7 の中にはこれらを拾い上げる質問項目がある．例えばせん妄は AD8 の質問 8，「理解力の低下や物忘れはいつもありますか」の質問により，抑うつは AD-8 の質問 2「趣味や活動への興味が少なくなりましたか」，CGA7 の質問 7「自分が無力だと思いますか」で拾い上げることができる．

　よって，認知症を疑った場合は，AD-8 や CGA7 の結果を踏まえ，必要であれば認知機能評価（HDS-R, MMSE 等），せん妄評価（3D-CAM[10] 等），抑うつ評価（GDS15[11] 等）を追加する．

そして Treatable dementia（TD）の検索，認知症の型診断のための各種画像検査等を行う．（Uptodate.Version 30.0. "Evaluation of cognitive impairment and dementia"）（**Box1**）．これら全てを 1 回の外来診療で行うのは困難である．Rapidly progressive dementia（RPD）があることを忘れず，短期的に再来予約を取得し精査を進めて行く．

	質問	解答		
1	判断力に問題がありますか（例：詐欺にかかった，買い物の判断ミスがあった，相手にとって適切ではない贈答品の購入した，など）	はい	いいえ	わからない
2	趣味や活動への興味が少なくなりましたか	はい	いいえ	わからない
3	同じ質問，話，説明をくりかえすことがありますか	はい	いいえ	わからない
4	道具や家電製品・機器の使い方を学ぶのが難しいことがありますか（例：ビデオデッキ，コンピューター，電子レンジ，リモコンの使用など）	はい	いいえ	わからない
5	現在の正しい年・月を忘れることがありますか	はい	いいえ	わからない
6	複雑な財産の取り扱いが難しいことがありますか（例：家計簿をつけること，税金を納めること，支払いをすることなど）	はい	いいえ	わからない
7	予約や約束（例：病院受診の予約など）を覚えておくのが難しいことがありますか	はい	いいえ	わからない
8	理解力の低下や物忘れがいつもありますか（たまにあるド忘れではなく，いつも見られますか）	はい	いいえ	わからない

Box2　the Alzheimer Disease 8（AD-8）

V

調査項目	質問の例	問題があるとき	次のステップ
①意欲	自分から挨拶するか 自分から定時に起床するか，リハビリへの積極性	意欲の低下が疑われる	Vitality index
②認知機能	これから言う言葉を繰り返して下さい（桜，猫，電車）あとでまた聞きますので覚えておいてください	中等度認知症の疑い	HDS-R or MMSE
③手段的 ADL	ここまでどうやって来られましたか ふだん交通機関で外出するか	付き添い必要な虚弱か 中等度認知症の疑い	手段的 ADL 確認
④認知機能	先ほど覚えていただいた言葉を言ってください	軽度認知性の疑い	HDS-R or MMSE
⑤基本的 ADL	お風呂で 1 人で入って，手助けはいりませんか	両方×のとき 要介護状態の可能性	Barthel index
⑥基本的 ADL	トイレで失敗してしまうことはありますか		
⑦情緒・気分	自分が無力だと思いますか	うつ傾向の疑い	GDS15

補足　②　復唱ができない→難聴や失語がなければ中等度以上の認知症疑い
　　　④　近時記憶の遅延再生ができない→軽度の認知症の可能性あり
　　　　　（遅延再生が可能なら，認知症の可能性は低く）
　　　⑤⑥　入浴・排泄が自立→他の基本的 ADL も自立のことが多い

Box3　Comprehensive Geriatric Assessment 7（CGA7）

3. Rapidly progressive dementia（RPD）と Treatable dementia（TD）

RPD とは，1 年程度で明確に認知機能が低下する認知症のことである．RPD に TD が相当数含まれているため，早期発見，早期治療で状態改善が期待できる[12]．**TD の改善例で典型的なのは薬剤性認知機能低下や抑うつ，代謝性のものとされる**[13]．その原因検索方法を引用文献[12]では Initial screen と，その結果および臨床経過によって検討する Secondary tier に分けて掲載している（**Box 4**）．

4. 認知症治療

上記アプローチで認知症と診断した後に，認知症専門医に紹介すべきは RPD で原因特定困難 or 治療改善に乏しい，認知症かどうか迷う軽症例 or 病型が undetected，周辺症状への対処困難という場合である．特に認知症の型が detect されていない症例は非常に多く[2]，一度認知症専門医に紹介し，鑑別診断の再検討を依頼すべきである．

そして，逆に認知症の型が典型的で，周辺症状に対処可能であれば，総合診療医がフォローアップをしてもよいと考える．その場合は UpToDate[R] などの二次文献，各種参考書を参照し，薬剤治療の開始を検討する．

検査	Initial screen	Secondary tier
採血	CBC, 肝機能, 腎機能, Na, K, Ca, Mg	血液像鏡検
	Rapid plasma reagin（梅毒）	凝固機能検査
	HIV 抗原・抗体	ホモシステイン，メチルマロン酸
	甲状腺ホルモン	抗サイロペルオキシダーゼ抗体，抗サイログロブリン抗体
	ビタミン B1，ビタミン B12，葉酸，Ca	悪性リンパ腫マーカー
	血沈，CRP, 抗核抗体	ds-DNA, SS-A, SS-B, SCL-70, RF, C3, C4, CH50
尿	尿沈渣	
	中毒物質スクリーニング	重金属検査
髄液検査	髄液一般検査，TPHA	EB virus PCR, β 2 micro globulin
	Cryptococcal antigen	
	Virs PCR・抗体	
画像検査	頭部 MRI	頭部，胸腹部単純 CT
		マンモグラフィー
		頸動脈超音波検査
		心臓超音波検査
脳波		
薬剤血中濃度	リチウム，フェニトイン等	

Box4 　Rapidly progressive dementia(RPD) 原因検索

ここで差がつく

　認知症のケアとして注目されているものにユマニチュード®がある．これは，人の知覚，感情，言語に焦点を当て，常に複数のモードでコミュニケーションを行うフランス発祥のケア技法であり[14]，日本での研修も開始されている．

　認知機能低下者はそうでない者よりも，より孤独感を感じやすいとされる[15]．ユマニチュード®は「優しさを伝える技術」と呼ばれ，人と人のコミュニケーションをより親密にし，認知症患者では周辺症状の軽減などの効果が期待されている．高齢化が進む日本では，こうしたMultimodal communication-based care は，今後ますます必要とされると考える．

Clinical Pearl

・常に認知症スクリーニングを行えるよう AD-8，CGA7 などのツールを用意しておく．
・Rapid Progress Dementia を意識し，その中の Treatable Dementia を見逃さないようにスクリーニングセットを組んでおく．

冒頭の Case の診療

　再診時に，AD-8，CGA7 の聴取を行った．AD-8 は 4 点で陽性，CGA7 で認知機能や手段的 ADL の障害を認めた．また，変動のある認知機能や，抑うつ気分はみられなかった．長谷川式認知機能スケールは 19/30 点で，元々慣れた農作業でも，手順を忘れるなどの障害がみられていたため，認知症と診断した．TD と考えられる原因も発見されず，頭部 MRI 画像所見からアルツハイマー型認知症と診断し，抗認知症薬の服用開始とした．

文献

1) Prince M, Bryce R, Ferri C. World Alzheimer Report 2011: The benefits of early diagnosis and intervention: Alzheimer's Disease International ; 2011.

2) Lang L, Clifford A, Wei L, et al. Prevalence and determinants of undetected dementia in the community: a systematic literature review and a meta-analysis. BMJ open. 2017 ; 7 : e011146.

3) Folstein MF, Folstein SE, McHugh PR. "Mini-mental state" : a practical method for grading the cognitive state of patients for the clinician. Journal of Psychiatric Research. 1975 ; 12 : 189-98.

4) Katoh S. Development of the revised version of Hasegawa's Dementia Scale (HDS-R) . Jpn J Geriant Psychiatry. 1991 ; 2 : 1339-47.

5) 川畑信也. プライマリ・ケア医のための認知症診療入門. 日経BP社, 2016.

6) 目黒謙一, 葛西真理, 中村馨. 簡易観察尺度AD8 日本語版 (AD8-J) の信頼性と妥当性の検討. 日本老年医学会雑誌. 2015 ; 52 : 61-70.

7) Galvin JE, Roe CM, Powlishta KK, et al. The AD8: a brief informant interview to detect dementia. Neurology. 2005 ; 65 : 559-64.

8) Hendry K, Lees RA, McShane R, et al. AD‐8 for diagnosis of dementia across a variety of healthcare settings. The Cochrane Library. 2014.

9) 岩本俊彦. I. 高齢者総合的機能評価「Dr. SUPERMAN」の開発と有用性. 日本内科学会雑誌. 2014 ; 103 : 1765-71.

10) Marcantonio ER, Ngo LH, O'connor M, et al. 3D-CAM: derivation and validation of a 3-minute diagnostic interview for CAM-defined delirium: a cross-sectional diagnostic test study. Annals of Internal Medicine. 2014 ; 161 : 554-61.

11) Sugishita K, Sugishita M, Hemmi I, et al. A validity and reliability study of the Japanese version of the Geriatric Depression Scale 15 (GDS-15-J) . Clinical Gerontologist. 2017 ; 40 : 233-40.

12) Geschwind MD. Rapidly progressive dementia. Continuum: Lifelong Learning in Neurology. 2016 ; 22 : 510.

13) Clarfield AM. The reversible dementias: do they reverse? Annals of Internal Medicine. 1988 ; 109 : 476-86.

14) Honda M, Ito M, Ishikawa S, et al. Reduction of behavioral psychological symptoms of dementia by multimodal comprehensive care for vulnerable geriatric patients in an acute care hospital: A case series. Case Reports in Medicine 2016 ; Article ID 4813196, 4 pages.

15) Livingston G, Sommerlad A, Orgeta V, et al. Dementia prevention, intervention, and care. The Lancet. 2017 ; 390 : 2673-734.

（遠藤 健史，今岡 大輔）

26　けいれんとてんかん

けいれん (convulsion, spasm) は所見であり，
てんかん (Epilepsy) は疾病である

Learning Point
- けいれん（convulsion, spasm）をみたら，てんかん以外の原因も考慮する．
- てんかん（Epilepsy）は，大脳ニューロン由来の過剰な活動による発作（Seizure）が**反復する慢性の疾患である！**
- 大脳ニューロン由来の過剰な活動による発作（Seizure）は，けいれんのほかに，心窩部の不快感，既視感（デジャブ）など，多彩であることを認識する．
- てんかん重責は，持続すると不可逆的な脳損傷をきたす緊急疾患であり，初期治療が重要である．

大原則：全身性のけいれんは，原因検索と治療を同時進行！

てんかん重責の持続は不可逆的な脳損傷につながる

Ⅴ

| 原因検索 |
| 血糖測定
血算，生化学検査，抗てんかん薬の血中濃度，薬物中毒検出キットの使用，アルコール濃度測定
心電図，頭部 CT，頭部 MRI，髄液検査など |

・悪寒戦慄（shivering）の可能性
・低血糖発作の可能性

・急性症候性発作可能性
・失神後の痙攣の可能性

| 治療 |
| Airway, breathing, circulation の安定化 |

ジアゼパム 0.15 ～ 0.2mg/kg/dose
(Max 10mg/dose) を静注
（2 回まで投与可能）
or
ミダゾラム 10mg を筋注 (BW > 40kg)[注1]

注1) 保険適応外

Box1　けいれんとてんかんの診療アプローチ

Introduction

　全身性のけいれん発作と対峙した際に，多くの人の脳裏にはまず「てんかん」という 4 文字が浮かび上がってくる．何も考えずに診療をしていると，次第に脊髄反射のように，「けいれん＝てんかん」というよう発想に陥り，思考停止に陥る危険性がある．

1.　けいれんをみたら，てんかん以外の原因を考える

　けいれん（Convulsion, spasm）という言葉を聞くと，すぐにてんかん（epilepsy）を想起してしまうが，けいれんは筋肉の不随意的な収縮をさし，シバリング（shivering）などの敗血症の初期や，低血糖発作など様々な原因でみられる．

■ 各種用語の意味を整理する．

- ・けいれん（Convulsion, spasm）は，筋肉の不随意的な収縮をさす．
- ・発作（Seizure）は，脳の神経細胞の異常興奮によって生じる**普通とは異なる身体症状や意識，運動及び感覚の変化**をさす．
- ・てんかん（Epilepsy）は，**慢性**の病態であり，発作（Seizure）が主症状の大脳ニューロン由来の過剰な活動が**反復**する疾患である．

　つまり，1 回だけの発作（Seizure）だけでは，原則てんかん（Epilepsy）とは診断されない．（ただし，特定のてんかん症候群に特徴的な脳波所見が見られる場合，今後再発する危険性が高率であると推定される場合は，1 回の発作でも慢性的に続くと推定されるため，てんかんと診断しうる）．

　発作（Seizure）は様々な急性の全身状態の変化によっても誘発されることが知られており，これを急性症候性発作（Acute symptomatic seizure）とよび，てんかんとは明確に区別される．電解質異常（低・高 Na 血症など）や，薬物中毒，また中枢神経の障害（感染，脳血管障害など）などが原因（**Box 2**）となり，これらは，発作（Seizure）全体の 55% を占めるという報告もあり，常に鑑別の中心に上げる必要がある[2]．

　これらの特徴は，短期的には抗てんかん薬の使用が必要となる場合もあるが，慢性的に発作が反復する危険性は低いため，長期的な投薬が不要であるため慢性・再発性であるてんかん（Epilepsy）と区別される．

　また，あまり急性症候性発作の範疇に組み込まれることは少ないが，失神（Syncope）によっても，全身性のけいれんがみられることがあり，Convulsive syncope とよばれる[4]．失神の原因には，神経調節性失神や起立性低血圧などの直接的にはあまり致死的でないものから，致死的である心原性失神まで幅広い原因が存在する．しばしば鑑別に難渋するケースも存在するものの，鑑別するために参考となる病歴・所見がある．失神によるけいれんでは，原則倒れてからけいれん発作が生じるため，全身の力が抜けたように倒れたあとに多少の潜時をおいてからけいれん発作が生じる．けいれんの様式も左右非対称で，リズムも一定でないことが多い．ただ原則であり，発作（seizure）を mimic するような症例もあるため，絶対視するのは危険であるため参考所見に留めておく[5]．また失神の原因となるような病歴の存在が鑑別の参考となる．血管迷走神経反射であれば，直前に長時間立位を保っていたり，採血などのストレス負荷が見られたりする事が参考となる．また状況性失神であれば，直前に咳嗽や排便・排尿をしたという病歴が参考となる．起立性低血圧であれば，脱水状態となるような血便・黒色便があったかどうか，また自律神経障害を起こすような Parkinson 病，糖尿病などの既往や病歴はないか，確認することも鑑別の参考になる．心原性失神であれば，虚血性心疾患の既往の有無，身体所見では弁膜症を示唆する心雑音の有無などが参考となる．

ここで差がつく

　急性症候性発作ではないか，Convulsive syncope ではないか，常に疑う．

Teaching Point

　発作前の状況，発作時の様子含め，詳細な病歴聴取が重要である

V

脳血管障害 頭部外傷	発症・受傷後 1 週間以内．（受傷時期が不明な硬膜下血種は，seizure 発症時に確認されれば，急性症候性発作に分類する）
頭蓋内手術後	手術後 1 週間以内
脳炎・髄膜炎 多発性硬化症などの脱髄性疾患 また自己免疫性疾患	急性期，活動期
代謝性・全身性疾患	電解質異常（低 Na 血症，低 Ca 血症，低 Mg 血症），低血糖・高血糖，尿毒症 低酸素脳症（発症後 1 週間以内）
離脱	アルコール（断酒後 7 〜 48 時間で発症） 薬剤（バルビツレート系，ベンゾジアゼピン系など）
中毒	麻薬（コカインなど），急性アルコール中毒，薬物過量摂取など

・これらは，すべての原因を網羅しているわけではなく，通常の処方薬などでも急性症候性発作を起こすことが報告されている．頻度の低い原因に関しては割愛している．
・短期的な治療適応を否定しているわけではない．
・光刺激などによる反射刺激は別もの．幾分恣意的な点はある．
・てんかんの人が不眠によって発作が誘発される場合はこれらにふくまれない．
・てんかんもちの人が，同時に急性症候性発作を示唆する場合など，2 つの可能性が同時に存在する場合は，原則急性症候性発作の範疇に含める．

Box2　急性症候性発作（acute symptomatic seizure）の原因 [3]

2．てんかん（Epilepsy）の診断には，過去の発作がなかったかを探る

　前項とは逆に，てんかん（Epilepsy）が予想される場合には，過去に発作（Seizure）が起きていなかったかどうか確認するが重要である．ここでは，過去の発作（Seizure）は必ずしもけいれん（Convulsion, spasm）である必要はない．前述したように，発作（Seizure）は，脳の神経細胞の異常興奮によって生じる**普通とは異なる身体症状や意識，運動及び感覚の変化**をさすため，発作の焦点部位によっては，症状はかなり多彩な表現型がみられうる．（**Box 2**）．

　初発のてんかん性発作を主訴に来院した 18 歳以上の患者，220 人を対象とした研究では，41％で過去に診断されていない発作が認められ，このうち半数は複数回発作が存在していた．特に，全身性けいれん発作や急激な動作の停止といったてんかん発作を示唆する症状でない場合に診断遅延が顕著となっている[6]

　本人が発作（Seizure）を起こしている自覚がない場合や，意識を失い発作の様式を詳しく話せない場合もあるため，目撃者にも同席してもらい情報得ることが望ましい．

　デジャブ（既視感）・ジャメブ（未視感）・上腹部の不快感，また，「突然ぼうっとし，口をもぐもぐしだす（自動症）」が見られれば，側頭葉由来の発作が疑われ，体の異常感覚（ちくちくした感覚やしびれなど）では，頭頂葉由来の発作，視空間のゆがみや一過性の視野障害は後頭葉由来の発作を示唆する．また，失語が見られれば，優位半球の言語野由来の発作が示唆される．[7]

　発作は，開始と終了が明瞭であり，繰り返すという点がポイントであり，上記のような症状がこれまで見られていれば，今回の発作がてんかんである可能性が高くなる．

ここで差がつく

　けいれん以外の過去の発作を，見いだせるかどうかで差がつく．

Teaching Point

　発作（Seizure）は，**普通とは異なる身体症状や意識，運動及び感覚の変化**のため，多彩であること認識する

3．てんかん重責（Status epilepticus）は緊急治療が必要である．

　全身性のけいれん発作が起こっている患者を目の前にした際，鑑別診断を考えつつも傍観していてはならない．てんかん重責が持続すると不可逆的な脳損傷が生じることが知られており，30 分を超えるとその危険性が高くなる[1]．

　5 分以上発作（Seizure）が持続する場合は，治療を開始する必要がある．呼吸・循環動態を安定化させ，原因を検索しつつも，けいれんを停止させなければならない．しばしばベンゾジアゼピン系薬剤による呼吸抑制作用が問題とされるが，てんかん重責が継続すること自体が，気道・換気の障害を生じさせるため，てんかん重責時に投与を躊躇してはならない[1]．

初期治療までは，押さえておくべきである（Box 3）．

ここで差がつく

ルート確保困難な時には，ミタゾラム 10mg を筋注[注1]

→注 1) 保険適応外

Teaching Point

てんかん重責は，30 分以上持続すると脳に不可逆的な脳損傷を来しうるため，停止させる

Clinical Pearl

・けいれん ≠ てんかん．
・本当にてんかん…？（急性症候性発作，Convulsive syncope かも…）
・発作（Seizure）は多彩．
・てんかん重責は，Emergency.

Airway, breathing, circulation の安定化
動脈血ガス採取，血糖測定
採血（血糖，一般生化学検査，血算，常用している
抗てんかん薬の血中濃度）

ジアゼパム 0.15 〜 0.2mg/kg/dose(Max 10mg/dose) を静注
（2 回まで投与可能）
or
ミタゾラム 10mg を筋注 (BW > 40kg)[注1]

レベチラセタム 60mg/kg を静注（最大 4500mg）[注2]
ホスフェニトイン 22.5mg/kg を 150mg/ 分以下で静注

ミタゾラム，プロポフォール，チオペンタールを考慮

注 1) 保険適応外
注 2) 日本では最大 3000㎎

Box3　てんかん重責の治療 [1]

まとめ

　実際には，てんかんと非てんかん発作の完全な区別は難しいこともある．今回は詳しくは触れなかったが，心因性の非てんかん発作も鑑別の大きな柱である．また，当初は特発性のてんかん発作を示唆するような所見・徴候を示していながら抗てんかん薬の治療効果が見られず，最終的には埋め込み型の心電図検査を実施して初めて数十秒にもわたる asystole であったことが判明したという報告例もある[5]．このような診断困難例では，治療不応性という事態に対し，当初の診断を見直すというプロセスを経る必要がある．診断はいくぶん恣意的な要素があり，必ずしも確定的な審判を下しているわけではないということを常に忘れてはならない．常に謙虚な姿勢を維持し，限界というものを認識して，診断を再検討する姿勢も重要である．

文献

1) Glauser T , Shinnar S, Gloss D,et al. Evidence-based guideline: treatment of convulsive status epilepticus in children and adults: report of the Guideline Committee of the American Epilepsy Society. Epilepsy Currents. 2016 ; 16 (1) : 48–61.

2) Hauser WA, Annegers JF, Kurland LT. Prevalence of epilepsy in Rochester, Minnesota : 1940–1980. Epilepsia. 1991 ; 32 : 429–445.

3) Ettore B, Carpio A, Forsgren L, et al. Recommendation for a definition of acute symptomatic seizure. Epilepsia. 2010 ; 51 (4) : 671–675.

4) John S, Regeti K, Mallappallil M,et al. Convulsive syncope induced by ventricular arrhythmia masquerading as epileptic seizures: case report and literature review. J Clin Med Res. 2016 ; 8 (8) : 610-615.

5) Kanjwal K, Karabin B, Kanjwal Y,et al. Differentiation of convulsive syncope from epilepsy with an implantable loop recorder. Int J Med Sci. 2009 ; 6 (6) : 296-300.

6) Abmed N, Spencer SS . An approach to the evaluation of a patient for seizures and epilepsy. Wisoconsin Medical Journal. 2004 ; 103 (1) : 49-55.

7) Firkin AL, Marco DJT, Saya S, et al. Mind the gap: Multiple events and lengthy delays before presentation with a "first seizure" . Epilepsia. 2015 Oct ; 56 (10) : 1534-41.

（十倉 満）

VI 病態で考える力を！
総合診療医の考える病態学
Introduction

山田　徹　　　上原　孝紀

　総合診療医として病棟で扱う疾患は非常に多岐にわたるため，全ての疾患の網羅的な学習は非現実的である．本章では日常診療でよく出会う病態にフォーカスを絞り，初期研修修了時までに最低限これだけはマスターしてほしいという内容に厳選した．

　冒頭1ページ目には，「格言」，「Learning Point」そして，病態生理と臨床での優先順位を意識したフローチャート図を配し，忙しい臨床の合間でも，短時間で重要項目を復習できるように構成した．2ページ目以降は項目毎に，押さえておくべき病態生理とその代表的疾患を併記して総論と各論をリンクさせ，さらに「Teaching Point」や「Clinical Pearl」など，指導医側の視点を盛り込むことを意識した．各項目の執筆は，現場で活かしやすい内容にするため，臨床の最前線で活躍して日々研修医を指導している若手指導医に依頼した．

急性呼吸不全へのアプローチ
臓器システムと病態生理の
2軸でアプローチする

急性呼吸不全の鑑別においては急性呼吸不全では "臓器システムをもとにした呼吸不全への診断アプローチ法" と "病態生理をもとにした低酸素血症への診断アプローチ法" の2つ用いることで速やかな診断と治療が可能となる.

> Learning Point
> ・ 急性呼吸不全は，低酸素血症，高二酸化炭素血症，およびその混合型の三種類がある.
> ・ 原因を考える上では "臓器システムをもとにした呼吸不全への診断アプローチ法" が有用.（**Box 1** 参照）
> ・ 低酸素血症の原因は肺胞低換気, 拡散障害, シャント, 換気 - 血流比（V_A/Q）不均等の4つがあり, ほとんどの場合1つの疾患が複数の病態生理をもち合わせている. どの病態が最も大きく関わっているかを認識するためには "病態生理をもとにした低酸素血症への診断アプローチ法" が有用.（**Box 2** 参照）

神経	胸壁
・意識障害（薬剤，毒素，感染，代謝，脳卒中，高二酸化炭素血症） ・呼吸中枢抑制（肥満低換気症候群，中枢性無呼吸） ・脊髄損傷 ・神経筋疾患（重症筋無力症，Guillain-Barre 症候群，運動ニューロン病，重症疾患多発ニューロパチー）	・胸壁の外傷 ・胸郭異常（亀背，肥満） ・気胸，血胸 ・胸水 ・疼痛（肋骨骨折，上腹部手術後） ・腹部膨満
気道	**肺実質**
・上気道閉塞（腫瘍，外傷，誤嚥，膿瘍，浮腫） ・下気道閉塞（誤嚥，粘液栓，腫瘍，気管支攣縮）	・肺水腫（心原性・非心原性） ・無気肺 ・透過性低下をきたす病態
血管	
・肺塞栓 ・右心不全 ・混合静脈血酸素飽和濃度の低下	

Box1 臓器システムをもとにした
急性呼吸不全への診断アプローチ法 文献 1）の図 1 から引用

Introduction

　急性呼吸不全は入院患者の急変の原因として多く見られ，集中治療室入室理由として最も頻度が高い疾患の一つである[2]．迅速な評価と治療が必要とされ，対応が遅れることで生命の危機に瀕することも稀ではない．病院総合医はこの切迫した危険の高い臨床状況に対応することが求められる．初期対応として，先ずおこなうことは意識，A（Airway: 気道），B(Breathing: 呼吸)，C(circulation：循環)の確認とバイタルサインの可視化である．異常があれば速やかに安静とし酸素投与，心電図・酸素飽和濃度モニターの装着，静脈路確保を行い，気管挿管・人工呼吸器装着などの緊急治療介入必要の有無を判断する．同時に原疾患について評価を行う．第一印象とポイントを絞った病歴聴取と身体診察および胸部写真，超音波検査などを用いて短

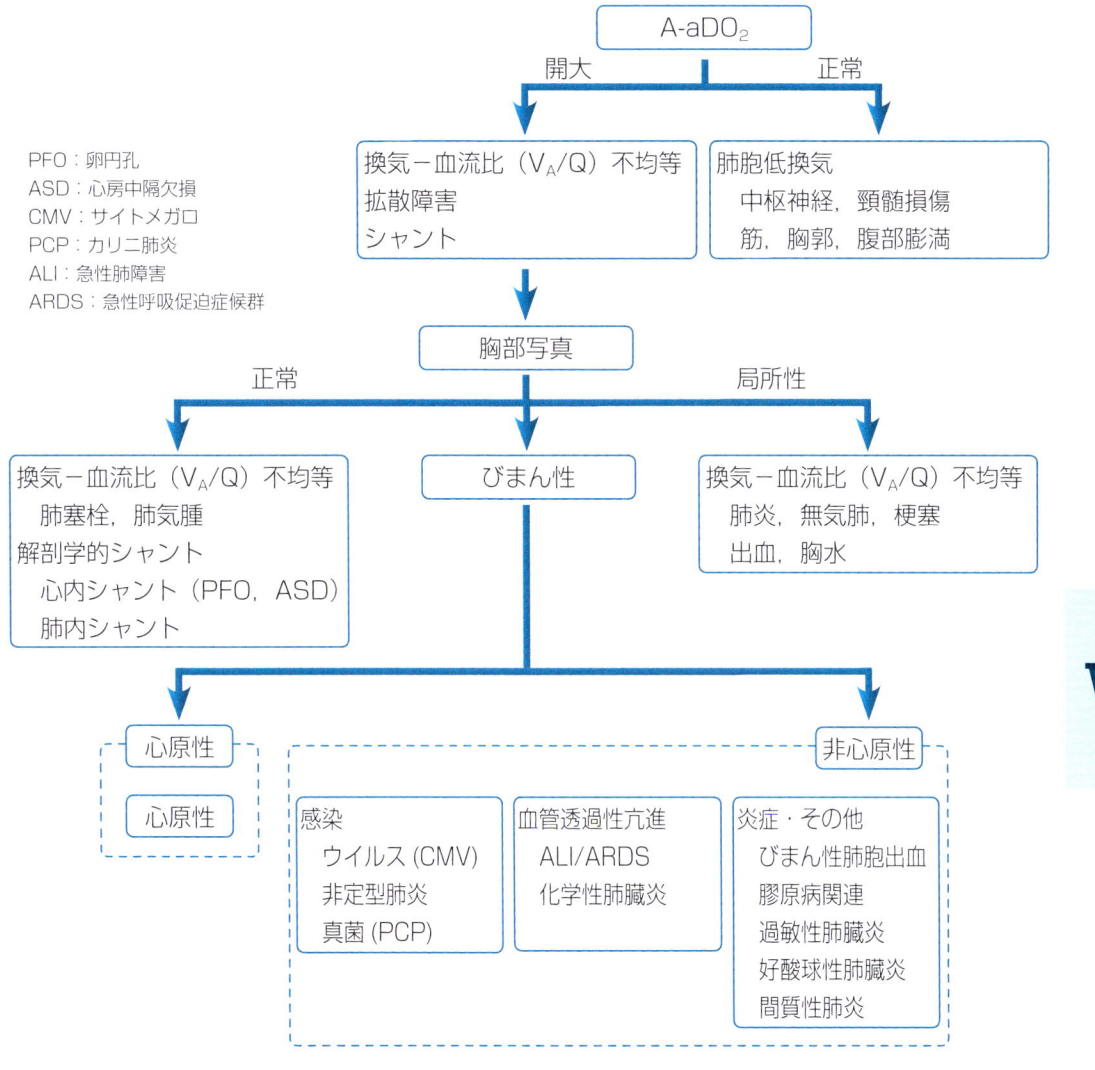

PFO：卵円孔
ASD：心房中隔欠損
CMV：サイトメガロ
PCP：カリニ肺炎
ALI：急性肺障害
ARDS：急性呼吸促迫症候群

Box2　病態生理をもとにした
低酸素血症への診断アプローチ法　文献1）の図2から引用

時間で心肺停止に陥る可能性が高い疾患の確認を行う必要がある．A：気道の異常は気道異物，急性喉頭蓋炎，アナフィラキシー，B：呼吸の異常は緊張性気胸，喘息，C：循環の異常は心不全，肺塞栓を評価していく．初期対応開始から10分以内にこれらの鑑別を行いたい．短時間で心肺停止に陥る状態でないと判断できた場合は引き続き鑑別を進めていく．ここで覚えていただきたいのが "臓器システムをもとにした呼吸不全への診断アプローチ法" と "病態生理をもとにした低酸素血症への診断アプローチ法" である．両者を組み合わせてアプローチしてもらいたい．

1. 定義

　急性呼吸不全は，患者の酸素化，呼吸，代謝を維持するための呼吸機能が喪失した状態である．慢性呼吸不全は，腎臓での重炭酸の代償機構が始まった後と考えられる．通常数日間続く高二酸化炭素血症と呼吸性アシドーシスにより惹起される[2]．
呼吸不全は以下の3つに分類できる

① 低酸素血症
② 高二酸化炭素血症
③ 混合型

① **低酸素血症**：低酸素血症は室内気で動脈血酸素分圧 (PaO_2) が $\leq$ 50-60mmHg，あるいは吸入酸素濃度に対する PaO_2 の比 (PaO_2：FiO_2 比) が異常な比率の場合と定義される．チアノーゼ，頻脈，意識障害などの症状を見たら低酸素血症を疑い，パルスオキシメーターで酸素飽和濃度を測定する．低酸素血症がある場合は動脈血液分析で動脈血酸素分圧 (PaO_2) を測定し重症度と換気が充分にできているかを確認する[3]．低酸素血症は組織低酸素を引き起こす．動脈血酸素分圧 (PaO_2) 以外に酸素運搬能，ヘモグロビンの酸素親和性，心拍出量，血液分布異常などの影響を受けるため注意が必要である．組織低酸素が進行すると好気性代謝が行われず，嫌気性代謝が亢進しその結果乳酸が産生される（嫌気的解糖）．乳酸が産生され血中濃度が上昇すると代謝性アシドーシスを来す．組織低酸素が是正されるとそうした異常も改善される[3]．

Teaching Point

パルスオキシメーターが実際よりも低い値となる場合
　指に正常に装着されていないとき
　測定部位が血流循環不足（末梢循環不全，末梢動脈疾患）
　皮膚の色素沈着
　爪のマニキュア
　メチレンブルーなどの色素が血液中に存在するとき
　激しい体動があるとき．
パルスオキシメーターが実際よりも高い値となる場合
　一酸化炭素ヘモグロビン，低体温

② **高二酸化炭素血症**：高二酸化酸素血症は，代謝性アルカローシスがない状態で，動脈血二酸化炭素分圧 (PaCO$_2$) $\geqq$ 50mmHg と定義される．高二酸化炭素血症は脳血流を増加させ，頭痛，脳脊髄圧の上昇，時に乳頭浮腫を引き起こす．不穏，振戦，不明瞭な発語，astrixis（羽ばたき振戦），気分の変動なども見られる[3]．

③ **混合型**：混合型は両方の特徴を持つ．

2. 急性呼吸不全の原因

　急性呼吸不全は様々な原因から生じる．肺への直接的な傷害だけではなく，肺以外の全身疾患によっても引き起こされる．中枢神経，神経筋系，上下気道，肺実質，肺血管系，胸腹腔，心血管系の疾患は，全て急性呼吸不全を引き起こすことがある[2]．

　"臓器システムをもとにした呼吸不全への診断アプローチ法"を用いることで取りこぼしのない鑑別が可能となる．

3. 低酸素血症の原因

　ここではもう一つのアプローチ法である "病態生理をもとにした低酸素血症への診断アプローチ法" について述べる．低酸素血症に最も大きく関与している病態生理を認識することでより正確に鑑別ができ，最善の治療法を選択できる．

　低酸素血症の原因は以下の4つに大別される[4]．

①　肺胞低換気
②　拡散障害
③　シャント
④　換気 - 血流比（V$_A$/Q）不均等

① 肺胞低換気

　肺胞内へ空気が出入りしないために酸素化が障害される病態である．肺胞気 PO$_2$ の低下をまねき，肺胞気 PCO$_2$ を上昇させる．酸素投与により低酸素血症は容易に改善する特徴を持つ．モルヒネやバルビツレートのような呼吸中枢から呼吸筋への出力を抑制する薬剤，胸壁の損傷や呼吸筋麻痺，呼吸抵抗の増加などが原因となる[4]．

② 拡散障害

　肺の間質の浮腫，炎症，線維化などにより，肺胞毛細血管への酸素の拡散が障害されている場合に生じる[4]．拡散障害では安静時に著明な低酸素血症となることは稀だが，運動や敗血症などの高心拍出状態や頻脈では低酸素血症が顕在化する特徴を持つ．安静時は血流が遅く，ガス交換のための充分な時間があるが，高心拍出状態や頻脈などにより血流が早くなるとガス交換のための充分な時間が取れなくなるからである[4]．間質性肺炎，心不全による間質の浮腫などが原因となる．

VI

③ シャント

　換気のある肺胞領域を通過することなく動脈系に直接流入する血液を指す．肺動静脈奇形では肺動脈と肺静脈の間に異常な血管吻合が出きるためシャントを形成する．心疾患で右心系と左心系の間に中隔欠損があると静脈血が動脈血に直接混入し大きなシャントとなる[4]．肝肺症候群では肺血管の拡張による肺内シャントにより動脈血酸素化障害を来す[5]．これらは解剖学的シャント (anatomical shunt) と呼ばれる．心不全，ARDS，無気肺などで完全に肺胞の含気がなくなった場合も病態としては同様に扱われる場合があるがこれらは capillary shunt と呼ばれ，分けて考えるほうがわかりやすい[6]．ベットサイドでは 100% 酸素投与を行っても低酸素血症が改善しない場合にシャントの存在を疑う．通常シャントの結果として動脈血 $PaCO_2$ が上昇することはない．多くの場合が過換気によって二酸化炭素の排出能の低下を代償できているからである．過換気をする呼吸筋の予備能がない患者では動脈血 $PaCO_2$ は上昇する[4]．

④ 換気-血流比（V_A/Q）不均等

　低酸素血症の最も頻度の高い原因である．肺の局所で換気と血流がミスマッチすると酸素と二酸化炭素の輸送に支障を来す[4]．換気-血流比（V_A/Q）不均等は，換気 (V) に対して血流 (Q) が相対的に少ない状態（V_A/Q の増加）と，血流 (Q) に対して換気 (V) が相対的に少ない状態（V_A/Q の減少）の二方向の不均等がある．V_A/Q の増加は肺塞栓により血流が途絶えた領域，肺気腫により肺胞の毛細血管が破壊された領域，心不全で一回拍出量減少により肺内における血流の再分布が生じた領域などがそれにあたる．V_A/Q の減少は肺胞内が水，血液，膿，滲出液など，空気以外の何かによって埋められた病態，つまり心不全，肺胞出血，肺炎，ARDS などがそれにあたる[6]．

　診断名と低酸素血症の原因は一対一対応であることは少なく，ほとんどの場合，1 つの疾患が複数の病態生理をもち合わせている．低酸素血症に最も大きく関与している病態を認識することで，最善の治療法を選択できることがある．ベッドサイドから得られるさまざまな情報から，低酸素血症の病態生理学的原因を推定することができる[6]．

ここで差がつく

　低酸素血症の原因は肺胞低換気，拡散障害，シャント，換気-血流比（V_A/Q）不均等の 4 つである．診断名と低酸素血症の原因は一対一対応であることは少なく，ほとんどの場合，1 つの疾患が複数の病態生理をもち合わせている．

Teaching Point

　低酸素血症の原因として最も寄与している病態が何かを考え，その改善を図るために最適な治療を選択する．

4. 診断

拡散障害，シャント，換気 - 血流比（V_A/Q）不均等は肺胞でのガス交換の障害を伴う．一方肺胞低換気は換気の障害を伴う．両者の鑑別には $A\text{-}aDO_2$ が有用である．

$A\text{-}aDO_2$（肺胞気動脈酸素分圧格差）は肺胞内の酸素分圧と動脈血の酸素分圧の差である．拡散障害，シャント，換気 - 血流比（V_A/Q）不均等等では $A\text{-}aDO_2$ は大きくなる．肺胞低換気は肺胞でのガス交換の障害はなく，$A\text{-}aDO_2$ は正常となる．理論的には $A\text{-}aDO_2$ が正常であれば，低酸素血症の原因は低換気と結論づけることができる[1]．

$A\text{-}aDO_2 = FiO_2 \times (Pbarometric\text{-}PH_2O) - PaO_2 - PaCO_2/0.8$
FiO_2 は少数の形で計算する（例：$FiO_2$60％なら 0.6）．Pbarometric は大気圧（760mmHg），$PH2O$ は水蒸気圧(50mmHg)，PaO_2 と $PaCO_2$ は血液ガス分析で測定されたものである．

海抜ゼロメートルで室内気吸入している場合は $A\text{-}aDO_2 = 0.21 \times (760\text{-}50) - PaO_2 - PaCO_2 \times 1.25 = 150\text{-} PaO_2 - PaCO_2 \times 1.25$ (正常値は年齢 /4 + 4)

FiO_2 が 0.1 増える毎に $A\text{-}aDO_2$ は 6mmHg 増加する．室内気での健常人の正常値は 10mmHg だが，100％酸素吸入中では 60mmHg となる．そのため FiO_2 が高い場合の解釈は難しくなる．また酸素を投与している場合，吸入気酸素分圧が安定しないためこの式を使うことは難しい．このような制限はあるが，"病態生理をもとにした低酸素血症への診断アプローチ"では最初のステップとして欠かせない．

ここで差がつく

多くの教科書で低酸素血症の鑑別をするためのファーストステップは $A\text{-}aDO_2$ の算出であり，低換気の場合は $A\text{-}aDO_2$ が正常であるとされている．しかしながら低換気を来す疾患では無気肺を伴っていることが多く，換気 - 血流比（V_A/Q）不均等（V_A/Q の減少）のために結果として $A\text{-}aDO_2$ は上昇していることが多い．

5. 重症度評価

意識障害，著明な低酸素血症，ショック，呼吸促迫などの症状がある場合は速やかに気管挿管，人工呼吸管理を要する．通常以下の 4 つの点を速やかに評価する[1]．

1. 呼吸促迫の程度を評価する

呼吸不全の程度は意識レベル，努力性呼吸の程度，生理的予備力に焦点を当てた診察により迅速に正確に評価する．意識障害の程度，呼吸補助筋の使用（胸鎖乳突筋，斜角筋，肋間筋，腹式呼吸），頻呼吸の程度，交感神経症状（頻脈，散瞳，血圧上昇，興奮状態）は重度の呼吸促迫状態を示している．

2．血液ガス分析で低酸素血症，高二酸化炭素血症の程度を評価する

　低酸素血症や高二酸化炭素血症の臨床所見は非特異的で頭痛，意識変容，チアノーゼ，臓器障害を含む．ベットサイドでは最初にパルスオキシメーターを用いて酸素飽和濃度を可視化する．但し測定値に影響を与える要因には注意する．

3．気道確保が出来ているか

　意識状態，気道分泌物，誤嚥リスク，気道開通の評価を速やかに行い，気道確保の必要性を判断する．覚醒しており，従命に従うことが出来，気道内分泌物を除去出来，はっきりと発音できる場合は問題ない．GCS ≦ 8点は昏睡と判断し，気道確保が出来ない可能性が高く，オピオイド中毒に対するナロキソンのような拮抗薬がない場合は速やかに気管挿管を行う．

4．経過を予測する

　急性呼吸不全の自然経過を予測することも重要である．糖尿病性ケトアシドーシスでは重度の代謝性アシドーシスと頻呼吸があるが，インスリン治療により速やかにアシデミアは改善されるため気管挿管を要することは少ない．一方敗血症性ショックによる乳酸アシドーシスでは同様のアシデミアの場合は速やかに改善することは難しく，多くの場合気管挿管を要する．

　以上の4つのスクリーニングによって重症度，生理的予備力，予測される自然経過を即座に切り取り把握することが出来る．全て問題ない場合を除いて，速やかな気管挿管がなされない場合は注意深く経過を見守る必要がある．

FiO_2 ： fraction of inspired oxygen （吸入気酸素濃度）
PaO_2 ： partial pressure of O2 （動脈血酸素分圧）
$PaCO_2$ ： partial pressure of CO2 （動脈血二酸化炭素分圧）
V_A/Q ： ventilation perfusion ratio （換気 - 血流比）
PO_2 ： partial pressure of O2 （酸素分圧）
PCO_2 ： partial pressure of CO2 （二酸化炭素分圧）
ARDS ： acute respiratory distress syndrome （急性呼吸促迫症候群）

Clinical Pearl

・A-aDO$_2$は肺胞低換気では正常，拡散障害，シャント，換気 - 血流比（V_A/Q）不均等では増加する．
・高二酸化炭素血症は肺胞低換気，換気 - 血流比（V_A/Q）不均等では上昇するが拡散障害，シャントでは上昇しない．
・酸素投与に対する反応性がない場合はシャントを考える．
・安静時になく運動時（頻脈，高心拍出状態を含む）に低酸素が顕在化する場合は拡散障害を考える．

おわりに

　短時間で心肺停止に陥る状態でないと判断できた後の急性呼吸不全へのアプローチ法について述べた．本稿は主に病院総合医の成書である"Principles and Practice of Hospital Medicine"から引用している．急性呼吸不全は致死的疾患を除外した後もなお，動きながら考えることを求められる病態と言える．立ち止まってしまいそうなときには是非この2つのアプローチ法を参考にしてほしい．

文献

1）Sylvia C. McKean, John J. Ross, Daniel D. Dressler, Danielle Scheurer. Principles and Practice of Hospital Medicine, 2nd Edition. Published by McGraw-Hill Education / Medical (2016)

2）FCCS運営委員会(監修), 安宅一晃(翻訳), 藤谷茂樹(翻訳). FCCSプロバイダーマニュアル 第2版．メディカルサイエンスインターナショナル．2013.

3）John B. West, Andrew M. Luks. West's Pulmonary Pathophysiology : The Essentials, 9th Edition, Kindle版 . Wolters Kluwer Health. 2016.

4）John B. West, Andrew M. Luks. West's Respiratory Physiology: The Essentials, 10th Edition, Kindle版 . Wolters Kluwer Health. 2016.

5）Rodríguez-Roisin R. Hepatopulmonary syndrome a liver-induced lung vascular disorder.N Engl J Med. 2008 May 29 ; 358 (22) : 2378-87.

6）則末　泰博．ベッドサイドで使える低酸素血症の呼吸病態生理学—呼吸不全診療で着目すべきポイント．INTENSIVIST 5巻4号 pp.695-704（2013年10月）急性呼吸不全

（吉野 俊平）

1 心不全

心不全はうっ血と低心拍出の症状からなる症候群である.
所見の組み合わせで診断する.

Learning Point
・ 心不全の症状はうっ血症状と低心拍出症状に分けられる.
・ 心不全の原因の中で，急性冠症候群，高血圧緊急症，不整脈，弁逆流，肺血栓塞栓症は，緊急で専門性の高い治療が必要である.
・ 1つの所見だけで心不全と断言しない.

大原則：心不全を強く疑う場合は，バイタルサインの確認とともに初期治療と診断を優先する.

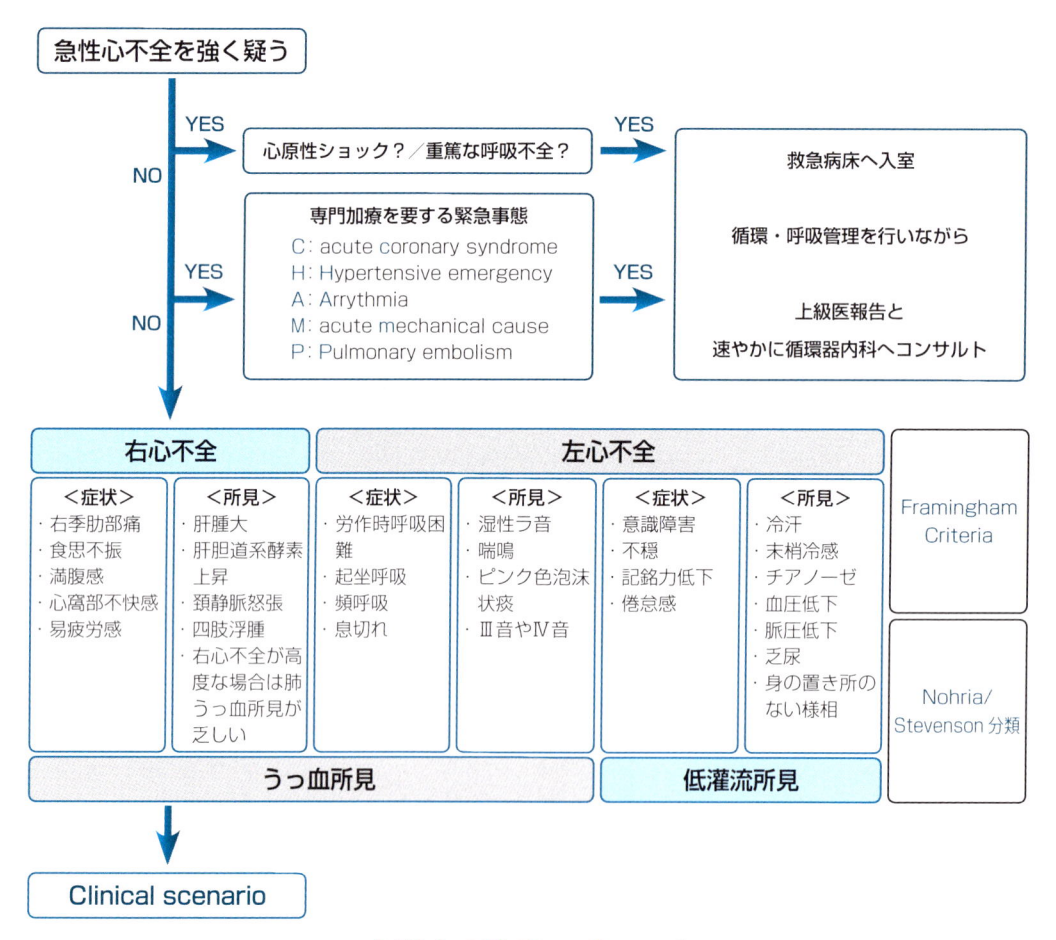

心不全の診療アプローチ

Introduction

　呼吸困難が主訴の場合，急性心不全を鑑別に挙げることはそれほど難しくない．しかし，実際に診断するとなると難しさを感じるだろう．呼吸困難には肺炎やCOPD急性増悪，喘息発作などさまざまな鑑別疾患がある．心不全は1つの所見だけで診断するのは困難であり，心不全'らしさ'を集めることで診断に近づく．本稿では心不全'らしさ'を集める一助になるように記載する．

1. 心不全とは

　急性心不全とは，「心臓に器質的および／あるいは機能的異常が生じて急速に心ポンプ機能の代償機転が破綻し，心室拡張末期圧の上昇や主要臓器への灌流不全を来たし，それに基づく症状や徴候が急性に出現，あるいは悪化した病態」と定義される[1]．急性心不全は，新しく発症する場合と，慢性心不全の急性増悪によって発症する場合とがある．症状の重症度は軽症から重篤まで多様である．

2. 初期対応

　呼吸困難で患者が来院した場合，診断をつけるよりも初期対応を先に行う必要がある．ABC（Airway 気道，Breathing 呼吸，Circulation 循環）と意識，バイタルサインを確認し，酸素，モニター，ルート確保（採血も同時並行）を行う．心原性ショックや重篤な呼吸不全が疑わしい場合は非侵襲的陽圧換気 NPPV(noninvasive positive pressure ventilation)や挿管・人工呼吸器管理を考慮する．急性冠症候群，高血圧緊急症，徐脈性・頻脈性不整脈，心室中隔穿孔・急性弁逆流，肺血栓塞栓症は専門性の高い治療が必要な病態であり，速やかな上級医への連絡と循環器内科医師へのコンサルトが重要となる[2]．

3. 病歴

　まず，患者背景を確認する必要がある．基礎心疾患として，虚血性心疾患や弁膜症が多い．既存症として慢性心不全や高血圧症，心房細動，慢性腎臓病などが代表的である．もちろん心不全の鑑別のために，慢性閉塞性肺疾患や気管支喘息なども確認する必要がある．

　次に，症状の確認を行う．夜間呼吸困難，起坐呼吸，夜間湿性咳嗽，労作性呼吸困難，短期間（目安：数日〜1か月）の体重増加，下腿浮腫の急な出現・増悪などを優先的に確認する．

　なお，慢性心不全が既存症としてある場合，もともとのベースの状態と現在の状態をNYHA分類で比較しどの程度悪化しているかを認識する必要がある．また，症状の発症様式や程度などから新規発症もしくは再発なのか，急性心不全もしくは慢性心不全の増悪なのかをイメージすることができる．

[ここで差がつく]：心不全増悪因子 'FAILURE'

　心不全が生じるにも原因があり，それを特定することも診療と同時並行で行う．その時に使うフレームワークは 'FAILURE' である (BOX 1)[3]．

VI

4. 身体所見

　心不全の身体所見は，うっ血（右心不全，左心不全）と低心拍出量に伴うものに分けられる．
うっ血の所見：静脈怒張，ラ音聴取，末梢浮腫，胸水貯留など

　低心拍出量に伴う所見：四肢冷感，チアノーゼ，意識状態の変化，脈圧比低下，交互脈，症候性低血圧など

　ベッドサイドでできる初期アセスメントとして Nohria/Stevenson 分類[4] は有用である（BOX 2）．他にも，急性心不全の診断基準として有名な Framingham Criteria[5] がある（Box 3）．これは大項目の2つを満たす，もしくは，大項目1つ及び小項目2つ以上を満たす場合に心不全と診断するとされている．この Criteria に含まれる項目を可能な限り確認することも心不全の診断に寄与する．

Forget meds	内服忘れ，薬剤性（β遮断薬/Ca 拮抗薬/NSAIDS など）
Arrhythmia/Anemia	不整脈（心房細動など），貧血
Infection/Ischemia	感染症，虚血
Lifestyle	塩分過剰，ストレス，低栄養（B1 欠乏症）
Upstream regulators	甲状腺機能異常，妊娠，高血圧症
Rheumatic	リウマチ性を含めた弁膜症
Embolism	肺血栓塞栓症

Box1　心不全増悪因子 'FAILURE'

大項目	小項目
・発作性夜間呼吸困難あるいは起坐呼吸	・下腿浮腫
・頚静脈怒張	・夜間咳嗽
・ラ音聴取	・労作性呼吸困難
・心拡大	・肝腫大
・急性肺水腫	・胸水貯留
・Ⅲ音奔馬調律	・肺活量減少（最大量の1/3 以下）
・静脈圧 16cmH$_2$O 以上	・頻脈 120 回/分以上
・循環時間 25 秒以上	
・肝頚静脈逆流	

Box2　Framingham Criteria

最近の起坐呼吸
頚静脈怒張
ラ音
腹部頚静脈反射陽性
腹水末梢浮腫
ⅡP の左方向への放散
Valsalva 反応の異常

臓器うっ血

	なし	あり
あり	Profile A Dry & Warm	Profile B Wet & Warm
なし	Profile L Dry & Cold	Profile C Wet & Cold

（臓器灌流）

脈圧比の低下
交互脈
症候性低血圧（起立性を除く）
四肢の冷感
意識状態の変化
低ナトリウム血症
腎機能障害

Box3　Nohria/Stevenson 分類

ここで差がつく ：頚静脈圧の測定

　頚静脈は右外頚静脈もしくは右内頚静脈を観察する（**Box 4**）．ペンライトなどの光を接線方向から当てると，血管の影が浮き上がり拍動を観察しやすくなる．通常，自発呼吸下では頚静脈拍動の頂点は，呼気では上昇し，吸気では下降する．観察の体位は，通常，頭部を30-45度程度に挙上し，頭はベッドにもたれかかった状態にすると頚部筋の緊張がとれ頚静脈の観察が容易になる．頚静脈拍動の呼吸終末の頂点から胸骨角までの垂直距離を測定する．胸骨角より3 cm 未満であれば正常，3 cm 以上で頚静脈怒張 jugular venous distension と判断する[6]．急性心不全における感度 0.39，特異度 0.92，陽性尤度比 5.1 (3.2-7.9)，陰性尤度比 0.66 (0.57-0.77)であり怒張があれば可能性が高くなる[7]．

5. 検査所見

① 血液検査

　呼吸不全と判断した場合，動脈血ガス分析は必須である．また，心不全増悪の要因となる貧血や感染症などの把握のために，白血球数，CRP，Hb の確認は必要である．低ナトリウム血症や腎機能障害，肝うっ血の評価のための腎機能，電解質，肝酵素も合わせてオーダーする．

　虚血性心疾患を想定しトロポニンなどの心筋逸脱酵素を提出し，BNP もしくは NT-pro BNP も合わせて提出する．但し BNP もしくは NT-pro BNP の上昇しない心不全も存在することは念頭に置く．

② 12 誘導心電図

　虚血性心疾患の特定のために必須な検査項目である．また頻脈性および徐脈性不整脈，左室肥大もしくは左房負荷の所見を評価する．過去の心電図があれば比較して変化をとらえるようにする．

Ⅵ

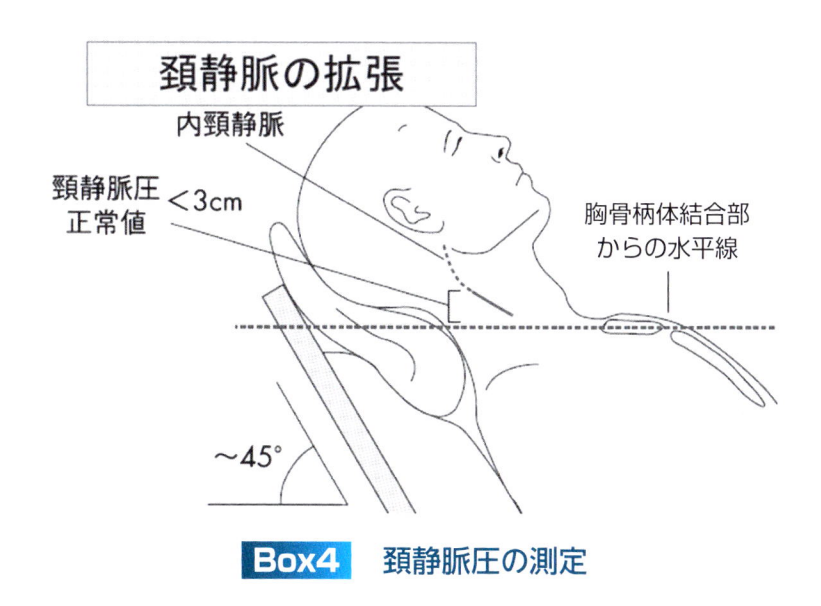

Box4 頚静脈圧の測定

③ 胸部単純 X 線

呼吸不全であれば肺の状況を確認するのは道理である．心不全の場合，間質性肺水腫（PCWP18-25cmH$_2$O）から肺胞性肺水腫（PCWP25cmH$_2$O 以上）の 2 パターンがある．前者は間質に水分が染み出ている状況であり，小葉間隔壁肥厚による Kerly's B line や胸膜肥厚，胸膜下水腫，気管支周囲間質肥厚 peribronchial cuffing を認める．後者の場合，両側肺門部の butterfly shadow を認める．そのほか，過去よりも心拡大の進行，胸水増加という情報もうっ血所見として考える．

④ エコー

全例に早期に心エコーを行い原因疾患の検索と血行動態の推定を行う．心囊液の貯留，左室収縮能，右室拡大，下大静脈径・呼吸性変動などポイントを絞った評価を速やかに行うことが重要．加えて肺エコーで diffuse multiple B lines と呼ばれる間質症候群（ARDS や肺水腫など）の有無も評価する．心エコー所見と合わせることで心原性肺水腫を評価できる．ベットサイドのスクリーニングで異常があれば循環器専門医や超音波技師に精査を依頼する[2]．

> **Teaching Point**
>
> ・ 呼吸困難の原因が急性心不全なのか心臓以外にあるのかが不明の場合，BNP < 100 pg/mL なら心不全の可能性は低く（2%），BNP ≧ 400 pg/mL なら可能性が高い（95%）とされている[9]．BNP 上昇には様々な病態が関与しているため，BNP が低い場合に心不全の除外として用いることができる点がポイントである．急性左心不全がなくても BNP が上昇する病態として，高齢，心筋梗塞 / 急性冠症候群，クモ膜下出血，腎機能低下，非代償性肝硬変，腫瘍随伴症候群，COPD，重症敗血症や敗血症性ショック，熱傷，貧血，甲状腺クリーゼ，DKA などが挙げられる[2]．
>
> ・ エコーで IVC を評価する場合，自発呼吸下で最大下大静脈径が 21mm 以上かつ sniff（鼻をすする動作）で呼吸性変動が 50% 未満の場合は推定右房圧 10-20mmHg である[10]．ただし，三尖弁閉鎖不全症などの逆流する病態があると測定誤差を生じるため解釈に注意が必要である．
>
> ・ B-line とは胸膜に起始し，深部まで減衰せず現れるアーチファクトで肺胞間の水分に由来する．肺内の水分量が増加するにつれ，B line 本数は増加する．一肋間に 3 本以上の B line を認める場合には multiple B lines，片側 2 箇所以上でかつ両側に認める場合には diffuse multiple B lines と呼び，間質症候群 (ARDS や肺水腫など) を示す所見となる．

6. 初期治療

急性心不全の初期治療は，なるべく早く血行動態を安定させ末梢循環を改善させることと，症状を緩和することにある．早期治療に関するフレームワークに Clinical scenario 分類があり，すぐ治療を開始できる極めて簡便な分類である[11]．詳細は **Box 5** を参照してほしい．

	CS1：SBP>140	CS2：SBP 100-140	CS3：SBP<100	CS4：ACS	CS5：右心不全
症状・特徴	・突然の呼吸困難 ・水分再分配による急性心不全 ・びまん性肺水腫 ・浮腫は軽度 ・HFpEF が多い 　⇒拡張能の低下や 　　血管機能低下	・徐々に発症 ・Wet & Warm の状態 　⇒全身浮腫・体重増加 ・肺水腫は軽度 ・左室充満圧上昇 ・静脈圧上昇 ・臓器機能低下	・急激または徐々に発症 ・末梢循環低下 ・浮腫軽度 ・肺うっ血軽度 ・左室充満圧上昇 ・2 つのタイプ ①　循環血液量低下または心原性ショックがある ②上記 2 つがともにない	・急性心不全の症状，所見がある ・ACS がある	・急激または徐々に発症 ・肺水腫はない ・右心機能低下 ・全身静脈うっ血の症状
症状・特徴	・NPPV ・硝酸薬 ・容量負荷がある場合を除いて利尿剤の適応は殆どない	・NPPV ・硝酸薬 ・全身性体液貯留がある場合に利尿剤を使用	・体液貯留所見がなければ容量負荷を試みる ・強心薬 ・改善なければ PAC ・SBP<100 および低灌流所見あれば血管収縮薬	・NPPV ・硝酸薬 ・心臓カテーテル検査 ・ガイドラインが推奨する ACS の管理 ・IABP	・容量負荷を避け ・SBP>90 および体液量貯留があれば利尿薬 ・SBP<90 で強心薬 ・SBP 改善なければ血管収縮薬
補足	* SBP：systolic blood pressure：収縮期血圧，HFpEF：heart failure with preserved ejection fraction：収縮能の保たれた心不全，ACS：acute coronary syndrome：急性冠症候群，NPPV：noninvasive positive pressure ventilation：非侵襲的陽圧換気，IABP：intra aortic balloon pumping：大動脈内バルーンパンピング ・治療の目標：呼吸困難の軽減，状態の改善，心拍数の減少，尿量 0.5ml/kg/min 以上，収縮期血圧の維持と改善，適正な灌流の回復にある				

Box5　Clinical scenario と治療方針

Clinical Pearl
・慢性心不全では肺リンパドレナージの発達により左室充満圧が著明に上昇してもラ音が聴取されないこともある．故に，呼吸音が正常でも心不全の除外はできない．

おわりに

　心不全では症例ごとに病態が異なっており，ルーチン治療というものはない．目の前の症例がどのような心不全のタイプなのかを病歴や身体所見，検査所見から判断しなければならない．どれだけ心不全 ‘らしさ’ を集められるかが key となる．本稿では既知のフレームワークを列挙しながら記述した．日常臨床で活かしてほしい．

文献

1) 日本循環器学会：循環器病の診断と治療に関するガイドライン（2010 年度合同研究班報告）．急性心不全治療ガイドライン（2011 年改訂版）．

2) Ponkikowski P, et al. : 2016 ESC Guidelines for the diagnosis and treatment of acute and chronic heart failure. Eur Heart J 2016 ; 37 : 2129-2200.

3) Saint S. Saint-Frances guide: Clinical clerkship in inpatient medicine. 3rd ed. Lippincott Williams & Wilkins; 2009.

4) Nohria A, et al. : Medical management of advanced heart failure. JAMA. 2002 Feb 6 ; 287 (5) : 628-40.

5) Mckee P.A. et al. : The natual history of congestive heart failure : The Framingham Heart Study. N Engl J Med 1971 ; 285 : 1441-1446.

6) Davison R, et al. Estimation of central venous pressure by examination of jugular veins. Am Heart J. 1974 Mar;87(3):279-82.

7) Wang CS, et al. Does this dyspneic patient in the emergency department have congestive heart failure? JAMA. 2005 Oct 19 ; 294 (15) : 1944-56.

8) Knudsen CW, et al. : Impact of atrial fibrillation on the diagnostic performance of B-type natriuretic peptide in dyspneic patients: an analysis from the Breathing Not Properly multinational study. J Am Coll Cardiol 2005 ; 46 : 838.

9) Maisel A,et al. State of the art: using natriuretic peptide levels in clinical practice. Eur J Heart Fail. 2008 Sep; 10 (9) : 824-39.

10) Rudski LG, et al. : Guidelines for the echocardiographic assessment of the right heart in adults: a report from the American Society of Echocardiography endorsed by the European Association of Echocardiography, a registered branch of the European Society of Cardiology, and the Canadian Society of Echocardiography. J Am Soc Echocardiogr 2010 ; 23 : 685-713.

11) Mebazaa A, et al. Practical recommendations for prehospital and early in-hospital management of patients presenting with acute heart failure syndromes. Crit Care Med. 2008 Jan ; 36 (1 Suppl) : S129-39.

（橋本 法修，吉野 俊平）

2　喘　息

迅速な重症度の見極めとリスク因子の評価が喘息診療で求められる

Learning Point
- ・　病歴が喘息診断の鍵である.
- ・　急性増悪の初期対応は, 重症度とリスク因子の評価で適宜変更する.
- ・　リスク因子を評価し, 入院症例を適切に選定する.

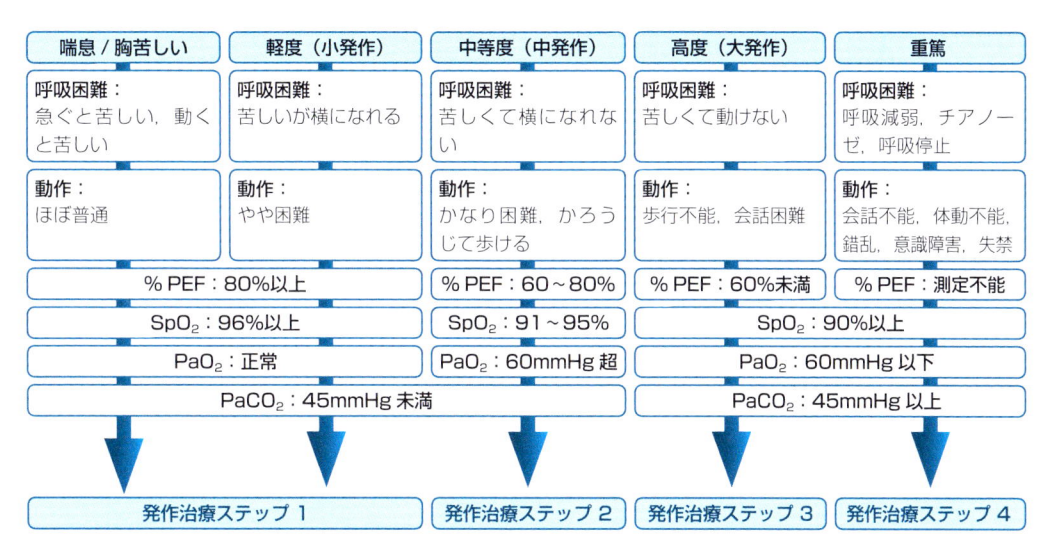

発作強度は主に呼吸困難の程度で判断する（ほかの項目は参考事項とする）. 異なる発作強度の症状が混在する場合は発作強度の重いほうをとる.
PEF(peak expiratory flow) : ピークフロー
%PEF＝PEF 測定値 /PEF 予測値× 100

Box1　喘息発作の強度と目安となる発作治療ステップ
（日本アレルギー学会喘息ガイドライン専門部会. 急性増悪（発作）への対応（成人）.
In : 喘息予防・管理ガイドライン 2015. 東京 : 協和企画, 2015 : 150-64 より作成）

VI

Introduction

　気管支喘息（以下喘息）とは気道の慢性炎症を本態とし，臨床症状として変動性を持った気道狭窄（喘鳴，呼吸困難）や咳で特徴づけられる疾患である．自然に，あるいは治療により可逆性を示す気道狭窄は，気道炎症や気道過敏性亢進による．持続する気道炎症は，気道障害とそれに引き続く気道構造の変化（リモデリング）を惹起して非可逆性の気流制限をもたらし治療抵抗性の原因となる．治療・管理の目標は，気道炎症を惹起する因子の回避・除去や薬物療法による炎症の抑制と，気道拡張による気道過敏性と気流制限を寛解することである[1]．喘息は患者がほとんど自覚しない僅かな喘鳴 / 胸苦しさである軽度な発作から，会話，歩行不能な高度あるいはそれ以上の重篤な発作まで，重症度の広範なばらつきがある．今回は急性増悪時，とくに救急外来患者の診療の手順に焦点を絞り説明する．

　本稿では日本のガイドラインである「喘息予防・管理ガイドライン 2015」[1]（以下 JGL2015）に準拠しながら，適宜「GINA（Global Initiative for Asthma）2018」[2]（以下 GINA2018）など最新の国際ガイドラインを参考にした．

1.　診断のための基礎知識

　2003 年に全国で実施された調査では，喘息や呼吸困難感などの症状を「呼吸器アレルギー様症状」と定義し，これらの症状を有する者の数を調査対象全員の数で除した有症率を求めている．この調査結果では小児で 11 〜 14%，成人（15 歳以上）で 6 〜 10% の有症率となっており common であることがわかる．小児では低年齢（乳幼児），成人では高齢で，それぞれ有病率が高い傾向にある[1]．

　喘息の臨床診断は，発作性の呼吸困難，喘鳴，息苦しさ，咳などの症状の反復，可逆性の気流制限，気道過敏性の亢進，喘息と鑑別を要する他疾患の除外による．喘息と鑑別すべき他疾患は多数あり（Box 2），喘息の診断にはこれらの除外が必須である．さらにアトピー素因や気道炎症の存在（喀痰中の好酸球比率の増加，呼気中一酸化窒素濃度など）は喘息を強く示唆する．発症初期で症状に喘鳴や呼吸困難を認めない場合では診断に苦慮することがあり，診断の遅れは治療・管理の遅れの原因となって，喘息の慢性化・重症化を来す可能性がある．

　気流制限は喘鳴，呼吸困難といった症状を呈し，呼吸機能検査での 1 秒率の低下（70% 未満）などで表される．可逆性は気管支拡張薬吸入後の 1 秒量 FEV1 の改善で定義され，改善率が

①上気動疾患	咽頭炎，喉頭蓋炎，vocal cord dysfunction
②中枢気動疾患	気管内腫瘍，気道異物，気管軟化症，気管支結核
③気管支〜肺胞領域の疾患	COPD
④循環器疾患	うっ血性心不全，肺血栓塞栓症
⑤薬剤	アンギオテンシン変換酵素阻害薬など
⑥その他	自然気胸，過換気症候群，心因性咳嗽

Box2　喘息死に関連する危険因子 [2]

12%以上かつ増加量が 200 ml 以上あれば可逆性ありと判定する．喘息患者は，健常者では気道が全く反応しない程度の弱い刺激によっても気道収縮反応が起こる．気道過敏性の定量的な評価法として気道過敏性検査がある．

2. 急性増悪時の初期対応は迅速に

初診時まずおこなうことは意識，A（Airway: 気道），B(Breathing：呼吸)，C(circulation：循環) の確認とバイタルサインの可視化であり，異常があれば速やかに安静とし，酸素投与，心電図・酸素飽和濃度モニターの装着，静脈路確保を行い緊急治療介入の適応の有無を判断する．第一印象 * と，ポイントを絞った病歴聴取と身体診察により喘息発作と判断した場合は，喘息発作強度の判定を速やかに行う．

ここで差がつく ：第一印象とは

最初に患者に接した時に，五感を用いて数秒間で行う評価のことである．表情・顔貌，皮膚の色，呼吸状態，姿勢などに現れる全体像を指す．疾患ごとに「典型的な全体像」があり，身体診察に入るにあたり「典型的な全体像」をつかむことで速やかな診断ができるようになる．頻呼吸，起坐呼吸・前かがみの姿勢，意識は清明で会話はできるがフルセンテンスはしゃべれない，呼気延長・口すぼめ呼吸などの呼吸様式がそろっていれば喘息の「典型的な全体像」を示していると言える．

病歴聴取では以下を確認する．
　発作の時間と増悪の原因
　労作の可能な程度と睡眠障害の有無
　いままでの服薬状況
　最後に使用した薬剤とその時間およびステロイド薬の使用
　これまでの喘息による入院の有無と救急外来の受診状況
　喘息による呼吸不全や挿管の既往の有無
　心肺疾患および合併症の有無（心不全，気胸，肺血栓塞栓症などは特に注意を要する）
　アスピリン喘息や薬物アレルギーの有無 [1]

身体診察では以下を確認する．
　バイタルサインでは特に呼吸数に注目する．（20 回 / 分以上であれば会話が続かない）
　腹式呼吸や胸鎖乳突筋や斜角筋などの呼吸補助筋の使用の有無を評価する
　胸部聴診では呼気時の喘鳴が特徴的で，強制呼気で増強する
　ラ音（捻髪音）や吸気時の喘鳴を聴取した場合は喘息以外を検討する
　姿勢（起座呼吸），歩行状態，会話が可能かどうかで喘息の重症度（発作強度）を判断する [1]
　血液ガスや PEF(peak expiratory flow)：ピークフローの検査値も重症度の参考にする
　ほかの心肺疾患の除外のために，胸部 X 線，心電図，必要に応じて血算など諸検査を行う
　評価のために治療が遅滞をきたすことがないよう配慮する

Ⅵ

ここで差がつく

　高齢者の場合は，心不全と迷う場合は多い．病歴が急性発症で，判断が難しい場合は身体所見，例えば外頸静脈怒張が診断の助けになりうる．閉塞性肺疾患の場合は呼気のみで怒張し，心不全では吸気・呼気ともに怒張することが見分けるポイントである．

Teaching Point

　20～40代でアレルギー疾患の既往が特にない人の重症な呼吸困難発作をみたら，必ずアスピリン喘息を想起してほしい．アスピリン喘息は喘息発作全体の5～10%程度であり，出会う機会は少ない．しかし重篤になることが多く，通常の気管支喘息と対処方法が異なるため，典型的な病歴と対処方法を抑えておくべきである．アスピリン喘息は，シクロオキシゲナーゼ(COX)阻害作用をもつアスピリンなどのNSAIDsによる非アレルギー性の過敏症である[1]．特にCOX－1阻害作用を持つ薬剤で症状を呈し易く，アスピリン喘息の患者にもCOX－2阻害薬は安全に使用できるというメタ解析が出ている[5]．特徴的な病歴は，NSAIDs使用後1時間程度で強い鼻閉と鼻汁，喘息発作が出現することである．本症は喘息発症後にNSAIDsへの過敏症を獲得するので，過去にNSAIDsを安全に使用できていても否定はできない．また，嗅覚障害があることや過去に鼻茸や副鼻腔炎の既往があることは特徴的なので，病歴で聴取したい点である．急性増悪時の対応では以下の3点を注意する．

1)　コハク酸エステル構造に過敏でありコハク酸エステル型ステロイド製剤（サクシゾン®，ソル・コーテフ®，ソル・メドロール®，水溶性プレドニン®）などの急速静注で喘息発作が悪化しやすい．内服ステロイド，リン酸エステル型ステロイド製剤（水溶性ハイドロコートン®，リンデロン®，デカドロン®）の点滴静注では過敏反応は生じにくい．
2)　ブロムヘキシン塩酸塩（ビソルボン吸入液®）で発作が悪化しやすい．
3)　0.1%アドレナリン（ボスミン®）が奏功しやすく，一般のアナフィラキシーと同様治療の第一選択となる．

3. 喘息発作の強度と発作治療ステップ，そして初期治療の実際

喘息発作の強度：軽度～重篤までに分類する

　軽　　度：呼吸困難感があるが，横になれる程度の発作
　中等度：苦しくて横になれず，かろうじて歩行できる程度の発作
　高　　度：苦しくて動けず，歩行不能で，会話も困難な程度の発作
　重　　篤：チアノーゼ，意識障害，さらに呼吸停止などを認める場合

　発作治療ステップ：ステップ1から4の4段階に分類される．治療目標は呼吸困難の消失，体動，睡眠正常，日常生活正常，PEF値が予測値または自己最良値の80%以上，酸素飽和濃度＞95%，平常服薬，吸入で喘息症状の悪化なし，であり，1時間以内に目標が達成できなければステップアップを考慮する．大まかな流れをBox 3に示した．

治療目標：
呼吸困難の消失，体動，睡眠正常，日常生活正常，PEF 値が予測値または自己最高良値の 80％以上，酸素飽和度＞ 95％（気管支拡張薬投与後の値を参考とする），平常服薬，吸入で喘息症状の悪化なし

発作治療ステップ 1：自宅治療可
・β₂ 刺激薬吸入，頓用
・テオフィリン薬頓用

発作治療ステップ 2：救急外来
- β₂ 刺激薬ネブライザー吸入反復
- アミノフィリン点滴静注
- ステロイド薬点滴静注
- 酸素吸入（鼻カニューレなどで 1 ～ 2L/min）
- ボスミン®（0.1％アドレナリン）皮下注
- 抗コリン薬吸入考慮

・1 時間で症状改善すれば帰宅
・2 ～ 4 時間で反応不十分 → 入院治療
・1 ～ 2 時間で反応なし → 入院治療
　入院治療：高度喘息症状として発作治療ステップ 3 を施行

発作治療ステップ 3：救急外来
- アミノフィリン持続点滴
- ステロイド薬点滴静注反復
- 酸素吸入（PaO₂ 80mmHg 前後を目標に）
- β₂ 刺激薬ネブライザー吸入反復

・1 時間以内に反応なければ入院治療
　悪化すれば発作治療ステップ 3 を施行

発作治療ステップ 4：直ちに入院，ICU 管理
- 上記治療継続
- 症状，呼吸機能悪化で挿管
- 酸素吸入にもかかわらず PaO₂ 50mmHg 以下および / または意識障害を伴う急激な PaCO₂ の上昇
- 人工呼吸，気管支洗浄
- 全身麻酔（イソフルラン・セボフルランなどによる）を考慮

Box3　喘息の発作治療ステップ

VI

■ ステップ 1　喘息発作の症状が軽度の場合はステップ 1 の治療を選択し施行する.

① 短時間作用性 β 2 刺激薬吸入

　pMDI（pressurezed metered dose inhaler）を 1 ～ 2 パフ，20 分おきに 2 回反復可.

■ ステップ 2　喘息発作の症状が中等度の場合はステップ 2 の治療を選択し施行する.

① β 2 刺激薬ネブライザー吸入反復

　β 2 刺激薬吸入液 0.3 ～ 0.5 mL を生理食塩液で希釈し，ネブライザー吸入する. 20 ～ 30 分おきに反復し，脈拍を 130 bpm 以下に保つようにモニタリングする.

② ステロイド全身投与

　中等度以上の発作や，吸入短時間作用性 β 2 刺激薬による治療反応が乏しい症例，**ハイリスクグループに属する症例**では，できるだけ早期に全身性のステロイド薬の投与を開始する.

1. 初回投与：ヒドロコルチゾン 200 ～ 500 mg，メチルプレドニゾロン 40 ～ 125 mg，デキサメタゾンあるいはベタメタゾン 4 ～ 8 mg を点滴静注

2. 追加投与：ヒドロコルチゾン 100 ～ 200 mg またはメチルプレドニゾロン 40 ～ 80 mg を必要に応じて 4 ～ 6 時間ごとに点滴静注する. デキサメタゾンあるいはベタメタゾン 4 ～ 8 mg を 6 時間ごとに点滴静注あるいはプレドニゾロン 0.5 mg ／ kg ／日を経口投与する方法も検討される.

③ 酸素吸入

　SpO_2 が 95% 未満（PaO_2 が 80 mmHg 未満），あるいは臨床的に低酸素血症が疑われる（チアノーゼ，呼吸困難，頻呼吸などが存在する）場合には，経鼻で 1 ～ 2L/ 分を目安に酸素吸入を行う.

④ アミノフィリン点滴静注

　アミノフィリン 6 mg/kg と等張補液薬 200 ～ 250 mL に入れ，1 時間程度で点滴投与する. 発作前にテオフィリン薬が十分に投与されている場合は，アミノフィリンを半量もしくはそれ以下に減量する. 点滴の途中で中副作用（頭痛，悪心，嘔吐，頻脈，不整脈など）が出現すれば直ちに中断する.

　アミノフィリン製剤の使用に関しては JGL2015 と GINA2018 とでは評価が異なる. 前者では発作時に有効な薬物として位置づけられているが後者では SABA に比べて効果不十分であり副作用の頻度が高く推奨されていない. 実際には重症発作や他治療の効果が不十分であるときに投与を検討されていることと思われる.

⑤ 吸入抗コリン薬

　上記治療で反応が不十分な場合，追加投与を検討する. 短時間作用性 β 2 刺激薬に短時間作用性吸入コリン薬（イプラトロピウム，オキシトロピウム）を加えると，β 2 刺激薬単独よりも気管支拡張効果が増強され，症状および呼吸機能の改善や入院率の低下をもたらすとの報告がある[6].

⑥ ボスミン®（0.1% アドレナリン）皮下注

　0.1 ～ 0.3 mL 皮下注を 20 ～ 30 分間隔で反復投与可能. ただし原則として脈拍は 130/ 分以下に保つようモニターすることが望ましい.

■ ステップ３

　喘息発作の症状が高度の場合は，直ちにステップ２の内容を開始し，ステップ３の内容を継続する．この状態は入院を前提で対応する．酸素投与は SpO_2 95%(PaO_2 80mmHg) 前後を目標とする．ただし COPD 合併症例では CO_2 ナルコーシスの発現に注意する．改善が乏しい場合は，状態に応じて NPPV（non-invasive positive pressure ventilation）：非侵襲的陽圧換気法，気管挿管下人工呼吸器管理など遅滞なく対処できるようにする．

■ ステップ４

　喘息発作の症状が重篤の場合，すなわちより高度の換気障害や呼吸停止，これまで述べた一連の治療に反応しないで最大限の酸素投与を行っても動脈血液ガス分析で $PaO_2<50mmHg$ または急激な $PaCO_2$ の上昇と意識障害が出現する場合や $PaCO_2$ が１時間 5mmHg 以上の上昇を認める場合には，気管挿管および人工呼吸器管理をはじめとする重症管理の適応となる．**$PaCO_2$ が 45mmHg を超え始めたら，いつでも挿管による人工呼吸器管理ができるように準備する**．

■ 入院のタイミング

　治療開始から数時間以内に症状の改善が認められない患者に対しては入院を考慮する．重篤な症状を呈している場合は直ちに入院させて強力な治療を行う．

■ 救急室から帰宅させる場合の留意点

　気道狭窄が寛解し，%PEF が予測値または自己最良値の 80% 以上を目安に回復して，気管支拡張薬を最後に使用した時点から 60 分以上経っても安定していれば帰宅可能である．留意点を以下に挙げる．

留意点

・ 発作（悪化）の原因を確認し，それを避けるように指導する．
・ 帰宅後なるべく早期に医師を受診すること，また外来での継続的な治療が必要であることを，十分に指導する．さらに，従来の長期管理薬が適切であったかを見直す．
・ 帰宅に際して３～５日の薬剤を渡しておく．気管支拡張薬のみならず，経口ステロイド薬も必要とすることが多い．
・ 患者が吸入薬を上手に吸入できるか，ピークフローメーターを的確に使えるか，などを確認する．
・ 発作（悪化）時の患者，家族の対応に問題がないかを確認する．特に悪化の徴候を確認できているか，速やかに治療を開始できているか，医療機関を適切に受診しているかなど，薬物や自己管理について十分に説明しておくことが大切である．

VI

ここで差がつく

マグネシウム点滴静注

　マグネシウムには平滑筋を弛緩させる作用があり，喘息患者において気管支拡張作用が認められている．喘息患者の血中マグネシウム濃度は正常であり，マグネシウムの効果はカルシウムの拮抗作用にあると考えられる[7]．JGL2015 にマグネシウムの記載はない．GINA 2018 では，SABA 等の吸入に反応しない中等度の喘息発作に対してマグネシウムの全身投与を考慮するよう指摘している．具体的には 20 分以上かけて 2 g を投与する．

急性発作時に SpO_2 が低下していれば直ちに酸素投与をするが，酸素投与は SpO_2:95% 前後を目標とした方がよい．100% を目指して酸素投与をすると，CO_2 を貯留傾向にし，呼吸不全増悪の発見を遅らせる傾向になる[1]．

Clinical Pearl

・急性増悪は喘息診療を見直す機会と捉える．患者教育と専門家外来へ繋がるように指導する．
・喘息患者はインフルエンザウイルス感染で重症合併症を来すリスクや侵襲性肺炎球菌感染症のリスクが高くなるとされている[8)9)]．ワクチン接種を積極的に行うように指導する．

おわりに

ガイドラインを参考に，急性増悪時の診断と治療について解説した．喘息死は救急室への到着時や入院直後など発症直後が多い．喘息死の危険因子を含むポイントを絞った病歴聴取と身体診察により重症度（発作強度）の評価を行い，ステップに沿った定められた治療を迅速に行うことが予後改善につながる．今回記載した内容は救急診療を担う全ての医師が知っておくべき最小限のものである．更には急性増悪させないための長期管理のおける薬物療法プラン，アレルゲンや非特異的増悪因子を回避する予防，自己管理計画のための患者教育なども重要であり，ぜひガイドラインを一読してもらいたい．

引用文献

1) 日本アレルギー学会『喘息予防・管理ガイドライン 2015』作成：喘息予防・管理ガイドライン 2015（監修：社団法人日本 アレルギー学会喘息ガイドライン専門部会）協和企画 2015 年 5 月 東京

2) Global Initiative for Asthma. Global strategy for asthma management and prevention, updated 2018. <https://ginasthma.org/2018-gina-report-global-strategy-for-asthma-management-and-prevention/> Accessed Sep 15, 2018.

5) Morales DR et.al. Safety risks for patients with aspirin-exacerbated respiratory disease after acute exposure to selective non steroidal anti-inflammatory drugs and COX-2 inhibitors: Meta-analysis of controlled clinical trials. J Allergy Clin Immunol. 2014 Jul ; 134 (1) : 40-5.

6) Rodrigo GJ et.al. Anticholinergics in the treatment of children and adults with acute asthma: a systematic review with meta-analysis. Thorax. 2005 Sep ; 60 (9) : 740-6.

7) Kew KM et.al. Intravenous magnesium sulfate for treating adults with acute asthma in the emergency department. Cochrane Database Syst Rev. 2014 May 28 ; (5) : CD010909.

8) Fiore AE.et al. Prevention and control of influenza with vaccines: recommendations of the Advisory Committee on Immunization Practices (ACIP), 2010. MMWR Recomm Rep. 2010 Aug 6 ; 59(RR-8) : 1-62.

9) Talbot TR.et al. Asthma as a risk factor for invasive pneumococcal disease. N Engl J Med. 2005 May 19 ; 352 (20) : 2082-90.

（工藤 仁隆，吉野 俊平）

3 肺 炎

肺炎診療は診断・治療だけでなく予防や治療の差し控えなど
総合診療医の腕の見せどころである.

Learning Point
・ 肺炎らしい病歴を知る：上気道炎・気管支炎との違いとは.
・ 細菌性肺炎を疑ったらグラム染色を：起因菌の推定と治療効果判定.
・ 肺炎に対する画像評価の必要性について：X線・CTは必要か.
・ 肺炎は予防から.

大原則：敗血症を疑い呼吸不全がある場合には肺炎を念頭に動く

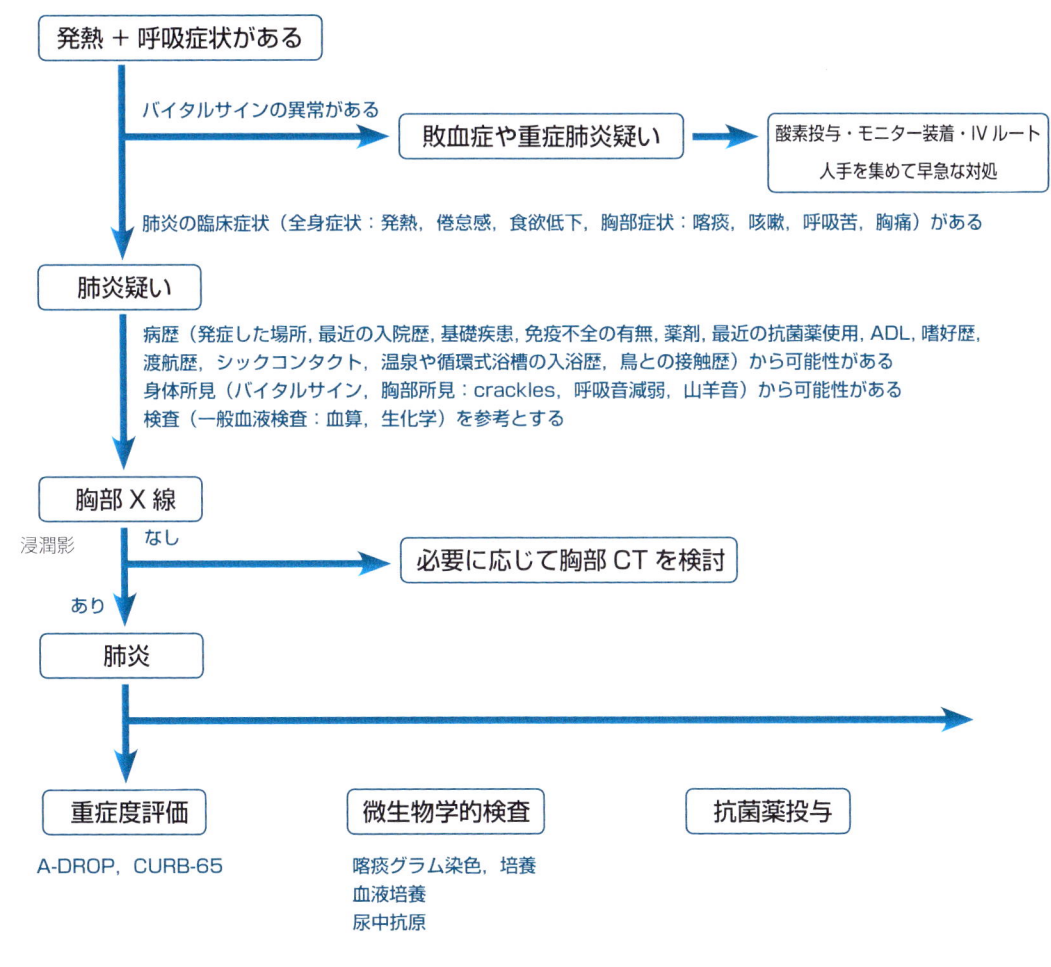

肺炎の診療アプローチ

Introduction

　いわゆる肺炎とは，「肺実質の，急性の，感染性の，炎症」と定義されており[1]，一般的には細菌性肺炎と同義である．非感染性の"肺炎"も存在するが，その場合は○○肺炎という病名になることが多い．肺炎は平成23（2011）年に脳血管疾患を抜き，いまや「日本人の死因第三位」に位置づけられるほどの疾患である．高齢者の増加に伴い今後更に増加してくることが予想される．ただし「発熱 + 気道症状」は上気道から下気道の疾患だけでなくそれ以外の疾患でも起こり得るため診断には注意を要する．更に高齢患者では自覚症状に乏しく発熱のみで受診する事も稀ではない．胸部 X 線で浸潤影があったからと言ってそれが必ずしも細菌性肺炎であるかどうかはわからない．総合的な判断が求められる疾患の代表例であり，何科の医師でも基本的な対応ができるようにしておくべき疾患である．

1.　どんな時に肺炎を疑うか

　「肺炎」と聞けばどんな症候を思い浮かべるだろうか．酸素化が低下する，呼吸苦を呈する，黄色調の喀痰が排出される，など様々である．

　いわゆる「風邪症候群」との鑑別がまず重要である．鼻汁，咽頭痛などのいわゆる上気道症状があり，複数の症状が出ているときには典型的なかぜ症候群と考えやすいが，咳嗽や喀痰が随伴する場合に肺炎との鑑別に迷う可能性がある．咳嗽のある患者を対象とした Diehr の肺炎予測ツールでは，鼻汁，咽頭痛は肺炎の可能性を下げる項目として記載されており，1 日中見られる喀痰は可能性をあげる項目として記載されている．[2] 肺炎は上気道症状がなく，かつ下気道症状 (痰や呼吸数増加) がある場合に疑うべきでる．ただし，高齢者では非典型的なプレゼンテーションが多いため注意が必要である．[3]

2.　初期対応

　患者を見た時に，まずは ABC（A：Airway 気道，B：Breathing 呼吸，C：Circulation 循環）アプローチによる初期対応が重要である．自分で「見て・聞いて・感じて」患者の重症度をある程度判断できるようになってほしい．ABC が崩れていればすぐに OMI（O:Oxygen 酸素投与，M：Monitor モニターを装着，I:IV ルートの確保）を行い，必要に応じて上級医にコンサルトしよう．特に肺炎は救急外来を受診した重症敗血症の原因として最も多かった（44.4%）という報告もあり，肺炎を疑った場合には重症化のリスク評価と予測が重要である．[4]

　なお，First impression は意外に重要で，初療医が「sick だ」と感じた場合には入院に対する LR+ が 5.69 となるという報告もあり[5]，「やばい」と思うのは大事な感覚である．

3. 肺炎診療に必要な病歴や身体所見

3−1：肺炎を疑ったときの病歴聴取

　病歴聴取では感染症診療の三角形を意識する (患者背景・感染部位・起炎菌). 患者背景は肺炎の病歴聴取をする上で具体的に意識したい重要なポイントであり，呼吸器疾患の併存や糖尿病がないか，飲酒歴はどうか，発症した環境はどこかなどである. 発症した環境により起炎菌の想定がある程度可能なため，ガイドライン (日本呼吸器学会：成人肺炎診療ガイドライン 2017) では市中肺炎（CAP），医療・介護関連肺炎（NHCAP），院内肺炎（HAP）というわけ方がされる. 施設入所中であれば認知機能の低下，ベンゾジアゼピン系薬剤内服やせん妄による嚥下機能の低下なども考えられる. また繰り返し肺炎を起こしている場合は耐性菌の可能性も考えるべきであろう.

ここで差がつく

病歴聴取

　肺炎を疑った際に患者背景を聴取することを推奨したが，ではどのような項目が肺炎のリスクなるのであろうか. 市中肺炎のリスクファクターを調査した論文によると，リスクを上げる因子は下記のとおりである [6]. 身体所見や検査を行う前に事前確率の設定をする際に下記のような項目を聴取することが役立つであろう.

＜肺炎における病歴聴取＞
ライフスタイル
・喫煙（現在の喫煙はもちろん，過去の喫煙歴も）
・1 日 80 g 以上のアルコールの摂取　または　アルコール依存
・るいそう
・10 人以上で住んでいる
・子供との定期的な接触
併存症や既往症
・呼吸器疾患（肺炎罹患歴や COPD，喘息）
・慢性心臓病
・脳血管障害や脳卒中
・認知症
・うつ病，双極性障害
・パーキンソン病などの神経難病
・嚥下機能障害
・糖尿病
・悪性腫瘍
・慢性肝・腎疾患
・自己免疫性疾患（関節リウマチ）
・無脾症，脾機能低下症
・HIV，AIDS
・貧血
・5 年以内の入院歴
・数年以内の気管支鏡検査歴や経鼻胃管留置歴

VI

３－２：肺炎を疑ったときの身体所見

　肺炎を疑ったときは，身体所見で実際に肺炎が起きているかどうかを確認する作業が必要になる．肺炎で見られうる身体所見として有名なものは，crackles（水泡音）などがある．Box 2 にそれぞれの感度・特異度をまとめる[7]．

　どの所見も感度・LR- は低く，認めない場合の肺炎の除外には使いづらい．山羊音は聴診を行いながら患者に「いー」と言わせると聴診上は「えー」と聞こえる身体所見であり(英語では egophony．E to A change とも言われる)，胸水貯留の身体所見としても有名であるが，肺炎を疑った場合に山羊音が聴取できれば可能性は高まる所見であり，ある程度周囲で雑音があっても聴取することができるので有用である．ただし，この根拠としている研究は肺炎の診断というよりも胸部 X 線写真での異常陰影の有無との相関を見たものであり，山羊音があった場合に細菌性肺炎の可能性を上げる所見かというとそうではないことに注意が必要である．

4. 肺炎で行う検査　～その検査結果が何を意味しているかを意識する～

　肺炎を疑った際に行う検査には，血算などの血液検査，尿中抗原などの免疫学的検査，胸部 X 線や CT などの画像検査, 各種培養検査がある．以下にそれぞれのポイントについてまとめる．

■ 血液検査

　肺炎の診断において血液検査は補助的な役割を果たす．好中球優位の白血球増多，炎症反応（CRP・血沈・プロカルシトニンなど）上昇はなんらかの炎症が起きている可能性を示唆するだけである．肺炎の重症度を測る「A － DROP」や「I － LOAD65」にも，敗血症を考えた時の qSOFA・SOFA スコアいずれにも WBC や CRP は含まれていない．肝機能や腎機能は抗菌薬を使用する上で意識しておきたいポイントの一つである．

■ 免疫学的検査

　肺炎の代表的な免疫学的検査には尿中肺炎球菌抗原や尿中レジオネラ抗原などがある．これらをルーチンで提出する施設もあるかもしれない．肺炎球菌の尿中抗原検査は感度80% 程度，特異度95% 程度と検査としては優れている[8]．ただし，共感染の有無の判断はできず, 偽陽性(直近での肺炎球菌感染症の罹患など)・偽陰性（発症ごく早期など）があることには注意が必要である．尿中レジオネラ抗原も感度74%, 特異度99％と有用な検査である[9]．発症すると重症化しやすく，一般的な検査では診断が難しいため，重症肺炎例で低 Na 血症や低リン血症などが存在する場合は疑うべき[10]である．ただし，本検査にも限界はあり，*Legionella*

所見	感度 (%)	特異度 (%)	LR ＋	LR －
山羊音 (E to A change)	4 － 16	96 － 99	4.1	有意差なし
気管支性呼吸音	14	96	3.3	有意差なし
打診濁音	4 － 26	82 － 99	3.0	有意差なし
限局性呼吸音減弱	15 － 49	73 － 95	2.3	0.8
Crackles	19 － 67	39 － 64	1.8	0.8

Box2 肺炎における身体所見

pneumophilia 血清型1しか検出できない．2019年2月からは，*Legionella pneumophilia* 血清型1〜15までの全ての血清型を検出できるのが特徴の新しい検査キットが使用できるようになり，今後の使用が期待される．米国のガイドライン（米国感染症学会・米国胸部疾患学会：市中肺炎コンセンサスガイドライン2007）では，尿中レジオネラ抗原の提出基準としてICU入室時，外来治療失敗例，アルコール乱用歴，2週間以内の旅行歴，胸水がある場合を挙げている[11]．Box 3に尿中肺炎球菌抗原と尿中レジオネラ抗原のメリット・デメリットをまとめる．

■ 画像評価：胸部X線は必須　CTのタイミングは？

　肺炎を疑った際に胸部X線は必須であろうか．米国内科学会は生来健康な非高齢者でバイタルサインの異常や肺胞音に異常がなければ胸部X線は必須ではないとしている[12]．身体所見から肺炎を疑った場合や，高齢者で熱源精査を行った場合には，胸部X線の感度，特異度は，77％，91％との報告がる[13]．ただし胸部X線が陰性であったからと言って肺炎がないとは言えず[14]，検査前確率は高いのにもかかわらず胸部X線が陰性であった場合には，胸部X線を24－48時間あけて繰り返し撮影するか，より感度の高いCT撮影(特にHRCT)の適応になると考えられる[15]．CTは感度・特異度共に胸部X線に比べて高いが，コストや被爆の問題に加えて，現時点では予後の改善などに関するエビデンスがないことからルーチンでの撮影は推奨されない．

■ 微生物検査

　感染症診療の基本から考えると，起因菌の想定は必須である．病歴や患者背景などももちろん大事だが，同様に微生物学的検査も重要である．

▶喀痰

　肺炎での採取すべき検体といえばやはり，「喀痰」であろう．喀痰の塗抹，培養により起因菌をある程度確定させることができる．培養までには時間がかかるが，グラム染色により初期対応での抗菌薬の選択をする上での情報量が増える．ただし，米国のガイドライン（米国感染症学会・米国胸部疾患学会：市中肺炎コンセンサスガイドライン2007）では，グラム染色は治療開始前に良質の検体を採取でき，検体の採取，輸送および処理の質が一定の基準を満たす場合にのみ実施するべきである，[11]と記載されており，解釈には慎重を期する必要がある．米国と日本ではグラム染色に対する立ち位置が少し違うことがガイドラインに影響しているのであろう．

　喀痰を採取する上でのポイントが幾つかある．そのうちの一つは採取した喀痰が評価に値するかどうかの検討であり，もう一つは喀痰の採取方法である．特に市中肺炎では，良質な喀痰検体の割合は少ないとされ[16]，Miller&Jones分類やGeckler分類を活用する．(Box 4，Box 5)

Ⅵ

	メリット	デメリット
尿中肺炎球菌抗原	・迅速で簡便 ・特異度が高い ・検体採取が容易 ・事前の抗菌薬投与に影響されない	・偽陽性がある ・抗菌薬の感受性は不明 ・他の菌との共感染は発見できない
尿中肺炎レジオネラ抗原	・迅速で簡便	・血清型1以外のレジオネラ属は検出できない

Box3　尿中抗原検査のメリット・デメリット

分類	解説
M1	唾液，完全な粘性痰
M2	粘性痰の中に膿性痰が少量含まれる
P1	膿性痰で膿性部分が 1/3 以下
P2	膿性痰で膿性部分が 1/3 〜 2/3
P3	膿性痰で膿性部分が 2/3 以上

注：M Mucous, P Purulent

Box4 喀痰の肉眼的評価：Miller & Jones 分類

分類	上皮細胞（1視野当たり）	好中球（1視野当たり）
1	＞25	＜10
2	＞25	10−25
3	＞25	＞25
4	10−25	＞25
5	＜10	＞25
6	＜25	＜25

注：100 倍の倍率での 1 視野

Box5 喀痰の顕微鏡的評価：Geckler 分類

　評価に値する喀痰はまず肉眼的に見て P1 以上でなければならない．その上で，グラム染色を行い，G5 が最も良質な喀痰で G4 でもかなり上質な喀痰である．それ以外の喀痰は良質とは言えず培養して結果が判明しても臨床的なインパクトは大きくならないといえる．弱拡大で評価に適する喀痰と判断できれば強拡大し，グラム染色上の特徴を把握することで初期治療に活かすことができる．起因菌推定ができることによって得られるメリットは大きく，グラム染色を行わなければエンピリックに広域な抗菌薬を投与しなければならないところを，グラム染色により起因菌を推定することにより適切な抗菌薬の選択を行うことができ，耐性菌の出現を抑制できる可能性が示されている[18]．また，polymicrobial pattern の場合には誤嚥性肺炎を疑うことや，良質な喀痰のはずなのにグラム染色をすると菌が見えないときには細菌以外（非定型，ウイルス，結核や ARDS など）の関与を疑うこともできる．また，グラム染色は診断や起因菌の想定だけでなく，治療効果判定にも使用できる可能性が示されており[19]，簡便に抗菌薬の効果判定が出来るため有用である．

ここで差がつく

喀痰の採取方法

　良質な喀痰が取れるかどうかは患者因子だけではなく，医療者側の因子もある．患者にうがいなどをさせ鼻咽腔のコンタミネーションを防ぐことや，喀痰が採取しづらい場合には背部のタッピングすることや高張食塩水（3%がよく用いられる）のネブライザー吸入による喀痰誘発を行うことも検討が必要である．気管内吸引による採痰も検討されるが，侵襲も強く行う症例は選ぶ必要がある．

▶血液培養

　肺炎を疑った際に血液培養は必要であろうか．肺炎における血液培養の陽性率は 10%前後であり比較的低い[20]．明らかに肺炎しかフォーカスがなく，外来治療が可能な程度の重症度であれば血液培養は必要としないと考えられるが，入院が必要な症例や特に重症例などは菌血症のリスクもあがるため血液培養を採取することが推奨される．

5. 治療

　細菌性肺炎であれば起因菌の想定の元，抗菌薬の投与を開始する．ただし，治療を行う場の選定は必要である．外来フォローで大丈夫なのか，入院が必要になるかを決定するのに参考となるのが重症度分類である．PSI（Pneumonia Severity Index）が最も有名で死亡率と相関することがわかっているが計算も煩雑で実臨床での使用には限界がある．CURB-65 や日本で開発・使用されている A-DROP などのスコアリングのほうが簡便で使用しやすい（**Box 7,** Box 8）．治療開始後 72 時間で効果判定を行い，反応不良であればさらなる精査や治療を検討する．特に結核はいつでも呼吸器感染症の場合は忘れないことが必要である．

軽症から中等症例

　グラム染色や尿中抗原などを参考に起因菌を想定し，それにあった抗菌薬を開始する．起因菌の推定が困難な場合にはエンピリックに治療を開始する．

　市中肺炎であれば，肺炎球菌やインフルエンザ桿菌が多く β ラクタム系の抗菌薬を使用する．誤嚥が疑われる，口腔内汚染がある，膿性痰が著明な場合は嫌気性菌をカバーできる抗菌薬を選択する．施設入所者などに対しては抗緑膿菌作用のある抗菌薬を選択する．

重症例

　肺炎球菌性肺炎とレジオネラ肺炎に対するカバーを考える．肺炎球菌による重症肺炎が疑われた場合には β ラクタム系抗菌薬だけでなく他剤も併用することが推奨されている [22]．レジオネラが疑われる場合には，マクロライド系抗菌薬を投与することを検討する．日本ではマイコプラズマがマクロライド系抗菌薬に対する耐性を獲得しているが，成人においてマクロライド耐性株が感染を引き起こすことは比較的稀でもあり [23]，ニューキノロン系では結核菌感染に部分的に効果があるため第 1 選択としてはマクロライド系抗菌薬を使用する．

　院内肺炎や人工呼吸器関連肺炎ではブドウ球菌や緑膿菌を考慮する．基本はできるだけ起因菌の推定を行った上で治療を行う [24]．

6. 治療効果判定

治療効果判定としては治療開始後 72 時間程度で初期抗菌薬の有効性を評価する．呼吸状態の改善の有無や聴診所見，喀痰の量，喀痰グラム染色所見などの局所所見と食事摂取量や発熱，血液検査データなどの全身所見とを組み合わせて判断する [8]．胸部 X 線写真などの画像所見は改善するまでに時間を要し [25]，全身所見と局所所見が改善している場合にはフォローの必要性は乏しい．

Ⅵ

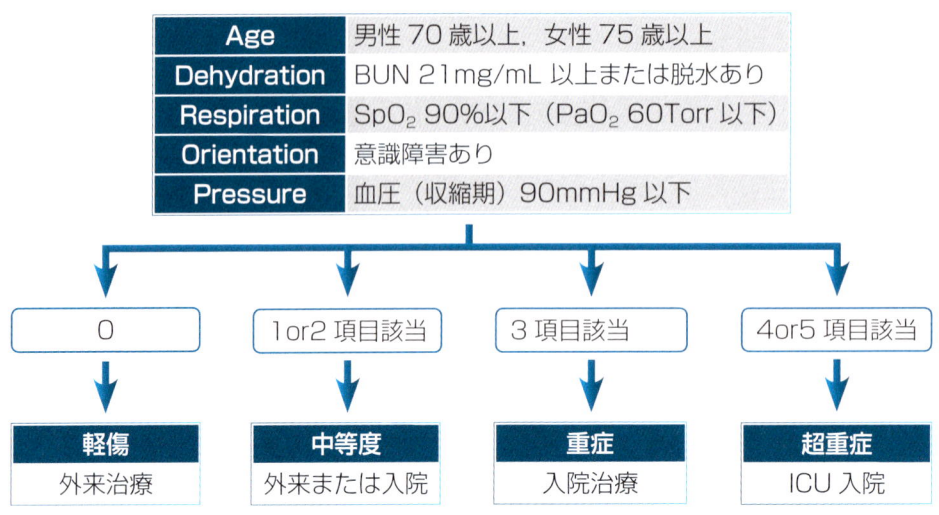

日本呼吸器学会　呼吸器感染症に関するガイドライン作成委員会：成人市中肺炎診療ガイドライン.
日本呼吸器学会，東京，2007.

Box7　肺炎の重症度スコア（A-DROP）

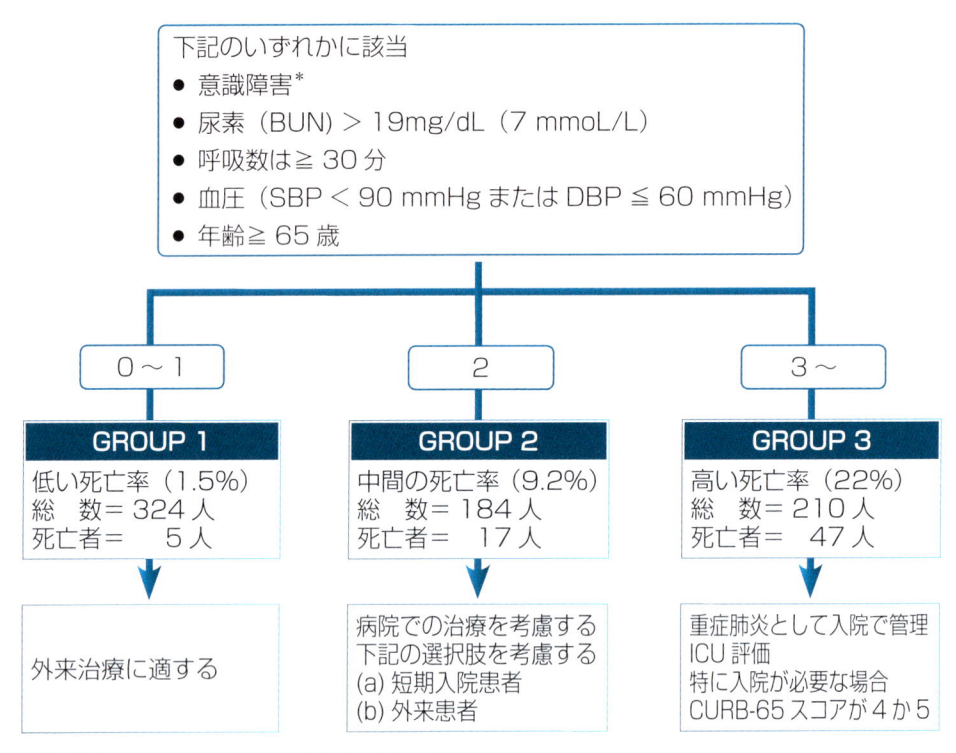

＊意識障害：mental test score8 以下，または見当識障害
＊死亡率：入院患者の 30 日死亡リスク

Lim WS, et al. Defining community-acquired pneumonia severity on presentation to hospital：
an international derivation and validation study. Thorax 2003；58：377-82.

Box8　肺炎の重症度スコア（CURB-65）

7. 予防

　肺炎を予防することはできるのであろうか．ある研究では，肺炎球菌ワクチン接種が肺炎全体の 44.8 ％を抑制したとの報告もある[12)26)]．そのためガイドライン (英国胸部疾患学会：市中肺炎ガイドライン 2009 改訂版) では，65 歳以上の高齢者で肺炎球菌ワクチン接種歴がはっきりしない人や，2〜64 歳でもリスクのある患者（慢性心血管・肺・肝・腎疾患，糖尿病，アルコール依存，髄液漏，脾臓摘出または無脾症，免疫抑制患者，長期療養施設入所者）には摂取を推奨している．[27)] また同時にインフルエンザのワクチン接種や口腔ケア，禁煙なども重要である．肺炎球菌ワクチンには主に 2 種類が使用されており表にまとめる．

	PPSV23	PCV13
ワクチンの種類	23 価肺炎球菌莢膜ポリサッカライドワクチン	13 価肺炎球菌結合型ワクチン
効果のある血清型	1，3，4，5，6B，7F，9V，14，18C，19A，19F，23F	
	2，8，9N，10A，11A，12F，15B，17F，20，22F，33F	6A
接種年齢	2 歳以上	2 ヶ月齢以上 6 歳未満，65 歳以上
効果	侵襲性肺炎球菌感染症を減少させる　肺炎全体・全死亡を減らす強い根拠はない	市中発症の肺炎球菌性肺炎および侵襲性肺炎球菌感染症を減少させる
定期予防接種	平成 26 年 10 月より 65 歳の者，60 歳以上 65 歳未満のハイリスク者に定期の予防接種として使用	平成 25 年 11 月より生後 2 月から生後 60 月に至るまでの間にある者に定期の予防接種として使用

肺炎球菌ワクチンの比較

> ## Clinical Pearl
> ・高齢者では発熱のない肺炎も多く，重症化しうるため見逃さない．
> ・crackles の有用性はそんなに高くない．ただし，crackles の聞こえる時相は鑑別に役立つことがある．
> ・グラム染色は診断時のみでなく，治療効果判定に使える．
> ・治療だけでなく，ワクチンを含めた予防が重要である．

VI

おわりに

　肺炎とは奥の深い疾患である．肺炎診療を見れば，その臨床医の能力が推定できると言っても過言ではない．予防・診断・治療など全人的な医療が求められている．検査至上主義が叫ばれる昨今でも肺炎は検査では診断しきれない疾患の典型例であり，臨床医のスキルが求められる．更に，最新のガイドラインでは肺炎治療がうまくいかないときの緩和的な加療についての言及も有り，今後肺炎に罹患する高齢者が増えていく中で，よく遭遇する上，よく悩まされる疾患となるであろう．本書を読むことで診断までの一般論が身につき，その上で上級医がどういう状況で悩んでいるかを一緒に共有してもらいたい．

引用文献

1) 日本呼吸器学会：成人肺炎診療ガイドライン 2017（監修：成人肺炎診療ガイドライン 2017 作成委員会作成）日本呼吸器学会　2017 年 4 月　東京

2) Diehr P, et al. Prediction of pneumonia in outpatients with acute cough--a statistical approach. J Chronic Dis. 1984;37(3):215-25.

3) Feldman C. : Pneumonia in the elderly. Clin Chest Med. 1999 Sep;20(3):563-73.

4) Lewy MM, et al. : The Surviving Sepsis Campaign: results of an international guideline-based performance improvement program targeting severe sepsis. Intensive Care Med. 2010 ; 36 (2) : 222–231.

5) Wiswell J. et al. : "Sick" or "not-sick": accuracy of System 1 diagnostic reasoning for the prediction of disposition and acuity in patients presenting to an academic ED. Am J Emerg Med. 2013 ; 31 (10) : 1448-52.

6) Torres A, et al. Risk factors for community-acquired pneumonia in adults in Europe: a literature review. Thorax. 2013 ; 68 (11) : 1057–1065.

7) Steven McGee 原著, 柴田寿彦・長田芳幸　訳：マクギーの身体診断学　原著第 3 版, エビデンスに基づくグローバル・スタンダード, 診断と治療社, 2014

8) Smith MD, et al. : Rapid daiagnosis of bacteremic pneumococcal infections in adults by using the Binax NOW stereptococcus pneumoniae urinary antigen test : a prospective, controlled clinical evaluation. J Clin Microbiol.2003 ; 41 ; 2810-13.

9) Shimada T. et al. : Systematic review and metaanalysis: urinary antigen tests for Legionellosis. Chest. 2009 ; 136 ; 1576-85.

10) Gupta SK, et al. : Evaluation of the Winthrop-University Hospital criteria to identify Legionella pneumonia. Chest. 2001 Oct ; 120 (4) : 1064-71.

11) Mandell LA. et al. ; Infectious Diseases Society of America/American Thoracic Society Consensus Guidelines on the Management of Community-Acquired Pneumonia in Adults. Clinical Infectious Diseases 2007 ; 44 : S27–72

12) Gonzarel R, et al. : Principles of Appropriate Antibiotic Use for Treatment of Acute Bronchitis in Adults. Annals of Internal Medicine. 2001 ; 134 : 521-529.

13) Ye X, et al. : Accuracy of Lung Ultrasonography versus Chest Radiography for the Diagnosis of Adult Community-Acquired Pneumonia : Review of the Literature and Meta-Analysis.　Plos One. 2015 ; 10 : e0130066.

14) Basi SK, et al. Patients admitted to hospital with suspected pneumonia and normal chest radiographs: epidemiology, microbiology, and outcomes. Am J Med. 2004;117(5):305-311.

15) Syrjälä H, et al. High-resolution computed tomography for the diagnosis of community-acquired pneumonia. Clin Infect Dis. 1998 ; 27 (2) : 358-63.

16) Elisa García-Vázquez, et al. Assessment of the usefulness of sputum culture for diagnosis of community-acquired pneumonia using the PORT predictive scoring system. Arch Intern Med. 2004 ; 164 (16) : 1807-11.

17) Fukuyama H, et al. Validation of sputum Gram stain for treatment of community-acquired pneumonia and healthcare-associated pneumonia: a prospective observational study. BMC Infect Dis. 2014 ; 14 : 534.

18) Fukuyama H, et al. A prospective comparison of nursing- and healthcare-associated pneumonia (NHCAP) with community-acquired pneumonia (CAP). J Infect Chemother. 2013 ; 19 (4) : 719-26.

19）Musher DM, et al. Diagnostic value of microscopic examination of Gram-stained sputum and sputum cultures in patients with bacteremic pneumococcal pneumonia. Clin Infect Dis. 2004 ; 39 (2) : 165-9.

20）Campbell SG, et al. : The contribution of blood cultures to the clinical management of adult patients admitted to the hospital with community-acquired pneumonia : aprospective observational study. Chest. 2003 ; 123 : 1142-50.

21）Paul E. et al. Aspiration pneumonitis and Aspiration pneumonia . NEJM 2001 ; 344 : 665-671.

22）Rodríguez A, et al. Combination antibiotic therapy improves survival in patients with community-acquired pneumonia and shock. Crit Care Med. 2007 Jun ; 35 (6) : 1493-8.

23）Isozumi R, et al. Adult case of community-acquired pneumonia caused by macrolide-resistant Mycoplasma pneumoniae. Respirology 2009 ; 14 : 1206-8

24）Kalil AC, et al. Management of Adults With Hospital-acquired and Ventilator-associated Pneumonia: 2016 Clinical Practice Guidelines by the Infectious Diseases Society of America and the American Thoracic Society. Clin Infect Dis. 2016 ; 63 (5) : 61-111.

25）Bruns AH, et al. Patterns of resolution of chest radiograph abnormalities in adults hospitalized with severe community-acquired pneumonia. Clin Infect Dis. 2007 ; 45 (8) : 983-91.

26）Maruyama T, et al. : Efficacy of 23-valent pneumococcal vaccine in preventing pneumonia and improving survival in nursing home residents : double blind, randamised and placebo controlled trial. BMJ. 2010 ; 340 : c1004.

27）Lim WS, et al. : BTS guidelines for the management of community acquired qneumonia in adults : uptate 2009. Thorax. 2009 ; 64Ssuppl 3 : iii 1-55.

（小杉 俊介，吉野 俊平）

4　肺塞栓症
(Pulmonary embolism: PE)

肺塞栓は造影 CT だけで診断するものではない

> Learning Point
> ・　肺塞栓の危険因子を知っている.
> ・　肺塞栓の 3 徴候がわかる.
> ・　診断ツールとして Wells criteria for PE を適切に使用できる.
> ・　肺塞栓の重症度分類ができる.
> ・　肺塞栓の状況に応じた治療法が選択できる.

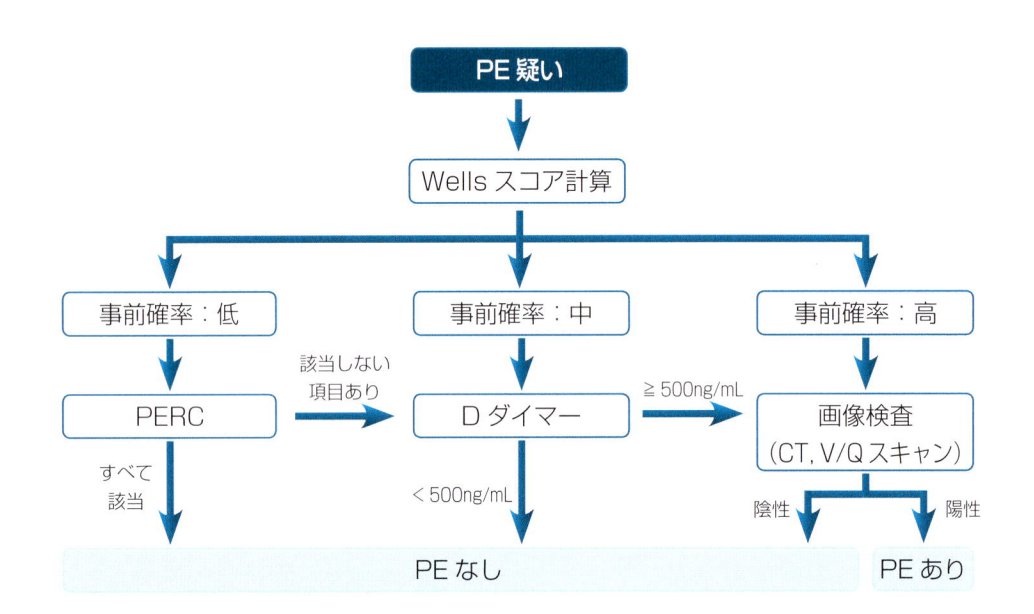

肺栓塞症の診療アプローチ

文献 17）より引用　Ann Intern Med. 2015 Nov 3;163(9):701-11.

Introduction

　肺塞栓症とは肺動脈に血栓が詰まることであり9割以上は深部静脈血栓症より右心系を経由して塞栓に至る．肺塞栓の成因の1つとして，座席の狭いエコノミークラスで長時間坐位のままの状況で生じることがあるため「エコノミークラス症候群」と呼ばれることもあり，閉塞性ショックや低酸素血症による死亡リスクのある疾患である．また，周術期の患者から一般内科に入院する患者まで，リスクは個々で異なるが，すべての入院患者で発生しうるものである．しかしながら症状や身体診察には特異的なものがなく，発見が遅れることもしばしば経験され，臨床力が試される疾患の一つである．

　まず肺塞栓症を疑うためにはどうするかを知り，その上でどのような患者を対象に検査を行うか，考え方を重点的に学ぶ．

1. 肺塞栓症を疑う前に

　肺塞栓症だけでなくすべての疾患において，検査前確率と呼ばれる診断の見積もりは重要である．肺塞栓症であれば，呼吸器症状や血圧などのバイタルサイン異常をきたすことは周知の事実である．しかしながら上記を来すような疾患は心不全，肺炎，貧血など頻度の多い疾患や症候だけでも複数存在する．肺塞栓症と見積もるためには本来鑑別が重要であり，それらの検査前確率をリスク因子，問診や身体所見でいかに「上げ下げ」をしたかで必要な検査や不要な検査が見えてくる．肺塞栓以外の疾患の特徴も照らし合わせながら（想像しながら）本稿を読んでもらいたい．

2. 肺塞栓の病歴情報とリスク因子

肺塞栓症の3徴とは

　「突発する頻呼吸」，「呼吸困難」，「説明がつかない頻脈」
である．特異的な症状はないが，労作時の息切れは多く認められ，胸痛，乾性咳嗽，失神なども認められる．肺塞栓の結果肺出血や肺梗塞を合併すると「血痰，発熱，胸膜痛」が，肺高血圧を合併症するといわゆる右心不全症状である「下腿浮腫，体重増加，腹部膨満感」が認められる．

　これらに加えてリスク因子が重要となる．リスク因子は以下の3つに大別され，Virchowの3徴とも呼ばれる

　Virchowの3徴：血流うっ滞，血管内皮障害，血液凝固亢進

　Virchowの3徴を来しうるリスク因子は先天性と後天性に大別される[1].
先天性：プロテインC（PC）欠乏症，プロテインS（PS）欠乏症，アンチトロンビン欠乏症，高ホモシステイン血症など
後天性：手術，肥満，うっ血性心不全，慢性肺疾患，脳血管障害，抗リン脂質抗体症候群，薬物（エストロゲン製剤，経口避妊薬，ステロイド薬など），長距離旅行による旅行者血栓症など．

VI

3. 身体所見

身体所見としては4つに分類される.

- ☐ 低酸素血症の進行：チアノーゼ，頻呼吸，頻脈
- ☐ 下肢深部静脈血栓の合併：下肢の腫脹，下肢の疼痛
- ☐ 右心不全徴候の合併：頸静脈の怒張，肝腫大，季肋部の圧痛，下腿浮腫
- ☐ 肺高血圧症の合併：肺性の二音の亢進，右室拍動があげられる.

[ここで差がつく]

Homans' sign とは本当に診断意義があるのか

Homans' sign とは深部静脈血栓症を診断するための身体所見の1つで患者の膝を屈曲した病態で足関節を背屈させ，腓腹部に疼痛が出現すれば陽性である．しかし感度 11 − 56%，特異度 39 − 89% と偽陽性，偽陰性も多い尤度比1にもなりうる所見であり[2]，事前の疾患絞り込みを意識した症状や身体所見の把握が重要である.

4. 診断ツール

Wells score for PE は肺塞栓症を見積もる上で有用なツールといえる．①DVT の臨床徴候や症状，②診断が肺塞栓症らしい，③HR>100/min，④過去4週以内の手術歴，⑤DVT または PE の既往，⑥喀血，⑦過去6か月以内に治療された悪性腫瘍の7項目から評価され，点数に応じ肺塞栓症の発生頻度を予想するものである．臨床医が肺塞栓症らしいと判断するところに高得点が割り振られているのがポイントであり，ここにも上記まで述べてきた病歴，問診，リスク因子，身体所見が活きてくるのである．(Box 1).

	スコア
DVT の臨床徴候 / 症状 （下肢腫脹と圧痛）	3
診断が PE らしい	3
HR>100/min	1.5
過去4週以内の不動または手術	1.5
DVT または PE の既往	1.5
喀血	1.0
過去6ヶ月以内の悪性腫瘍	1.0

点数	リスク分類	発症頻度
<2点	低	3.6%
2〜6点	中	20.5%
6点<	高	66.7%

Box1　Wells Score for PE[3]

ここで差がつく

肺塞栓症を除外するためのスコア（PERC:Pulmonay　Embolism Rule-out Criteria）

①年齢，②初診時心拍数，③初診時酸素飽和度，④片側性下腿浮腫，⑤血痰，⑥ 4 週間以内の手術や外傷歴，⑦ DVT や PE の既往歴，⑧エストロゲン製剤の使用の 8 項目で構成されている (Box 2)．すべてあてはまれば検査前確率 1% 未満と肺塞栓症の除外に有用な診断ツールといえる．Box 2

5. 検査所見

胸部 X 線：肺門部肺動脈拡張，末梢肺血管陰影の消失（Westermark' s sign），左右の肺動脈陰影の突出（knuckle sign），横隔膜挙上，心拡大が認められる所見であり，肺梗塞を伴う例ではこれに加えて肺炎様陰影や Humpton's hump(肺末梢の楔形の陰影)，胸水などが認められることがある．

心電図：S1Q3T3 は最も有名であり特異度が 97.7% と高いが感度が 37.9% と低くスクリーニングには使用できない．V1-V4 での陰性 T 波も特異度 98% と高いため注目すべきであろう[5]．

心エコー：急性肺塞栓では右室圧が上昇し機能不全が生じ，経胸壁心エコーで確認できる．診断精度に関する様々な報告があるが，一般的に陰性適中率は 40-50% と低く，陰性であることをもって除外することはできない．一方右室圧上昇と機能不全は肺塞栓に特異的ではなく他の心肺疾患でも見られることがあり注意が必要である[6]．肺塞栓は単一の症候による診断は難しく，他の所見と組み合わせることで診断精度を上げることができる．次項に診断に有用な検査所見を 3 つ紹介する．

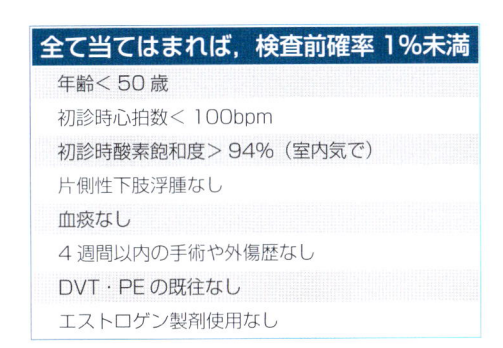

Ⅵ

Box2　PERC (Pulmonary Embolism Rule-out Criteria)[4]

(1)　右室の拡張と心室中隔の扁平化：傍胸骨短軸像（乳頭筋レベル）で右室が拡張し心室中隔が扁平化することで左室腔は D-shape になる．心尖部四腔像では右室基部の拡張末期径は 41mm 以上，右室と左室の拡張末期径の比は 1.0 以上になることが多い[7]．

(2)　McConnell 徴候：急性肺塞栓症では肺血管抵抗が上昇し，右室に対しての後負荷が急激に増加する．右室だけではなく左室も反応して収縮力が上昇するため，左室に近い右室の心尖部側は，左室の過収縮による牽引に伴い収縮が顕著になる．しかし壁が薄い右室自由壁は心腔内圧の上昇に打ち勝つことができず，内側への収縮運動が減少する．つまり McConnell 徴候とは心尖部四腔像において右室心尖部のみが内側に収縮し，右室自由壁は殆ど動かないか，むしろ外側に拡張するように見えることを指す[8]．

(3)　造影CT と肺胞換気血流シンチグラフィー：造影CT で肺動脈に低吸収域を認めることで診断は確定されるが，造影CT の異常がないからといって肺塞栓は否定できないことに注意すべきである．動脈相での肺動脈の評価に加えて静脈相での下肢静脈の血栓の有無の評価は検査精度を上げるのに役立つ．検査前確率が非常に高い場合はCT で血栓陰性というだけで肺塞栓症を除外するのではなく，更なる検査として肺換気血流シンチグラフィや肺動脈造影などに踏み切ることが必要となる．

(補足) **実臨床での応用**：肺塞栓を疑う患者で，肺動脈造影CT が陰性であるが，肺胞換気血流シンチグラフィーがない施設の場合にどうするか.

　検査を施行できる施設に転院することも考えなければならないが，呼吸状態の問題や社会的な問題で転院が困難な場合も経験される．この場合，エコーやCT による下肢深部静脈血栓症の検査を行い，血栓があれば，出血のリスクを十分に説明した上で肺塞栓症として抗凝固による治療を開始するといった方法もある[10]．

6. 治療

　診断が確定したら重症度を評価する．ショック・低血圧が持続する場合は重症度が高く，血栓溶解療法やカテーテルによる血栓除去術を考慮し循環器に相談する．活動性の出血，出血リスクが高く抗凝固療法が出来ない場合は下大静脈フィルター留置について循環器に相談する．血行動態が安定している場合は30日間の死亡予測モデルである PESI を用いて予後評価を行って外来，一般病床，集中治療室・高度治療室などの選択の判断に用いる[11]．（**Box 3**）

　急性肺血栓塞栓症の治療に関しては，欧米人と日本人の間に発症頻度などの大きな違いが指摘されており，また保険適用薬剤の違いもあるため，海外のガイドラインをそのまま用いるわけにはいかない．現時点では，海外のガイドラインに準拠して，我が国の実情も考慮した治療方法を推奨することになる．

　抗凝固療法の投与期間は一般的に初期治療期（7日まで），維持治療期（初期治療後〜3ヵ月），延長治療期（3ヵ月以降）に分けられる[1]．

(1) 初期治療期：未分画ヘパリンの持続静注，未分画ヘパリンの1日2回皮下注射，低分子ヘパリン様物質であるフォンダパリヌクスの1日1回皮下注射，直接経口凝固薬（DOAC: direct oral anticoagulant）（リバーロキサン（イグザレルト®），アピキサバン（エリキュース®））が選択肢.
　　※エドキサバン（リクシアナ®）は初期治療としては検討されていない.

(2) 維持治療期と延長治療期(初期治療後の長期抗凝固療法)：ワルファリンもしくは直接経口凝固薬（DOAC: direct oral anticoagulant）（リバーロキサン，アピキサバン，エドキサバン（リクシアナ®））が選択肢. DOAC はショックや低血圧患者，下大静脈（IVC）フィルター留置患者について検討されておらず，低リスク群患者に用いる.

> ### ここで差がつく
>
> 　肺塞栓症の治療を開始したらその原因について振り返る. 肺塞栓症の9割程度は下肢静脈血栓症が原因であるが，中には悪性腫瘍や凝固線溶系の異常を伴っていることがある. 下肢静脈血栓症の関与が明らかでない肺塞栓症患者のうち，発症直後の6.1%，1年以内の10%が悪性腫瘍と診断された報告もある[12]. また若年発症例や院外発症例では抗リン脂質抗体症候群やアンチトロンビン欠乏症，プロテインS欠乏症，プロテインC欠乏症などの凝固線溶系のスクリーニングを行う必要がある.

> ## Clinical Pearl
> ・全ての急変パターンで呼吸異常の対応が遅れは死亡率を倍増させることを知っている[13].
> ・その上で肺塞栓を見逃しやすい状況を知っている.
> 1. リスク＝慢性疾患の既往，呼吸器症状，胸膜痛，血痰，肺浸潤影[14].
> 2. 説明のつかないCOPD急性増悪は肺塞栓症を考慮すべき[15].
> 3. 入院を要する失神患者の6人に1人は肺塞栓症が同定される[16].

VI

変数	点数	30日死亡率	
年齢	年齢		
男性	10		
癌の既往	30	Low Risk	
心不全	10	Class I	0～1.6%
慢性肺疾患	10	Class II	1.7～3.5%
脈拍≧110/min	20	High Risk	
収縮期圧＜100mmHg	30	Class III	3.2～7.1%
呼吸数＞30/min	20	Class IV	4.0～11.4%
体温＜36℃	20	Class V	10.0～24.5%
意識障害	60		
酸素飽和度＜90%	20		

Box3　Pulmonary Embolism Severity Index (PESI)

おわりに

　肺塞栓症は特異的な症状や身体所見がないため，非常に診断が難しい疾患である．除外診断的な思考も必要となり，重症であればまさしく目の前で急変を起こしてしまう．それがなお診断や診療を困難にしていると筆者は考える．そのため基本的な病歴，症状，身体診察を日ごろから意識した診療が必要であり，総合力が試される．本稿は肺塞栓症と思うためにはどのような情報を拾い上げればいいのかについて有用な所見を可能な限り列挙した．Wells score にも記載されている「肺塞栓症らしい」と臨床医が判断するといった項目も自信をもってつけられるように本稿を日常診療に生かしてほしい．

文献

1) 伊藤正明ほか．循環器病の診断と治療に関するガイドライン（2016-2017 年度活動報告）．肺血栓塞栓症および深部静脈血栓症の診断，治療，予防に関するガイドライン（2017 年改訂版）．
　＜ http://www.j-circ.or.jp/guideline/pdf/JCS2017_ito_h.pdf ＞ Accessed Sep. 9, 2018.

2) Anand SS, et al. Does this patient have deep vein thrombosis? JAMA. 1998 Apr 8 ; 279 (14) : 1094-9.

3) Wells PS, et al. Derivation of a simple clinical model to categorize patients probability of pulmonary embolism: increasing the models utility with the SimpliRED D-dimer.
Thromb Haemost. 2000 Mar ; 83 (3) : 416-20.

4) Singh B, et al. Diagnostic accuracy of pulmonary embolism rule-out criteria: a systematic review and meta-analysis.
Ann Emerg Med. 2012 Jun ; 59 (6) : 517-20. e1-4.

5) Marchick MR, et al. 12-lead ECG findings of pulmonary hypertension occur more frequently in emergency department patients with pulmonary embolism than in patients without pulmonary embolism.
Ann Emerg Med. 2010 Apr ; 55 (4) : 331-5.

6) Konstantinides SV, et al. Task Force for the Diagnosis and Management of Acute Pulmonary Embolism of the European Society of Cardiology (ESC). 2014 ESC guidelines on the diagnosis and management of acute pulmonary embolism. Eur Heart J. 2014 Nov 14 ; 35 (43) : 3033-69, 3069a-3069k.

7) Harjola VP, et al. Contemporary management of acute right ventricular failure: a statement from the Heart Failure Association and the Working Group on Pulmonary Circulation and Right Ventricular Function of the European Society of Cardiology. Eur J Heart Fail. 2016 Mar ; 18 (3) : 226-41.

8) McConnell MV, et al. Regional right ventricular dysfunction detected by echocardiography in acute pulmonary embolism. Am J Cardiol. 1996 Aug 15 ; 78 (4) : 469-73.

9) Harjola VP, et al. Contemporary management of acute right ventricular failure: a statement from the Heart Failure Association and the Working Group on Pulmonary Circulation and Right Ventricular Function of the European Society of Cardiology. Eur J Heart Fail. 2016 Mar ; 18 (3) : 226-41.

10) Righini M, et al. Diagnosis of pulmonary embolism by multidetector CT alone or combined with venous ultrasonography of the leg: a randomised non-inferiority trial. Lancet. 2008 Apr 19 ; 371 (9621) : 1343-52.

11) Wells PS, et al. Treatment of venous thromboembolism. JAMA. 2014 Feb 19 ; 311 (7) : 717-28.

12) Carrier M, et al. Systematic review: the Trousseau syndrome revisited: should we screen extensively for cancer in patients with venous thromboembolism? Ann Intern Med. 2008 Sep 2 ; 149 (5) : 323-33.

13) Cretikos M, et al. The objective medical emergency team activation criteria: a case-control study. Resuscitation. 2007 Apr ; 73 (1) : 62-72. Epub 2007 Jan 22.

14) Torres-Macho J, et al. Clinical features of patients inappropriately undiagnosed of pulmonary embolism. Am J Emerg Med. 2013 Dec ; 31 (12) : 1646-50.

15) Aleva FE, et al. Prevalence and Localization of Pulmonary Embolism in Unexplained Acute Exacerbations of COPD: A Systematic Review and Meta-analysis. Chest. 2017 Mar ; 151 (3) : 544-554.

16) Prandoni P, et al. Prevalence of Pulmonary Embolism among Patients Hospitalized for Syncope. N Engl J Med. 2016 Oct 20 ; 375 (16) : 1524-1531.

17) Raja AS, ey al. ; Clinical Guidelines Committee of the American College of Physicians. Evaluation of Patients With Suspected Acute Pulmonary Embolism: Best Practice Advice From the Clinical Guidelines Committee of the American College of Physicians. Ann Intern Med. 2015 Nov 3 ; 163 (9) : 701-11.

（木村 真大，吉野 俊平）

5 胸 水

胸水は胸水自体の所見だけでなく，
病歴や身体所見など全身の情報を併せて診断する

Learning Point
・ 胸水の原因検索の原則を知る.
・ 胸水に関する各検査を出すべき状況と限界を知る.
・ 滲出性・漏出性の意味と分類する意義について知る.
・ 胸水を通じて診察を学ぶ.

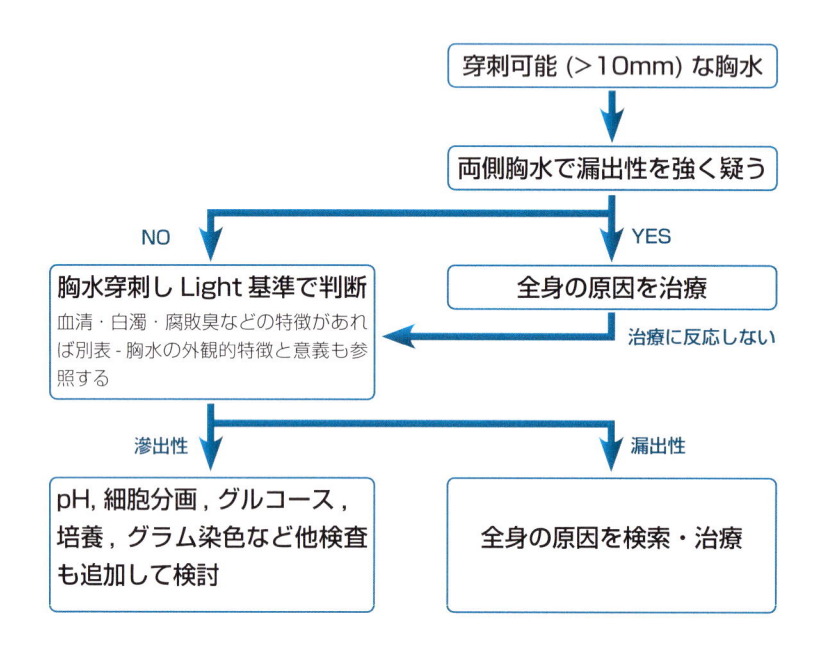

Pleural Effusion DOI: 10.1056/nejmcp010731 , PMID: 12075059 を参考に筆者作成

Box1 胸水の診療アプローチ

Introduction

　臨床現場で胸水を見つけてどのように対応したらよいのか，あるいは研修医にどのように胸水へのアプローチを教えたら良いのか，について困っている読者に役立つように，実践的な事柄に絞って説明していく.

1. 原因検索

　胸水の原因検索の大まかな流れは，Box 1 の通りである. 具体的なことについて以下で説明していく.

■ 原則穿刺して検査する

　胸水は，診断のために穿刺するのが原則である. 超音波で 10mm 以上のスペースがあれば，穿刺することができる. ただし，例えば心不全で両側に軽度の胸水貯留が見られる場合のように，両側胸水でかつ漏出性が強く疑われる場合は，穿刺する前に予測される病態の治療を先にしてもよい[1]. このような場合は利尿薬を開始して 48 時間以内に胸水が改善すれば，穿刺しなくてもよい[2].

■ 必要な検査オーダー

　ルーチンに提出せざるをえない検査項目はあるが，盲目的に検査を選択するのではなく，病歴・身体診察所見から予測される疾患や病態を念頭に置いて，診断に有用な検査項目を選択したい. 単独の検査では十分な尤度比を得られない場合もあるため，**各検査の性能を理解して，適切に診断を絞り込めるようにしたい**.
文献[1-3] を元に各状況で必要な検査を，Box 2 にまとめた.

■ 結果の解釈

　ここでは胸水の原因鑑別に特に重要な，1) 外観・におい，2) 滲出性・漏出性の判断について解説する. 滲出性である場合には，Box 2 の他の項目も追加して原因を検討する.

1) 外観・におい

　胸水に特徴的な外観・においがある場合，緊急性を要する疾患 (出血，感染) や乳糜胸などの snap diagnosis を行える[2] (Box 3).

2) 滲出性か漏出性か

　滲出性胸水とは，炎症など胸膜の異常により貯留した胸水であり，肺炎随伴胸水や悪性腫瘍による胸水などが該当する. **漏出性胸水とは，胸膜以外の原因，つまり静水圧の異常や膠質浸透圧の低下などにより貯留した胸水**であり，心不全による胸水などが該当する[4].
滲出性か漏出性かを判断することで，原因検索・治療の方向性を決めることができる. 滲出性であれば，Box 2 のように特殊検査を追加して診断を絞りこみ，漏出性であれば，心不全や肝硬変をはじめとする全身疾患を検討する.

　滲出性か漏出性かを見積もるためには Light の基準を用いる (Box 4).
滲出性・漏出性の胸水の原因となる主な病態は (Box 5, 6) の通りである.

VI

		Light's基準を用いるために必要	
常に必要	血清LDH/胸水中LDH、血清TP/胸水中TP		
	胸水血球分画	好中球>50%	急性のプロセスを示唆
		リンパ球>50%	慢性のプロセス（悪性腫瘍や結核など）を示唆
		好酸球>10%	多くは胸腔内の血液が空気によるもの（まれにChurg-Strauss症候群・肺吸虫・アスベスト暴露が関連）
多くの場合必要（滲出性であった場合に有用）	グラム染色と培養		嫌気性菌を検出するためには血液培養ボトルもしくは嫌気培養専用容器を用いる
	胸水中グルコース		60mg/dL以下は複雑性肺炎随伴胸水か悪性腫瘍を示唆する。（他には血胸・結核・リウマチ性胸水・Chaug-Strauss症候群・肺吸虫・ループス胸膜炎でも低下する）
	胸水細胞診		腺癌では70%程度で陽性となるなど報告があるが他の腫瘍や悪性中皮腫では感度が落ちるため別の方法も考慮する。悪性リンパ腫を疑う場合フローサイトメトリーが有用
必要に応じて検査	滲出・漏出の判断に迷う	胸水中T-Chol/血清T-Chol、胸水中Alb-血清Alb	T-Chol, Albを用いた判定は浸出性の判断のためにLight基準より感度は落ちるか特異度に優れる
	肺炎随伴胸水を疑う	胸水中pH	pH<7.2かつ肺炎随伴胸水である場合はドレナージが推奨される
	結核性胸水が考えられる	胸水ADA	40IU/L以上をカットオフ値とすると感度92% 特異度90%で結核性胸膜炎を検出できる[PMID: 18222681]。他には悪性腫瘍・感染症・リウマチ・悪性リンパ腫でも上昇がみられることがある。
		抗酸菌染色・抗酸菌培養・PCR	
特殊な状況で検査	膵炎を考える	胸水中アミラーゼ/血清アミラーゼ	膵炎及び食道破裂で胸水中アミラーゼ＞血清アミラーゼもしくは胸水中アミラーゼ＞血清アミラーゼの正常上限となる。ただし心不全・悪性腫瘍・肺炎でも上昇することがあるためルーチンの測定は推奨されない[PMID: 11176736]
	尿胸を考える	胸水中Cre/血清Cre、胸水Cre>血清Cre	尿路閉塞による尿胸では胸水Cre>血清Creとなる[PMID: 20696692]
多くの場合測定しない（解釈に注意を要する）	胸水中腫瘍マーカー		腫瘍マーカーの診断能力は不十分であり解釈には注意を要する[PMID: 15596661]
	胸水中抗核抗体		ループス胸膜炎で上昇するとされるが悪性腫瘍・結核・肺炎随伴胸水でも上昇するため解釈に注意を要する[PMID: 10885431]
	胸水リウマチ因子		リウマチ性胸水を疑う場合に測定されリウマチ性胸水では>1:320となる。しかし他の病態でも上昇すること、血清リウマチ因子の値を反映することから解釈には注意を要する[PMID: 20696692]

Box2　胸水の原因検索に必要なオーダー

本文に記載された文献を参考にして筆者作成。文献が明記されていないものはPleural Effusion DOI: 10.1056/nejmcp010731，PMID: 12075059 を参考にした

外観的特徴	推奨される検査	結果の解釈
血性	ヘマトクリット	末梢血と比較した％ ＜1% 有意なものではない 1-20% 悪性腫瘍，肺塞栓や外傷を示唆 ＞50% 血胸
混濁	遠心分離，中性脂肪	≦50mg/dL かつコレステロール ＞250mg/dL 偽性乳糜胸 50-110mg/dL 脂質蛋白分析 →カイロミクロンがあれば乳糜胸 ＞100mg/dL 乳糜胸
腐敗臭	染色と培養	嫌気性菌感染を示唆

[N Engl J Med. 2002 Jun 20;346(25):1971-7.] に基づき筆者作成

Box3　胸水の外観的特徴と意義

以下のいずれか 1 を満たせば滲出性，1 つも満たさなければ漏出性と判断する	
胸水中 TP/ 血清 TP	＞0.5
胸水中 LDH/ 血清 LDH	＞0.6
胸水中 LDH	＞ 血清 LDH の正常上限 2/3

Pleural effusions: the diagnostic separation of transudates and exudates. をもとに筆者作成

Box4　Light の基準

Common
- 悪性腫瘍
- 肺炎随伴胸水
- 結核

Less common
- 肺塞栓
- 関節リウマチや他のリウマチ性胸膜炎
- アスベスト
- 膵炎
- 心筋梗塞後
- 冠動脈バイパス術後

Rare
- イエローネイル症候群
- 真菌感染
- 薬剤 (メトトレキサート，アミオダロン，ニトロフラントイン，β ブロッカーなど)

Investigation of a unilateral pleural effusion in adults: British Thoracic Society pleural disease guideline 2010 を元に筆者作成

Box5　滲出性胸水の主な原因

Common
- 左心不全
- 肝硬変

Less common
- 低 Alb 血症
- 腹膜透析
- 甲状腺機能低下症
- ネフローゼ症候群
- 心筋梗塞後
- 僧帽弁狭窄症

Rare
- 収縮性心外膜炎
- 尿胸
- Meig's 症候群

Investigation of a unilateral pleural effusion in adults: British Thoracic Society pleural disease guideline 2010 をもとに筆者作成

Box6　漏出性胸水の主な原因

Ⅵ

Light の基準で判断がつかないとき

　Light の基準は, そもそも様々な検査結果と臨床経過を照らし合わせて作成されたクライテリアであり[4], **絶対的な基準ではない**ことを理解しておこう. カットオフ前後の数値で解釈に迷うことは, 少なからず経験される. その場合にはもういちど, 病歴, 身体診察から予測される診断, 病態に立ち返ろう.

　心不全の悪化に伴って貯留してきたものでないか, 熱と咳嗽があって肺炎随伴胸水が予測される状態でないか, 体重減少など消耗があり癌や慢性炎症性疾患が予測される状態でないか, など臨床状況から病態を予測して, 滲出性・漏出性のどちららしいかを判断できるようにしたい (Box 7).

穿刺する前にチームでオーダーについて話し合おう

　胸水穿刺の手技に取りかかる前に, チームでどのような検査項目を出すべきか話し合ってオーダーを出そう. 研修医の検査目的に対する理解が促され, 患者への説明が向上するだろう. 指導医側の立場からは患者安全が確保される. 医学教育を介したコミュニケーションを取る習慣を付けたい.

2.　治療

　胸水は, 診断のために穿刺することが原則であるが, 治療として胸水のドレナージが必要な病態がある.

　ドレナージが必要な状況:
・多量の胸水による呼吸苦が想定される場合
・滲出性胸水, 特に肺炎随伴胸水リスククラス 3 以上 (Box 8)[6]
　高頻度疾患であり, かつ臨床的に重要であるため, 以下に肺炎随伴胸水のリスク分類と対応について説明する.

■ 肺炎随伴胸水のリスク分類と対応

　肺炎随伴胸水は, 当初肺炎の炎症による透過性の亢進から胸水の貯留を来すが, 重症化すると胸水中に細菌が存在するようになり, やがて膿胸となる.
重症度とそれぞれに対する対処を Box 8 にまとめた[6]. 胸水の検査所見と画像所見から重症度を見積もり, ドレナージや手術などの必要性を判断しよう.

VI

3. フォローアップ

■ 診察

日々の診察で胸水の水位をフォローアップすることができる。聴診で呼吸音が聞こえる領域・打診での共鳴音から、濁音界に移行するラインを日々記録することで、フォローアップに使用することができる。

画像だけではなく診察をフォローに用いるメリットとしては、こまめにフォローできる点、患者を搬送しなくてもよい点、余計な被曝を避けることができる点、などが挙げられる。なお、聴診での左右差・打診での共鳴音から濁音界に移行する部位の左右差・聴打診など、様々な方法が研究されてきたが、その性能は一定しないとされており 5)。また診断されていない胸水を身体診察で見つけることは、本書における到達目標を超えているだろう。

テスト	浸出性の感度 (%)	浸出性の特異度 (%)
Light 基準	98	83
胸水中 TP/ 血清 TP>0.5	86	84
胸水中 LDH/ 血清 LDH>0.6	90	84
胸水中 LDH> 血清 LDH の正常上限 2/3	82	89
胸水中 T-Chol>60m/dL	54	92
血清アルブミン - 胸水中アルブミン<1.2g/dL	89	92

Pleural Effusion(DOI: 10.1056/nejmcp010731 . PMID: 12075059) を元に筆者作成

Box7 Light 及びそれ以外の滲出性・漏出性を判断するための検査の性能

	リスククラス	検査	グラム染色と培養 (or 外見上膿かどうか)	被包化	抗菌薬以外の治療
1	微少な胸水	エコーで10mm以下の量	陰性		なし
2	通常の肺炎随伴胸水	pH>7.2. 胸水中グルコース>40mg, 胸水中 LDH< 血清正常値の3倍	陰性	なし	なし
3	境界領域の複雑性胸水	7.0<pH<7.2. 胸水中グルコース>40mg, 胸水中 LDH> 血清正常値の3倍	陰性	なし	改善なければドレナージ
4	複雑性胸水	pH<7.0 胸水中グルコース <40mg	陽性	なし	ドレナージチューブの留置
5	重症複雑性胸水	pH<7.0 胸水中グルコース <40mg	陽性	多房性	ドレナージチューブの留置＋線溶剤の使用か胸腔鏡
6	膿胸	pH<7.0	膿	単房	ドレナージチューブの留置±肺剥皮術
7	重症膿胸	pH<7.0	膿	多房性	ドレナージチューブの使用±線溶剤の使用±胸腔鏡や肺剥皮術

Box8 肺炎随伴胸水のリスク分類と対応

New trends in the diagnosis and treatment in parapneumonic effusion and empyema. を参考に筆者作成

打診を教えるために胸水のフォローアップを使う

　打診に苦手意識を持つものは多い．その一因として，打診で見積もった境界が正しいか確認できないことが多く，フィードバックが得にくいことが挙げられる．

しかし，上記のように胸水の水位をフォローアップする場合には，比較的確認が容易になる．打診の濁音界と聴診での呼吸音の境界を日々照合することや，胸部単純 X 線写真の所見と照合させることができるためである．また教育ラウンドの際にポータブルエコーの所見と比較して教えることで，より所見に自信を持ってもらうこともできる．

画像で胸水を見つけたら打診をするよう促すこと，**毎日の回診で打診を用いて胸水の推移を追うよう促すこと**で，研修医が打診に自信を持ってくれるようになる．

4.　画像検査

　画像検査は，より少量の胸水を検出できる点，他のスタッフと所見を共有するのが容易である点で優れている．胸部単純 X 線写真の側面像における肋骨横隔膜角では 175ml の胸水から検出が可能であり，正面像では 500mL，胸部単純 CT では 10mL で検出が可能であるとした研究もあり，少量の胸水検出に有用であることがわかる[6]．

おわりに

　穿刺が必要なタイミング，想定した疾患による検査項目の絞り込みと解釈，治療，フォローアップについて説明した．

　胸水を来した状況に適切に対処するためには，胸水の所見が読み取れるだけでなく，**病歴・診察・他の検査所見から病態を考えながら対応する必要がある**．

　不要な検査や侵襲的処置を避け，合理的な診療を目指したいものである．

Clinical Pearl
・Light の基準で判断がつかないときには臨床状況に立ち返る．
・胸水を穿刺する前になぜ穿刺するのか，何を検査するのか考える．
・胸水は打診を教える良いチャンス．

引用文献

1) Hooper C, Lee Y, Maskell N. & Group B. Investigation of a unilateral pleural effusion in adults: British Thoracic Society pleural disease guideline 2010. Thorax. 2010 ; 65, ii4-ii17 .

2) Light RW. Pleural Effusion. The New England Journal of Medicine. 2002; 346, 1971–1977.

3) Liang Shi, Wang Qin & Qin. Diagnostic accuracy of adenosine deaminase in tuberculous pleurisy: A meta-analysis. Respiratory Medicine. 2007 ; 102, 744–754.

4) Light RW, Macgregor MI, Luchsinger PC. Pleural effusions: the diagnostic separation of transudates and exudates. Annals of Internal Medicine. 1972 ; 77, 507–13.

5) Wong CL, Holroyd-Leduc J, Straus SE. Does This Patient Have a Pleural Effusion? JAMA. 2009 ; 301, 309–317.

6) Moskowitz H, Platt R, Schachar R et al. Roentgen visualization of minute pleural effusion. An experimental study to determine the minimum amount of pleural fluid visible on a radiograph. Radiology. 1973 ; 109, 33–5.

（近藤 猛，山田 徹）

Ⅵ

6　心房細動

AF は，AF 自体の診断と治療で終わるな！
急性期は緊急同期電気ショックの適応と基礎疾患の精査・治療.
慢性期は基礎疾患の管理・脳梗塞予防・レートコントロール.

Learning Point
・　AF の治療方針の立て方（順番に評価する）（**Box 1**）[1].

> 0.　AF の診断と分類：AF か？いつ起きたか？
> 1.　頻脈性 AF による不安定化の判断と治療：緊急同期電気ショックは必要か？
> 2.　AF に影響を与える基礎疾患の精査・治療
> 3.　脳梗塞予防（脳梗塞リスクの評価と治療の必要性，出血リスクの評価，抗凝固薬の選択）
> 4.　レートコントロールの 目的・方法
> 5.　リズムコントロールの 目的・方法

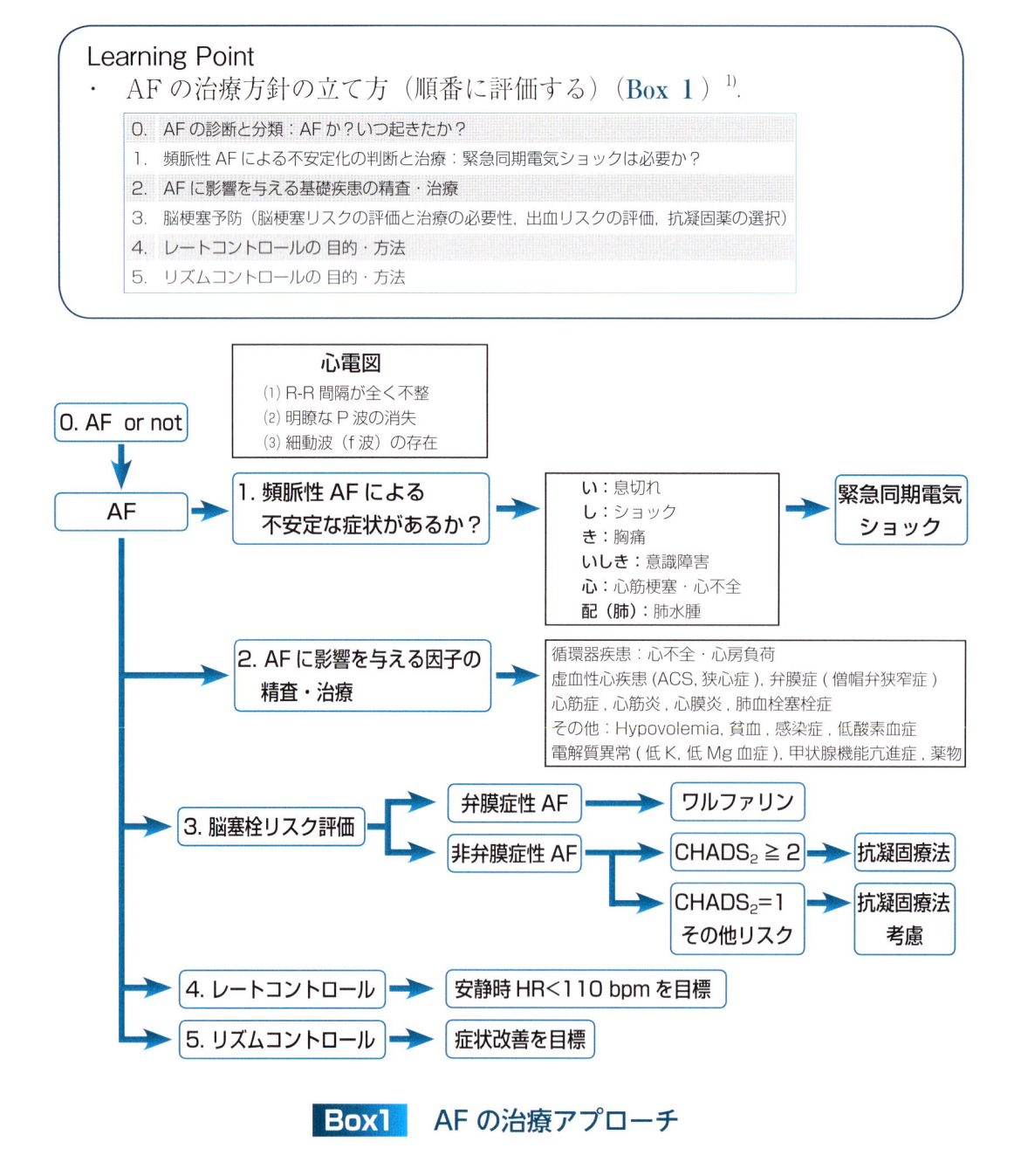

Box1　AF の治療アプローチ

本稿での用語の確認

除細動：何らかの方法により AF を停止させること（電気的方法と薬理学的方法等がある）.

同期電気ショック：R 波に合わせて行う通電による治療.

Introduction

　高齢化に伴い心房細動（AF：atrial fibrillation）に罹患する患者は増え続け，2020 年には 100 万人を上回り人口の 1 ％になると予想されている[2]．また，①心不全，高血圧，糖尿病などの基礎疾患が AF の発症や生命予後に影響を及ぼしていることが知られており，基礎疾患の治療の必要性と，② AF の罹患率の高さの 2 点から，循環器内科以外の医師にも AF の対応が求められる[2,3]．ここでは，AF の診断・緊急時の対応・管理に関して Generalist として最低限抑えるべき内容を，治療の緊急度・必要度順に治療方針の立て方を説明する．

0.　AF の診断と分類：AF か？いつ起きたか？

1）AF の診断：AF か？

AF は心電図で診断[3-5]．

> (1) R-R 間隔が全く不整（絶対性不整脈と呼ばれる．）
> (2) 明瞭な P 波の消失
> (3) 細動波（f 波）の存在（f 波：300 〜 600 bpm）

Teaching Point

AF の心電図診断のコツ

・　頻脈の場合はわかりにくいので一番 R-R 間隔が広い所と狭い所を比較する．

・　(2), (3)は判別しやすい V1・Ⅱ誘導でチェックする[3]．慢性 AF の場合(3)がないこともある．

・　WPW 症候群（副伝導路があるか）かどうかは，レートコントロールをする際に重要になるため，チェックしておく．WPW 症候群の特徴は，洞調律では，①デルタ波が存在，② PQ 時間が 0.12 秒以内，③ QRS 時間が 0.12 秒以上であるが，AF では②が評価できないため，①，③をチェックする．洞調律時の心電図があれば②を認めないか評価する．

2）AF の分類：いつ起きたか？

　AF の分類[4-6]は，持続時間と洞調律に戻るかどうかで分けられている．時間経過により Ⅰ→Ⅱ→Ⅲ→Ⅳに移行する．

> Ⅰ．初発 AF：心電図上初めて AF が確認されたものを指す．無症状の例も多く，初発であるかどうかは，多くの場合判断できない．
> Ⅱ．発作性 AF：発作後 7 日以内に洞調律に戻るもの．多くの場合は 48 時間以内に戻る．
> Ⅲ．持続性 AF：7 日を超えて持続するもの．
> Ⅳ．永続性 AF：電気的・薬理学的に除細動不可能なもの．

VI

ここで差がつく

慢性 AF という用語が，長期にわたる持続性 AF や永続性 AF を指して慣習的に用いられることがあるが，その定義は明確ではないので，本書の読者には定義が明確かつマネジメントにも応用可能な，上記の分類 Ⅰ - Ⅳ も覚えていただきたい．

1. 頻脈性 AF による不安定化の判断と治療：緊急同期電気ショックは必要か？

頻脈による不安定化を判断するために有用な覚え方として『いしき心配』がある（詳細は **Box 2** を参照[7]）．これらの症状・徴候があれば，頻脈による不安定化と判断して，緊急同期電気ショック（2 相性 120 〜 200J）を考慮する[8]．なお，頻脈性 AF による不安定化が生じる場合は，通常 HR 150 bpm を越えているときである[8]．不安定化がある場合，塞栓症のリスクがあっても，電気ショックによる除細動が正当化されるため，早急に施行を考慮する[5]．

ここで差がつく

頻脈性 AF でなくても AF による不安定化と考えることに十分妥当性があれば，同期電気ショックも考慮し得る．しかし，通常は AF による血行動態の不安定化は頻脈によることが多い．頻脈でない場合は，血行動態の不安定化の原因が別にあって，AF を除細動しても安定化しない可能性もあり，さらに塞栓症など除細動によるリスクを十分に考慮する必要がある．

2. AF に影響を与える基礎疾患の精査・治療

初発 AF・精査されていない AF 患者に行うべき診察・検査[3,4]

問診：心不全症状（起座呼吸，労作時呼吸困難など），動悸の頻度・持続時間・誘発因子，嗜好歴（喫煙，飲酒）
身体所見：呼吸数を含む vital sign，一般的な診察（特に心音（murmur），S3，S4，呼吸音，下腿浮腫，甲状腺腫大，頸静脈怒張など），腱反射
検査：心電図，胸部 X 線，経胸壁心エコー（弁膜症，心機能，心筋症，左房の評価），心筋逸脱酵素（CK，CK-MB，トロポニン），BNP，甲状腺機能（TSH，fT4），電解質（K，Mg，Ca），腎機能，全血算，D-dimmer，HbA1c，血糖，尿検査

いしき心配	
い	息切れ
し	ショック
き	胸痛
いしき	意識障害
心	心筋梗塞，心不全
配（肺）	肺水腫

Box2　危険な症状，兆候（頻脈・徐脈）の覚え方[7]

　これらの症候や検査結果を踏まえて，AF を認めたときに検討すべき高頻度疾患や緊急疾患について，急性期，慢性期にわけて以下にまとめる.

急性期：AF の発症や不安定化に影響を与える基礎疾患・病態 [8), 9)]

循環器疾患
虚血性心疾患（急性冠症候群（急性心筋梗塞，不安定狭心症），労作性狭心症など）
弁膜症（特に僧帽弁狭窄症）
心不全・心房負荷
心筋症（肥大型心筋症，拡張型心筋症など）
心筋炎・心膜炎
肺血栓塞栓症
その他
hypovolemia（出血，脱水など）
貧血
感染症
低酸素血症（肺炎，心不全，COPD など）
電解質異常（特に低 K 血症，低 Mg 血症）
甲状腺機能亢進症
薬物（アルコール，交感神経刺激薬など）　　　　　　下線部：すぐに治療介入可能・必要

慢性期：治療・改善により AF 発症が減少する慢性疾患・生活習慣 [2), 3)]

高血圧，糖尿病，慢性腎不全，肥満，睡眠時無呼吸症候群，COPD，喫煙

> **ここで差がつく**
>
> 　急性期・慢性期に関わらず，AF の治療で重要なことは，レートコントロール・リズムコントロール・抗凝固療法などの AF 自体の治療のみに終始することなく，補正可能な基礎疾患の評価・治療を並行して行うことである [5)]. 慢性期では，基礎疾患（心不全，脳梗塞，糖尿病など）が生命予後に強い影響を及ぼすことがわかってきているので，基礎疾患の内科的治療を地道に行うことが重要である [2)].

Ⅵ

3. 脳梗塞リスクの評価と治療の必要性，出血リスク評価，抗凝固薬の選択

1）脳梗塞リスクの評価と治療の必要性

　脳梗塞リスクを評価するにあたり，まず弁膜症性 AF かどうかを評価する. ここでいう弁膜症性とは，僧帽弁狭窄症と人工弁置換後を指し，僧帽弁閉鎖不全症や大動脈弁狭窄症は含まない [6)]. 弁膜症性 AF では塞栓症のリスクが高く，他のリスクに関わらず DOAC（direct oral anticoagulant：直接作用型経口抗凝固薬）ではなく，ワルファリンの投与を行う [6)].

　非弁膜症性 AF の脳梗塞リスクの評価には，$CHADS_2$ スコア・CHA_2DS_2-VASc スコアが用いられている（**Box 3**）. CHA_2DS_2-VASc スコアはより低リスク群を捉えることができるスコアである. わが国の心房細動治療ガイドライン（2013 年改訂版）[6)] では，$CHADS_2$ スコアですら十分に広まっていないことや簡便性を考慮し，$CHADS_2$ スコアを中心に足りない部分を

追加する形で作成されている．CHADS$_2$スコアと抗凝固療法の必要性について説明する．各ガイドラインで推奨されているアルゴリズムに従うと，CHADS$_2$スコアが2点以上であれば，脳梗塞の予防効果が出血リスク（日本人のワルファリン投与中の頭蓋内出血発症率 0.6～1.0%/年[6]）を上回るため，積極的に抗凝固療法を行うべきである．

弁膜症性 AF →ワルファリン（PT-INR 2-3 目標）

非弁膜症性 AF → CHADS$_2$ スコアをつける

≧2点→高リスク：抗凝固療法（DOAC，ワルファリン（<70歳：PT-INR 2.0-3.0，
　　　　　　　　　　　　　　　　　 ≧70歳：PT-INR 1.6-2.6））

=1点→グレーゾーン：抗凝固療法考慮

=0点＋その他リスク（65歳≦年齢≦74歳，血管疾患，心筋症）：抗凝固療法考慮

=0点→低リスク：治療必要なし

（詳細は **Box 4** を参照）

Teaching Point

初期研修医・患者に抗凝固療法の必要性を伝える．

　CHADS$_2$ スコアの約2倍が年間脳梗塞発症率とされている[4-6]．心原性脳塞栓は発症すると重度後遺症を生じ，1年生存率が約50%と報告されている．抗凝固療法は予後の悪い脳梗塞を約7割減少させる治療であり，必要性を患者に説明し理解してもらうことが重要である[2,4]．

ここで差がつく

　発作性 AF と持続性・永続性 AF（いわゆる慢性 AF）の脳梗塞発症率は変わらないとされており，発作性 AF の場合でも CHADS$_2$ スコアなどでリスクを評価して，抗凝固療法を検討する[2,4]．

CHADS$_2$ + VASc スコア	危険因子	スコア
Congestive heart failure LV dysfunction	心不全 左室機能低下	1
Hypertension	高血圧	1
Age ≥75 years	年齢≧ 75 歳	1 (2)[注]
Diabetes mellitus	糖尿病	1
Stroke/TIA/ Thrombo embolism	脳梗塞，一過性脳虚血発作，血栓塞栓症の既往	2
CHADS$_2$ スコア		合計 6
Vascular disease (OMI,PAD,aortic plaque)	血管疾患（心筋梗塞の既往，末梢動脈疾患，大動脈プラーク）	1
Age 65 to 74 years	74 歳≧年齢≧ 65 歳	1
Sex category(female)	性別（女性）	1
CHA$_2$DS$_2$-VASc		合計 9

注：CHA$_2$DS$_2$VASc スコアを計算する時は 2 点とする．

心房細動治療ガイドライン（2013 年改訂版）参照し筆者作成

Box3　CHADS$_2$ + VASc スコア

2）出血リスクの評価

　出血リスクの評価には HAS-BLED スコアが用いられるが，有用性は十分ではない[5]．出血リスクを認識し，治療可能な因子をコントロールすることが重要である（**Box 5** の赤字はコントロール可能な因子）．血圧 ≦ 160 mmHg にコントロール（目標血圧 <130 mmHg[10]），PT-INR が不安定な場合は適応があればワルファリンを DOAC への変更，不要な抗血小板薬・非ステロイド性抗炎症薬（NSAIDs）の中止，節酒・禁煙などの生活指導を行うことが重要である．

3）抗凝固薬の選択

　非弁膜症性 AF では，DOAC は薬物間で差はあるが，ワルファリンと同等かそれ以上の効果を示している．腎機能，年齢，体重，嗜好（納豆・青汁など），薬の自己負担額や併用薬を考慮して選択する．弁膜症性 AF ではワルファリンよりも有効性・安全性共に劣るため DOAC は用いず，ワルファリンを選択する．なお，抗血小板薬であるアスピリンは，日本人の AF 患者に投与した場合，脳梗塞予防にはならないだけでなく，出血イベントを増やした報告があり，脳梗塞予防として推奨されない[6]．

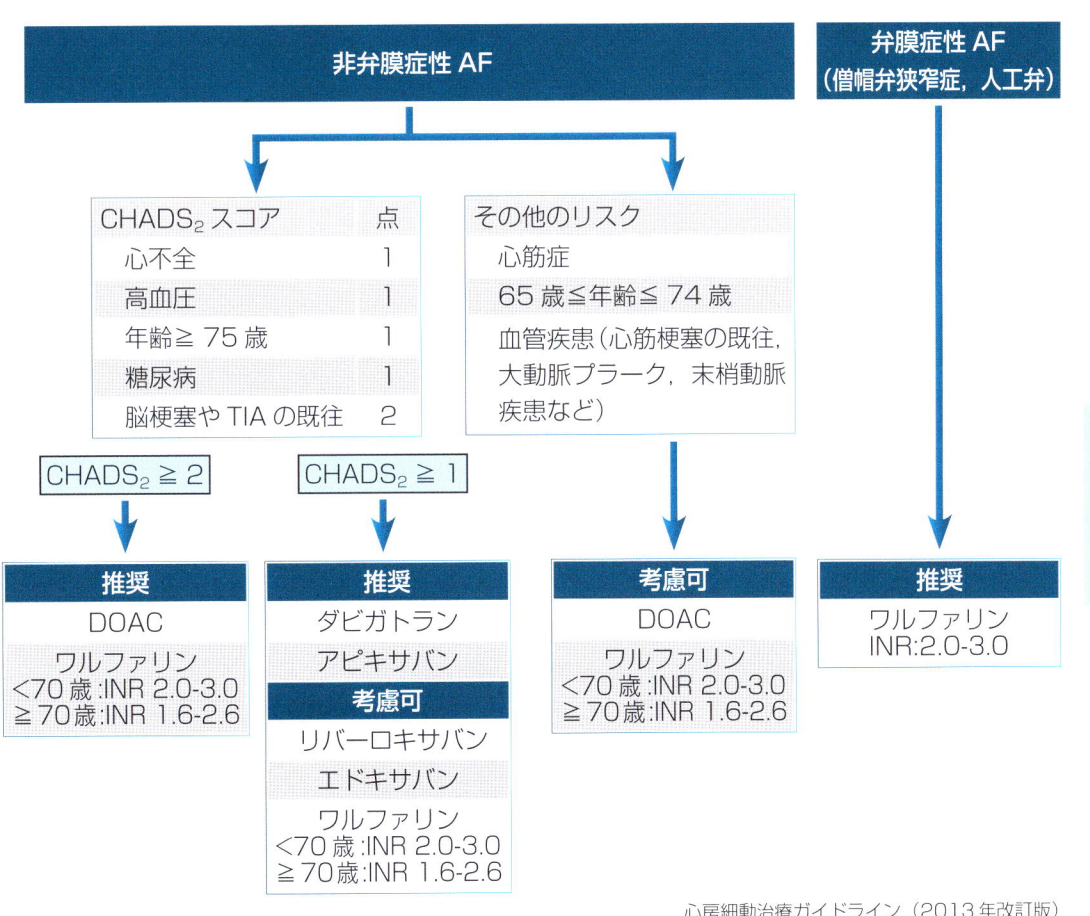

心房細動治療ガイドライン（2013 年改訂版）
参照し筆者作成

Box4　**AF における抗凝固療法**

4. レートコントロールの目的と方法

1）レートコントロールの目的 [4]

> ・頻脈による血行動態不安定化を避ける・症状の改善
> ・頻脈誘発性心筋症を避ける

　頻脈性 AF による血行動態の不安定化の病態生理は以下である．AF により心房収縮が喪失する．洞調律時の心房収縮は血液の左室充満に重要な役割を果たしており，1 回拍出量の約 20 ～ 25% と言われている [8]．それに加えて，頻脈により拡張期が短縮し左室充満が減少する．その結果として，1 回拍出量・心拍出量・冠動脈灌流の低下を来し，血行動態の不安定化が起きる．HR>130 bpm を超えると心機能が低下する頻脈誘発性心筋症を起こす可能性がある [6]．

2）レートコントロールの方法

- 安静時 HR<110 bpm を目標 [1), 4)]，それでも症状がある場合は HR<80 bpm を考慮 [5]
- WPW 症候群（副伝導路）がないことを確認（副伝導路あれば専門医に相談）
- 心機能，心不全症状を確認

左室機能（EF）≧ 40%：非ジヒドロピリジン系 Ca 拮抗薬（ベラパミル，ジルチアゼム），β 遮断薬どちらでも可．

EF<40%・心不全の症状あり：β 遮断薬を少量から慎重投与．ジギタリスも選択肢の一つ．血行動態が不安定・薬剤を併用してもレートコントロールできない場合はアミオダロンを考慮（非ジヒドロピリジン系 Ca-blocker は陰性変力作用があるため避ける [4),.5)]）

> ここで差がつく

　どうしてもレートコントロールできない例・心機能が悪い場合は，アミオダロンやカテーテルアブレーションを考慮するため，専門医に相談する．

HAS-BLED	臨床像	Point		Total points	出血 /100人 /years
Hypertension	高血圧（血圧＞ 160mmHg）	1		0	1.13
Abnormal renal and 　liver function	腎機能障害（詳細1） 肝機能障害（詳細2）	1　2		1	1.02
Stroke	脳卒中	1		2	1.88
Bleeding tendency or predisposition	出血歴・出血傾向 （出血素因・貧血）	1		3	3.74
Labile INRs	ワルファリン内服中不安定な INR	1		4	8.70
Elderly	高齢者：年齢＞ 65 歳	1　2		5 to 9	Insufficient data
Drugs or 　alcohol abuse	薬剤(抗血小板薬やNSAIDs 併用) アルコール依存症	1			

（詳細1）腎障害（Cre ≧ 2.26 mg/dL，透析，腎移植）
（詳細2）肝障害（慢性肝障害，T-Bil＞ 正常上限× 2 倍，AST/ALT/ALP＞ 正常上限× 3 倍）

心房細動治療ガイドライン（2013 年改訂版），Am J Med. 2011 Feb;124(2):111-4. を参照し筆者作成

Box5　HAS-BLED score と出血リスク

5. リズムコントロール　目的・方法

1）リズムコントロールの目的

電気的，薬理学的，いずれの除細動でも洞調律に回復・維持できれば，症状の改善，心房収縮による血液の左室充満の増加が期待できる．一方，基礎疾患としての心不全合併の有無に関わらず，薬理学的除細動によるリズムコントロールはレートコントロールと比べて，生命予後や心血管イベントの発生率に差を認めなかったという報告がある[4,5]．心房細動治療ガイドライン（2013年改訂版）によると，リズムコントロールはQOLの維持を目指すものであり，必ずしもリズムコントロールにこだわらず，安全性に主眼を置いた治療が欠かせないとしている[6]．自覚症状以外に電気的，薬理学的除細動の適応となる因子は，若年，初発，レートコントロールが困難な場合，頻脈誘発性心筋症，患者の嗜好などがある[5]．

2）除細動を行う前に

薬理学的除細動でも，同期電気ショックによる除細動でも，48時間以上AFが続いている，または，発症時期がわからないものは塞栓症のリスクを有する．塞栓症を予防するため緊急性がない場合は，除細動を行う前に以下のどちらかをチェックする必要がある[4,6]．

> ・経食道心エコーで左房内に血栓がないこと
> ・除細動前3週間以上抗凝固療法が施行されていること

3）リズムコントロールの方法

> ・薬理学的除細動
> ・同期電気ショックによる除細動
> ・カテーテルアブレーション

除細動の方法は，原疾患，心機能，年齢に応じて決定される．

・薬理学的除細動（抗不整脈薬）

Generalistとして用いるのはⅠ群の抗不整脈薬のみ．代謝（腎・肝臓），作用時間，副作用を考慮したうえで用いる．Ⅰ群の抗不整脈薬は心不全，器質的心疾患がある患者には原則使用できない[5]．これらの患者やⅢ群の抗不整脈が必要になる場合は，重篤な副作用を認めるため投与に関して専門家へのコンサルテーションが必要[2]．

・同期電気ショックによる除細動

頻脈性AFによる不安定化を認める緊急時にも行うが，安定している例では，患者の希望，抗不整脈薬の副作用が大きい場合，薬理学的除細動が困難な場合などに検討する[6]．施行時は鎮静等が必要[4]．

・カテーテルアブレーション

カテーテルアブレーションにより，心機能が改善，虚血性脳卒中発症率や死亡率が減少したという報告もあり，カテーテルアブレーションによる洞調律の維持が有効な症例も存在する[3,4]．

Ⅵ

　著明な左房拡大（左房前後径 50 mm 以上），持続時間が長い場合（1 から 2 年以上）では，除細動の成功率が低いことから，Learning Point 1 から 4 の治療を優先し，基礎疾患の治療・脳梗塞予防・レートコントロールに努める[3],[6]．

　今まで精査されていない AF であれば，除細動の適応も含めて，一度は専門医にコンサルテーションした方が良いと筆者は考える．

Clinical Pearl

AF はキーワードで覚える．これを後輩にティーチングできるようになる．

1) 頻脈性 AF による不安定化は緊急同期電気ショックの適応．
2) AF のマネジメントの柱は基礎疾患の精査治療・脳梗塞予防・レートコントロール．
3) 弁膜症性 AF → ワルファリン，
　　非弁膜症性 AF → CHADS2 スコアをチェックしワルファリンか DOAC．
4) レートコントロールとリズムコントロールで生命予後は変わらない．
5)「発作性 AF と持続性・永続性 AF では脳梗塞リスクは変わらない」がコンセンサス．
6) リズムコントロールするなら発症 48 時間以内（必ずカルテ記載），または，抗凝固療法を開始後 3 週間以上 or 経食道心エコーで左房内血栓がないことを確認してから．
7) 除細動後も 4 週間抗凝固療法を続ける．
8) AF 期間が長いほど，心房が大きいほど除細動がされにくい．

おわりに

　AF を見たときのマネジメントに関して解説したが，Learning Point 0 〜 5 の STEP を順番に評価することで，緊急同期電気ショックが必要な重症患者から内科外来に訪れる軽症な患者まで系統立てて評価が可能である．より緊急性が高く重要な順番に評価・治療介入が可能である．AF の発症には基礎疾患が影響するだけでなく，基礎疾患の治療により生命予後を改善させることができる．そのため，AF の治療だけでなく，基礎疾患の精査や治療など日々の内科管理が重要である．

文献

1) Kirchhof P, Breithardt G, Aliot E, et al. Personalized management of atrial fibrillation: Proceedings from the fourth Atrial Fibrillation competence NETwork/ European Heart Rhythm Association consensus conference. Europace. 2013 ; 15 : 1540-56.

2) 山下 武. Revolution心房細動に出会ったら: メディカルサイエンス社, 2011.

3) 赤尾 昌. これが伏見流！心房細動の診かた, 全力でわかりやすく教えます. 羊土社, 2017.

4) Kirchhof P, Benussi S, Kotecha D, et al. 2016 ESC Guidelines for the management of atrial fibrillation developed in collaboration with EACTS. Eur Heart J. 2016 ; 37 : 2893-962.

5) January CT, Wann LS, Alpert JS, , et al. 2014 AHA/ACC/HRS guideline for the management of patients with atrial fibrillation: a report of the American College of Cardiology/American Heart Association Task Force on Practice Guidelines and the Heart Rhythm Society. J Am Coll Cardiol. 2014 ; 64 : e1-76.

6) 井上博. 心房細動治療（薬物）ガイドライン（2013 年改訂版）. 2013.

7) 寺沢 秀, 島田 耕, 林 寛. 研修医当直御法度：ピットフォールとエッセンシャルズ. 第6版, 三輪書店, 2016, 46-52.

8) American Heart A, 日本 ACLS 協会, 日本循環器学会. ACLS EP マニュアル・リソーステキスト：バイオメディスインターナショナル ; 2014, 147-173.

9) Walkey AJ, Benjamin EJ, Lubitz SA. New-onset atrial fibrillation during hospitalization. J Am Coll Cardiol. 2014 ; 64 : 2432-3.

10) Toyoda K, Yasaka M, Uchiyama S, et al. Blood pressure levels and bleeding events during antithrombotic therapy: the Bleeding with Antithrombotic Therapy (BAT) Study. Stroke. 2010 ; 41 : 1440-4.

（吉田 稔, 吉田 徹, 北野 夕佳）

Ⅵ

7　腹　水

門脈圧亢進，炎症の 2 軸で鑑別にせまる

Learning Point
- 全身浮腫の一つの病型として腹水が貯留しうることを理解する．
- 腹水貯留のメカニズムと病態生理に沿った鑑別について理解する．
- 腹腔穿刺の適応，方法，合併症について理解する．
- 腹水の性状から鑑別疾患を絞る方法を理解する．

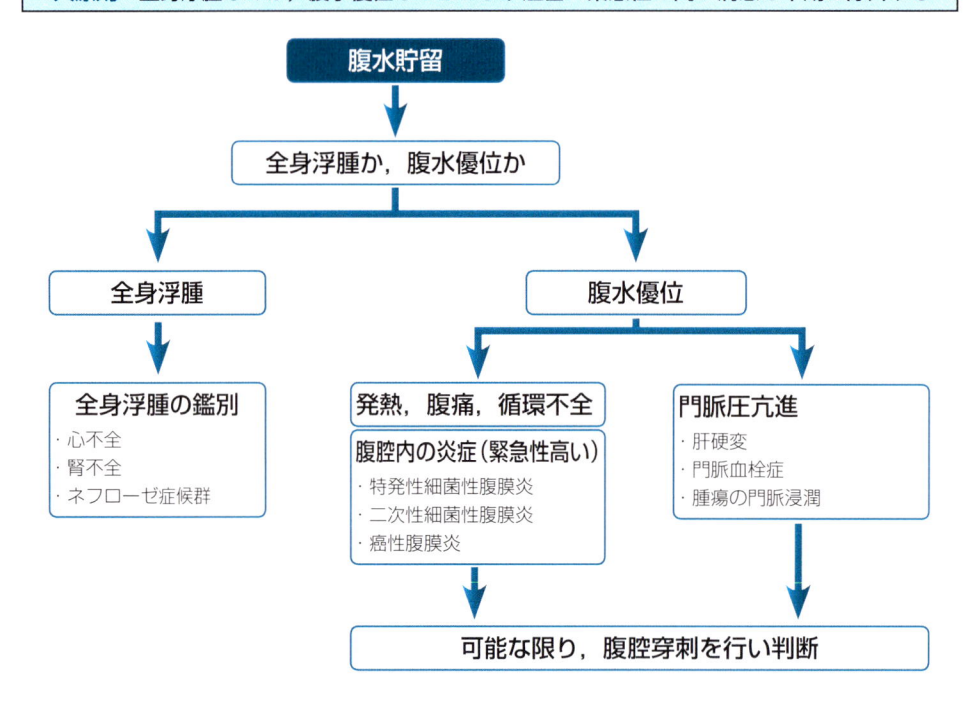

Box1　腹水の診療アプローチ

Introduction

　まず腹水貯留を来す一般的機序について，全身浮腫の形成と門脈圧亢進の2点から概説する．そのうえで，実際の臨床現場で有用な，腹水の性状による鑑別の進め方について述べる．

1.　人間の体液分布と腹水

腹腔内には，もともと20〜100mL程度の生理的な腹水が存在し，臓器間の摩擦を減らすなどの役割を果たしている．この生理的な量を超える腹水貯留が認められれば病的である．おおむね，超音波検査やCT検査などで確認できる程度の量の腹水が貯留していれば，病的と考えてよい．

　人間の体液は大きく以下に分けられる

細胞内液

細胞外液：血管内液（血液）

　　　　　　血管外液（組織液）→ 胸水，腹水，浮腫など

　腹水は，上記分類では細胞外液（組織液）にあたる．以下では，腹水貯留の病態生理について解説する．

2.　腹水を来す基本の病態生理

全身浮腫の形成を認める場合の病態生理

　腹水貯留は，心不全，腎不全，ネフローゼ症候群など，全身への組織液貯留傾向（以降，便宜的に「全身浮腫」と呼ぶことにする）を来す疾患でも生じうる．その病態の詳細については，本章の「10.浮腫」をご参照いただきたい．

腹水優位に腹水貯留を認める場合の病態生理

　腹水貯留が，全身の浮腫や胸水などその他の部位の体液貯留と比較して目立つ場合（以降，便宜的に「腹水優位」と呼ぶことにする），考えるべきことは主に次の2点である．

　1.門脈圧亢進

　2.腹腔内の炎症

■ 門脈圧亢進

　腹水貯留の最多原因である肝硬変の場合には，門脈圧亢進が腹水貯留の主因となる．門脈圧が亢進すると，一酸化窒素を代表とする血管拡張物質が放出され，全身の血管抵抗が低下し，臓器灌流圧が低下する．すると今度は，臓器灌流圧を保つために，全身の体液量を増やし，血管を収縮させる代償反応が生じる．このときに主に働くのが，レニン・アンジオテンシン・アルドステロン（RAS）系やADHなどのホルモンである．門脈圧が亢進していると腹腔内臓器の毛細血管内静水圧も上昇しているため，増加した体液は腹腔内に貯留しやすく腹水となる[1]．

Ⅵ

■ 腹腔内の炎症

一方で，感染・腫瘍などの炎症が存在すれば，血管透過性の亢進により炎症部位の周囲に組織液が貯留する．

上記2点を踏まえ，腹水優位の腹水貯留をきたした患者の診察にあたる際には，**門脈圧亢進が存在しないか，腹腔内の炎症が存在しないか**の2点を念頭におく．

ここで差がつく

血管拡張物質放出の病態生理

血管拡張作用を持つ一酸化窒素は，腸内細菌由来の DNA やエンドトキシンから産生されると考えられている．門脈圧亢進を伴う進行した肝硬変患者では，門脈系から体循環系へのシャント血流が増え，また網内系細胞の働きも低下する．これらにより腸内細菌由来の成分が体循環系へ混入することが，肝硬変患者で血管拡張が生じる主因と考えられている[2,3]．

Teaching Point

「有効循環血漿量の低下」という考え方

- 上述のように，全身の臓器への灌流圧が低下した状態を，「有効循環血漿量 =effective arterial blood volume が低下した」状態とも表現する．RAS 系の亢進や ADH の分泌は全体の体液量ではなく，この有効循環血漿量の低下に反応して起こる．その結果，有効循環血漿量は低下しているが，全体の体液量としては増加している（＝腹水や浮腫形成がある）という状態が生じる．心不全や肝硬変での循環動態を表現する際に，よく用いられる考え方である．

3. 腹腔穿刺の適応，方法，合併症

腹腔穿刺の適応

腹水貯留の原因を調べるための有用な方法は，実際に穿刺をして腹水の性状を分析することである．一般的に，以下の場合が腹水穿刺の適応と言われる[4]．
- 新規に腹水貯留が確認された場合
- もともと腹水貯留がある患者が，入院した場合（入院理由によらない）
- 腹水貯留とともに，発熱，腹痛，肝性脳症，末梢血白血球増多，腎機能増悪，代謝性アシドーシスなどがあり，臨床的に状態が悪化している場合

Teaching Point

安全に穿刺が行えるだけの腹水貯留があるか？

超音波で確認し，腹腔内臓器を誤穿刺しないだけの十分な量の腹水貯留が必要となるが，明確な基準はない．合併症には腹水漏出，穿刺部の出血，腹腔内臓器の誤穿刺，感染性腹膜炎などがある．出血傾向に注意すべきだが重篤な合併症の頻度は低く，**腹腔穿刺の絶対禁忌はない**．

方法

　超音波で安全な穿刺部位を決定した後，滅菌操作で穿刺を行う．原則は以下である．

・ 腹水が多く貯留している (安全に穿刺できる) 場所
・ 腹壁静脈上の穿刺，手術創部付近の穿刺は避ける
・ 皮下脂肪や筋肉が厚く腹腔内までの距離が遠い部分もできれば避ける (穿刺しにくい)

　腹水が貯留しやすい，腹壁が厚くない，大きい血管がないなどから，左下腹部を第一選択とする教科書もある．安全に穿刺ができれば部位に限定はないが，手技の詳細については他書を参照していただきたい．

ここで差がつく

腹水排液量への注意

・ 治療目的で多量（数 L 以上）の腹水を排液することがあるが，腹水は細胞外液であり，多量の排液に伴い有効循環血漿量が減少し循環不全を来しうる．循環不全を来すほどの腹水排液を実施すると，死亡率も上昇する可能性が指摘されている[5]．腹水の排液速度や排液量に明確な上限はなく，多量に貯留した腹水を一度で全て排液することもあるが，初回排液の場合はモニター管理やこまめな血圧測定を行いながら 1L/ 回程度までの排液にとどめ，徐々に排液量を増加させていったほうが無難ではある．

・ 循環不全を予防するため，欧州のガイドラインでは，多量の腹水排液時にはアルブミンの補充（排液する腹水 1L あたりアルブミン 8g/dL 程度）を行うことが推奨されている[6]．しかしながら日本では保険の関係で多量のアルブミン投与が難しいこともあり，頻回の多量腹水排液を必要とする患者に対しては，排液した腹水を濃縮濾過して血管内に戻す腹水濃縮濾過再静注法（CART）が実施されることもある．

Teaching Point

止血機構異常を有する患者への腹腔穿刺

・ 腹腔穿刺を実施する患者の多くは肝硬変患者であり，凝固異常，血小板低下などの止血機構異常を有する．しかしながら PT-INR：8.7，血小板数 19/μL といった極端な検査値異常の患者も含む 1,100 例の検討でも，腹腔穿刺に伴う出血合併症は認めなかったとする報告[7]もあり，凝固異常，血小板減少といった検査値異常のみでは，予防的な新鮮凍結血漿や血小板輸血の適応とはならない．例外は，**臨床的に明らかな出血傾向を伴う播種性血管内凝固（DIC）や線溶亢進状態にある患者**で，その場合には予防的な新鮮凍結血漿や血小板輸血が検討される[8]．

Ⅵ

4. 腹水の性状からみた鑑別疾患

検査提出項目

はじめに，腹水検体を分析するにあたっての主な検査提出項目を Box 2 に示す．

血清－腹水アルブミン濃度勾配（serum-ascites albumin gradient. SAAG）と好中球数を用いた腹水の鑑別

腹水貯留の原因 Top 3

　　1 位：肝硬変（85% 程度）

　　2 位：悪性腫瘍（7% 程度）

　　3 位：心不全（3% 程度）

　　次点：ネフローゼ症候群，細菌性腹膜炎など

おおむね，全体の 5% 程度の腹水には複数の貯留要因があると言われる[9]．腹水の性状を分析する際，大きな軸となるのは，やはり **1.門脈圧亢進の要素はあるのか**，と **2.炎症の要素はあるのか**，の 2 点である．

門脈圧亢進症はあるか：SAAG ＝血清 Alb(g/dL) －腹水 Alb(g/dL)

炎症はあるか：**腹水中の好中球が 250/μL 以上**

これらを用いて，Box 3 のように大まかに鑑別が行える．

ルーチンで提出する項目	肉眼的性状，細胞数（好中球数），アルブミン，総蛋白
細菌感染を疑う場合	グラム染色・培養，糖，LDH
結核性腹膜炎を疑う場合	抗酸菌染色・培養，結核菌 PCR，ADA
悪性疾患を疑う場合	細胞診，CEA
その他特殊な状況	トリグリセリド，アミラーゼ，ビリルビン

6）AASLD Practice Guideline Management of Adult Patients with Ascites Due to Cirrhosis: Update 2012　より，改変して作成

Box2　腹水の検査提出項目

	腹水好中球数 250/μL 以上 炎症あり	腹水好中球数 250/μL 未満 炎症なし
SAAG 1.1g/dL 以上 門脈圧亢進あり	特発性細菌性腹膜炎	肝硬変 心不全
SAAG 1.1g/dL 未満 門脈圧亢進なし	二次性細菌性腹膜炎 その他の感染性腹膜炎（結核，真菌） 癌性腹膜炎	ネフローゼ症候群

その他の特殊な腹水貯留：乳び腹水，膵液漏，胆汁漏，尿管損傷など

Box3　腹水の性状による鑑別

　以下では，炎症性の腹水をきたす代表的疾患である，特発性細菌性腹膜炎について，二次性細菌性腹膜炎と対比させながら解説する．

■ 特発性細菌性腹膜炎（SBP）

　腹水を伴う肝硬変患者に生じる，腹水への細菌感染である．腸内細菌がリンパ管を通って腹水中へ移動することで感染が成立すると言われる．治療としては抗菌薬の投与が実施される．外科的治療介入が必要になる消化管穿孔など，二次性細菌性腹膜炎との鑑別が重要である．

おおむね Box 4 の場合に特発性細菌性腹膜炎を疑い治療介入を検討する

　特発性細菌性腹膜炎と二次性細菌性腹膜炎の鑑別には，Box 5 の所見も有用である[10]

> **ここで差がつく**
> ・ 門脈圧亢進の関与を調べるうえでの SAAG の診断能は高く，**96.7% の正確性で門脈圧亢進の有無を判定できる**とされる[9]．
> ・ 非感染性の腹水で SAAG が 1.1g/dL 以上の場合，腹水中の総蛋白濃度が 2.5g/dL 未満の場合は肝硬変による腹水，2.5g/dL 以上の場合には心不全による腹水の可能性が高まる[11]．

> ## Clinical Pearl
> ・ 穿刺なくして腹水診断なし．可能な限り穿刺を行い診断する努力を．
> ・ 腹水培養検査を提出する際，通常の滅菌スピッツに入れて提出するよりも血液培養ボトルに入れて提出したほうが培養陽性率は向上する[12]．ただし検査室によっては血液培養ボトルでの腹水提出を受け付けていない施設もあるため，事前に自施設の検査室へ確認したほうがよい．
> ・ 肝硬変が進行すると，多くの場合くも状血管腫，手掌紅斑，腹壁静脈怒張などの所見が腹水よりも先行して出現してくる．腹水患者では，これらの所見がないか必ず確認しよう．

> 消化管穿孔などの二次性細菌性腹膜炎が除外された上で，以下のいずれかを満たす
> 1. 腹水中好中球数が 250/μL 以上
> 2. 腹水グラム染色，あるいは培養で菌が同定される

Box4　特発性細菌性腹膜炎の診断基準

	特発性細菌性腹膜炎を示唆	二次性細菌性腹膜炎を示唆
腹水培養	単一菌が検出	複数菌が検出
腹水総蛋白	1g/dL 未満	1g/dL 以上
腹水糖	50mg/dL 以上	50mg/dL 未満
腹水 LDH	血清 LDH の正常上限未満	血清 LDH の正常上限以上

Gastroenterology. 1990;98:127-33

Box5　特発性細菌性腹膜炎と二次性細菌性腹膜炎の鑑別

Ⅵ

おわりに

　腹水は全身浮腫の一病型として貯留することもあるが，腹水が他部位の体液貯留と比較し多量の場合には，門脈圧亢進や腹腔内の炎症が関与していることが多い．中でも肝硬変が存在しないかどうかを血液検査，画像検査などにより検索することが重要であり，感染・腫瘍など炎症に伴う腹水貯留の可能性も見逃してはいけない．これらの鑑別にはSAAGと腹水好中球数が有用であり，腹水を認めた場合は可能な限り穿刺して病態を明らかにすることが望まれる．

引用文献

1) Solà E, Ginès P. Renal and circulatory dysfunction in cirrhosis: current management and future perspectives.J Hepatol. 2010 ; 53 : 1135-45.

2) Vallance P, Moncada S. Hyperdynamic circulation in cirrhosis: a role for nitric oxide?Lancet. 1991 ; 337 (8744) : 776-8.

3) Guarner C, Soriano G, Tomas A, et al. Increased serum nitrite and nitrate levels in patients with cirrhosis: relationship to endotoxemia.Hepatology. 1993 ; 18 (5) : 1139-43.

4) Runyon BA. Diagnostic and therapeutic abdominal paracentesis. UpToDate

5) Ginès A1, Fernández-Esparrach G, Monescillo A, et al. Randomized trial comparing albumin, dextran 70, and polygeline in cirrhotic patients with ascites treated by paracentesis. Gastroenterology. 1996 ; 111 : 1002-10.

6) European Association for the Study of the Liver. EASL clinical practice guidelines on the management of ascites, spontaneous bacterial peritonitis, and hepatorenal syndrome in cirrhosis. J Hepatol 2010 ; 53 : 397-417.

7) Grabau CM, Crago SF, Hoff LK, et al. Performance standards for therapeutic abdominal paracentesis.Hepatology. 2004 ; 40-484.

8) AAFLD Practice Guideline Management of Adult Patients with Ascites Due to Cirrhosis: Update 2012

9) Runyon BA, Montano AA, Akriviadis EA, et al. The serum-ascites albumin gradient is superior to the exudate-transudate concept in the differential diagnosis of ascites. Ann Intern Med. 1992 ; 117 (3) : 215-20.

10) Akriviadis EA, Runyon BA. Utility of an algorithm in differentiating spontaneous from secondary bacterial peritonitis. Gastroenterology. 1990 ; 98 : 127-33.

11) Runyon BA. Cardiac ascites: a characterization. J Clin Gastroenterol. 1988 ; 10 : 410-2.

12) Runyon BA, Canawati HN, Akriviadis EA. Optimization of ascitic fluid culture technique.Gastroenterology.1988 : 95 : 1351-5.

（松尾 裕一郎，山田 徹）

8　肝酵素の上昇

肝酵素上昇を見たら，まずは本当に肝酵素で良いか，
すなわち肝臓以外の原因がないかを考える

Learning Point
- 肝酵素上昇そのものの症候は乏しいことが多いので，既往歴・薬剤歴・飲酒歴・生活歴など周辺情報を含めて鑑別する．
- AST/ALT 比や LDH を活用して，肝臓以外の原因をまず考える．
- 肝臓が原因である場合は，急性・慢性肝障害に分けて考える．
- 緊急の治療が必要になる，急性胆管炎は，発熱や黄疸があるときに検討する．

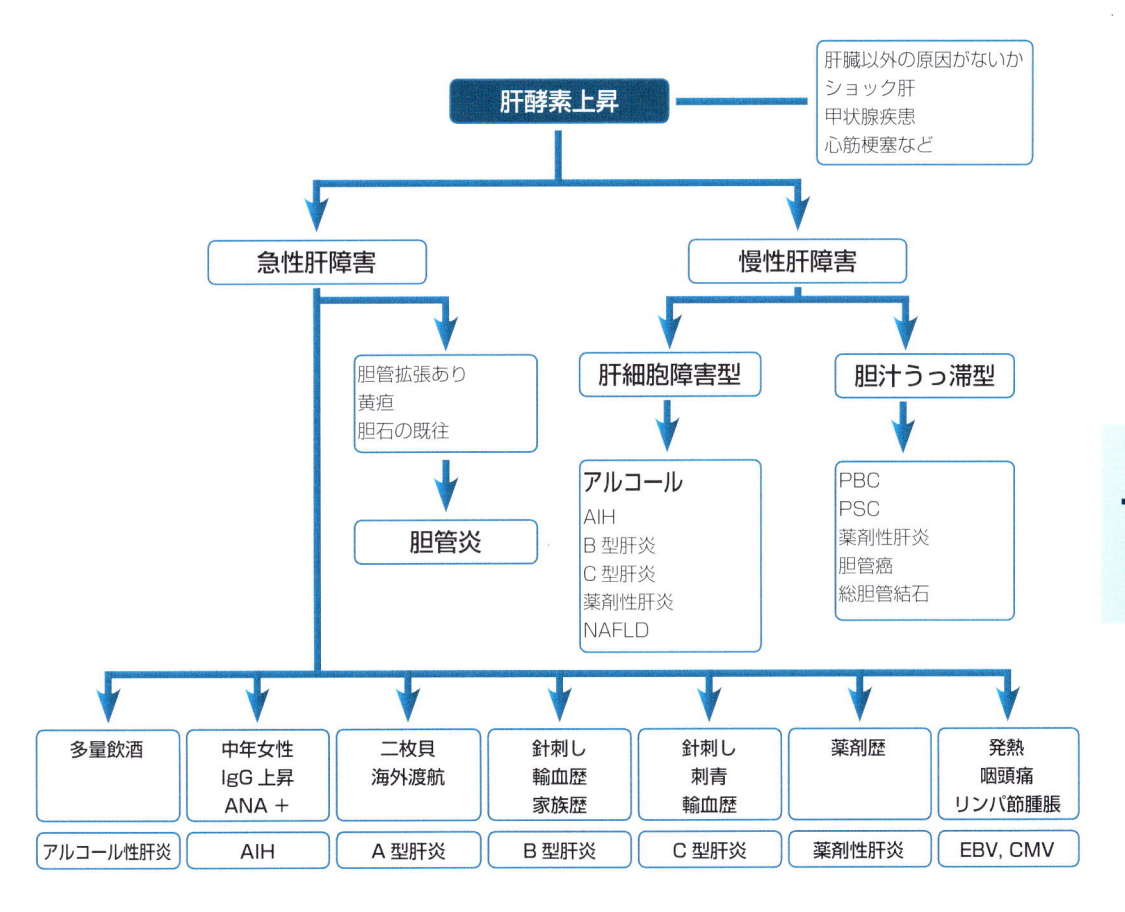

Box1　肝酵素上昇の診療アプローチ（文献 1 より一部改変）

Ⅵ

Introduction

　肝機能検査は，肝疾患を疑う場合やスクリーニングとして行われている．また同時に健常人の約10％に認められる，日常診療でよく遭遇する血液検査異常の一つでもある[2),3)]．

　肝酵素上昇の原因は多岐にわたるが，日常診療で頻繁に遭遇する原因はある程度限られている．本稿では，病歴・血液検査・画像検査から，肝酵素上昇へのアプローチ方法について解説し，病態の理解にも役立つ最低限おさえておきたい各論についても記述した．

1. 肝酵素上昇へのアプローチ

■ 肝酵素上昇を見たら，まずは肝臓以外の原因がないか考える

　ASTやALTは肝酵素と呼ばれ，肝細胞に多く含まれている．肝臓に障害があると，肝細胞から，AST・ALTが放出されるが，ASTは肝臓以外にも心筋・骨格筋・膵臓・赤血球など他の臓器にも含まれている．一方ALTは，肝臓に主に存在するために，肝細胞障害の特異的なマーカーとなる[4)]．

　例えば，ASTやLDHは心筋や横紋筋，赤血球に多く含まれており，ALTは主に肝臓に存在するため，横紋筋融解症ではAST/ALT比が上昇し，採血などの溶血ではAST・LDHが上昇する．ALPは，胆管以外にも，骨，小腸に含まれており，骨折や甲状腺機能亢進症などで骨型ALPが，B型やO型の場合に食後の小腸型ALPが上昇することがあるため，まずは肝臓以外が原因ではないか考える[4)]（Box 2）．

■ AST・ALT・LDHの値の大きさに注目する

　AST・ALT・LDHの値の大きさから，疾患が絞り込める場合がある．
AST/ALT>2の場合は，アルコール性肝炎か，肝細胞以外の障害（心筋梗塞，横紋筋融解，溶血など）を考える．

代表的な肝酵素上昇を起こす肝疾患以外の原因	
AST上昇	ALP上昇
横紋筋融解症	小児
筋疾患（筋炎など）	妊娠第3期
心筋障害（心筋梗塞・心筋炎など）	骨疾患（骨折後など）
甲状腺機能亢進症・低下症	膠原病（側頭動脈炎など）
激しい運動	副甲状腺機能亢進症
溶血	
副腎不全	
神経性食思不振症	

［文献6より一部改変］

Box2 代表的な肝酵素上昇を起こす肝疾患以外の原因

　また半減期が AST は 18 時間，ALT は 48 時間と ALT の方が長く，肝酵素上昇の後，数日経過すると ALT が AST よりも高くなるため，AST ＜ ALT の場合は，肝細胞障害が生じてから数日経過したと考える．

　また AST・ALT ＞ 1000IU/L の場合は，**ショック肝・ウイルス性肝炎・薬剤性肝炎・自己免疫性肝炎・Wilson 病の5つを考える**．特に，**LDH ＞ AST の場合は，ショック肝を考える**[5-7]（Box 3）．

肝酵素上昇を肝細胞障害型・胆汁鬱滞型・混合型に分類

　血液検査の結果から，肝酵素上昇が，肝細胞障害型・胆汁うっ滞型のどのパターンなのか判断する．

肝細胞障害型	AST・ALT が ALP と比べて優位に上昇
胆汁鬱滞型	ALP が AST・ALT と比べて優位に上昇

■ 肝酵素上昇が急性なのか慢性なのか判断する

　次に肝酵素上昇が，急性（6か月以内）に生じたものなのか慢性（6か月以上）に認められたものなのかに区別する．

　過去の血液検査などを参考にする必要があるが，過去のデータがない場合は，随伴症状や短期間での血液検査フォローアップを指標に，急性と慢性を早期に鑑別できるようにしたい．

Teaching Point

　肝機能障害は，肝酵素上昇なのか肝合成能低下なのかを区別する．肝酵素上昇とは，AST,ALT,ALP,ビリルビンの上昇，肝合性能低下は，アルブミン，PT，ビリルビンの異常である[6]．

VI

	半減期	分布
AST	17 時間	心臓・肝臓・骨格筋・赤血球など
ALT	47 時間	肝臓
LDH	9 時間〜79 時間 肝臓の LDH は 9 時間	心臓・腎臓・肝臓・赤血球・肺など
ALP	1 週間	胆管・骨・胎盤・小腸など

［文献4より一部改変］

Box3　　肝酵素の分布と半減期

2. 急性肝機能障害の鑑別

急性肝機能障害ではまず，数時間以内に敗血症性ショックを起こす可能性があり，緊急の治療を必要とする急性閉塞性化膿性胆管炎を除外することが重要である．

本症は，胆汁鬱滞型のパターンを呈することが多い．胆管拡張がないか画像検査（エコー，CT or MRCP）で検索し，急性閉塞性化膿性胆管炎の可能性を除外する．胆管拡張があれば，多くは黄疸を伴っている場合が多い．**原因は，総胆管結石・肝細胞癌・転移性肝癌・胆管癌・膵癌など占拠性病変が考えられる．**

特に Charcot 3 徴 (悪寒を伴った発熱・右上腹部痛・黄疸) があれば急性胆管炎の可能性が高いため，消化器内科に相談し，緊急 ERCP の必要性を考慮する．

■ 胆管炎が除外されたら，頻度が高い疾患を中心に考える

疾患の特徴を組み合わせることで診断を絞り込みことができる．
多くの場合は，肝細胞障害型を呈する．

頻度が高い急性肝障害の原因 (ABCDE と覚える)

A　A 型肝炎・Alcoholic hepatitis・Autoimmune hepatitis
B　B 型肝炎
C　C 型肝炎
D　Drug(薬剤性肝炎)
E　EBV・CMV
(Box 4)

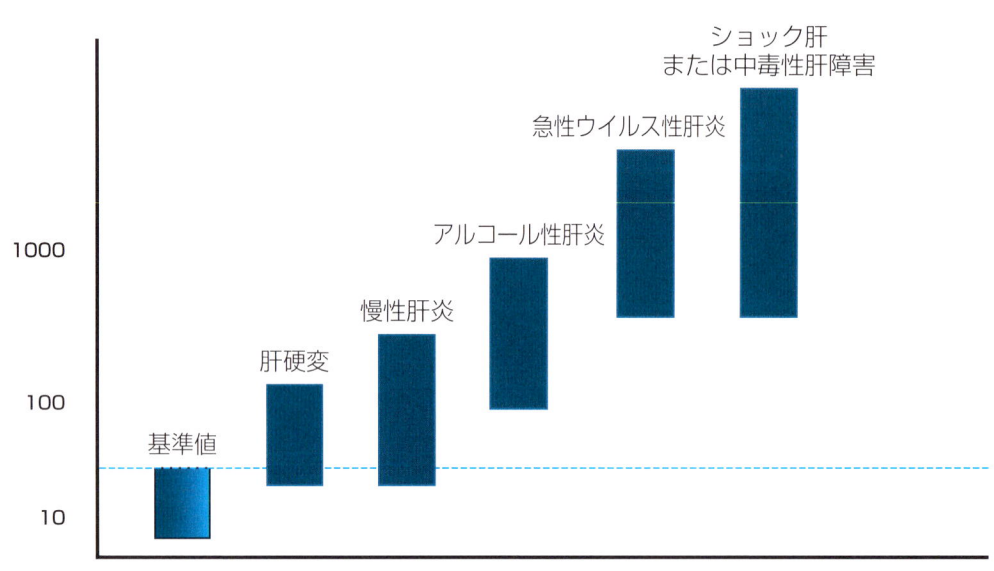

［文献 4 より一部改変］

Box4　AST・ALT 値からみる疾患の分布

　急性肝疾患は，倦怠感や食欲不振などの非特異的な症状を呈することが多く，症状や臨床経過から疾患を絞り込むことが難しい．血液検査に頼りがちであるが，血液検査の結果が判明するまでに時間を要するものもある．
しかし，肝機能障害＋αで疾患を絞り込むことができることも多い．各々の疾患の特徴に注目した病歴聴取を心がけることが大切である．

　各々の疾患について説明する．

■ A 型肝炎[8]

　A 型肝炎は，糞便 - 経口感染であり，感染者の糞便中に排泄された A 型肝炎ウイルスが，食物など感染源を介して感染する．他の急性肝炎と比較して発熱や倦怠感が強い．潜伏期間は，2 〜 7 週間であり，遡って感染経路を推定する必要がある．A 型肝炎流行地域への渡航，カキなどの 2 枚貝の摂取などを聴取する．

・A 型肝炎の診断

　血中の IgM-HA 抗体価を測定する．ただし，**発症後 1 〜 2 週間は，IgM-HA 抗体が陰性になることがあるため，臨床的に A 型肝炎を疑う際には再検査が必要となる．**

　感染症予防法では 4 類感染症に分類されている．なお，IgM-HA 抗体や PCR で陽性となった場合は，症状がなくてもただちに最寄りの保健所に届け出る必要がある．

■ アルコール性肝炎[9]

　アルコール性肝炎も発熱，食欲不振，黄疸など急性肝機能障害を来しうる．アルコール性肝炎に限らず，いずれの肝機能障害も病歴や検査を用いた他の肝機能障害の除外が必要であるが，特に日常で合法的に摂取可能なアルコールは，他疾患との鑑別や合併に注意する．

■ 自己免疫性肝炎（AIH）[10]

　自己免疫性肝炎は，どの年齢でも発症することがあるが，一般的には 40 〜 50 代の女性に多い．一般的な血液検査に加えて，IgG，抗核抗体，抗平滑筋抗体，抗 LKM-1 抗体を検査する．
　診断確定には，他の疾患が除外された後で，肝生検が必要になる．

■ B 型肝炎[11]

　B 型肝炎は B 型肝炎ウイルスが血液・体液を介して感染して発症する．
　B 型肝炎の潜伏期間は 2 週間〜半年であり，半年間は遡って，不特定多数との性行為，静注用麻薬の乱用，違法薬物，刺青，ピアス，鍼治療などを聴取する[6]．

・急性 B 型肝炎の診断

　HBs 抗原陽性に加えて，IgM-HBc 抗体が陽性の場合に診断となる．
　感染症法の 5 類感染症に分類され，診断した医師は，7 日以内に最寄りの保健所に届け出る．

VI

■ C 型肝炎 12)

　C 型肝炎は C 型肝炎ウイルスが血液を介して感染して発症する.

　C 型肝炎の潜伏期間は，2 週間〜半年であり，B 型肝炎と同様に半年は遡って，感染経路を探す. 不特定多数との性行為，静注用麻薬の乱用，違法薬物，刺青，ピアス，鍼治療などを聴取する.

　C 型肝炎ウイルス感染は，30%は自然治癒するが，70%は慢性肝炎に移行する.

・急性 C 型肝炎の診断

　C 型肝炎を疑った場合は，一般的には，HCV 抗体を測定するが，**急性感染の場合は，最初の 1 か月間は HCV 抗体陰性になる場合があるので注意する. HCV-RNA は，感染後数日から陽性となるために，急性 C 型肝炎を疑う場合は，HCV − RNA を測定する**.

　C 型肝炎は，感染症法の 5 類感染症に分類され，診断した医師は，7 日以内に最寄りの保健所に届け出る.

■ 薬剤性肝障害 13)

　薬剤性肝障害の診断には，薬剤の種類・量・投与期間を確認することが大切である.

　薬剤歴は，病院で処方されている薬剤だけではなく，ドラッグストア，漢方，ハーブ，サプリメント（通販も含む），違法薬物の全てを聴取する.

　また**薬剤の内服量・投与期間（肝酵素上昇が生じる前なのか後なのか）まで必ず聴取**する. これにより薬剤性肝障害の原因が特定できる場合がある.

　原因薬剤は多岐にわたるが，抗菌薬，抗精神病薬，健康食品，鎮痛薬，漢方薬の順に多い 14).

ここで差がつく 15)

　アセトアミノフェンは 2011 年から 1 日 4 g の投与まで用量拡大が認められた. 小児にも使えて，安価でもある薬だが，アセトアミノフェンによる薬剤性肝炎には注意したい. 6 歳以上の患者において，

　① 1 回または 24 時間以内の服薬量が 10g 以上または，200mg/kg 以上のとき

　② 少なくとも 2 日間服薬し，1 日平均摂取量が 6g 以上または，150mg/kg 以上のとき

　には，アセトアミノフェンによる薬剤性肝炎を考慮し，次にアセトアミノフェン血中濃度を測定し，N- アセチルシステインの投与を検討する. ノモグラムの使用も考慮する.

■ EB ウイルス，サイトメガロウイルス感染症 16)

1）EB ウイルス (Epstein Barr virus :EBV)

唾液を介して感染することから，kissing disease と言われている. 幼少期から思春期にかけて感染し，日本では 20 歳代ですでに 90%以上の人が抗体を保有している.

EBV 肝炎は，20 歳前後の初感染の若者に発症することが多く，発熱，白苔を伴った扁桃炎，後頸部を中心としたリンパ節腫脹，肝脾腫を認めた場合に EBV 感染症を鑑別に考える.

診断は，IgM 型，IgG 型 VCA 抗体，EBNA 抗体の組み合わせで，初回感染か否かの診断を行う（**Box 5**）.

①VCA-IgM 抗体陽性, ②VCA-IgG 抗体が 640 倍以上の高値またはペア血清で 4 倍以上の上昇, ③抗 EBNA 抗体の陽転化, ペア血清で 4 倍以上の上昇, の場合, EBV 初回感染と診断する.

　基本的には対症療法のみで完治するが, **脾腫を認める場合には, コンタクトスポーツ等で脾破裂のリスクとなり得るため, リスク回避のために行動制限を検討する**.

2） サイトメガロウイルス (cytomegalovirus；CMV)

　CMV 感染は, EB ウイルス感染症と臨床症状が似ており, 発熱, 咽頭炎, リンパ節腫大, 肝脾腫を認めるが, 不顕性感染も多く, 症状が目立たないことも多い. CMV 肝炎は EBV 肝炎に比し, 有意に年齢が高く 30 歳前後が多い.

　CMV 感染の診断は, ウイルス抗原を検出するための antigenemia 法, ウイルス特異的 IgM 抗体が上昇で診断できる.

　ここで差がつく

急性肝不全は肝移植の適応病態である.

　急性肝不全は,「**高度の肝機能障害があり, PT40％以下または PT—INR 1.5 以上を示すもの**」であり, これを満たす場合や満たす可能性が十分に考えられる場合は, 速やかに肝移植ができる病院に搬送する必要がある[17].

3. 慢性肝障害

　慢性肝障害の場合は, 自覚症状に乏しい場合も多い.

　慢性肝炎で考えるべき疾患は下記の 4 つである（ABCD ＋ N と覚える）.

A　Alcoholic hepatitis（アルコール性肝炎）
B　B 型肝炎
C　C 型肝炎
D　Drug(薬剤性肝炎)
N　NAFLD(非アルコール性脂肪肝疾患)

　まずはウイルス性肝炎（B 型・C 型肝炎）を除外すること, 日本では依然としてウイルス性肝炎が多いことを意識する.

	未感染	EBV 既感染	急性期	回復期
VCA-IgM	−	−	＋	−
VCA-IgG	−	＋	＋	＋
EBNA	−	＋	−	−〜＋

Box5　EBV 感染関連疾患と抗体検査との関係

　ウイルス性肝炎が除外されたら，アルコール性肝炎，非アルコール性脂肪肝疾患（NAFLD），薬剤性肝炎を考える．疑わしい薬剤の中止や禁酒・食事療法による減量の指導を行う．

　再診時にも，肝酵素上昇が続いている場合は，自己免疫性肝炎(AIH)，原発性胆汁性胆管炎(PBC)などを含めて鑑別疾患の範囲を広げて検索をする．

Teaching Point

　肝生検は，①NASHを疑ったとき，②各種抗体結果でAIHや，AIHとPBCのオーバーラップ症候群を疑ったとき，③浸潤性肝疾患(悪性リンパ腫や乳癌・肺癌からのびまん性肝転移)などを疑う場合に考慮する[1]．

ここで差がつく

　飲酒歴を聴取する際に，患者は罪悪感などから普段の飲酒量よりも少なく申告することが多い．この場合は，家族や周囲の人に飲酒量を聞く，あるいは「焼酎であれば1升瓶が何日くらいでなくなりますか？」という聴き方をするとよい．

　飲酒量がわかれば，アルコール摂取量を単位に換算する．アルコール摂取量を単位に換算することで他のアルコール類との比較ができる．

　1単位はエタノールに換算して20gである．この1単位は，ビールであれば中びん1本（500ml），日本酒は1合（180ml）となる．

　以下に1単位の目安の量を記載する．

ビール	アルコール度数　5度	中びん1本	500mL
日本酒	アルコール度数 15度	1合	180mL
焼酎	アルコール度数 25度	0.6合	約110ml
ウイスキー	アルコール度数 43度	ダブル1杯	60mL
ワイン	アルコール度数 14度	1/4本	約180mL
缶チューハイ	アルコール度数　5度	1.5缶	約520mL
アルコール量の計算式	酒の量（mL）×[アルコール度数（%）÷100]×0.8 例）ビール中びん1本　500×[5÷100]×0.8=20		

　アルコール性肝障害は，長期（通常は5年以上）にわたる過剰の飲酒(1日平均純エタノール60g以上)がある状態をさす．ただし女性やALDH2活性欠損者では，1日40g程度の飲酒でもアルコール性肝障害を起こしうる[18]．

　つまり，**アルコール性肝炎は，毎日3単位(60g)以上の飲酒を5年以上続けている状態**だと考えれば良い．例：生中3杯/日を5年間

Clinical Pearl

・AST・ALT＞1000IU/Lの場合は，ショック肝・ウイルス性肝炎・薬剤性肝炎・自己免疫性肝炎・Wilson病の5つを考える．
・急性肝機能障害では，まず敗血症を来しうる急性閉塞性化膿性胆管炎を検討する．
・アルコールの過少申告に注意する．
・AST/ALT比に注目して，AST/ALT＞2かつγGTP上昇している場合は，アルコール性肝炎を考える[19]．

おわりに

肝機能障害は日常臨床で頻繁に遭遇する検査異常である．まず病歴を確認すること．

そして頻度が高い疾患から鑑別を考える．また，肝障害の原因となる薬剤を中止し禁酒を行うことが大切である．

重症の場合は，急性胆管炎や急性肝不全ではないか考え，消化器内科に相談する．

このように肝機能障害に出会ったら，系統立てて考えていくことで，確定診断に至ることが多い．

文献

1) Habib S , Shaikh OS. Approach to Jaundice and Abnormal Liver Function Test Results. Zakim and Boyer's Hepatology, Elsevier, 2018, 7, 99-116.e6

2) Ioannou GN, Boyko EJ, Lee SP. The prevalence and predictors of elevated serum aminotransferase activity in the United States in 1999–2002. Am J Gastroenterol 2006 ; 101 : 76–82.

3) Pratt DS, Kaplan MM. Evaluation of abnormal liver-enzyme results in asymptomatic patients. N Engl J Med. 2000 ; 342 : 1266-71.

4) Giannini EG, Testa R, Savarino V. Liver enzyme alteration: a guide for clinicians. CMAJ. 2005 ; 172 : 367-79.

5) Cassidy WM, Reynolds TB. Serum lactic dehydrogenase in the differential diagnosis of acute hepatocellular injury. J Clin Gastroenterol. 1994 ; 19 : 118-21.

6) Kwo PY, Cohen SM, Lim JK. ACG Clinical Guideline: Evaluation of Abnormal Liver Chemistries. Am J Gastroenterol 2017 ; 112 : 18-35.

7) Fortson WC, Tedesco FJ, Starnes EC et al. Marked elevation of serum transaminase activity associated with extrahepatic biliary tract disease. J Clin Gastroenterol.1985 ; 7 : 502-5.

8) Lemon SM. Type A viral hepatitis. New developments in an old disease. N Engl J Med. 1985 ; 313 : 1059-67.

9) Lucey MR, Mathurin P, Morgan TR. Alcoholic hepatitis. N Engl J Med. 2009 ; 360 : 2758-69.

10) Manns MP, Czaja AJ, Gorham JD, et al. Diagnosis and management of autoimmune hepatitis. Hepatology. 2010 ; 51 : 2193-213.

11) Idilman R. Management of special patient groups with hepatitis B virus infection: The EASL 2017 Clinical Practice Guidelines. Turk J Gastroenterol. 2017 ; 28 : 518-521.

12) Marcellin P. Hepatitis C: the clinical spectrum of the disease. J Hepatol. 1999 ; 31 Suppl 1 : 9-16.

VI

13) Barritt AS 4th, Lee J, Hayashi PH. Detective work in drug-induced liver injury: sometimes it is all about interviewing the right witness. Clin Gastroenterol Hepatol. 2010 ; 8 : 635-7.

14) Takikawa H, Murata Y, Horiike N, et al. Drug-induced liver injury in Japan: An analysis of 1676 cases between 1997 and 2006. Hepatol Res. 2009 ; 39 : 427-31.

15) Dart RC, Erdman AR, Olson KR et al. Acetaminophen poisoning: an evidence-based consensus guideline for out-of-hospital management. Clin Toxicol (Phila). 2006 ; 44 :1-18.

16) Bruu AL, Hjetland R, Holter E, et al. Evaluation of 12 commercial tests for detection of Epstein-Barr virus-specific and heterophile antibodies. Clin Diagn Lab Immunol. 2000 ; 7 : 451-6.

17) 堤幹宏. アルコール性肝障害の病型 – 欧米との相違と問題点. 日消誌. 2015 ; 112 : 1623-1629.

18) 持田智, 滝川康裕, 中山伸朗, 他. 我が国における「急性肝不全」の概念, 診断基準の確立：厚生労働省科学研究費補助金（難治性疾患克服研究事業）「難治性の肝・胆道疾患に関する調査研究」班, ワーキンググループ—1, 研究報告. 肝臓. 2011 ; 52 : 393-398.

19) Moussavian SN, Becker RC, Piepmeyer JL, et al. Serum gamma-glutamyl transpeptidase and chronic alcoholism. Influence of alcohol ingestion and liver disease. Dig Dis Sci. 1985 ; 30 : 211-4.

（宮﨑 岳大，山田 徹）

9　急性腎障害

CrO.3mg/dL のわずかな上昇でも認識したら，
診断〜治療のステップへ迅速に取りかかる

Learning Point
- 急性腎障害の原因は，腎前性・腎性・腎後性に分類される．
- まずは腎後性を除外し，次に腎前性の鑑別を念頭におき診療にあたる．
- 緊急透析の適応は，AIUEO で繰り返し評価する．
- 腎生検や血漿交換を考慮する緊急疾患も，AKI として発症しうることに留意する．

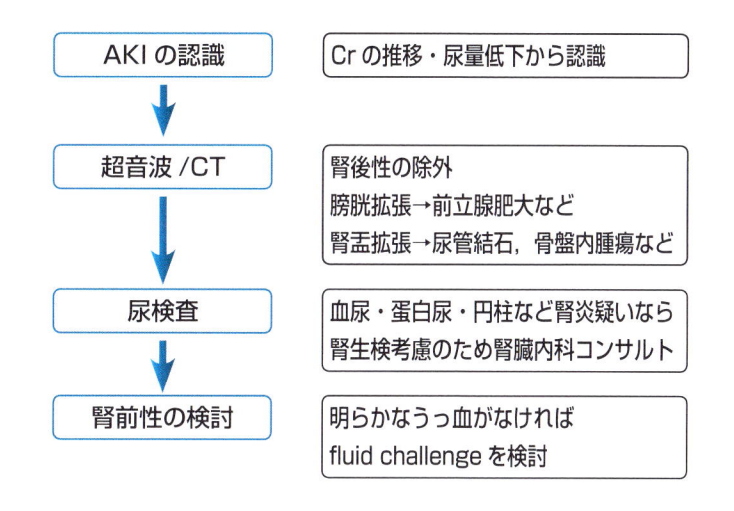

| AKI の認識 | Cr の推移・尿量低下から認識 |

| 超音波 /CT | 腎後性の除外
膀胱拡張→前立腺肥大など
腎盂拡張→尿管結石，骨盤内腫瘍など |

| 尿検査 | 血尿・蛋白尿・円柱など腎炎疑いなら
腎生検考慮のため腎臓内科コンサルト |

| 腎前性の検討 | 明らかなうっ血がなければ
fluid challenge を検討 |

Box1　急性腎障害（AKI）の診療アプローチ

Introduction

　急性腎障害 (Acute kidney injury; AKI) の定義は，2004 年に RIFLE 分類，2007 年に AKIN criteria，2012 年に KDIGO 分類が提唱されたが[1]，2016 年の AKI 診療ガイドラインでは，生命予後の予測により優れているという観点から KGIGO 分類を用いることを提案しており[2]，まずこれを理解する必要がある (**Box 2**).

　ここで差がつく

軽微な Cr 上昇も見逃さない．

　わずか 0.3mg/dL の Cr の上昇でも入院中死亡の独立した因子[3]，CKD のリスク[4]であり，AKI を軽んじてはいけない．

AKI を認識したら行うこと

　以下の診断〜治療のステップ 1 〜 5 を確実に行うことが重要である．

ステップ 1. 原因を検索する
ステップ 2. 体液量の最適化を目標とする
ステップ 3. 緊急透析の適応がないか**繰り返し**評価する
ステップ 4. 腎毒性のある薬物投与がないか確認し，あれば中止する
ステップ 5. 腎機能に応じて投与量調整が必要な薬剤があれば調整する

定義	1. Δ血清 Cr ≧ 0.3 mg/dL (48 時間以内)　2. 血清 Cr の基礎値から 1.5 倍上昇 (7 日以内)　3. 尿量 0.5 mL/kg/ 時以下が 6 時間以上持続	
	血清 Cr 基準	**尿量基準**
ステージ 1	基礎値の 1.5-1.9 倍　または　≧ 0.3 mg/dL の増加	0.5mL/kg/ 時未満が 6 時間以上
ステージ 2	基礎値の 2.0-2.9 倍	0.5mL/kg/ 時未満が 12 時間以上
ステージ 3	基礎値の 3 倍　または　≧ 4mg/dL の増加　または　腎代替療法開始　または　18 歳未満では　eGFR<35ml/min/1.73m2 の低下	0.3mL/kg/ 時未満が 24 時間以上　または　12 時間以上の無尿

定義 1-3 の 1 つを満たせば AKI と診断する．
血清 Cr と尿量による重症度分類では重症度の高い方を採用する

Box2　KDIGO 診療ガイドラインによる AKI 診断基準

ステップ1. 原因を検索する

AKI の原因検索は，まず腎後性を否定することから始まる．

■ ステップ 1-1 腎後性 AKI の評価

腎臓→尿管→膀胱→尿道のどこかに閉塞起点がないか（尿管結石や前立腺肥大などを念頭におく）を評価する．以下の項目で異常が捉えられた場合は，CT 検査などさらなる精査を検討する．

腎後性を示唆する有用な病歴[5]

・側腹部痛
・既往歴（尿管結石・泌尿器科悪性腫瘍・後腹膜疾患）

超音波検査での確認事項

・腎盂拡張の有無
・膀胱拡張の有無

[ここで差がつく]

膀胱バルーン留置患者の尿閉

膀胱バルーン留置患者においては，体外のカテーテルが折れ曲がっていないかをまず直接確認する．そのうえで，超音波検査で膀胱内にバルーンがみえるにもかかわらず膀胱が拡張していたら，カテーテルのどこかで閉塞していることを表しており，カテーテルの交換が必要である．また，膀胱拡張がなくても，血尿による凝血塊が原因で閉塞する例外もあることに留意する．

■ ステップ 1-2 腎前性 AKI と腎性 AKI の評価 (ステップ 2 体液量の最適化を目標とする，を並行して実施する)

(1) 腎灌流量を評価する

腎前性 AKI は腎灌流量の低下に起因する．以下の 2 つの病態を鑑別する．

・循環血漿量の低下
・腎うっ血

・循環血漿量低下

脱水となるような病歴 (Intake の不足，Out の増大，いわゆる 3rd スペースへの移行)，そしてその結果として起こる症状 (めまい，立ちくらみ，失神，最近の体重減少) がないか確認する[6]．

・Intake の不足：食欲低下，水分摂取不足
・Out の増大：尿量過多，嘔吐や脱水，発汗や出血，利尿剤内服など
・3rd スペースへの移行：血管透過性が亢進する病態 (敗血症，急性膵炎，術後など)

腎前性 AKI が遷延すると，腎虚血により急性尿細管壊死 (Acute tubular necrosis；ATN．つまり腎性 AKI) となり，不可逆的な腎障害が残存してしまう可能性があるため，病歴や vital sign から**脱水と判断したら迅速に細胞外液の投与を行うべきである**．

Ⅵ

> Teaching Point

脱水時に選択する細胞外液は？

　乳酸リンゲル液や酢酸リンゲル液は K を含んでいるため，高 K 血症を伴う，あるいは乏尿の場合には生理食塩水を投与すべきである．

　・腎うっ血

　心腎症候群（心不全に関連した腎不全）の概念が提唱されるようになり[7]，腎うっ血により腎灌流が低下することでも腎障害を起こす．この場合は輸液加療がかえって害悪となる可能性があり，**むしろうっ血改善のために利尿薬を用いることも検討される**．この際の利尿薬投与は，あくまで体液量の最適化を目標としているのであり，尿量確保のための利尿薬の投与は推奨されていない点[2]には注意が必要である．

(2) 腎前性と腎性を鑑別する

　腎性は血管性，糸球体性，尿細管性，間質性に分けられる．鑑別に有用なのは病歴，沈渣を含む尿検査や超音波検査である．超音波検査で萎縮を認めた場合は，慢性腎臓病が基礎にある可能性を示唆する．

> Teaching Point

腎前性と ATN（腎性 AKI の一つ）の鑑別として有用な FENa と FEUN

　尿 Na 分画排泄率（Fractional excretion of Na: FENa）と尿 UN 分画排泄率（Fractional excretion of UN: FEUN）がある．

　FENa(%)=(尿中 Na/ 血清 Na)/(尿中 Cr/ 血清 Cr) で，腎前性では尿の濃縮力は保たれ，Na 再吸収が増えるために FENa は 1% 以下となる．利尿薬使用下では Na の排泄が増えて FENa も高くなってしまうため，その場合には FEUN（＝尿中 UN/ 血清 UN）/（尿中 Cr/ 血清 Cr）<35% を腎前性の目安とする[8]．

> ここで差がつく

FENa と FEUN の限界と例外

　FENa 計算式の前提
　・腎前性では尿細管での Na 再吸収が起こるため FENa が低値
　・ATN では再吸収が障害されて FENa が高値
　注意すべき FENa の例外[9]
　・敗血症関連，肝硬変や心不全に伴う AKI：尿細管での Na の再吸収の機構に影響を与えるため，ATN であるにもかかわらず FENa<1% となることがある．
　・慢性腎臓病による再吸収障害や，尿糖がある糖尿病では腎前性．
　　FEUN の限界
　当初は FEUN<35% が腎前性 AKI に対しての感度 90%，特異度 96％と報告
　その後の追試では感度 68%，特異度 48%（ただし非乏尿性 AKI 症例や，AKI 診断から検体採取まで時間を要したなどの制約あり）という報告や，慢性腎臓病や尿糖を有する糖尿病患者では正確性に劣るなどと報告[9]．

つまり FENa，FEUN ともに，絶対的な指標でないことを理解しておく必要がある．

・腎性 AKI の病態

ATN は大きく分けると薬剤性と虚血性となるが，基本的には腎臓以外に可逆的な原因があることが多く，支持療法が主体となる．

一方，ATN 以外の腎性 AKI には，糸球体腎炎や血栓性微小血管障害（thrombotic microangiopathy；TMA）など原疾患特有の治療を必要とするものがあり，鑑別が非常に重要である[6]．

ここで差がつく

尿沈渣で活用したい尿円柱

尿円柱とは，尿細管上皮の分泌する Tamm-Horsfall 蛋白を主成分とする蛋白と，尿細管腔内にある物質が尿細管を鋳型として凝集したものである[10]．細胞成分を含まないものが硝子円柱で，唯一病的意義の乏しいものである．赤血球円柱の存在は糸球体腎炎を疑わせるため，腎生検の適応となる可能性がある．円柱内部の成分が壊れると顆粒円柱となり，それがさらに変性すると，ろう様円柱と呼ばれる．円柱の鋳型である尿細管腔が拡大する高度の腎障害では幅広円柱となることを知っておくとさらに理解の助けとなるだろう．上記を踏まえた上で，円柱と代表的な病態を Box 3 にまとめた．Box 3 を理解して適切な専門医コンサルトのタイミングを逃さないようにしたい．

円柱の種類	関連する代表的な状態
硝子円柱	正常，腎盂腎炎，慢性腎臓病など
赤血球円柱	糸球体腎炎
白血球円柱	腎盂腎炎，糸球体腎炎，間質性腎炎
上皮円柱	急性尿細管壊死，間質性腎炎，子癇，重金属中毒
顆粒円柱 ろう様円柱	進行した腎疾患
脂肪円柱	ネフローゼ症候群，甲状腺機能低下症
幅広円柱	高度腎障害

Simerville JA, Maxted WC, Pahira JJ. Urinalysis: a comprehensive review. Am Fam Physician. 2005;71(6):1153-1162.

Box3　円柱と代表的な病態[9]

ステップ 3. 緊急透析の適応がないか確認する

　次に緊急で透析を要する状態でないか確認する．うっ血・電解質異常・酸塩基平衡障害が主なものだが[6]，AIUEO の語呂がよく用いられ確認に有用である．

Acidosis：pH<7.15 を目安とした重度のアシドーシス
ex. 特に重炭酸 Na を投与しづらい場合 (体液貯留)・重炭酸 Na を投与しても効果が乏しいAG 開大性代謝性アシドーシス．カテコラミン不応性，心収縮低下，不整脈など循環不全の原因となりうる．

Intoxication：中毒
ex. 透析性のある薬物 (アルコール・リチウム・テオフィリンなど) の過量投与

Uremia：尿毒症
ex. 他に説明のつかない意識障害，心外膜炎など

Electrolyte：電解質異常
ex. 特に高 K 血症 (目安は K>6.0mEq/L) で心電図変化がある場合・初期治療に反応が乏しい場合

Overload：容量負荷
ex. 利尿薬抵抗性の体液貯留による呼吸不全

ここで差がつく
透析の導入時期
　早期に透析導入したほうがよいか，なるべく遅らせたほうがよいかについては，相反する結果が出ており[11]，未だ結論は出ていない．

ステップ 4. 腎毒性のある薬物投与がないか確認し，あれば中止する

　代表的な薬剤を **Box 4** にあげる．記載されていない薬も含めたあらゆる薬剤が腎毒性となりうる点には留意すべきである．また，その他 0.44/10000 人年とまれだがスタチンやコカイン・ヘロインによる横紋筋融解症も腎障害の原因となる．

Teaching Point
急性間質性腎炎の鑑別診断
　急性間質性腎炎のポイントとして，古典的三徴と言われる発熱・皮疹・関節痛が揃うのは文献にもよるが 5 ～ 10% 程度であることと，原因の 70% は薬剤性であり被疑薬の中止が治療に重要であること[12]が挙げられる．

ステップ 5. 腎機能に応じて投与量調整が必要な薬剤があれば調整する

　抗菌薬や一部の薬剤は，腎機能に応じた用量調整が必要である．抗菌薬投与中に腎機能が悪化した場合，抗菌薬そのものによる薬剤性腎障害の検討も重要だが，用量の減量が必要かどうかも常に確認する必要がある．

Clinical Pearl

・ **高齢者の体液量評価は診断的治療でしかわからない場合がある**

　特に高齢者に多いが，脱水にもかかわらず病歴や身体所見から明らかでないことがある．そのため，明らかな体液貯留がある場合を除き，細胞外液を投与して治療反応をみることも許容される．ただしその場合は，治療効果として何を指標とするかを予め決めておく必要がある．輸液治療の目的は，心拍出量を増やして組織灌流を増やすことであり，多くの場合は平均血圧や尿量を指標とする．

・ **AKI に溶血や血小板減少を伴っている場合は TTP を考慮する**

　稀ではあるが，TMA の中でも血栓性血小板減少性紫斑病（Thrombotic thrombocytopenic purpura: TTP）は確定診断がつかずとも経験的に血漿交換が検討される緊急疾患であり，鑑別として想起できるかが重要である．具体的には間接ビリルビンや LDH の上昇といった溶血所見や血小板減少があれば TTP を一度は疑い，スメアでの破砕赤血球の確認や専門科コンサルトを検討する．

おわりに

　AKI の診断と緊急対応・鑑別に必要な検査についてまとめた．改めて，最低限行うべき検査をまとめると下記となる．

- ・病歴と身体所見（脱水の病歴，既往歴，漢方やサプリメントを含めた薬剤歴，脱水やうっ血の身体所見など）
- ・血液検査（UN，Cr，電解質，血液ガス検査，血算，肝機能検査，CPK）
- ・尿検査（尿沈渣，尿中 Na，Cr，UN）
- ・超音波検査（腎形態と腎後性評価，可能なら Volume status の評価の指標として心臓エコー検査，IVC 測定）

あとは原因に応じて検査を追加する．具体例として，尿路感染症を含む感染症が疑わしければ血液培養や特定臓器の培養検査，糸球体腎炎が疑わしければ，抗核抗体や ANCA，抗 GBM 抗体，鑑別の参考として補体価測定，多発性骨髄腫を考慮する場合には血清・尿中免疫電気泳動検査を追加するなどであり，まずはこれらの疾患を疑うことが重要である．

Ⅵ

		代表的な薬物
腎前性		NSAIDs（尿細管性・間質性も起こしうる），ACE 阻害薬 /ARB，カルシニューリン阻害薬（シクロスポリン，タクロリムス）
腎性	血管性	VEGF 阻害薬，抗血小板薬（クロピドグレル，チクロピジン）
	糸球体性	金製剤，リチウム，パミドロン酸，インターフェロン製剤
	尿細管性	造影剤，アミノグリコシド，アムホテリシン B，バンコマイシン，テノフォビル，シスプラチン，カルボプラチン，イフォスファミド
	間質性	βラクタム系抗菌薬，プロトンポンプ阻害薬，スルホンアミド，漢方・サプリメント（アリストロキア酸等）
腎後性		アシクロビル，メトトレキサート

NSAIDs: Nonsteroidal anti-inflammatory drugs, ACE: Angiotensin-converting enzyme, ARB: Angiotensin-receptor blocker, VEGF: vascular endothelial growth factor

Box4 　腎毒性のある代表的な薬物 [5),9)]

引用文献

1) Khwaja A. KDIGO clinical practice guidelines for acute kidney injury. Nephron Clin Pract. 2012 ; 120 (4) : c179-c184. doi : 10.1159/000339789.

2) AKI(急性腎障害)診療ガイドライン 2016. 日腎会誌. 2017 ; 59 (4) : 419-533.

3) Chertow GM. Acute kidney injury, mortality, length of stay, and costs in hospitalized patients. Journal of the American Society of Nephrology. 2005 ; 16 (11) : 3365-3370. doi : 10.1681/ASN.2004090740.

4) Chawla LS, Eggers PW, Star RA, et al. Acute kidney injury and chronic kidney disease as interconnected syndromes. N Engl J Med. 2014 ; 371 (1) : 58-66. doi : 10.1056/NEJMra1214243.

5) Licurse A, Kim MC, Dziura J, et al. Renal ultrasonography in the evaluation of acute kidney injury: developing a risk stratification framework. Arch Intern Med. 2010 ; 170 (21) : 1900-1907. doi : 10. 1001/archinternmed. 2010. 419.

6) Levey AS, James MT. Acute Kidney Injury. Ann Intern Med. 2017 ; 167 (9) : ITC66–21. doi : 10.7326/AITC201711070.

7) MD EAR. Congestive Renal Failure: The Pathophysiology and Treatment of Renal Venous Hypertension. Journal of Cardiac Failure. 2012 ; 18 (12) : 930-938. doi : 10. 1016/j.cardfail. 2012. 10. 010.

8) Carvounis CP, Nisar S, Guro-Razuman S. Significance of the fractional excretion of urea in the differential diagnosis of acute renal failure. Kidney International. 2002 ; 62 (6) : 2223-2229. doi : 10.1046/j.1523-1755. 2002. 00683. x.

9) Perazella MA, Perazella MA, Coca SG, et al. Traditional urinary biomarkers in the assessment of hospital-acquired AKI. Clin J Am Soc Nephrol. 2012 ; 7 (1) : 167-174. doi : 10. 2215/CJN.09490911.

10) Simerville JA, Maxted WC, Pahira JJ. Urinalysis: a comprehensive review. Am Fam Physician. 2005 ; 71 (6) : 1153-1162.

11) Bagshaw SM, Wald R. Strategies for the optimal timing to start renal replacement therapy in critically ill patients with acute kidney injury. Kidney International. 2017 ; 91 (5) : 1022-1032. doi:10.1016/j. kint.2016.09.053.

12) Baker RJ, Pusey CD. The changing profile of acute tubulointerstitial nephritis. Nephrol Dial Transplant. 2004 ; 19 (1) : 8-11. doi : 10.1093/ndt/gfg464.

（遠藤 慶太，山田 徹）

10　貧　血

貧血は診断ではない，貧血の原因を必ずアセスメントせよ！

> Learning Point
> ・　貧血の原因は失血，赤血球破壊亢進，赤血球産生低下の３つ．
> ・　まずは失血の有無を検討する！失血では，臨床症状とバイタルサインで緊急性の把握を行おう．
> ・　失血と赤血球破壊亢進を除外した後，赤血球産生低下による貧血は MCV を用いて鑑別する．
> ・　ヘモグロビン 7g/dL 以下で赤血球輸血を考慮する．

大原則：貧血（特に急性の貧血）では，まず失血を除外する

循環血液量の喪失割合	バイタル / 身体所見
～15%	バイタル異常なし
15～30%	頻脈（100/ 分以上），Tilt 試験陽性，脈圧低下
30～40%	低血圧，頻脈（120/ 分以上），頻呼吸
40%～	ショック，頻脈（140/ 分以上）徐脈（大量出血の場合）

急性出血による貧血の可能性が低い場合は…

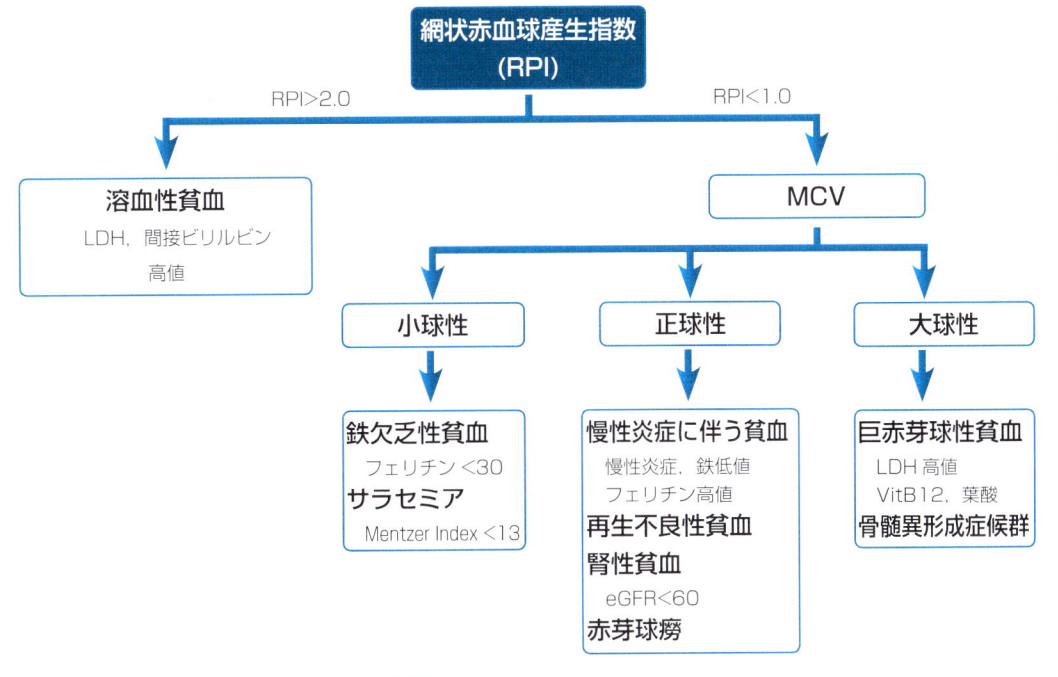

Box1　貧血の診療アプローチ

Introduction

　一口に「貧血」と言っても，患者が訴える貧血と，医学用語の貧血は異なる場合がある．患者が訴える貧血は，めまいや立ちくらみ，すなわち，dizziness や presyncope のことを指している場合がある．医学用語で用いる貧血は「赤血球あるいはヘモグロビンの量的減少」であり，言葉の意味と定義を一つ一つ正確に押さえることが臨床現場では重要である．貧血で認められる症状は，貧血の原因の鑑別には役立たない．経過や随伴症状など病歴だけでなく，検査所見の解釈が重要となる．もちろん神経学的異常や爪の所見など，特異度の高い身体診察で確定診断ができるような臨床スキルを身につけて欲しいが，まずは検査所見の解釈のしかたと鑑別の概要をつかんでいただきたい．

1. 貧血の定義と症状

　貧血は「赤血球あるいはヘモグロビンの量的減少」のことであり，WHO の定義では男性でヘモグロビン値 13g/dL 未満，女性でヘモグロビン値 12g/dL 未満とされる．貧血の症状である労作時呼吸苦，動悸，倦怠感，めまい感，頭痛は組織への酸素運搬量低下によって生じるが，**軽度の貧血や慢性経過の場合には無症状の場合も多い**．

ここで差がつく

貧血の身体所見

　正常の眼瞼結膜は前縁と後縁で色の差がある (**Box 2**)．**下眼瞼結膜の前縁と後縁を比較して，前縁の赤みが弱ければ眼瞼結膜蒼白と判断する**[1]．眼瞼結膜蒼白は Hb 10g/dL 以下の貧血に対して，感度 18.6%，特異度 95.8% であり[2]，蒼白があれば貧血と診断できるが，蒼白がなくても軽度の貧血は否定できない．

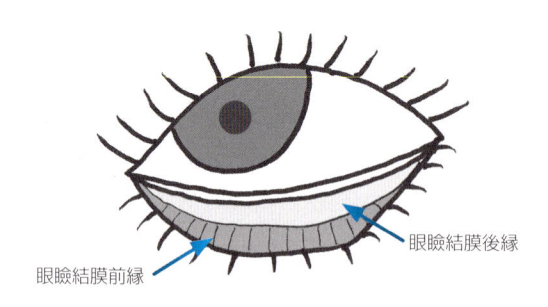

眼瞼結膜前縁

眼瞼結膜後縁

Box2 眼瞼結膜のみかた（正常）

2. 病態生理に基づく貧血の分類と RPI，MCV による貧血へのアプローチ

　貧血の原因は，"①失血"，"②赤血球破壊亢進(溶血)"，"③赤血球産生低下" の3病態に分類される

■ ①失血の評価

　失血とは出血のために血液を失うことであり，急性と慢性の失血に分けることができる．まず検討すべき病態は，消化管出血や腹腔内出血(大動脈瘤破裂，異所性妊娠破裂)など急性の失血である．急性の失血では，立ちくらみや動悸，失神など循環血液量減少に伴う症状を主訴に受診する．血球と共に血漿も同時に失い，急性期にはヘモグロビン低下を認めないことがあるので，ヘモグロビン値だけを用いて出血量を判断することは避けるべきである．急性出血を疑った場合は，バイタルサインを用いて循環血液量の評価を行う．

Teaching Point

バイタルサインと身体所見を用いた循環血液量のアセスメント

　循環血液量の喪失割合に応じてバイタルサインが変化する．循環血液量のアセスメントに特に有用なバイタルは，**脈拍数**と**収縮期血圧**である (Box 1)．

■ ②赤血球破壊亢進と③赤血球産生低下の鑑別

　網赤血球産生指数 (Reticulocyte Production Index：RPI) を用いて "①失血" か "②赤血球破壊亢進(溶血)" か "③赤血球産生低下" かに分類することができる．

　網赤血球は赤血球産生能を評価するマーカーである．失血や溶血など赤血球消費が亢進している病態では，貧血を補うために網赤血球が末梢血中に増加するため RPI が高値となる．

網赤血球産生指数
＝補正網赤血球数 / 網赤血球成熟時間
＝**網赤血球数 (%) × (Ht(%)/Ht 正常値) × (1/maturation correction)**
Ht 正常値＝男性：45，女性：40
maturation correction ＝ Ht 36 〜 45%：1.0，Ht 26 〜 35%：1.5，Ht 16 〜 25%：2.0，Ht 15% 以下：2.5

1）RPI > 2.0 では赤血球破壊亢進を考える

　病歴，身体診察で失血を除外できていれば，RPI が2以上の時は溶血と考えられる (Box 1)．なお，骨髄造血能が末梢血の網赤血球に反映されるまで，約7日間要するため，出血や溶血の急性期では，網赤血球の増加を認めず，RPI は失血や溶血を来した病態にも関わらず2以上にならないことがあることには注意する[3]．

・溶血性貧血

　赤血球が生理的寿命の前に血管内外で破壊され生じた貧血の総称である．正球性貧血(もしくは大球性貧血)に加えて，間接ビリルビン，LDH の高値から溶血性貧血を疑う．血清ハプトグロビン値低下の診断特性が高く，25mg/dL を cut off とした時に感度 83%，特異度 96% である[4]．溶血性貧血は Coombs 試験陽性の免疫性溶血性貧血と Coombs 試験陰性の非免疫性に大別する．

VI

2）RPI ＜ 1.0 では赤血球産生低下を考える

　赤血球産生低下が病態であれば，MCV(平均血球容積)で小球性，正球性，大球性に分類して鑑別を行う．

> MCV(fL) ＝ Ht(%)/RBC(× 10^4) × 1000
> ＜ 80fL：小球性，80 ～ 100fL：正球性，＞ 100fL：大球性

・小球性貧血

　鉄欠乏性貧血が最も多く，慢性炎症に伴う貧血，サラセミア(本邦では軽症型が多い)が続く．鉄欠乏性貧血では，貧血の一般的な症状に加えて，舌炎，嚥下障害を伴う Plummer-Vinson 症候群や異食症など特徴的な症状をきたすこともある[5]．診断には貯蔵鉄であるフェリチン低値が有用で，cut off 30ng/mL とした場合，感度 92%，特異度 98% である[5]．**鉄欠乏性貧血ではさらにその原因を検索しなければならない**．若年女性では月経に伴う鉄欠乏性貧血の頻度が約30% を占めるが，閉経後の女性と男性では特に，消化管悪性腫瘍を中心とした原因検索を行うことが重要である[6]．

Teaching Point

小球性貧血の病態生理

　ヘモグロビン合成に異常があるため，細胞質が小さくなり小球性貧血となる．ヘモグロビン合成異常は，(1)鉄の不足(鉄欠乏性貧血)，(2)鉄の利用障害(慢性炎症に伴う貧血)，(3)グロビン鎖の合成異常(サラセミア)の 3 つの病態で考える(**Box 3**)．

ここで差がつく

サラセミアを見逃さないために！

　サラセミアのスクリーニングには Mentzer Index(MCV/RBC) が用いる．サラセミアではヘモグロビン低下の代償として赤血球数が増加するため，Mentzer Index が低値(13 以下) となる．ただし，重症サラセミアでは無効造血と溶血のために Mentzer Index は高値となり，診断的価値は下がることに注意する[7]．

・正球性貧血

　慢性炎症に伴う貧血と急性出血が原因として多い．その他に溶血性貧血，内分泌疾患（甲状腺機能低下症，副腎不全)や骨髄異形成症候群（myelodysplastic syndromes；MDS)，再生不良性貧血，多発性骨髄腫などの血液疾患が原因となり得る．**小球性貧血と大球性貧血が併存した場合も，正球性となる**が，この場合には，赤血球容積粒度分布幅(red distribution width；RDW) が高値となる．

　慢性炎症に伴う貧血は，炎症性サイトカインによりヘプシジンが増加し，鉄利用障害をきたす．慢性炎症の代理マーカーである，血小板増多や低アルブミン血症，鉄利用障害を反映したフェリチン高値の随伴が典型的である．**フェリチン 100ng/mL 以下では慢性炎症に伴う貧血と鉄欠乏性貧血の合併**を考慮する[8]．

・大球性貧血

　アルコール多飲 (通常は MCV 110fL 以下)[9]，ビタミン B12/ 葉酸欠乏症の頻度が高い．薬剤性 (メトホルミン，抗てんかん薬，HIV 治療薬など)，骨髄異形成症候群や網赤血球増多 (溶血性貧血) でも生じる．**高血糖や白血球増多による MCV の偽性高値**も押さえておきたい．

　ビタミン B12 欠乏症では，ビタミン B12 欠乏により DNA 合成が阻害され巨赤芽球が産生される（**Box 3**）．巨赤芽球は骨髄内でアポトーシスを起こし (無効造血)，巨赤芽球性貧血となる．ビタミン B12 欠乏ではミエリン合成障害による脱髄性障害を来し，末梢神経障害 (後索障害が多い)，精神症状 (認知機能，気分障害)，自律神経障害などを引き起こす[10]．血液検査では血中ビタミン B12 値低値 (<200pg/mL) を以て診断する．ビタミン B12 値が正常の場合には，総ホモシステインの測定を行う．また，無効造血を反映して LDH 高値を認める他，末梢血で過分葉好中球を認める．

3.　輸血療法

　出血性ショックでは輸血を行う．血行動態の安定した成人入院患者では**ヘモグロビン 7.0g/dL 以下で赤血球輸血を考慮**する (急性冠症候群，重症血小板減少症，慢性的に輸血に依存している患者は除く)[11]．赤血球の輸血速度は，1 mL/ 分で開始して，15 分後に問題がなければ 5 mL/ 分で行う．

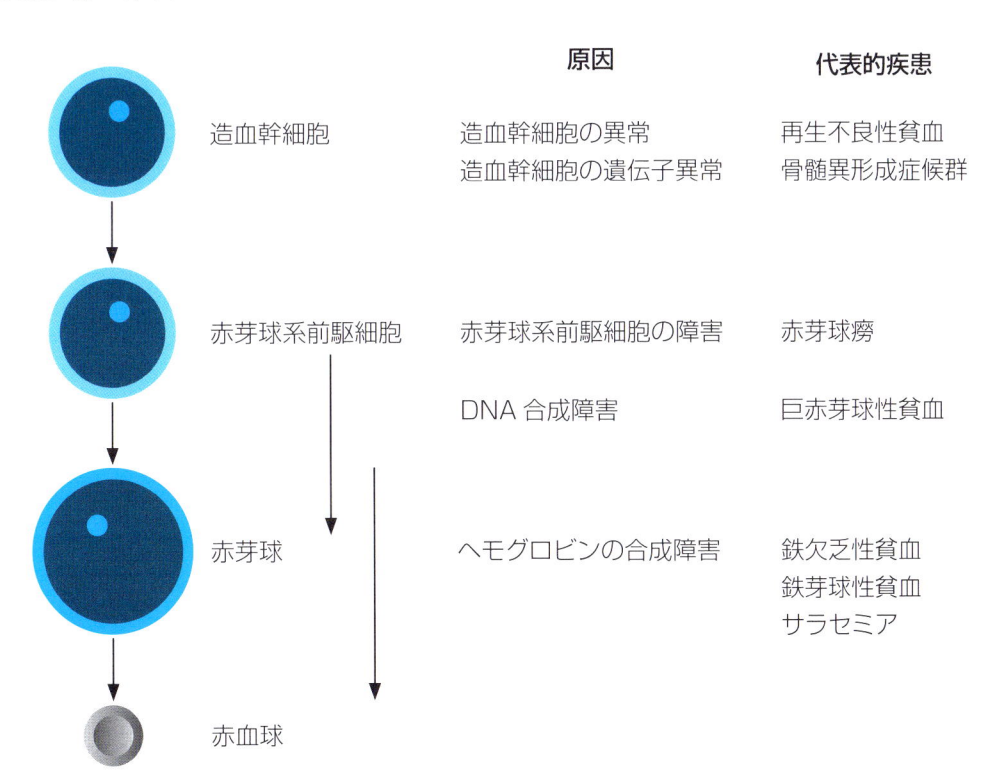

	原因	代表的疾患
造血幹細胞	造血幹細胞の異常 造血幹細胞の遺伝子異常	再生不良性貧血 骨髄異形成症候群
赤芽球系前駆細胞	赤芽球系前駆細胞の障害	赤芽球癆
	DNA 合成障害	巨赤芽球性貧血
赤芽球	ヘモグロビンの合成障害	鉄欠乏性貧血 鉄芽球性貧血 サラセミア
赤血球		

Box3　赤血球成熟過程と貧血の原因

VI

Clinical Pearl

・失血の評価はバイタルサインを重視するが，βブロッカーなど修飾因子に注意する．
・慢性経過の大球性貧血に RDW 高値を伴う場合 MDS を念頭に置く．
・高血糖や白血球増多では，MCV は偽性高値になりうる．
・原因不明の貧血では薬剤性貧血を鑑別にいれる．

おわりに

　貧血は，一般内科外来に限らず救急外来，入院診療など，どのセッティングでも遭遇する高頻度な検査値異常である．自覚症状は非特異的な症状が多いが，特に慢性的な貧血の場合，かなり進行しないと自覚症状に乏しい場合も多いことに注意する．血液検査で指摘された場合，軽度の貧血でも放置せず，その原因を追及する姿勢が大事である．貧血の原因は血液疾患から内分泌疾患，栄養障害，炎症性疾患，悪性腫瘍など鑑別が多岐にわたるが，RPI と MCV を用いた貧血のアプローチを駆使して常に原疾患を特定するようにしたい．これらの指標とカットオフ値を覚えるだけでなく，病態生理を理解して鑑別することが重要である．

引用文献

1) Sheth TN, Choudhry NK, Bowes M,et al. The relation of conjunctival pallor to the presence of anemia. J Gen Intern Med. 1997 ; 12 (2) : 102-6.

2) Wurapa FK, Bulsara MK, Boatin BA. Evaluation of conjunctival pallor in the diagnosis of anaemia.J Trop Med Hyg. 1986 ; 89 (1) : 33-6.

3) McGrath JP. Assessment of hemolytic and hemorrhagic anemias in preclinical safety assessment studies. Toxicol Pathol. 1993 ; 21 (2) : 158-63.

4) Marchand A, Galen RS, Van Lente F. The predictive value of serum haptoglobin in hemolytic disease. JAMA.1980 ; 243 (19) : 1909-11.

5) Lopez A, Cacoub P, Macdougall IC. Iron deficiency anaemia. Lancet.2016 ; 387 : 907-16.

6) Killip S, Bennett JM, Chambers MD. Iron deficiency anemia. Am Fam Physician. 2007 ; 75 (5) : 671-8.

7) 山城 安啓．サラセミアの基礎知識と臨床検査．Medical Technology. 2015 ; 43 : 1110-1117.

8) Cullis JO. Diagnosis and management of anaemia of chronic disease: current status. Br J Haematol. 2011 ; 154 (3) : 289-300.

9) Kaferle J, Strzoda CE. Evaluation of macrocytosis. Am Fam Physician. 2009 ; 79 (3) : 203-8.

10) Reynolds E. Vitamin B12, folic acid, and the nervous system. Lancet Neurol. 2006 ; 5 : 949-960.

11) Carson JL, Guyatt G, Heddle NM. Clinical practice guidelines from the aabb: red blood cell transfusion thresholds and storage. JAMA 2016 ; 316 (19) : 2025-2035.

（三戸 勉・上原 孝紀）

11　血小板減少

血小板減少症では血小板数にとらわれず，的確に診断・マネジメントを行う！

Learning Point
- 血小板減少症の原因の多くは，血小板の破壊亢進と血小板産生低下．
- EDTA 依存性偽性血小板減少症をまずは除外する．
- 2 万 /μL 以下，出血症状，血栓症を伴う血小板減少症は緊急！
- 急性と亜急性 / 慢性を軸にした臨床経過と随伴症状からアセスメントを行う．

大原則：偽性血小板減少症をまずは除外する！

偽性血小板減少症が除外できたら，臨床経過に加えて，随伴症状やその他の血球異常，
凝固異常を確認して，緊急性のある疾患から考えていく

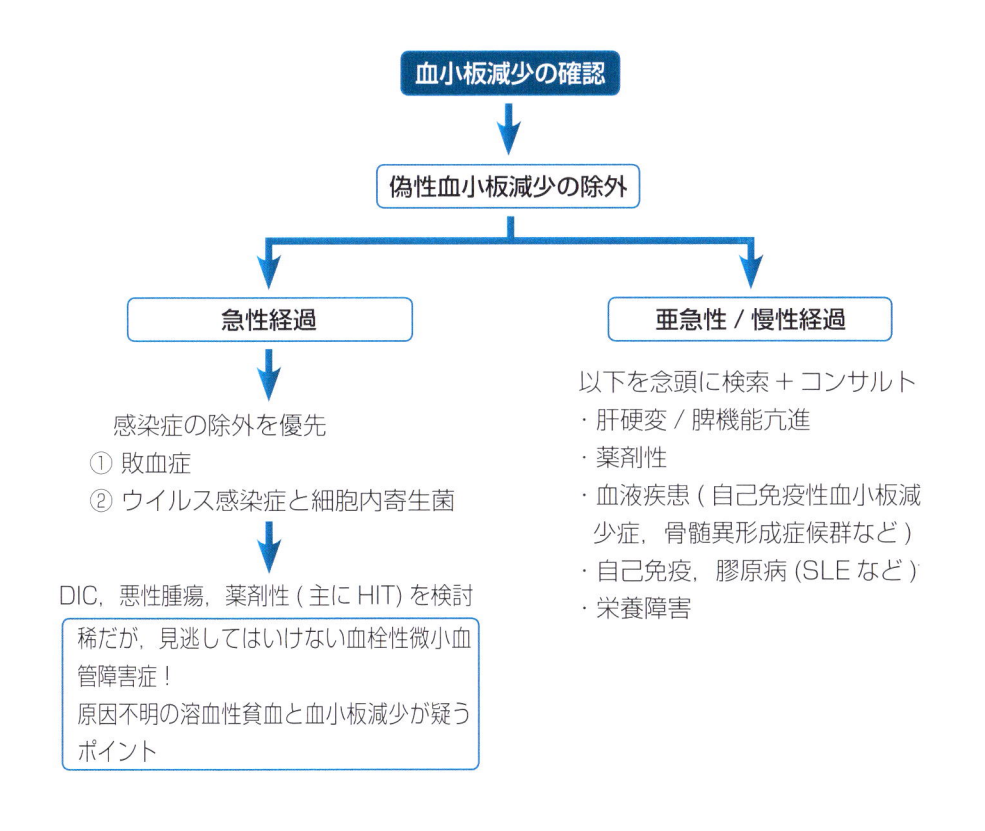

血小板減少の確認

偽性血小板減少の除外

急性経過

感染症の除外を優先
① 敗血症
② ウイルス感染症と細胞内寄生菌

DIC，悪性腫瘍，薬剤性 (主に HIT) を検討

稀だが，見逃してはいけない血栓性微小血
管障害症！
原因不明の溶血性貧血と血小板減少が疑う
ポイント

亜急性 / 慢性経過

以下を念頭に検索 + コンサルト
・肝硬変 / 脾機能亢進
・薬剤性
・血液疾患 (自己免疫性血小板減
　少症，骨髄異形成症候群など)
・自己免疫，膠原病 (SLE など)
・栄養障害

VI

Box1　血小板減少への診療アプローチ

Introduction

　血小板減少症では血小板数が2万/μL以下になるまでは臨床症状として顕在化しにくい．血小板減少を来す疾患は多彩であるが，血小板減少は頭蓋内出血や消化管出血等，急速な病状の変化を来しうる．そのため，軽度の血小板減少でも放置せず，原因を評価するようにしたい．血小板減少症の鑑別に，診断特性上優れた単一の指標はなく，臨床経過に加えて，発熱，血栓症や他の血球異常，凝固異常など，随伴症状や検査所見の組み合わせが診断の鍵となる．本稿では，初期研修修了までに理解していただきたい血小板減少のアプローチについて，血小板減少症の臨床経過を軸として，緊急疾患と高頻度疾患を中心に診断とマネジメントをまとめた．

1.　血小板減少症の定義と症状

　血小板数 15万/μL 以下，あるいは基礎値から50%以上減少した場合と定義される．血小板減少の症状は出血傾向であるが，出血傾向の有無は鑑別疾患の絞り込みには役に立たないことが多い．

　凝固など他の止血機序に異常がない場合，血小板の減少のみで出血傾向を来すのは，2〜3万/μL 以下である[1]．血小板減少では主として表在性出血（皮膚，粘膜出血）を来し，典型的には**静脈圧が高い足背や下腿に点状出血**を認める．

2.　血小板減少症の病態生理

　血小板減少は，病態生理学的には"血小板破壊ないし消費の亢進""血小板産生低下""血小板分布異常""血小板喪失と希釈"に大別され，"血小板破壊ないし消費の亢進""血小板産生低下"を機序としている病態が高頻度である．

　血小板の正常寿命が7〜9日程度であるため，"血小板産生低下"では高度な血小板減少が発症するまでに1週間程度要するのに対して，"血小板破壊ないし消費の亢進"では急性かつ重度に血小板減少を引き起こす可能性がある．

　血小板減少の病態生理に基づく代表的疾患を **Box 2** にあげる．

病態	代表的疾患
血小板破壊ないし消費の亢進	感染症（敗血症，ウイルス感染症など） 血栓性微小血管障害症 播種性血管内凝固 自己免疫性血小板減少症 自己免疫疾患（SLE，抗リン脂質抗体症候群など） 薬剤性（ヘパリン起因性血小板減少症など）
血小板産生の低下	再生不良性貧血 骨髄異形成症候群，白血病 栄養障害（ビタミンB12，葉酸，銅欠乏） 薬剤性血小板減少症
血小板の分布異常	脾腫（肝硬変，門脈圧亢進症）
血小板の喪失，希釈	大量出血，大量輸血（希釈性血小板減少）

Box2　血小板減少の病態生理に基づく代表的疾患

3．血小板減少症の原因とアプローチ

■Ⅰ．偽性血小板減少症の除外

　EDTA によって試験管内で血小板凝集が引き起こされることによる，見せかけの血小板減少であり，治療介入を要さない．**クエン酸ナトリウム**もしくは**ヘパリン採血管**で再検すると血小板数は正常化する．末血像で血小板凝集像を確認することでも診断できる．

■Ⅱ．急性経過の血小板減少の鑑別

⑴　急性の経過や，発熱 (炎症反応上昇) を伴う場合には，まずは感染症による血小板減少症を検討する．

① 敗血症

　感染症で血小板減少を来すのは，前述した細菌感染症による敗血症，細胞内寄生菌感染症，ウイルス感染症が代表である．このうち一般外来や救急外来で**まず検討するのは致死率が高い敗血症**であろう．敗血症，細菌感染症について語るには紙面がたりないため，詳細は本書Ⅳ章 -1「感染症の考え方」や成書を参照いただきたい．

　細菌感染を疑うポイントは時間単位で悪化する急性の経過や，悪寒戦慄を伴う場合，特定の臓器に限局した症状を認める場合などであり，これらを初期研修の時点では押さえておきたい．

Teaching Point

敗血症と血小板減少

　敗血症では，播種性血管内凝固（disseminated intravascular coagulation，以下 DIC）以外にも血球貪食や補体活性化など様々な要素が血小板減少に関連している[2]．ICU に入室を要した敗血症患者での研究では，敗血症での血小板減少は 3 日以内にピークを迎えて，約 1 週間程度で改善を認めるとされ[3]，この経過に合致しない場合は治療抵抗性や合併症を伴う敗血症，敗血症以外の鑑別疾患 (後述) などを検討する．

② ウイルス感染症と細胞内寄生菌

　特定の臓器に限局した症状ではなく，全身症状が中心の場合や，週単位で遷延する場合には，ウイルス感染症や細胞内寄生菌感染症を考える．ウイルス感染症では，ヘルペスウイルス科(EB ウイルス，サイトメガロウイルスや HSV 等)，HIV や HBV/HCV 感染症に加えて，麻疹，風疹などを念頭に置く．細胞内寄生菌では，レプトスピラやツツガムシ病などが代表である．

⑵　感染症が除外されれば，血小板破壊ないし消費の亢進をきたす，DIC，薬剤性 (主にヘパリン起因性血小板減少症) や悪性腫瘍を考える．

① 播種性血管内凝固 (DIC)

　DIC は全身的な凝固活性の亢進により，中小血管に血栓症をきたし，血管閉塞による多臓器不全と血小板と凝固因子の消費による出血傾向を呈する "病態" である[4]．何らかの基礎疾患を有する患者に発症し，敗血症や外傷，悪性腫瘍，産科合併症など原因は様々である．あくまでも "病態" のため，**治療の原則は基礎疾患の治療**である．

Ⅵ

② 薬剤性：ヘパリン起因性血小板減少症（Heparin-induced thrombocytopenia, 以下 HIT）type 2 を中心に

　HIT は type1 と type2 があり，臨床的に問題となるのは HIT type2 である．以下に HIT type1 と type2，それぞれの特徴を示す[5]．

HIT type1 と type2 の比較

	投与開始後	機序	症状	検査所見	重症度
type 1	5 日以内	非免疫性	臨床症状なし（血栓合併なし）	軽度の血小板減少	軽症
type 2	5 日以降	免疫性（HIT 抗体）	血栓症	血小板減少	重篤になりうる

※ HIT 抗体：ヘパリンと血小板第 4 因子の複合体に対する抗体

　Type 2 の典型的な経過はヘパリン投与 5 ～ 10 日後からの血小板減少であるが，過去 100 日以内にヘパリン投与歴がある場合は 24 時間以内に発症しうる[6]．HIT はその重篤性からできるだけ早期に診断する必要があるので，疑ったら **HIT 抗体測定を待たず 4T スコア（Box 3）で臨床的な診断を行い，**ヘパリン中止とアルガトロバンでの治療を開始する[7]．**4T スコアが 6 点以上の場合には HIT として対応する．**一方，3 点以下では HIT は否定的であるとされる．

評価項目	2 点	1 点	0 点
血小板減少数	50 ％をこえた低下で，かつ最低値が 2 万 /μL 以上	30 ～ 50 ％以下の低下，もしくは最低値が 1 ～ 2 万 /μL	30 ％未満の低下か，最低値が 1 万 /μL 未満
発症のタイミング	ヘパリン投与後 5 ～ 10 日で発症．過去 30 日にヘパリン投与歴がある場合の 1 日以内の発症	ヘパリン投与後 5 ～ 10 日での発症が疑われる，もしくは 10 日経過しての発症．過去 30 ～ 100 日にヘパリン投与歴がある場合の 1 日以内の発症	ヘパリン投与後 4 日以内の発症．過去 100 日以内にヘパリン投与がない
血栓症	新規血栓症ヘパリン皮下注射部位の皮膚壊死ヘパリン静注後の急性全身反応	血栓症の疑い血栓症の進行または再発ヘパリン皮下注射部位の紅斑	なし
その他の原因	明らかでない	存在し得る	確実にある

Box3　4T スコア

［ここで差がつく］

血栓症を伴う血小板減少症

　血栓症を伴う血小板減少症の原因としては，上述の DIC，HIT type2 の他に，血栓性微小血管障害症（Thrombotic microangiopathy, 以下 TMA），抗リン脂質抗体症候群（Antiphospholipid syndrome, 以下 APS）があげられる[8]．

　TMA は微小血管障害性溶血性貧血，血小板減少，血栓症を臨床的特徴とする症候群であり，稀だが見逃してはいけない．血栓性血小板減少性紫斑病（thrombotic thrombocytopenic purpura, 以下 TTP）や溶血性尿毒症症候群（Hemolytic uremic syndrome, 以下 HUS）が代表疾患である．TTP では vWF 切断酵素である ADAMTS13 活性は低下しており，HUS ではほぼ正常である．TTP は未だに死亡率が 10% 前後と重篤な病態であるが，血漿交換療法による迅速な治療介入で生存率は約 70% まで改善している．急性で原因不明の溶血性貧血と血小板減少を呈している患者では鑑別の一つに挙げて適切な治療介入のタイミングを逸しないようにしたい．

③ 悪性腫瘍

　血液悪性腫瘍では骨髄産生低下を病態とするため，急性経過を辿ることは少ないが，他の血球異常も認める場合には，急性白血病（特に急性前骨髄球性白血病や DIC 合併など）も考える．

■Ⅲ. 亜急性 / 慢性経過の血小板減少の鑑別

　急性の血小板減少の原因が同定できずにその後も遷延した場合には，亜急性 / 慢性経過の病態を考慮する．また，日常診療ではスクリーニング検査や健診で，偶発的に血小板減少が指摘されることがある．10 万 /μL 前後の軽度の血小板減少であることが多いが，見つけた時点で必ずその原因をアセスメントすることが重要である．

　亜急性 / 慢性経過での血小板減少の場合には，急性疾患と同様に原因疾患に応じた症状を呈するが，無症候であることも多い．原因として，肝硬変 / 脾機能亢進，薬剤性，自己免疫 / 膠原病，血液疾患（特に自己免疫性血小板減少症），栄養素欠乏（ビタミン B12，葉酸，銅など），妊娠が高頻度である[1]．

① 肝硬変 / 脾機能亢進

　ABC（アルコール，HBV，HCV）による肝硬変では，トロンボポエチン産生低下と門脈圧亢進症に伴う脾腫が，血小板減少の病因である．身体診察による脾腫の確認，肝酵素の上昇や腹部エコーによる肝脾の評価を行う．

② 薬剤性血小板減少症（Drug-induced thrombocytopenia, 以下 D-ITP）

　ヘパリン以外の様々な薬剤でも血小板減少は生じる．D-ITP では，新規薬剤では 1 ～ 2 週，過去に内服歴がある薬剤では数日で血小板減少を来す[9]．薬剤中止のみ 5 ～ 10 日程度で血小板が正常化する．

③ 自己免疫，膠原病

　SLE と APS が血小板減少を来す代表疾患である．感染症と感染症以外の鑑別には，やはり臨床経過が有用である．急性の血小板減少が遷延して亜急性〜慢性の経過を取る場合に自己免疫疾患や膠原病の可能性があがる．慢性経過で多臓器に症状を呈してくる場合には SLE の可能性を，血栓症をきたした血小板減少症では APS の可能性を考慮する．APS では全身の動静脈血栓症と繰り返す流産を臨床的特徴とするため，女性には妊娠・出産歴を確認する．膠原病の詳細な診断については成書を参照して頂きたい．

④ 血液疾患

　血小板のみの減少か，他の血球も減少しているかで鑑別は大きく変わる．**血小板のみの減少では，自己免疫性血小板減少症 (immune thrombocytopenia，以下 ITP) をまず鑑別**する．ITP は，抗血小板自己抗体による脾臓での血小板破壊亢進と骨髄での血小板産生抑制が関与する．二次性 ITP の原因となる感染症（HIV，HCV，*H.pylori*）の有無を調べるが[10]，本邦では特に *H.pylori* 感染症の有病率が高いためチェックを行う必要がある．

　慢性経過で 2 系統以上での血球減少を認める場合，骨髄検査等各種評価のために血液内科へのコンサルトを検討する．

⑤ 栄養素欠乏 (ビタミン B12/ 葉酸 / 銅欠乏症)

　ビタミン B12/ 葉酸欠乏症でも骨髄での血小板産生低下のために，血小板減少症を来す．銅欠乏による造血障害は骨髄異形成症候群と類似した骨髄像を呈する．ビタミン B12 と同じく胃全摘などがリスク因子となるが，臨床症状ではビタミン B12 欠乏症との鑑別は困難である．ビタミン B12 欠乏症が疑われるがビタミン B12 補充後も改善しない場合には，銅欠乏症を疑う[11]．

Clinical Pearl

・HIT type 2 は緊急性疾患であり，ヘパリン投与 5 日目以降（過去 100 日以内のヘパリン投与歴では 24 時間以内）の血小板減少では，4T スコアでの臨床的診断で治療を開始する．

・TMA では DIC に比べて血小板減少が高度，凝固異常が軽度であり，血小板数と凝固異常の程度を参考に TMA と DIC を鑑別する[12]．

・入院患者や高齢者では血小板減少の原因が複数関与していることもあるので，ひとつの原因が特定できても単一の原因と決めうちしない．

おわりに

　血小板減少は，一般内科外来に限らず救急外来，入院診療など，様々なセッティングで遭遇する高頻度な検査値異常である．急性疾患から慢性疾患まで様々だが，まずは高頻度な偽性血小板減少症と感染症に伴う血小板減少を考えたい．出血傾向は血小板減少症の重症度評価に重要だが，診断の絞り効果は低い．血小板減少は重篤な疾患の一部であることや，出血自体が重篤な合併症を来して生命予後に関わりうる病態であるため，病歴・身体診察や検査データを総合的に活用して，早期に血小板減少の原因をアセスメントすることが重要である．

文献

1) George,JN, Arnold DM. Approach to the adult with unexplained thrombocytopenia. UpToDate Feb 2018.

2) Ryan Zarychanski, Donald S, Houston. Assessing thrombocytopenia in the intensive care unit: the past, present, and future. Hematology Am Soc Hematol Educ Program. 2017 Dec ; 8（1）: 660-6.

3) Claushuis TA, van Vught LA, Scicluna BP, et al. Thrombocytopenia is associated with a dysregulated host response in critically ill sepsis patients. Blood. 2016 Jun ; 127（24）: 3062-72.

4) Levi M, Ten Cate H. Disseminated intravascular coagulation. N Engl J Med. 1999 Aug（8）: 586-92.

5) Brieger DM, Mak KH, Kottke-Marchant K, et al. Heparin-induced thrombocytopenia. J Am Coll Cardiol. 1998 Jun ; 31（7）: 1449-59.

6) Lovecchio F. Heparin-induced thrombocytopenia.Clin Toxicol. 2014 Jul;52（6）: 579-83.

7) Lo GK, Juhl D, Warkentin TE, et al. Evaluation of pretest clinical score（4 T's）for the diagnosis of heparin‐induced thrombocytopenia in two clinical settings. J Thromb Heamost. 2006 ; 4 : 759-765.

8) Thachil J, Warkentin TE. How do we approach thrombocytopenia in critically ill patients? Br J Haematol. 2017 ; 177（1）: 27-38.

9) Aster AH, Curtis BR, McFarland JG,et al. Drug-induced immune thrombocytopenia: pathogenesis, diagnosis, and management. J Thromb Haemost. 2009 Jun ;7（6）: 911-8.

10) Neunert C, Lim W, Crowther M, et al. The American Society of Hematology 2011 evidence-based practice guideline for immune thrombocytopenia. Blood. 2011 Apr ; 117（16）: 4190-207.

11) Verma R, Praharaj HN, Khanna VK,et al. J Neurol Sci. Study of micronutrients（copper, zinc and vitamin B12）in posterolateral myelopathies. 2013 Jun 15 ; 329（1-2）: 11-6.

12) Park YA, Waldrum MR, Marques MB. Platelet count and prothrombin time help distinguish thrombotic thrombocytopenic purpura-hemolytic uremic syndrome from disseminated intravascular coagulation in adults. Am J Clin Pathol. 2010 Mar（3）: 460-5.

（三戸　勉，上原　孝紀）

Ⅵ

12　リンパ節腫脹

リンパ節腫脹の診察では，「臨床経過」と「分布」をまず検討する

Learning Point
・　急性発症か，慢性発症かを判断しよう．
・　リンパ節の解剖学的分布を理解し，全身性か局所性かを鑑別しよう．
・　頭頸部・鎖骨上・滑車上・鼠径部リンパ節の特徴と鑑別診断を理解しよう．
・　超音波（エコー）検査を活用して鑑別診断を行おう．

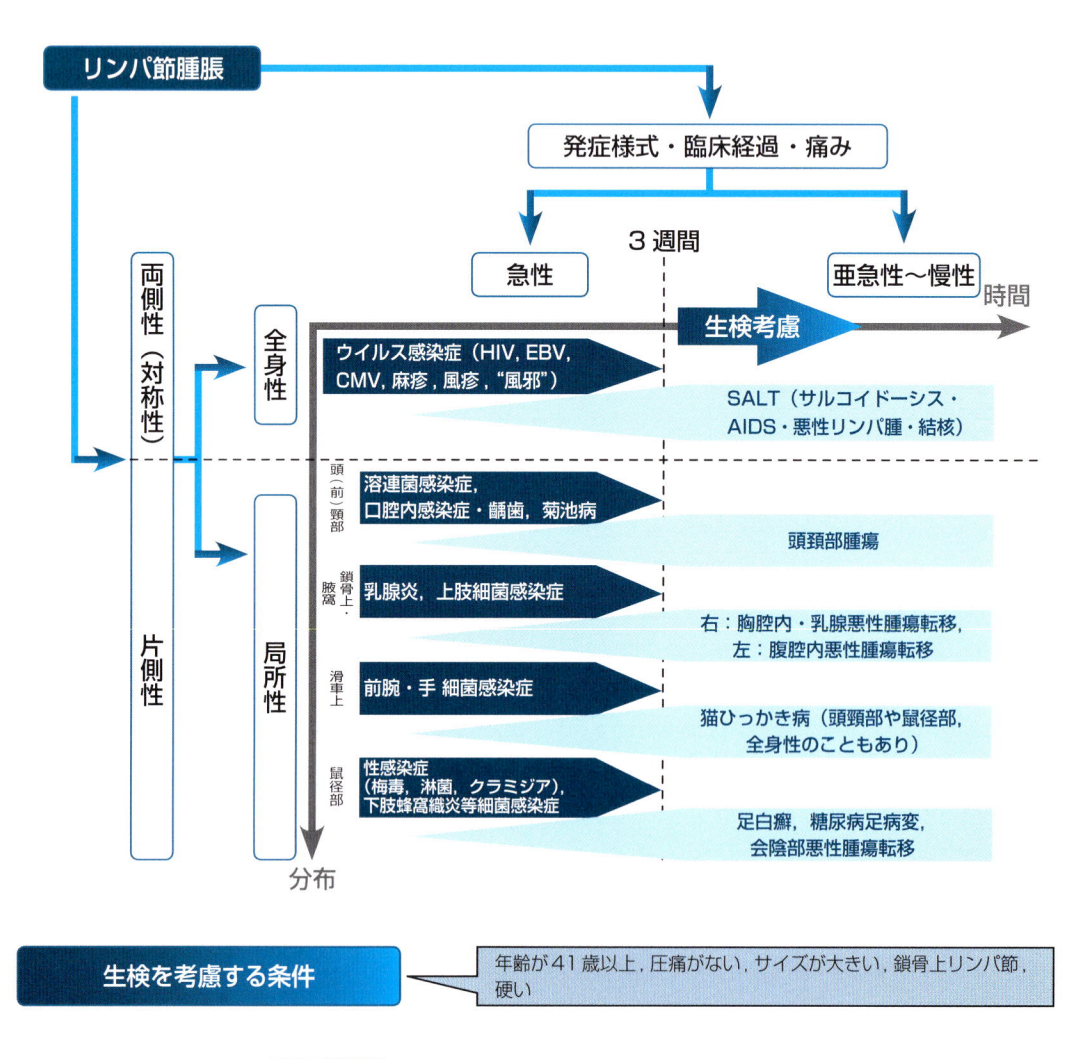

Box1　リンパ節腫脹の診療アプローチ

Introduction

　リンパ節は，末梢のリンパ管からリンパ流を受ける関所であり，被膜に包まれた構造の中に B細胞やT細胞などの免疫細胞が分布している．リンパ節腫脹の2つの代表的なメカニズムは，炎症と腫瘍細胞の増殖である．リンパ節腫脹そのものが生命を脅かすことはまれであるため，自ずとその診断が臨床上の問題となる．鑑別診断は感染症・自己免疫疾患・悪性腫瘍を中心に多岐にわたるが，そもそも The tissue is the issue であるため，生検が必要となることも少なくない．しかし，他の症候と同様に，リンパ節腫脹にも診断を絞り込むための方略は存在する．本稿では解剖と病態生理に主眼を置いて，リンパ節腫脹のみかたについて解説する．

1.　臨床経過から病態を把握しよう

　臨床経過は疾患の絞り込みに重要な情報である．古典的不明熱は，「38.3℃以上の発熱が数回出現する状態が3週以上続き，1週間の入院精査で診断がつかない場合」[1] と定義されており，3週以内の場合に感染症，3週以上の場合に膠原病や悪性腫瘍，特殊な感染症の可能性があがるとされている．リンパ節腫脹の場合も同様に，発症から3週以内を急性に，3週以上を亜急性〜慢性に分類すると，**急性の場合は感染症の確率が高くなり，亜急性〜慢性の場合は，膠原病，悪性腫瘍や特殊な感染症の確率が高くなる**．期間とは別に病勢も鑑別に有用であり，日単位での悪化の場合は細菌感染症を，週から月単位での悪化の場合は悪性腫瘍を鑑別し，明らかな進行性の経過をとらない場合は，ウイルス感染症や膠原病をまず検討したい．

Teaching Point

痛みがなければ慢性経過を考える

　日常診療では，「いつから腫れているかわからない」という訴えを聴取することもあるだろう．一見，急性なのか，慢性なのか，判断に迷うかもしれない．しかし，いつから腫れているかわからない，という訴えは，痛みがないことの裏返しとも取れる．リンパ節の痛みは「急速な増大や出血・壊死による被膜の進展」が病態であるため [2]，「いつからかわからない＝痛みがない」という病歴は緩徐な進行，すなわち慢性経過を示唆することが多い．

ここで差がつく

表在超音波（エコー）検査

　エコーを使うことで炎症・反応によるものか，悪性腫瘍によるものかの判断の助けになる．サイズや分布を経時的に記録していくこともできるため積極的に使用したい．ここでは2つの方法を紹介する．

(1) ドップラーエコー不要の悪性腫瘍を疑う所見
　① 内部壊死がある
　② 内部壊死はないが
　　②－1 円形（縦横比が0.5以上）
　　②－2 リンパ節門が不鮮明
　　②－3 筋肉と比して低エコー
　　②－4 腫瘍のある部位からリンパ流を第一に受けるリンパ節が腫脹している

Ⅵ

①もしくは②の４項目のうち３つを満たした場合，悪性腫瘍のリンパ節転移に対する感度は95 ％，特異度は 83 ％ と報告されている [3]．

（2）ドップラーエコーを用いた悪性腫瘍を疑う所見
大きい（2cm 以上）[4] ＋血流が辺縁優位で乱れている．

2.　全身性か，局所性かを鑑別しよう

体表より触知可能な代表的なリンパ節として以下がある．
（1）頭頸部リンパ節
（2）鎖骨上リンパ節
（3）滑車上リンパ節
（4）腋窩リンパ節
（5）鼠径リンパ節

上記はそれぞれ対になっている．頭頸部・腋窩リンパ節は 10mm まで，鼠径リンパ節は 15mm までは，健常人においても触れることがある [4]．**一方，鎖骨上・滑車上リンパ節は健常人では触れないため，触れた場合は異常**と考える．

リンパ節腫脹の解剖学的分類は，局所性と全身性に分けると理解しやすい．１つの領域のみあるいは，２領域以上でもリンパ流の流れに沿っている場合を局所性，両側性に認められる場合を全身性として，疾患を想起することが基本形となる（**Box 2**）．一般に細菌感染症や固形腫瘍の転移によるリンパ節腫脹は，順行性，場合によっては逆行性 [5] に腫れるため，**Box 2** のリンパ流の解剖に沿った分布となるはずである．後頸部・滑車上 [6] リンパ節は全身性リンパ節腫脹の指標となるとされており，対称性（両側性）に腫れることが多い．

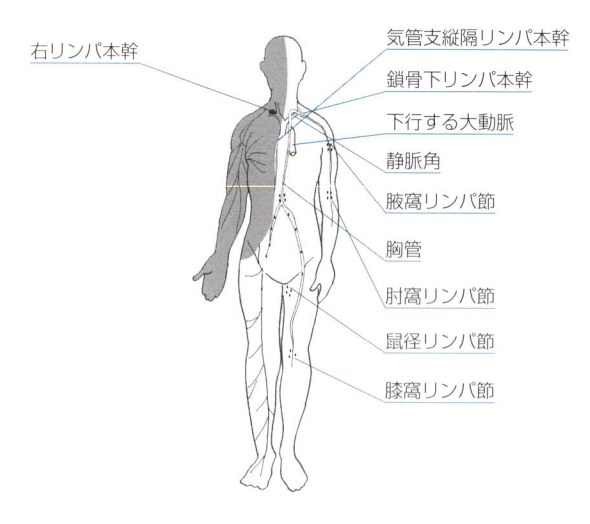

解剖学講義．第 2 版．南山堂．p27 改変
：右上 1/4 のリンパ流は右鎖骨下リンパ本幹に集束するので網掛け

Box2　**全身のリンパ節の分布**

3.　局所性リンパ節腫脹の考え方

（1）頭頸部リンパ節

　頭頸部リンパ節は胸鎖乳突筋（胸骨頭）を境に前頸部と後頸部に分けると理解しやすい．前頸部リンパ節は口腔からのリンパ流を受け，後頸部リンパ節は口腔のリンパ流を直接は受けない[7]（Box 3）．例えば，溶連菌性咽頭炎のような局所にとどまる細菌性の咽頭炎の場合は，前頸部のリンパ節腫脹を呈することが多く，全身性に散布されるウイルス感染症（麻疹・風疹・伝染性単核球症・"風邪"など）の場合は後頸部のリンパ節腫脹を呈することが多い．細菌感染性は片側性となりやすく，ウイルス感染症は両側性となりやすいことも診断に有用な所見である．なお，耳介前リンパ節腫脹は眼瞼結膜の炎症を示し流行性角結膜炎の診断に，後頭・後耳介リンパ節腫脹は特に風疹の診断に特異的とされている．

① 前頸部リンパ節

　1 頸静脈二腹筋リンパ節（Tonsillar node）：頸動脈三角にあり，口腔内〜咽頭のリンパ流を受ける

　2 深頸部リンパ節：胸鎖乳突筋の深層にあり，咽喉頭〜気管のリンパ流を受ける．胸鎖乳突筋の裏にリンパ節があるため，触診する方向へ側屈し胸鎖乳突筋の筋緊張を解いて触診するとわかりやすい．

② 後頸部リンパ節

　1 浅頸部リンパ節：胸鎖乳突筋より表層に位置する

　2 副神経リンパ節：副神経の走行に沿う

Teaching Point

　急性の咽頭痛を訴える場合，前頸部リンパ節腫脹（片側性）があれば溶連菌性咽頭炎，後頸部リンパ節腫脹（両側性）があれば伝染性単核球症を鑑別する．

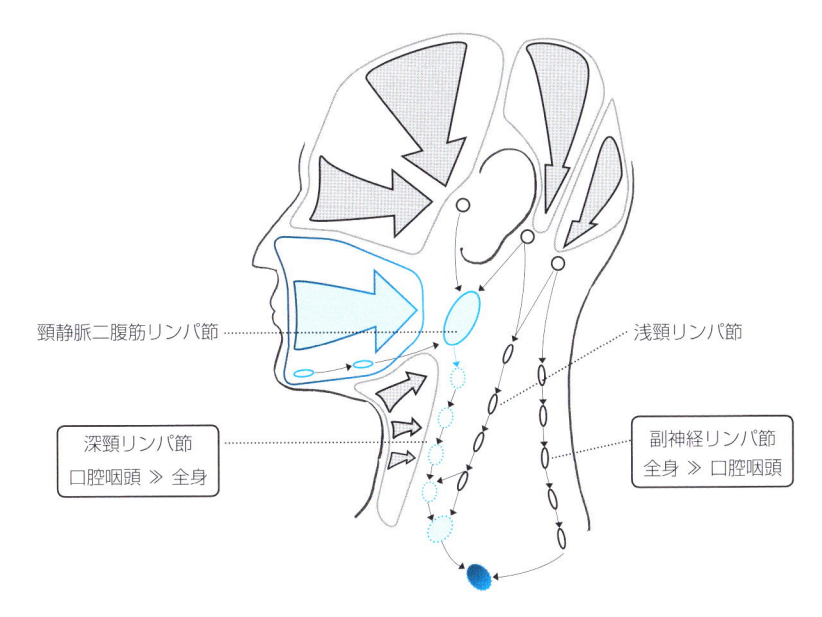

頸静脈二腹筋リンパ節

浅頸リンパ節

深頸リンパ節
口腔咽頭 ≫ 全身

副神経リンパ節
全身 ≫ 口腔咽頭

Box3　頭頸部リンパ節の分布

（2）鎖骨上リンパ節

　左鎖骨上リンパ節は静脈角にリンパ本管が合流する到達点であり別名 Virchow リンパ節と呼ばれる．頭頸部を含む左上半身と両側下半身（全身の3/4）からのリンパ流を受けており（**Box 2**），腹腔内臓器（消化管・泌尿生殖器）悪性腫瘍のリンパ節転移の鑑別に有用であることは有名である．一方，右鎖骨上リンパ節は右上半身（全身の1/4）からのリンパ流を受けており，右リンパ本管へ集合し右静脈角へ流れる．右側の頭頸部，胸腔（肺・縦隔・食道），乳房や上肢の炎症，腫瘍性病変で腫脹する．

Teaching Point

　鎖骨上リンパ節の腫脹は原因臓器の絞り込みには利用できないが，進行度の指標として活用する．

（3）滑車上リンパ節

　滑車上リンパ節は上腕骨内側上顆の滑車から4~5cm上方に位置し，主に第3~5指と手の尺側からのリンパ流を受ける[8]．上腕骨・上腕動静脈に沿って，示指と中指を使い，円を描くように探すと良い（**Box 4**）．0.5mm以上の腫脹は診断意義が高いとされる[9]．蜂窩織炎や猫ひっかき病など上肢の局所性感染症では片側の滑車上リンパ節腫脹を認めることがある．また**HIV を始めとする全身性の感染症では，滑車上リンパ節の両側性腫大が診断に特異的な所見**とされる[6]．

（4）腋窩リンパ節

　腋窩リンパ節は上肢に沿ったリンパ群と大胸筋に沿ったリンパ群とを主に考える．前者は（3）滑車上リンパ節からのリンパ流も受けるため，考え方は（3）と同様であり，例えば上肢の剃毛後など細菌の侵入門戸がないかの確認が必要である．後者は乳腺など胸壁からのリンパ流を受けるため，乳癌や乳腺炎により腫脹する．

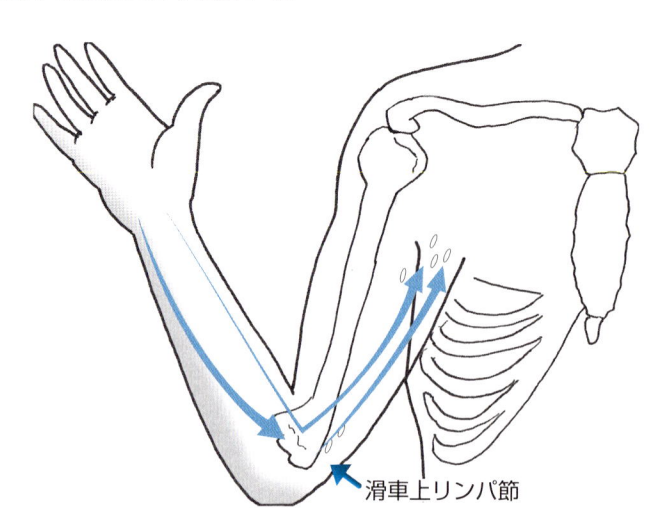

滑車上リンパ節

出典：グレイ解剖学 p666，出典：ベイツ診察法原著 9 版 476 改変：滑車上リンパ節の位置とリンパ流の矢印

Box4　**滑車上リンパ節の分布**

（5）鼠径リンパ節

　鼠径リンパ節は鼠径靱帯に沿った水平群（前下腹部・後腹膜・会陰部からのリンパ流を受ける）と，大腿内側に沿った垂直群（下肢からのリンパ流を受ける）とに分かれる[2]（Box 5）．そのため急性に水平群のリンパ節が腫脹してきた場合は，骨盤内からの炎症波及を考え，sexual history や骨盤内臓器の炎症性疾患を想起した病歴聴取を，急性に縦走群のリンパ節が腫脹してきた場合は，下肢からの炎症波及を考え，糖尿病の既往や足白癬（足趾間の細菌侵入門戸を確認），猫との接触などの病歴・身体診察評価が必要となる．

4. 全身性リンパ節腫脹の考え方

　上述のとおり，後頸部・滑車上リンパ節腫脹を両側性に認めた場合のように，**リンパ流の走行に沿わない 2 領域以上のリンパ節腫脹は，全身性腫脹を疑う重要な所見となる**．

　急性の全身性リンパ節腫脹を認めた場合，疾患頻度が高い感染症をまず鑑別するが，特に伝染性単核球症様の症状を呈する HIV，EBV，CMV，アデノ，麻疹，風疹，肝炎等を鑑別する．また CHICAGO（cancers, hypersensitivity syndromes, infections, connective tissue diseases, atypical lymphoproliferative disorders, granulomatous lesions, and other unusual causes of lymphadenopathy）と覚える方法[10] や，“なんでもあり” な病態をとりうる SALT（Sarcoidosis, AIDS, Lymphoma, Tuberculosis）と覚える方法は，全身性リンパ節腫脹の際の鑑別に有用である．他にも薬剤性（アロプリノール，アテノロール，カプトプリル，カルバマゼピン，抗菌薬，フェニトイン等）でも生じることから，内服歴は病歴聴取の際に必ず確認したい．

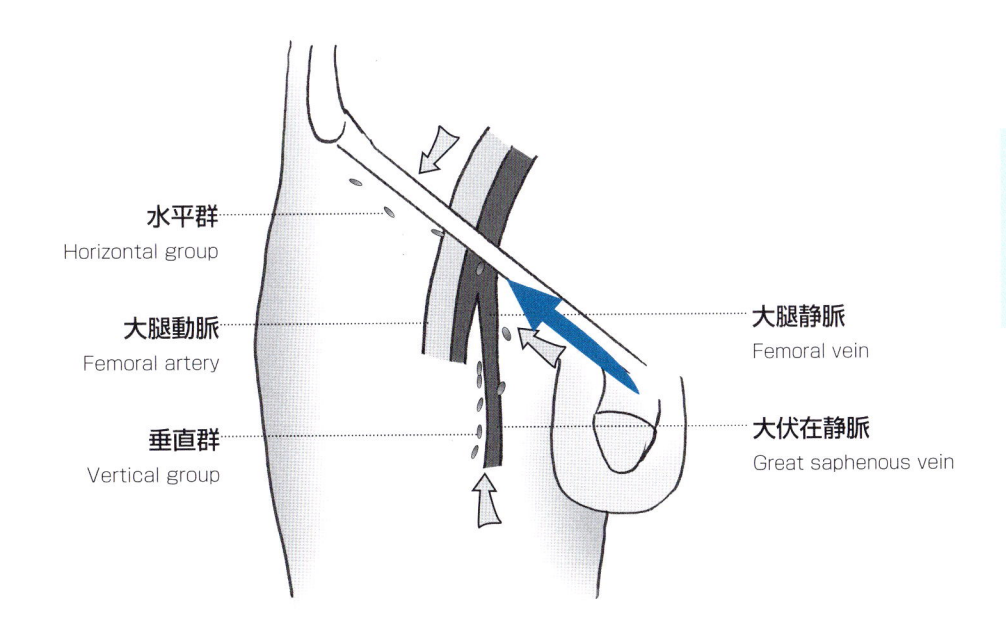

ベイツ診察法原著 9 版 477 を参考に著者作成

Box5　鼠径リンパ節の分布

Teaching Point

　リンパ流の走行に沿わない2領域以上のリンパ節腫脹している場合や，両側性のリンパ節腫脹をみたら，全身性疾患を検討する．

ここで差がつく

適切なタイミングで生検を行おう

　悪性腫瘍が疑われるときや，全身性リンパ節腫脹を認めるものの血液・画像検査等で診断がつかなかった場合には，生検が勧められる[9]．「年齢が41歳以上，圧痛がない，サイズが大きい，鎖骨上リンパ節腫脹，硬い」などの所見を参考にすると生検が診断に有用である可能性が高い[10]．

Teaching Point

リンパ節の硬さ

　悪性腫瘍によるリンパ節腫脹を示唆する所見の1つに，上述の通り「硬い」という表現があり，「石のように硬い，ゴム状」であるという[4]．身近なものではゴムボール（スーパーボール®）や打腱器が近い．石やゴムボールの用に硬いリンパ節を触知したら，危険なサインと考えられるが，硬さは相対的な評価となり客観性に乏しい．経験が浅いうちは，硬さは参考程度に留めておき，臨床経過と分布を中心に診断を絞り込むようにしよう．

Clinical Pearl
・リンパ節の痛みは急性発症の可能性を考える．
・無痛性のリンパ節腫脹は慢性経過を考える．
・リンパ節腫脹は局所性か全身性かで鑑別する．
・局所性のリンパ節腫脹では，上流の細菌あるいは腫瘍を念頭に置く．

おわりに

　リンパ節腫脹を来す疾患は多岐にわたるため，リンパ節腫脹を来す全ての疾患について，その自然史や特異検査を網羅的に把握し診断に挑むのは，非現実的である．リンパ節腫脹の鑑別に限らないが，半構造化質問とされる「OPQRST」のうち[11]，**特に Onset と Time course に着目することで，「病態生理による絞り込み」を行うこと**が重要である．さらにリンパ節腫脹の場合には **Region：分布に着目**し，リンパ流の解剖から診断の絞り込みを行うと良い．疾患の丸暗記ではなく，病態生理と解剖の把握による，理詰めの診断推論を身につけたい．

文献

1) Petersdorf RG, Beeson PB. Fever of unexplained origin: report on 100 cases. Medicine. 1961 ; 40 : 1-30.

2) Bazemore AW, Smucker DR. Lymphadenopathy and malignancy.Am Fam Physician. 2002 ; 66 : 2103-10.

3) Ahuja A, Ying M. Sonographic evaluation of cervical lymphadenopathy: is power Doppler sonography routinely indicated? Ultrasound Med Biol. 2003 ; 29 : 353-9

4) Abba AA, Khalil MZ. Clinical approach to lymphadenopathy. Ann Nigerian Med. 2012 ; 6 : 11-7.

5) Oshiro H, Osaka Y, Tachibana S,et al. Retrograde lymphatic spread of esophageal cancer: a case report.Medicine（Baltimore）. 2015 ; 94 : e1139.

6) Selby CD, Marcus HS, Toghill PJ. Enlarged epitrochlear lymph nodes: an old physical sign revisited.J R Coll Physicians Loud. 1992 ; 26 : 159-61.

7) Ferrer R. Lymphadenopathy: differential diagnosis and evaluation.Am Fam Physician. 1998 ; 58 : 1313-20.

8) Catalano O, Nunziata A, Saturnino PP, et al. Epitrochlear lymph nodes: Anatomy, clinical aspects, and sonography features. Pictorial essay. Journal of Ultrasound. 2010 ; 13 : 168-74.

9) Malin A, Ternouth I, Sarbah S. Epitrochlear lymph nodes as marker of HIV disease in sub-Saharan Africa.BMJ. 1994 ; 309 : 1550-1

10) Habermann TM, Steensma DP. Lymphadenopathy. Mayo Clin Proc. 2000 ; 75 : 723-32.

11) 生坂政臣．めざせ！外来診療の達人．東京，日本医事新報社，2006.

Ⅵ

（横川 大樹，上原 孝紀）

13　単関節痛と多発関節痛

関節痛は自動時痛，他動時痛，等尺性負荷で鑑別する

> Learning Point
> ・　自動運動と他動運動を駆使して，関節由来か関節外由来かをまず鑑別する．
> ・　関節炎は単・少・多関節炎に分けて考える．
> ・　単関節炎では，感染，結晶，外傷を考える．
> ・　日〜週の単位で進行する関節炎は感染を疑う．関節穿刺が必須である．
> ・　多関節痛は疾患の絞り込み効果が低いため，随伴症状に注目する．

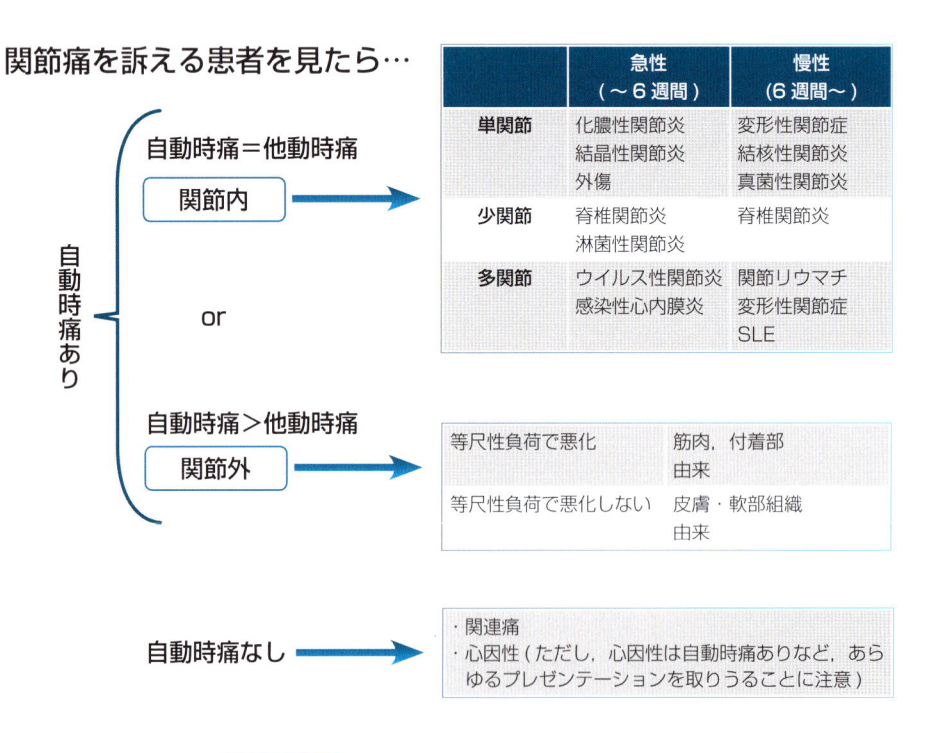

Box1　関節痛への診療アプローチ

Introduction

　関節痛で受診する患者は多く，変形性関節症や結晶誘発性関節炎のような高頻度疾患から化膿性関節炎のような生命に関わる疾患まで多岐にわたるため，苦手意識を抱いている医学生，研修医は多いのではないだろうか．しかし，解剖と病態生理を駆使した診断方略を身につければ，関節痛は極めてクリアカットに鑑別することが可能な症状である．本稿では，初学者でも診断までたどり着けるような関節痛のアプローチについて概説する．（**Box 1**）

1.　患者が訴える関節痛は本当に関節由来の痛みか？

　「関節が痛い」という訴えに対して，第一に，その痛みが，①関節由来か，②関節外由来かを鑑別する必要がある．①，②の鑑別には，関節および関節周囲の解剖を理解する必要がある（**Box 2**）．狭義の「関節痛」は関節包内の痛みであり，患者が訴える広義の「関節痛」には，関節外の構造物である滑液包，腱，筋肉，皮膚・軟部組織の痛み，関連痛および心因性疼痛が含まれることに注意する．

2.　関節由来と関節外由来の痛みの鑑別法

　「自動運動（active motion）」と「他動運動（passive motion）」の痛みの違いで鑑別する．
　①関節由来の痛みであれば，自動運動と他動運動で同程度に痛みが誘発される．
　②関節外の痛みであれば，自動運動で痛みは顕著であり，他動運動では痛みが誘発されない．
　さらに，関節を固定したまま，徒手筋力テストと同じ手技で筋肉に負荷をかける等尺性収縮で疼痛が誘発される場合は，筋肉由来の可能性が高く，関節由来の可能性を下げることができる．なお，関節可動域の極位や関節が拘縮している場合は，他動でも疼痛（関節内様の所見）を呈する場合があるため注意する．

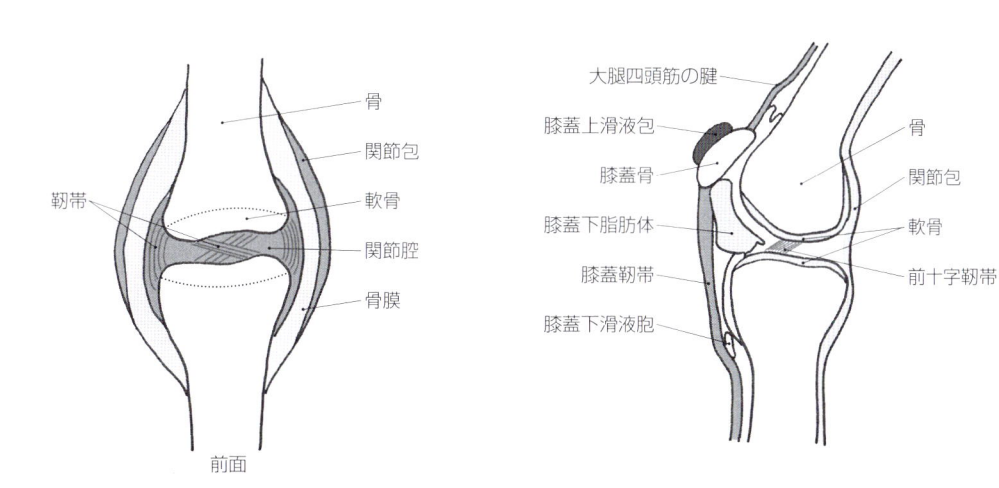

原田 拓．総合診療医のアプローチに迫る！よくある＆見逃したくない　薬の副作用ケースファイル．
薬事．2017; 59: 2332-2340 を参考に著者作成

Box2　関節および関節周囲の解剖図

ここで差がつく

　往診で診察した高齢男性が，肩をグルグル回しながら「昨日から肩が痛いんだよね」と笑いながら話していた．**肩関節由来の痛みであれば，グルグル回せば痛みが悪化**（自動時痛）するはずである．この患者は翌日体調不良で救急外来に運ばれ，心筋梗塞（肩の関連痛）であることが判明した．

3. 病態生理を用いたアプローチ

　関節痛を訴える患者へのアプローチは，①炎症／非炎症，②急性／慢性，③分布：大（近位）／中／小関節（遠位），④単／少／多関節と分けて考えるとわかりやすい．

① 　炎症性／非炎症：局所の発赤・腫脹・熱感・疼痛・機能障害を認めた場合に炎症を考える．炎症は，感染と自己免疫に大別されるが，感染の場合は日〜週の単位で悪化する経過となり，自己免疫性の場合は繰り返しや，横ばいの経過となる．30分以上持続する朝のこわばりと運動での改善は，自己免疫の可能性が挙げられる．
② 　急性or慢性：6週以内は急性，6週以上は慢性に分類する．悪化する場合は感染を，横ばいの場合は自己免疫を念頭に置く．
③ 　分布：大関節（近位），中関節，小関節（遠位）に分類する．比較的大きな関節を侵しやすい偽痛風，リウマチ性多発筋痛症（以下PMR）や高齢発症関節リウマチ（以下EORA），小関節を侵しやすい関節リウマチ（以下RA，MP・PIP中心），乾癬性関節炎（DIP中心）などがよくみられる疾患である．

ここで差がつく

RAとEORA

　RAは30〜50歳がピークであり，60歳以上で発症した場合にEORAと呼ばれる．EORAは罹患部位が大関節中心であり，PMRとの鑑別が難しい．RF・抗CCP抗体の陽性率も低いとされ，PMRを疑って少量ステロイドで治療した際，通常であれば著効するはずが，反応性が悪くてEORAの診断に至ることが少なからず経験される．

④ 　1.単関節 or 2.少関節 or 3.多関節
1. 単関節炎 [1]
　プライマリケア領域で最も多く遭遇するのは感染，結晶，外傷である．単関節炎が時間あるいは日の単位で悪化している場合，化膿性関節炎を考え，関節穿刺を行う．細胞数，グラム染色，培養検査での判断が必要であり，関節液からピロリン酸カルシウムが検出されても化膿性関節炎は否定できないことに注意する．化膿性関節炎を疑った場合には遅滞のない抗菌薬投与と整形外科コンサルトが必要である．
　結晶性関節炎のうち，痛風は夜間に発症し，24時間以内にピークに達することが多い．肥満，アルコール多飲，ループ利尿薬やサイアザイド系利尿薬の使用などが手掛かりとなる．偽痛風はピロリン酸カルシウム結晶の沈着による炎症であり，高齢者の不明熱の原因となりうる．X線による軟骨の石灰化は特徴であるが，無症状でも約半数は石灰化が見られる [2]（**Box 3**）．

ここで差がつく

　関節リウマチ（RA）は単関節炎で発症しうることを忘れない 1）. 30 分以上続く朝のこわばりを伴う単関節炎をみた場合は，関節リウマチも鑑別に入れる.

2. 少関節炎

　少関節炎は 2 〜 4 個の関節を侵し，分布が非対称的であることが特徴である. 脊椎関節炎 3）が代表であり，

・体幹優位の強直性関節炎
・末梢優位の乾癬性関節炎, 反応性関節炎, 炎症性腸疾患関連関節炎

に分類される. 炎症性の背部痛（本書V章 24「腰背部痛の Red Flag」参照），付着部炎, 指炎やぶどう膜炎, 乾癬（爪の所見も含めて）の皮膚所見, 最近の性感染症や腸管感染症のエピソードがある場合は，脊椎関節炎を鑑別する.

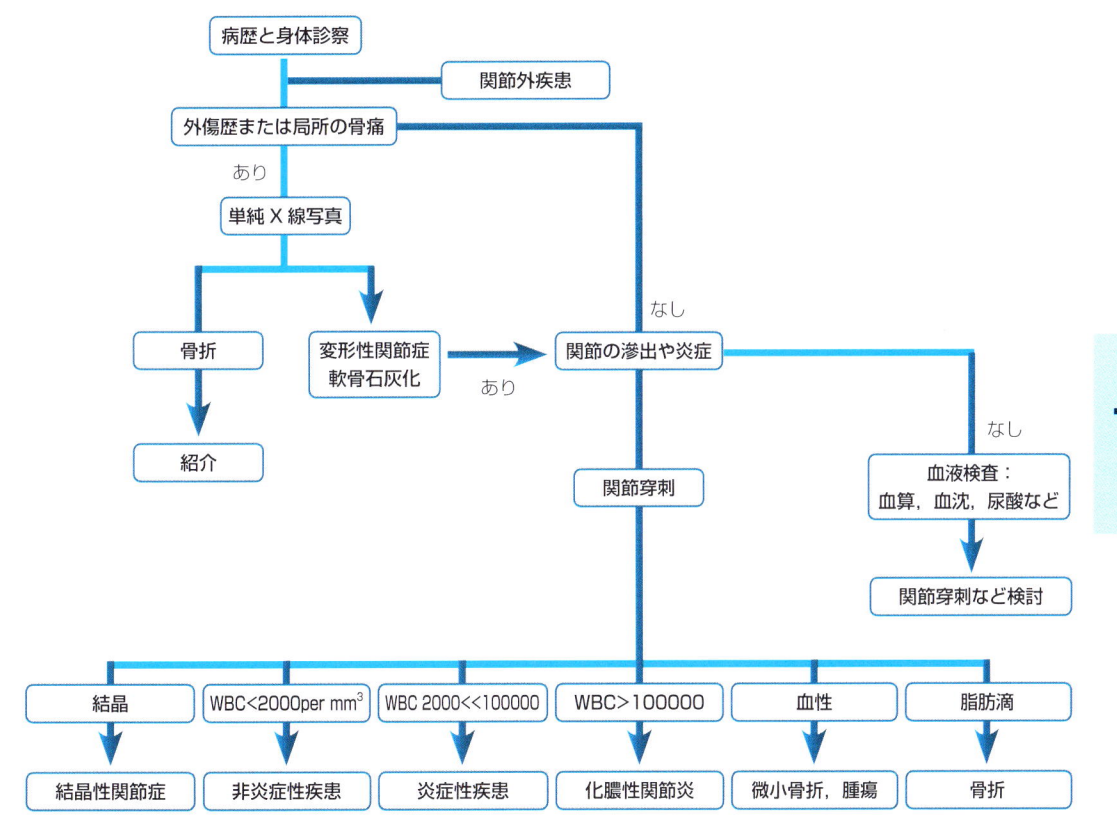

Box3 単関節炎の病態生理を用いたアプローチ 3) を改変

3. 多関節炎 [4]

　多関節炎は，5つ以上の関節が左右対称性に侵されることが特徴であり，様々なウイルス感染症やリウマチ・膠原病で起きるため，疾患の絞り込み効果は低い．随伴症状で疾患仮説を絞り込むことが重要であり，事前確率が低い状態で，特異度の低い RF や ANA をむやみに提出すると，診断の誤りや不要な侵襲的検査や治療，患者への精神的負担の増加に繋がる [5,6]．成人パルボウイルス感染症は，急性発症の手足の浮腫と関節痛を訴えて来院するため，家族構成や職歴（保育士など小児との接触の有無）や体幹の無症候性レース様皮疹から診断に至ることをよく経験される．また，

- ・痛風や偽痛風（まれに多関節炎を呈する）
- ・内分泌疾患（甲状腺機能異常症，副腎不全）
- ・薬剤性（抗菌薬や抗癌剤，DPP-4 阻害薬 [7] など）

は，感染や自己免疫由来と比較してまれではあるが，多関節炎の鑑別には入れておきたい．

Teaching Point

間欠性と移動性の関節痛

① 間欠性：症状と症状の間が無症状で経過する繰り返す病態である．回帰性リウマチ，家族性地中海熱（広義には痛風・偽痛風）などが含まれる．

② 移動性：ある関節に症状が出現し，軽快した後，別の関節に同様の症状を呈する病態である．淋菌性関節炎，サルコイドーシス，SLE，感染性心内膜炎などが含まれる．

Clinical Pearl

- ・上記「2 病態生理を用いたアプローチ」で分類した，①炎症／非炎症，②単／少／多関節，③急性／慢性，④大（近位）／中／小関節（遠位）の分類は，SQ（Semantic Qualifier）[8] そのものである．
- ・SQ とは，キーワードを医学的に分類し，より上位の概念に置き換え普遍化した用語であり，通常，病態の対立概念となっている．患者の自然言語と診断を結びつける架け橋になる用語であり，さまざまな症候に対して有用である．

おわりに

　関節痛を来す疾患が数多くあり，関節痛あるいは関節炎を鑑別するストラテジーの構築が難しいため，患者へのアプローチに難渋することが多いと思われる．関節由来の症状は発見が遅れると関節拘縮などの機能予後を悪化させ，QOL 低下の原因にもなりうる．本稿で解説した解剖，病態生理を用いたアプローチで，関節痛・関節炎への早期介入が達成される患者が増えれば，筆者としては幸いである．

文献

1）Becker JA, Daily JP, Pohlgeers KM. Acute Monoarthritis: Diagnosis in adults. Am Fam Physician. 2016 ; 94 : 810-6

2）Rosenthal AK, et al. Calcium pyrophosphate crystal deposition disease. Pseud gout, and articular chondrocalcinosis. Arthritis and Allied Conditions, Koopman 14th ed, Lippincott Williams & Wilkins, Philadelphia, p2348, 2001.

3）McAllister K, Goodson N, Warburton L, et al. Spondyloarthritis: diagnosis and management: summary of NICE guidance. BMJ. 2017 ; 356 : j839.

4）Mies RA, Francis ML. Diagnostic approach to polyarticular joint pain. Am Fam Physician. 2003 ; 68 : 1151-60.

5）Woolf SH, Kamerow DB. Testing for uncommon conditions. The heroic search for positive test results. Arch Intern Med. 1990 ; 150 : 2451-8.

6）Lane SK, Gravel JW Jr. Clinical utility of common serum rheumatologic tests. Am Fam Physician. 2002 ; 65 : 1073-80.

7）Adwan MH. An update on drug-induced arthritis. Rheumatol Int. 2016 ; 36 : 1089-97.

8）Bordage G. Elaborated knowledge: a key to successful diagnostic thinking. Acad Med 1994 ; 69 : 883-5

（廣瀬 裕太，上原 孝紀）

14　不安障害・抑うつ障害・身体症状症

高頻度な心因・精神疾患は，除外診断ではなく，
積極的に診断できるようになろう！

Learning Point
・　心因・精神疾患と器質疾患を見分けるポイントを理解する．
・　不安障害，抑うつ障害の病態を理解しスクリーニングできるようになる．
・　身体症状症の特徴である A-MUPS を使えるようになる．

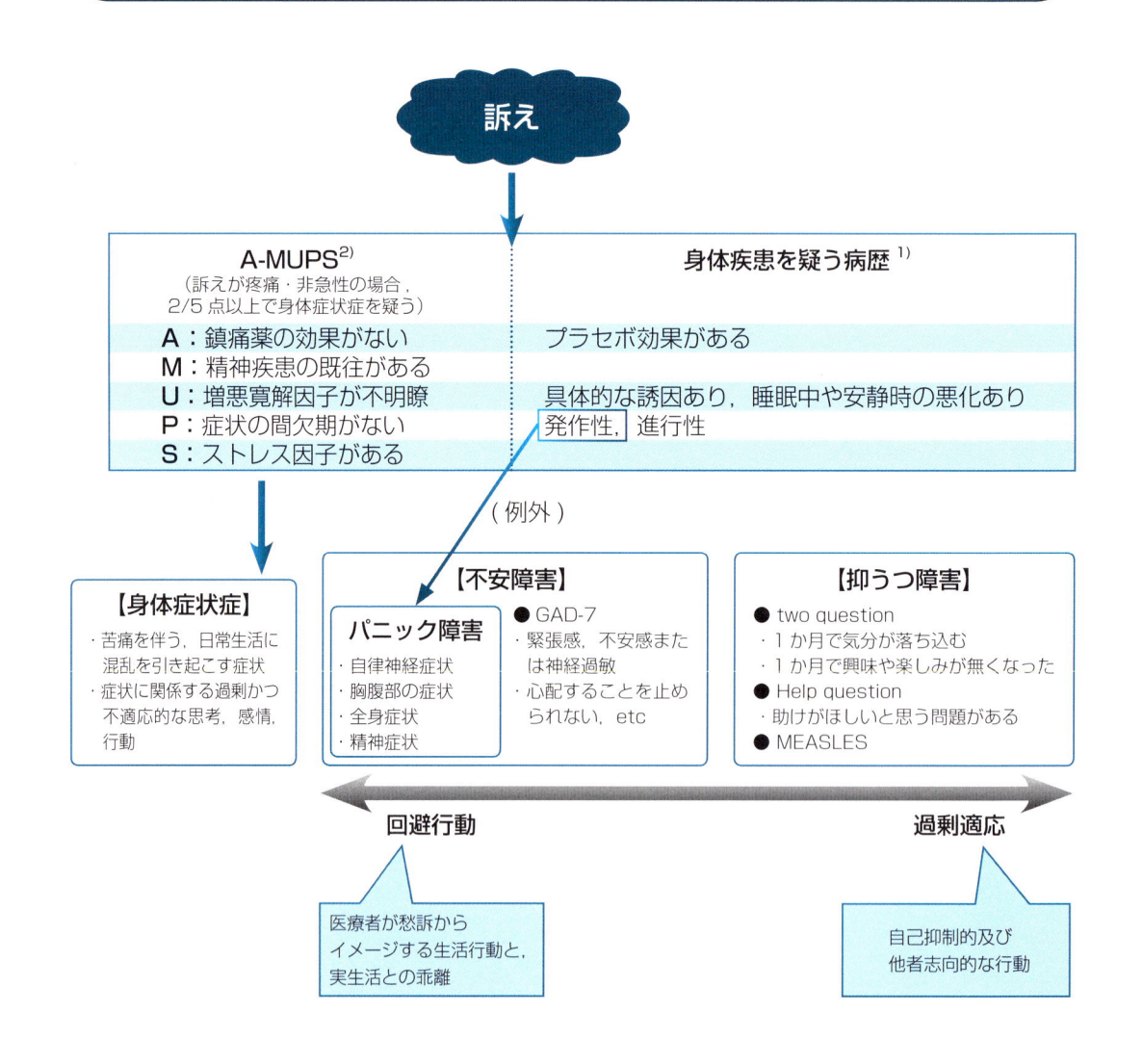

Box1　不安障害・抑うつ障害・身体症状症の診療アプローチ

Introduction

　自らの専門領域で説明がつかない患者に対して，「専門外」を理由に診ないことは総合診療医としてできれば避けたいプラクティスである．bio-psycho-social model を用いて診療する総合診療医は，身体疾患に限らず心因・精神疾患の診断と治療を専門性の中に含有しているが，この点は総合内科医との違いの一つであると筆者は考えている．換言すると，**身体疾患の除外として心因・精神疾患を捉えるのではなく，特に高頻度な心因・精神疾患においては自ら診断，治療を行い，そして必要な場合は遅滞なく精神科へ繋げられることが，総合診療医に求められる専門性の一つであると考えている**．不安障害・抑うつ障害・身体症状症は高頻度疾患であり，さらに身体症状症の理解は心因・精神疾患の鑑別に非常に有用である．これらの疾患の病態把握と初療対応能力は，若手医師にとって欠かすことができない能力であり，研修の力強い手助けとなると筆者は考えている．

1. 心因・精神疾患と身体疾患をどのように鑑別するか

　よくやりがちなのは，あらゆる検査を行って正常だから身体疾患ではない，と身体疾患の除外として心因・精神疾患を診断する方法である．しかし，検査で異常が捉えられない身体疾患は数多くあり，またそもそも適切な検査を選択できなければ異常を指摘することはできない．検査を主とした除外診断は，疾患の事前確率を見積もれないので誤診の元となりやすく，とりわけ心因・精神疾患の鑑別では，医療面接に特に重点を置いた診療が必要となる．本稿では，まず高頻度疾患である不安障害と抑うつ障害について紹介し，次に「身体疾患を考慮する病歴」[1] と，心因・精神疾患の中でも特に理解していただきたい「身体症状症を考慮するスコアリング（A-MUPS スコア）」[2] とを対比させて，まとめ図として紹介する．

2. 総合診療医として関わる心因・精神疾患各論

1）不安症群/不安障害群

　本邦の精神疾患の有病率等に関する大規模疫学調査研究[5] では，本症の生涯有病率は 4.2 ％ とされている．また，本症の患者のうち 16.7 ％ は一般医を受診すると報告されており，総合診療外来にも多くの不安症群/不安障害群の患者が来院していると考えられる．DSM-5 においては不安症群/不安障害群のなかに全般性不安障害，限局性恐怖症，広場恐怖症等が分類されており，

　　・全般性不安障害では「仕事や学業などの多数の出来事」
　　・限局性恐怖症では「クモ，高所，閉所」
　　・広場恐怖症では「バス，映画館」

といったように，不安の対象により病名が分かれている．**それぞれの不安対象を不適切で過剰に回避する行動**（「ここで差がつく」参照）が本症の特徴である．スクリーニングや重症度評価として GAD-7（**Box 2**）が使用され，10 点をカットオフとすると感度 89 ％，特異度 82 ％である．

VI

		全く ない	数日	半分 以上	ほとんど 毎日
1	緊張感，不安感または神経過敏を感じる	0	1	2	3
2	心配することを止められない，または心配をコントロールできない	0	1	2	3
3	いろいろなことを心配しすぎる	0	1	2	3
4	くつろぐことが難しい	0	1	2	3
5	じっとしていることができないほど落ち着かない	0	1	2	3
6	いらいらしがちであり，怒りっぽい	0	1	2	3
7	何か恐ろしいことがおこるのではないかと恐れを感じる	0	1	2	3

Box2　GAD-7

Teaching Point

パニック障害

　パニック障害は DSM-5 において不安症群 / 不安障害群の中で論じられている疾患である．生涯有病率は 0.6 %[5] と高くはないが，内科・救急外来において，しばしば遭遇する疾患である．パニック障害は約 37 % に大うつ病を合併し[6]，自殺企図率が高い[7]．薬物治療を含め適切な治療が著効する疾患であり，パニック障害が疑われる患者を確実にピックアップできるようになって頂きたい．

　数分以内に頂点に達する強い恐怖または不快の高まりと同時に，Box 3 の 13 個の症状のうち 4 個以上の症状を伴うことが，パニック障害の診断基準である．**「不適切で過剰」な対応として，予期不安や不安に伴う行動制限も診断に重要**である．

ここで差がつく

不適切で過剰な回避行動

　不適切で過剰とは，本人が症状のために回避している生活行動と，医療者が本人の訴えからイメージする生活行動が乖離していることを指す．例えば「息苦しさ」で来院した中年女性が安静時のみならず労作で悪化する息切れを認めないのに，『電車に乗れない』と訴えるように，できる範囲を自ら狭めていることが回避行動の典型例である．

自律神経刺激による 症状	胸部，腹部に関する 症状	全身的な症状	精神症状に近いもの
①動悸，心悸亢進，心拍数の増加	④息切れ感，息苦しさ	⑧冷感，熱感	⑩めまい感，ふらつき，頭が軽くなる，気が遠くなる
②発汗	⑤窒息感	⑨異常感覚（感覚麻痺，疼き）	⑪現実感消失，離人症状
③身震い，震え	⑥胸痛，胸部不快感		⑫コントロールを失う恐怖，気が狂う恐怖
	⑦嘔気，腹部不快感		⑬死への恐怖

表内の①〜⑬のうち，4 個以上の症状を伴うことが診断基準である．

Box3　パニック障害の発作時症状　（文献[8] より著者改変）

Teaching Point

症状を訴える閾値の低下

　交際相手との別れ，親族との死別，会社からのリストラなど，人や社会環境との繋がりの変化はストレスとなり不安，抑うつを惹起する．ストレス負荷は疼痛閾値に影響をあたえ[3]，慢性のストレス負荷は痛覚過敏を引き起こす．痛覚過敏は，不安によるμ—オピオイド受容体の機能低下や，中枢のセロトニンの低下が関与していると考えられている[4]．

　つまり，不安，抑うつの症状が惹起されるようなストレス下では，健常時にはフィルタリングされて大脳まで届かなかった様々な刺激を，まるでフィルタが弱くなったように知覚できるようになってしまう．これは「**症状（疼痛）の閾値が低下している状態**」と言い換えられ，心因・精神疾患で症状（疼痛）の訴えが目立ったり，病態から予測される訴えとの乖離を認めたりする原因と考えられる．

2）抑うつ障害

　抑うつ障害の代表である大うつ病は，内科一般外来にも身体症状の訴えで受診することが多い．先の報告[5]では，大うつ病の15.2 %は精神科ではなく，一般医を受診したことがあるという．大うつ病を含むいずれかの気分障害の生涯有病率は7.0 %と高いため，スクリーニングの方法を知って，診断・マネージメントができるようになっている必要がある．

① Two Major Question[9]「気分の落ち込み（Mood）や興味・楽しみの減退（Enjoyment）はありますか？」のいずれにも問題がなければ大うつ病は否定的と考えられる（感度97 %，特異度67 %，陽性尤度比2.9，陰性尤度比0.05）．

② Help Question[10]「助けがほしいと思う問題がありますか？」に問題があれば，大うつ病の可能性があがる（感度75 %・特異度94 %・陽性尤度比13.0・陰性尤度比0.27）．

①＋②の両者を組み合わせると，感度96 %・特異度89 %・陽性尤度比9.1・陰性尤度比0.05と大うつ病の鑑別により有効となる．

Teaching Point

抑うつに対する問診 ➡ MEASLES

　筆者は，上述の Two Major Question である Mood，Enjoyment に加えて，食欲（Appetite），睡眠（Sleep），性欲（Libido），意欲（Energy），希死念慮（suicide）の頭文字を取って，MEASLES（麻疹の意）を聴取して，**言語化されづらい抑うつ症状を行動の面から評価している**．食欲，睡眠は質の低下（味が美味しくない，熟眠感がない）や量の低下（食事量・体重の減少，睡眠時間の短縮）を問診するとよい．具体的な方略をイメージしている希死念慮や自殺企図を認めた場合は，積極的に精神科へ紹介するのが望ましい．

ここで差がつく

過剰適応[11]

　不安障害と異なり，抑うつ障害の場合は過剰適応となることが多い．例えば「仕事や家事をしっかりやらないといけない」あるいは「他者に迷惑を掛けてはいけない」という思いで，自ら受療行動をなかなか起こさないことや，頑張りすぎてしまうことが典型的である．

3）身体症状症

身体症状症（DSM-5）はかつて身体表現性障害（DSM-IV-TR）とされていた疾患である．疼痛性障害は，DSM- Ⅳ -TR で疼痛が主訴である身体表現性障害の場合に付されていた病名である．身体症状症は，「苦痛を伴う，または日常生活に意味のある混乱を引き起こす症状」があり，その症状に関係する「過剰かつ不適切な思考，感情，および行動」を伴う慢性疾患とされている．DSM-5 からは身体疾患の有無にかかわらず，診断することが可能となった．**A-MUPS スコアは身体症状症の疾患概念の中核を示している**と考えられ，**患者にはプラセボ効果を認めないばかりかノセボ効果を認めやすく**（「ここで差がつく」参照），**治療抵抗性**であることが多い．

[**Teaching Point**]

A-MUPS スコア：5 項目中 2 項目合致をカットオフとすると，感度 92 %，特異度 85 % で身体症状症を特定できる

対象：発症から 1 か月以上経過した非急性期の痛みを訴える患者

　① Analgesics ineffective：鎮痛薬の効果がない

　② Mental disorder history：心因・精神疾患の既往がある

　③ Unclear provocative / palliative factors：増悪寛解因子が不明瞭

　④ Persistence without cessation：症状の間欠期がない

　⑤ Stress feelings / episodes：ストレス因子がある

[**ここで差がつく**]

「プラセボ効果」「ノセボ効果」とは

病態生理的に薬効が期待できないようなアセトアミノフェンあるいは NSAIDs を内服しても，多少なりとも効いて痛みがよくなったと答える場合をプラセボ効果という．逆に「薬を飲んだら副作用が出た」と科学的に説明不可能な有害事象を答える場合をノセボ効果という．「全く効果がなかった」（プラセボ効果なし），あるいはノセボ効果を認めた場合は Analgesics ineffective に該当するため，身体症状症を考慮する．

鈴木らの報告[2] では，痛み止めをアセトアミノフェンと NSAIDs に限定しているが，プラセボ効果という観点からは，例えば**ベンゾジアゼピン系の抗不安薬で症状が緩和した場合にも，「症状が不安（心因性）から来ている」と短絡せず，プラセボ効果ありと考えて身体疾患を鑑別に入れることが望ましい**と筆者らは考えている．症状に対する閾値を上げる抗不安薬は，不安障害や抑うつ障害など心因・精神疾患だけでなく，身体疾患でも症状を緩和させるため，**抗不安薬の効果が鑑別点とはならない**事に注意を要する．

Clinical Pearl

・日常生活への影響を聴取し，過剰適応（抑うつ障害）なのか，回避行動（不安障害）なのかを判断する．

・向精神薬投与での改善はプラセボ効果の可能性があり，心因・精神疾患の診断の決定打にはならない．

・患者が副作用を訴えた場合は，ノセボ効果の可能性も考慮する．

おわりに

　本稿で解説した，不安障害，抑うつ障害，身体症状症は，日常診療で多く目にする高頻度疾患である．総合診療医にとって，心因・精神疾患であっても，これらの疾患の診断，マネジメント能力の習得は，欠くことができないと我々は考えている．病歴聴取で80％の診断が可能との報告があるが[12]，特に一般検査で異常を認めない心因・精神疾患においては，ほぼ病歴聴取のみで診断にたどり着ける．患者が症状にどのように向き合っているのか，回避するためにどのような行動を取っているかを問診できるようになり，「身体疾患の除外の先に心因・精神疾患」とするのではなく，積極的に心因・精神疾患の診断をできるように，本稿を活用していただけると幸いである．

コラム

せん妄

　注意および意識の障害と，認知機能（記憶欠損，言語障害，空間認知等）の障害が急性に出現し経過中に動揺を繰り返す病態．せん妄の多くは可逆性であり，適切な診断と介入により数日から数週間で改善する．総合病院入院患者の20％に，高齢者に限れば入院中の40％に出現する．せん妄のため身体的疾患の治療が困難になり，死亡リスクが2倍となったり[13]，退院後施設入所リスクや認知症発症リスクが上昇したりして，入院の長期化や医療費の増大の一因となる．

（1）せん妄の原因

① 直接因子（単独で意識障害をきたす要因）：手術，中枢神経系疾患，内分泌系疾患，依存性薬物（ベンゾジアゼピン系薬剤やアルコール等）からの離脱，その他の薬物
② 促進因子（睡眠覚醒リズムを変調させる外的要因）：疼痛，発熱，不安，感覚遮断など
③ 準備因子（身体的・精神的脆弱性）：高齢や認知症，慢性身体疾患など

　この中で③準備因子のみでせん妄になる例は27.3％のみであり[14]，①直接因子と②促進因子が多くのケースでせん妄の原因となる．①直接因子を明らかにするために，病歴，バイタルサインを含めた一般身体所見，神経学的所見の他，必要に応じて尿・血液・画像検査や脳波検査などを駆使して直接因子となる身体疾患を検討すべきである．②促進因子への介入には，①直接因子への治療・介入はもちろん，看護師を初めとした多職種との専門職連携協働が重要である．

（2）せん妄の分類：過活動型と低活動型

　せん妄の一例として「夜遅くに落ち着きがなくなり，何度説明しても帰ると言って聞かず，点滴を自己抜去してしまう」ことはよく経験される．これは過活動型（Hyperactive）の典型例であるが，一方で「無気力，傾眠，緩慢な反応，自発的運動の低下」を特徴とした低活動型（Hypoactive）やそれらの混合型もある．古典的には過活動型＝意識変容と意識狭窄，低活動型は単純な意識混濁とされる．低活動型は患者からの訴えが少なく，目立たないためしばしば見逃されがちだが[15]，低活動型は過活動型に比べ死亡率が高いという報告もあり[16]，積極的に診断し，介入できるようにしたい．

Ⅵ

（3）せん妄のスクリーニング

① Serial 7's（100 から 7 を順に引く）・100 から 70 までのカウントダウン
　今，何をしているかがわからなくなって行動が止まったり，カウントアップしてしまったりしないかを確認．

② The Confusion Assessment Method（CAM）スコア（**Box 4**）
　日本語版の作成と妥当性評価も行われており，感度 83.3 ％，特異度 97.6 ％ と有用である[16]．せん妄は急性，一過性である点において認知症と区別されるが，両者は合併や移行も多い．一度の評価で両者を鑑別することは難しいため，経時的な評価が必要とされる．

③ Single Question in Delirium（SQiD）[18]
　家族や友人に『〜さんは，いつもと違いますか？』と質問する．
　感度 80 ％，特異度 71 ％，陰性的中率 91%．

①	急性発症と変動性の経過	患者の精神状態は普段と比べて急に変化したか
		異常な行動が日内で変動するか
②	注意散漫	患者は集中することが困難か
③	支離滅裂思考	患者の思考はまとまりがないか支離滅裂か
④	意識レベルの変化	意識清明ではない（過覚醒，傾眠，昏迷，昏睡）か
①かつ②に当てはまり，③または④に当てはまる → せん妄と判断		

Box4　The Confusion Assessment Method（CAM）スコア
(CAM 日本語版[17] より著者改変)

文献

1) 生坂政臣．外来診療のピットフォール―精神科疾患と間違えられやすい器質疾患編．日本内科学会雑誌，2012；101：754-8.

2) Suzuki S, Ohira Y, Noda K, et al. A-MUPS score to differentiate patients with somatic symptom disorder from those with medical disease for complaints of non-acute pain. J Pain Res. 2017；7：1411-23.

3) Imbe H, Iwai-Liao Y, Senba E. Stress-induced hyperalgesia: animal models and putative mechanisms. Front. Biosci. 2006；11：2179-92.

4) 仙波 恵美子．ストレスにより痛みが増強する脳メカニズム．日本緩和医療薬学雑誌．2010；3：73-84

5) 川上憲人．事業場におけるメンタルヘルス対策を促進させる．リスクアセスメント手法の研究．厚生労働省厚生労働科学研究費補助金H25. 総合研究報告書

6) Kessler RC, Chiu WT, Demler O, et al. Prevalence, severity, and comorbidity of 12-month DSM-IV disorders in the National Comorbidity Survey Replication. Arch Gen Psychiatry 2005；62：617.

7) Goodwin RD, Roy-Byrne P. Panic and suicidal ideation and suicide attempts: results from the National Comorbidity Survey. Depress Anxiety. 2006；23：124.

8) 貝谷久宣，吉田栄治，熊野宏昭，他．Panic and Agoraphobia Scale 日本語版（PAS-J）の信頼性および妥当性．臨床精神医学．2008；37：1053-64.

9) Arroll B, Khin N, Kerse N. Screening for depression in primary care with two verbally asked questions: cross sectional study. BMJ. 2003；327：1144-6.

10) Arroll B, Goodyear-Smith F, Kerse N, et al. Effect of the addition of a "help" question to two screening questions on specificity for diagnosis of depression in general practice: diagnostic validity study. BMJ. 2005；331：884.

11) 風間惇希．大学生における過剰適応と抑うつの関連．青年心理学研究．2015；27（1）：23-38.

12) Hampton JR, Harrison MJ, Mitchell JR, et al. Relative contributions of history-taking, physical examination, and laboratory investigation to diagnosis and management of medical outpatients. Br Med J. 1975；2：486-9.

13) Cole MG, Primeau FJ. Prognosis of delirium in elderly hospital patients. CMAJ. 1993；149：41.

14) 一瀬邦弘：せん妄．（一瀬邦弘編）精神科レビュー No. 26；せん妄，5－15，ライフ・サイエンス，1998.

15) Meagher D. Motor subtypes of delirium: past, present and future. Int Rev Psychiatry. 2009；21：59-73

16) Peritogiannis V, Bolosi M, Lixouriotis C, et al. Recent insights on prevalence and corelations of hypoactive delirium. Behav Neurol. 2015；2015：416792. doi: 10.1155/2015/416792. Epub 2015 Aug 10.

17) 渡邉 明．総合病院精神医学，2013: 25: 165-70

18) Sands MB, Dantoc BP, Hartshorn A, et al. Single Question in Delirium（SQiD）: testing its efficacy against psychiatrist interview, the Confusion Assessment Method and the Memorial Delirium Assessment Scale. Palliat Med. 2010；24：561-5.

（横川 大樹，上原 孝紀）

VI

15　アルコール依存症とアルコール離脱

アルコール使用障害を疑ったら，否定されても簡単には引き下がってはいけない

> Learning Point
> ・ 飲酒量は過少申告することが多い．アルコール使用障害を常に疑うことが重要である．
> ・ 危険な使用，有害な使用をピックアップできるようにしたい．AUDIT，AUDIT-C，Single-question screen が有用である．
> ・ アルコール離脱症状は断酒直後ではなく，8 時間以降に出現しやすい．

アルコール関連障害を疑った場合は・・・

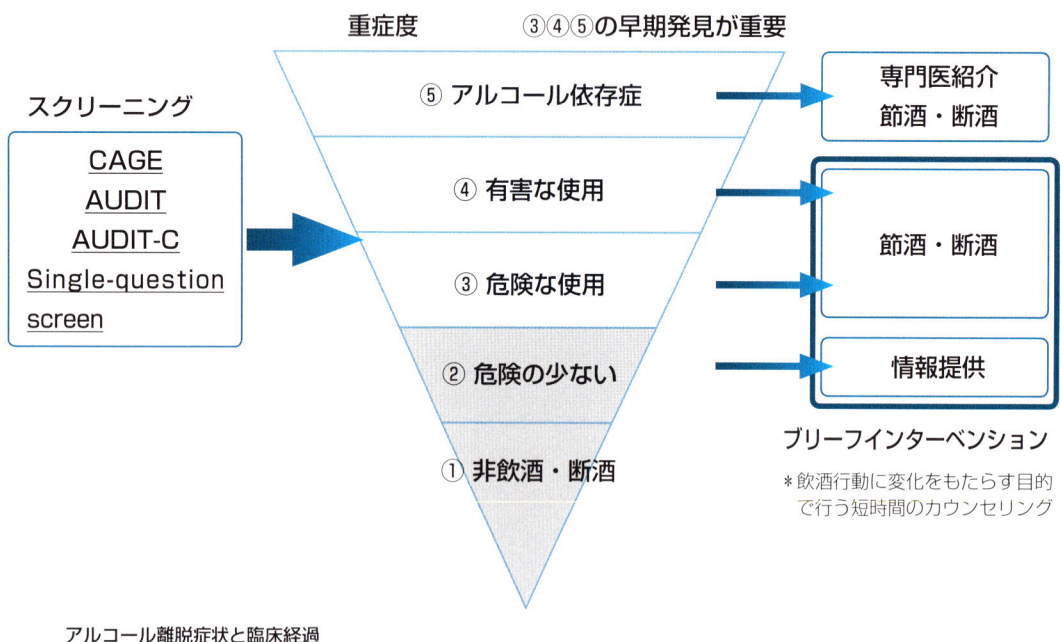

アルコール離脱症状と臨床経過			
8 時間〜	8 時間〜数日	12 〜 48 時間	3 〜 5 日
軽度の振戦，不安，悪心，頻脈，高血圧	著明な振戦，発汗，過活動，不眠，悪夢や幻覚	左記に加えて全身性痙攣	振戦せん妄，焦燥感，過活動，混迷，心血管・呼吸・代謝障害

Crit Care Med. 2010; 38(9): S494-501

Box1　SBIRT とアルコール離脱症状

SBIRT とは Screening, Brief Intervention, and Referral to Treatment のことで，アルコール関連障害のスクリーニング，早期介入，必要に応じた紹介を行う一連の技法のことである．

Introduction

　アルコール依存症の患者は，既往も含めると本邦で約 107 万人存在すると推計される[1] が，専門治療を受けている患者は年間 4 万人と少ない．アルコール使用障害は，過少申告で正しい飲酒量を教えてくれないことや，いくら説明しても再び飲酒してしまうことが少なからず経験されるため，苦手意識を感じる方が多いのではないだろうか．本障害は，高度な専門治療を要する疾患であるが，専門医に繋ぐための早期発見や初期治療の習得は，総合診療医にとって避けては通れない領域である．本稿では，アルコール依存症を含めたアルコール関連障害のスクリーニング，診断に関して解説する．また，救急外来や病棟で出会うことの多いアルコール離脱症状に関しても概説する．

1. アルコール使用障害に関連する用語

　アルコールの使用に関する表現は，「①非飲酒・断酒」「②危険の少ない飲酒」「③危険な使用」「④有害な使用」「⑤アルコール依存症」の 5 つのスペクトラムに分類される 2)．よく耳にする「⑤アルコール依存症」はアルコール使用障害の最重症として分類される．「④有害な使用」は既に身体的・精神的な問題が生じている状態であり，「③危険な使用」は飲酒者や他者に対する有害事象のリスクがあるものの，身体的・精神的な問題は生じていない状態である．そのため，アルコール使用障害の診療をする際は最重症である「⑤アルコール依存症」のみならず，「④危険な使用」「③有害な使用」に分類される患者の早期発見も重要である．

Teaching Point

SBIRT（Box 1）

　アルコール診療の全体的な枠組みの技法である．患者を S：スクリーニングによって分類し，B：介入によって「③危険な使用」「④有害な使用」の患者には節酒を，「⑤アルコール依存」の患者には断酒を勧め，専門治療の必要な患者には RT：紹介を行うという一連の流れである．アルコール依存症の患者を適切に専門医療へ繋げられるタイミングを逸しないように心掛けたい．

2. アルコールの代謝と安全な飲酒量

アルコールは，アルコール脱水素酵素とミクロゾームエタノールでアセトアルデヒドに代謝され，アルデヒド脱水素酵素で酢酸へ代謝される．「健康日本 21」では，「節度ある飲酒」を男性 20g/ 日程度，女性や少量飲酒で顔が赤くなる人はより少量とし，「生活習慣病のリスクを高める飲酒」を，男性 40g/ 日以上，女性 20g/ 日以上としている．アルコール 20g はビール 500mL，缶チューハイ 350mL，日本酒 180mL（1 合），ワイン 200mL，ウイスキー 60mL（シングル 2 杯）に相当する．

Ⅵ

3. アルコール使用障害のスクリーニング

CAGE（**Box 1**）は，

Cut down: 飲酒量を減らさなければならないと感じたことがある

Annoyed by criticism: 周囲の人から飲酒を批判されてイライラしたことがある

Guilty feeling: 飲酒に罪の意識を感じる

Eye-opener: 朝から飲酒したことがある

の 4 項目中，2 項目以上陽性で「⑤アルコール依存症」に対する感度 80 ％，特異度 93 ％という報告がある[3]．ただし，「③危険な使用」「④有害な使用」の検出には適さない．

AUDIT は「③危険な使用」，「④有害な使用」，「⑤アルコール依存症」を検出するツールであり，AUDIT-C，Single-question screen は「③危険な使用」「④有害な使用」を検出するツールである．AUDIT は 5 分以内，AUDIT-C，Single-question screen は 1 〜 2 分で施行可能と言われており，忙しい外来や病棟診療の中でも行うことができる[4]．

AUDIT は 6 か国のプライマリ・ケア患者において妥当性が確認されており，国際的に使用するための唯一のスクリーニング検査とされている．40 点満点で評価を行うが，8 点以上で「③危険な飲酒」，20 点以上で「⑤アルコール依存症疑い」とされている．本邦ではドリンク換算に対する馴染みがないため，AUDIT 日本語版では具体的な酒量を記載している．AUDIT の概念領域および項目内容を **Box 2** に示す．

概念領域	質問番号	項目内容
危険なアルコール使用	1	飲酒の頻度
	2	通常の飲酒量
	3	多量飲酒の頻度
アルコール依存症状	4	飲酒に対するコントロール（自制）の障害
	5	飲酒の優先度の上昇（increased salience of drinking）
	6	朝酒
有害なアルコール使用	7	飲酒後の罪悪感・後ろめたさ
	8	ブラックアウト
	9	飲酒関連のけが
	10	他者が飲酒を心配する

アルコール使用障害特定テスト使用マニュアルから引用

Box2　AUDIT(The Alcohol Use Disorders Identification Test) の概念領域

AUDIT-C は，AUDIT の最初の３つの質問で「③危険な使用」，「④有害な使用」をスクリーニングするツールであり，12 点満点で評価する．リスクの高い飲酒に対して，男性の場合 5 点以上をカットオフとすると感度 88 ％，特異度 80 ％，女性の場合 4 点以上カットオフとすると感度 96 ％，特異度 87 ％で「③危険な使用」を検出できると報告されている[5]．7 点以上で「⑤アルコール依存症」の可能性高いという報告も認められる[6]．

Single-question screen は，「この１年間にアルコール換算で１日 50g（女性，65 歳以上の高齢者では 40g）以上飲んだのは何回ですか？」と質問し，1 回以上の場合は「③危険な使用」に対して感度 81.8 ％，特異度 79.3 ％と AUDIT-C と比較して遜色なかった[7]と報告されている．

ここで差がつく

SNAPPY-CAT（https://www.udb.jp/snappy_test/）

本邦で開発されたアルコール使用障害を検出するためのツールであり，インターネット上で無料公開されている．5 分程で実施可能であり，AUDIT 点数やアルコール依存症の専門機関に関する情報などの有用な情報が簡便に手に入れられる．

4. アルコール依存症

アルコール依存症は，

① 飲酒量の調節ができない

② 離脱症状がある

③ 飲酒による身体的・精神的・社会的問題を認める

の３点で特徴付けられる慢性再発性の疾患であり，国際傷病疾病分類（ICD-10）で **Box 3** のような診断基準が定められている．1. 2. 5. 6. は精神的依存に，3. 身体的依存に分類される．2008 ～ 2010 年でアルコール依存症の２割が 65 歳以上と報告されており[8]，高齢化社会の進展に伴い増加が予想される．高齢者では AUDIT の感度が低下するため，歩行障害や認知症，慢性疾患のコントロール悪化，血液マーカーの異常などを認めた際は積極的に飲酒歴について問診したい．

過去 1 年間に以下の項目のうち 3 項目以上が同時に 1 か月以上続いたか，または繰り返し出現した場合	患者の訴えの例
1. 飲酒したいという強い欲望あるいは強迫感	1. 悪いとわかっても飲んでしまう，飲まないと 1 日がリセットできない
2. 飲酒の開始，終了，あるいは飲酒量に関して行動を統制することが困難	2. 思っていたより多く飲んでしまう，長時間だらだら飲み続けてしまう
3. 禁酒あるいは減酒した時の離脱症状	3. 表 3 参照
4. 耐性の証拠	4. 同じ量で酔えなくなってくる，アルコール度数が高くなる，量が増えていく
5. 飲酒に代わる楽しみや興味を無視し，飲酒せざるを得ない時期やその効果からの回復に要する時間が延長	5. 休日なのにずっと飲酒している，好きだった趣味をやらなくなる
6. 明らかに有害な結果が起きているにもかかわらず飲酒	6. 遅刻や欠席，ミスが増えているにもかかわらず飲酒を止めることができない

Box3　アルコール依存症の ICD-10 による診断基準（抜粋）

Ⅵ

■ 飲酒を疑う血液所見

① AST/ALT：AST/ALT>1 でアルコール性肝障害を示唆する．双方とも半減期は 2 ～ 3 週間である．

② γ-GTP：アルコール性肝障害で AST，ALT に先行して上昇することから早期診断に役立つ．半減期が 10 ～ 14 日であり，断酒後 4 週間で 40 ％ 以下になるため，節酒・断酒状況の把握にも有用である．1 回の飲酒で極端に上昇することは少なく，多量飲酒が 1 週間以上続くと上昇する．肝障害の重症度と相関しないこと，飲酒に対して異常値を呈さない non-responder が存在することに注意する．

③ MCV：慢性の過量飲酒時にエタノール，アセトアルデヒドによる赤血球膜脂質組成の変化によって上昇する．断酒後正常化するのに 2 ～ 4 か月を要するため，糖尿病の HbA1c のように長期治療経過の観察に有用である．

> **Teaching Point**
>
> γGTP 上昇（男性 >53U/L・女性 45U/L），MCV>100，AST/ALT>2 それぞれ単独の感度は 37 ～ 85 ％，20 ～ 70 ％，70 ％ と報告されている 9) が，3 つ全て異常であれば，本人が飲酒を否定してもアルコール依存症・肝炎である（感度 100 ％）という報告がある [10] ので活用したい．

5. アルコール離脱症状（Box 1 参照）

　アルコールは抑制系の GABA 受容体を刺激し，興奮系の NMDA 受容体を抑制することで中枢神経機能を抑制するが，アルコールの慢性暴露により抑制系の GABA 受容体のダウンレギュレーションが起こり，興奮系の NMDA 受容体のアップレギュレーション，すなわち易刺激性の状態が生じる．アルコールに慢性的に暴露された状態で，突然の減量や中止が起きると，興奮状態となるのがアルコール離脱症状である．大量飲酒を 2 週間以上続け，その後中断すれば離脱症状は生じうる．症状は最終飲酒からの時間経過を把握することで理解しやすくなる．これらの症状を認めた場合は，ロラゼパムの投与等迅速な対応を要する．

> **Clinical Pearl**
>
> ・アルコール関連障害の患者には，心因・社会的問題が潜んでいることが多いと言われている．心理的孤立や対人不信を背景にアルコールでストレスに対処する「自己治療仮説」や，自分や他人への信頼を失い，飲酒で対処してしまう「信頼障害仮説」がアルコール関連障害の心理的機序として提唱されている．アルコール関連障害患者の言動は一見すると反社会的行動に見えるが，背景に潜んでいる心理的要因に対するケアができれば，アルコール関連障害の解決に一歩踏み出せるであろう．

おわりに

　アルコール関連障害のスクリーニング，診断，アルコール離脱について概説した．専門性の非常に高い領域であるが，外来，病棟診療共にアルコール関連障害の患者に遭遇する機会は多く，初療や専門診療への引き継ぎのタイミングを理解することが重要である．また，アルコール関連問題の地域資源を知ることも大事であり，専門医療機関（全日本断酒連盟の website で全国のアルコール専門医療機関の一覧が確認可能），自助グループである全日本断酒連盟，アルコホーリクス・アノニマス，各都道府県が設置する精神保健福祉センターなどと協働することも重要である．

文献

1) Osaki Y, Kinjo A, Higuchi S, et al. Prevalence and trends in alcohol dependence and alcohol use disorders in Japanese adults ; results from periodical nationwide surveys. Alcohol Alcohol 2016 ; 51 : 465-473.

2) Saitz R. Clinical practice. Unhealthy alcohol use. N Engl J Med. 2005 ; 352（6）: 596-607.

3) Richard S, Lepore MF, Sullivan LM, et al. Alcohol Abuse and Dependence in Latinos Living in the United States: Validation of the CAGE（4M）Questions. Arch Intern Med 1999 ; 159 : 718-724

4) Daniel EJ, Garbutt JC. Screening and Counseling for Unhealthy Alcohol Use in Primary Care Settings. Med Clin N Am 2017 ; 101 : 823-837

5) Osaki Y, Ino A, Matsushita S, et al.Reliability and Validity of the Alcohol Use Disorders Identification Test-Consumption in Screening for Adults with Alcohol Use Disorders and Risky Drinking In Japan. Asian Pac J Cancer Prev 2014 ; l5 : 6571-6574.

6) Rubinsky AD, Kivlahan DR, Volk RJ,et al.Estimating risk of alcohol dependence using alcohol screening　scores. Drug Alcohol Depend 2010 ; l08 : 29-36.

7) Smith PC, Schmidt SM, Allensworth-Davies D, et al. Primary care validation of a single-question alcohol screening　test. J Gen Intern Med. 2009 ; 24 : 783-788.

8) 日本アルコール関連問題学会雑誌 . 2011 ; 13 : 93-100

9) Spiegel DR, Dhadwal N, Gill F. 'I'm sober, Doctor, really' : Best biomarkers for underreported alcohol use. Current Psychiatry 2008 ; 7 : 15-27.

10) Morgan MY, Colman JC, Sherlock S. The use of a combination of peripheral markers for diagnosing alcoholism and monitoring for continued abuse. Alcohol Alcohol. 1981 ; 16 : 167-77.

（廣瀬 裕太，上原 孝紀）

Index

Index

Index

Index

Index

Index

Index

新・総合診療医学
病院総合診療医学編 第3版 —初めて総合診療を学ぶ人のために

2019 年 4 月 15 日　第 3 版第 1 刷 ⓒ
2015 年 2 月 23 日　第 2 版第 1 刷
2012 年 4 月 6 日　第 1 版第 1 刷

監　　　修　徳田　安春
発 行 人　尾島　茂
発 行 所　株式会社　カイ書林
　　　　　〒 330-0802　埼玉県さいたま市大宮区宮町 2-144
　　　　　電話　048-778-8714　FAX　048-778-8716
　　　　　E メール　generalist@kai-shorin.co.jp
　　　　　HP アドレス　http://kai-shorin.co.jp
　　　　　ISBN　978-4-904865-42-2　C3047
　　　　　定価は裏表紙に表示

印刷製本　三美印刷株式会社
　　　　　ⓒ Yasuharu Tokuda

新・総合診療医学
診療所 総合診療医学編　第3版

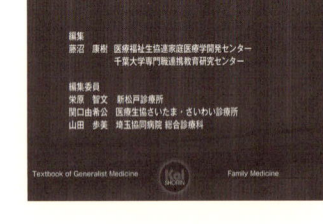

監修

藤沼　康樹　　医療福祉生協連家庭医療学開発センター

編集委員

栄原　智文　　新松戸診療所

関口由希公　　医療生協さいたま・さいわい診療所

山田　歩美　　埼玉協同病院 総合診療科

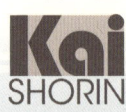

Kai SHORIN